T0209368

Arzneimittel-Atlas 2012

Bertram Häussler, Ariane Höer, Elke Hempel (Hrsg.)

Arzneimittel-Atlas 2012

Der Arzneimittelverbrauch in der GKV

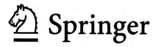 Springer

Prof. Dr. med. Bertram Häussler
Mediziner und Soziologe
bh@iges.de

Dr. med. Ariane Höer
Ärztin für Pharmakologie und Toxikologie
ah@iges.de

Elke Hempel
Diplom-Ökonomin
he@iges.de

IGES Institut GmbH
Friedrichstraße 180
10117 Berlin
www.iges.de
www.arzneimittel-atlas.de

„IGES Arzneimittel-Atlas" ist eine eingetragene Marke der IGES Institut GmbH.

ISBN-13 978-3-642-32586-1   ISBN 978-3-642-32587-8 (eBook)
DOI 10.1007/978-3-642-32587-8

Die Deutsche Nationalbibliothek verzeichnet diese Publikation in der Deutschen Nationalbibliografie;
detaillierte bibliografische Daten sind im Internet über http://dnb.d-nb.de abrufbar.

Springer Medizin
© Springer-Verlag Berlin Heidelberg 2013

Planung: Diana Kraplow
Projektmanagement: Dr. Astrid Horlacher
Lektorat: Beate Klein, Beratzhausen
Umschlaggestaltung: Fotosatz-Service Köhler GmbH – Reinhold Schöberl, Würzburg
Anatomische Abbildungen: Dr. Katja Dalkowski, Buckenhof
Satz und digitale Bearbeitung der Abbildungen: Fotosatz-Service Köhler GmbH – Reinhold Schöberl, Würzburg

Gedruckt auf säurefreiem und chlorfrei gebleichtem Papier

Springer Medizin ist Teil der Fachverlagsgruppe Springer Science+Business Media
www.springer.com

Autoren:

Xiaoyu Chen
IGES Institut GmbH

Prof. Dr. Bertram Häussler
IGES Institut GmbH

Robert Haustein
IGES Institut GmbH

Elke Hempel
IGES Institut GmbH

Dr. Ariane Höer
IGES Institut GmbH

Silvia Klein
IGES Institut GmbH

Christoph de Millas
IGES Institut GmbH

Dr. Carsten Scholz
IGES Institut GmbH

Unter Mitarbeit von:

Hans-Holger Bleß
IGES Institut GmbH

Dr. Katharina Dathe
IGES Institut GmbH

Sabine König
IGES Institut GmbH

Steffen Richter
IGES Institut GmbH

Jürgen Rost
INSIGHT Health GmbH & Co. KG

Tobias Woköck
IGES Institut GmbH

Mitglieder des projekt-begleitenden Beirats:

Dr. Jürgen Bausch
Ehrenvorsitzender der Kassenärztlichen
Vereinigung Hessen

Regina Feldmann
Vorstand der
Kassenärztlichen Bundesvereinigung

Prof. Dr. Christoph H. Gleiter
Geschäftsführer der CenTrial GmbH,
Geschäftsführer des Koordinierungs-
zentrums für Klinische Studien an den
Universitätsklinika Tübingen und Ulm
(KKS-TU GmbH)

Dr. Andreas Penk
Vorsitzender der Geschäftsführung der
Pfizer Deutschland GmbH

Dr. Bernhard Rochell
Hauptgeschäftsführer der
Bundesärztekammer (BÄK)

Dr. Sebastian Schmitz
Hauptgeschäftsführer der
Bundesvereinigung Deutscher
Apothekerverbände (ABDA)

Ulrich Weigeldt
Bundesvorsitzender des Deutschen
Hausärzteverbandes e.V.

Prof. Dr. Eberhard Wille
Vorsitzender des Sachverständigenrates
zur Begutachtung der
Entwicklung im Gesundheitswesen

Inhalt

Vorwort zum Arzneimittel-Atlas 2012

Der Arzneimittel-Atlas erscheint in diesem Jahr zum siebten Mal in Folge und hat sich als Referenzwerk längst etabliert. Auch 2012 ist der Verbrauch von Arzneimitteln innerhalb der GKV zentrales Thema. Die Arzneimittelausgaben werden auf Basis von Erstattungspreisen dargestellt, analysiert und bewertet. Breiten Raum nimmt erneut die Betrachtung der Prävalenz von Erkrankungen sowie des daraus resultierenden Behandlungsbedarfs ein. Untersucht wird außerdem, welche Verschiebungen es zwischen Therapieansätzen und Analog-Wirkstoffen gegeben hat und wodurch diese zu erklären sind. Beleuchtet sind auch die Einsparungen beispielsweise durch den vermehrten Einsatz von Generika.

Der Arzneimittel-Atlas 2012 untersucht 95 Indikationsgruppen, davon 31 im Detail. Eine gewisse Kontinuität hat inzwischen das Thema der individuellen Rabattverträge nach § 130a Abs. 8 SGB V, welches nun in Kapitel 2 integriert ist. Die Analyse der Arzneimittelausgaben auf regionaler Ebene ist inzwischen aus dem Arzneimittel-Atlas nicht mehr wegzudenken (Kapitel 4). Neu ist, dass die regionalen Unterschiede im Pro-Kopf-Verbrauch von Arzneimitteln sehr viel breiteren Raum einnehmen als bisher. Künftig werden im Indikationskapitel die regionalen Verbrauchsunterschiede aller Indikationsgruppen anhand einer Landkarte dargestellt und diskutiert (Kapitel 3). Damit liefert der Arzneimittel-Atlas die Basis für einen interregionalen Vergleich.

Das Indikationskapitel setzt dieses Jahr zudem einen Schwerpunkt zum Thema Diabetes mellitus und Antidiabetika (Abschnitt 3.2). Ein Sonderkapitel zieht eine erste Bilanz zu der mit dem AMNOG eingeführten frühen Nutzenbewertung (Kapitel 5).

Unser Dank gilt der Firma INSIGHT Health und ihrem Geschäftsführer, Herrn Roland Lederer, die uns wie schon in den Vorjahren die Datenbasis des Arzneimittel-Atlas zur Verfügung stellten. Für die finanzielle Unterstützung unserer Arbeit am Atlas danken wir dem Verband Forschender Arzneimittelhersteller. Wir danken ebenfalls unserem wissenschaftlichen Beirat, der die Arbeit am Arzneimittel-Atlas kritisch begleitet hat. Für die Inhalte des Arzneimittel-Atlas 2012 zeichnen aber ausschließlich die Herausgeber und Autoren verantwortlich. Zuletzt ist den Mitarbeitern beim Springer-Verlag für ihre Flexibilität und die große Unterstützung der Arbeit am Arzneimittel-Atlas zu danken.

Berlin, im Juli 2012

Prof. Dr. Bertram Häussler
Dr. Ariane Höer
Elke Hempel

Ergänzende Informationen unter:
www.arzneimittel-atlas.de

Vorwort zum ersten Arzneimittel-Atlas (Arzneimittel-Atlas 2006)

Valide Informationen über die Versorgung der Bevölkerung mit Arzneimitteln und die dadurch entstehenden Ausgaben für die Kostenträger sind unverzichtbar für eine verantwortliche Gestaltung ihrer medizinischen und wirtschaftlichen Rahmenbedingungen. Vor diesem Hintergrund kommt dem Arzneiverordnungs-Report, der diese Funktion seit über 20 Jahren wahrnimmt, ein großer Verdienst zu.

In dieser Zeit haben jedoch enorme Veränderungen stattgefunden: Die Mehrzahl der Arzneimittel, die vor 20 Jahren eingesetzt wurden, werden heute nicht mehr verwendet. Viele davon werden heute von Fachleuten abgelehnt, weil sie keinen wissenschaftlichen Standards genügen. Polypragmasie und eine gewisse Beliebigkeit der Anwendung gehörten damals notwendigerweise zum Alltag des Verordnens, das noch wenig von finanziellen Restriktionen beeinflusst war. Die heutige Arzneimitteltherapie hat damit nicht mehr viel gemein: Leitlinien prägen ihren Einsatz. Die Wirtschaftlichkeit des Einsatzes von Arzneimitteln wird ständig thematisiert und von Patienten, Ärzten und Apothekern eingefordert.

Vor dem Hintergrund dieses Wandels erschien es uns angebracht, die Angemessenheit der durch den Arzneiverordnungs-Report bereitgestellten Information zu untersuchen. Das Ergebnis unserer Analyse ließ es sinnvoll erscheinen, einen neuen Ansatz zu entwickeln und umzusetzen. Der vorliegende Arzneimittel-Atlas bietet sich nunmehr als alternatives Informationssystem an.

Dass der Atlas überhaupt realisiert werden konnte, hatte jedoch zwei unverzichtbare Voraussetzungen: Die Verfügbarkeit der Verordnungsdaten der gesetzlichen Krankenversicherung und die Finanzierung des Vorhabens.

Die erforderlichen Daten wurden uns von der Firma INSIGHT Health zur Verfügung gestellt, die diese erst seit relativ kurzer Zeit bereitstellen kann. Wir danken insbesondere Herrn Roland Lederer für seine vertrauensvolle Unterstützung. Es ist zu wünschen, dass die derzeitigen Planungen zur Gesundheitsreform nicht dazu führen werden, dass das frühere Datenmonopol wieder hergestellt wird und alternative Berichtssysteme wie der Arzneimittel-Atlas unmöglich werden.

Dem Verband Forschender Arzneimittelhersteller danken wir für das Vertrauen, ein solches Vorhaben in vertretbarer Zeit überhaupt realisieren zu können, sowie für die dafür erforderliche finanzielle Unterstützung.

Besonderer Dank gilt unserem früheren Kollegen Peter Reschke, der seit 1. Juli dieses Jahres Geschäftsführer des Instituts des Bewertungsausschusses ist. Er hat das komplizierte Formelwerk entwickelt und seine Umsetzung begleitet.

Den Mitgliedern des projektbegleitenden Beirats danken wir ganz herzlich für ihre wertvollen Beiträge zur Ausgestaltung der Methode und zur Interpretation der Resultate. Für den Inhalt sind jedoch ausschließlich die Autoren verantwortlich.

Berlin, im September 2006

Prof. Dr. Bertram Häussler
Dr. Ariane Höer
Elke Hempel
Philipp Storz

1 Zusammenfassung – Das Wichtigste in Kürze

Erstmals seit 2004 kam es im Jahr 2011 zur einem erheblichen Rückgang der Ausgaben der gesetzlichen Krankenversicherung (GKV) für Arzneimittel: Statt 30,2 Mrd. Euro im Jahr 2010 betrugen die Ausgaben 2011 nur 29,1 Mrd. Euro. Dies waren 1,2 Mrd. Euro bzw. 3,7 % weniger als 2010. Bereits 2010 war nur eine sehr geringe Ausgabensteigerungsrate gegenüber 2009 von 0,6 % beobachtet worden.

Für Arznei- und Verbandmittel aus Apotheken belief sich der Umsatz 2011 auf 33,3 Mrd. Euro und lag damit um 440 Mio. bzw. 1,3 % höher als 2010. Im Vorjahr war der Umsatz noch um 1.038 Mio. Euro gestiegen. Außerdem wurde der Umsatz 2011 durch Zuzahlungen und vor allem durch Rabatte sehr viel stärker gemindert als im Vorjahr. Das Gesetz zur Änderung krankenversicherungsrechtlicher und anderer Vorschriften (GKV-ÄndG), welches 2010 in Kraft trat, entfaltete 2011 seine volle Wirkung. Seit August 2010 gilt ein Preismoratorium und der Herstellerabschlag wurde von 6 % auf 16 % angehoben. Die Rabatte der Hersteller lagen 2010 schon bei insgesamt 2.876 Mio. Euro. 2011 stiegen die von den Herstellern geleisteten Rabatte nochmals um 1.293 Mio. Euro und erreichten eine Höhe von insgesamt 4.169 Mio. Euro. Dazu trugen die erhöhten Abschläge und das Preismoratorium nach § 130a Abs. 1a und 3a SGB V mit rund 60 % bei, die individuellen Rabatte nach § 130a Abs. 8 SGB V mit etwa 40 %. Die Zuzahlungen der Patienten waren 2010 mit 1.807 Mio. Euro nur um 106 Mio. Euro höher als im Vorjahr. Bezieht man auch die Apothekenabschläge mit ein, dann wurden den Kassen 2011 in Summe Abschläge und Zuzahlungen von 7.131 Mio. Euro gewährt (1.577 Mio. Euro mehr als 2010).

Unter den 31 im Detail betrachteten Indikationsgruppen stiegen lediglich in sechs Gruppen im Vergleich zum Vorjahr die Ausgaben an. An erster Stelle lagen – wie bereits in den Vorjahren – die Immunsuppressiva mit 83 Mio. Euro (2010: 182 Mio. Euro), gefolgt von den Antihämorrhagika mit 46 Mio. Euro (2010: 39 Mio. Euro). An dritter Stelle lagen „Andere Mittel für das alimentäre System und den Stoffwechsel" mit 26 Mio. Euro (2010: 23 Mio. Euro). Insgesamt 23 Indikationsgruppen konnten 2011 einen Ausgabenrückgang von mindestens 10 Mio. Euro feststellen; 2010 konnten dies nur neun Indikationsgruppen.

Ursache für den Ausgabenrückgang waren in meisten Fällen die erhöhten Herstellerabschläge. Der größte Ausgabenrückgang war erneut bei den Impfstoffen zu beobachten und lag hier bei 149 Mio. Euro (2010: –171 Mio. Euro). 2010 kann man den Ausgabenrückgang bei den Impfstoffen im Wesentlichen auf eine (erneut) verminderte Inanspruchnahme der Influenzaimpfung zurückführen.

Die Einführung von Pantoprazol-Generika hatte bei den Mitteln gegen säurebedingte Erkrankungen bereits 2010 die Ausgaben um 137 Mio. Euro gesenkt. 2011 sanken die Ausgaben erneut um 146 Mio. Euro, hauptsächlich wegen Preissenkungen.

Wie in der Vergangenheit war auch 2011 der Verbrauchsanstieg die stärkste Treibkraft für den Ausgabenanstieg. Der Wert der Verbrauchskomponente lag 2011 mit 968 Mio. Euro etwas höher als im Vorjahr (866 Mio.

Euro). Der größte Anteil der verbrauchsbedingten Mehrausgaben betraf 2011 Medikamente zur Behandlung von immunologischen und säurebedingten Erkrankungen sowie von Herz-Kreislauf-Erkrankungen.

Der Anteil höherpreisiger Analog-Wirkstoffe und die Modernisierung der Therapie erhöhten 2011 die Ausgaben mit insgesamt 426 Mio. Euro geringer als 2010 mit 497 Mio. Euro. Zu dem Anstieg der Therapieansatzkomponente trugen die Antidiabetika und die Mittel mit Wirkung auf das Renin-Angiotensin-System am stärksten bei. Der durch die Analogkomponente angezeigte Ausgabenanstieg entfiel vor allem auf Schmerzmittel und Neuroleptika.

Wie schon 2010 war 2011 die Preiskomponente am auffälligsten: Bereits im Vorjahr minderte sie die Ausgaben um 952 Mio. Euro. 2011 wurde eine Ausgabenreduktion von 1.764 Mio. Euro erreicht – wiederum hauptsächlich ein Effekt der erhöhten Herstellerabschläge und des Preismoratoriums. Die Einsparungen durch den vermehrten Einsatz von Generika lagen 2011 mit 350 Mio. Euro deutlich höher als im Vorjahr mit rund 204 Mio. Euro.

Die Ausgaben pro GKV-Versicherten sind im Jahr 2011 um 3,7 % auf 388 Euro gesunken. Den stärksten Rückgang verbuchte mit –4,8 % die KV Nordrhein; lediglich in der KV Sachsen stiegen die Pro-Kopf-Ausgaben um 0,1 % an.

Auch diese Ausgabe des Arzneimittel-Atlas diskutiert zwei aktuelle Themen: Kapitel 3 setzt einen Schwerpunkt auf Diabetes mellitus, und ein Sonderkapitel zieht eine erste Bilanz zur frühen Nutzenbewertung (Kapitel 5).

Nach dem aktuellen Gesundheitssurvey des Robert Koch-Instituts liegt die Prävalenz für bekannte Diabeteserkrankungen bei 7,2 %.

Gegenüber dem letzten, 1998 durchgeführten Survey bedeutet das eine Steigerung von 38 %. Der Verbrauch von Antidiabetika hat sich zwischen 1996 und 2011 nahezu verdoppelt. Bezüglich Ausgaben und Verbrauch bei Antidiabetika je GKV-Versicherten fielen erhebliche regionale Unterschiede auf. Am höchsten waren Pro-Kopf-Ausgaben und -Verbrauch in den östlichen Bundesländern. Korrelationsanalysen bei den Pro-Kopf-Ausgaben ergaben, dass dies überwiegend mit der unterschiedlichen Diabetesprävalenz und dem differierenden Anteil adipöser Menschen zu erklären ist.

Mit Inkrafttreten des Gesetzes zur Neuordnung des Arzneimittelmarktes in der gesetzlichen Krankenversicherung (AMNOG) ist seit Januar 2011 in der Regel für jeden neu eingeführten Wirkstoff eine Nutzenbewertung durch den Gemeinsamen Bundesausschuss (G-BA) erforderlich. Auf Basis dieser Nutzenbewertung wird dann entschieden, ob das Arzneimittel in das Festbetragssystem eingegliedert wird, oder ob ein Erstattungspreis entsprechend dem ermittelten Zusatznutzen verhandelt wird. Inzwischen wurde für eine Reihe neuer Arzneimittel der Zusatznutzen beurteilt. Die Beurteilung der Hersteller und die Bewertung von IQWiG bzw. G-BA wiesen zahlreiche Differenzen auf, insbesondere in Bezug auf den Zusatznutzen und die zweckmäßige Vergleichstherapie. Drei Wirkstoffe wurden in Deutschland vom Markt genommen, weil die Hersteller befürchteten, in den Preisverhandlungen keinen adäquaten Preis erzielen zu können. Inzwischen hat der G-BA an verschiedenen Stellen des Verfahrens Änderungen vorgenommen bzw. solche angekündigt und dabei Kritikpunkte anderer Beteiligter aufgenommen. Insofern bleibt das Verfahren der frühen Nutzenbewertung weiterhin ein „lernendes System".

2 Arzneimittelausgaben der gesetzlichen Krankenversicherung im Jahr 2011 im Überblick

BERTRAM HÄUSSLER, CHRISTOPH DE MILLAS, ROBERT HAUSTEIN

Im Jahr 2011 kam es zum ersten Mal seit 2004 zu einem massiven Rückgang der Arzneimittelausgaben in der gesetzlichen Krankenversicherung (GKV). 2004 war dieser Rückgang die Folge von Kürzungen im Leistungskatalog – beispielsweise wurden nichtrezeptpflichtige Arzneimittel weitgehend nicht mehr erstattet – und von massiven Vorzieheffekten wegen höherer Zuzahlungen (*Häussler* et al. 2006). 2011 war der Ausgabenrückgang erneut ein Resultat gesetzlicher Maßnahmen zur Ausgabenbegrenzung: das „Gesetz zur Änderung krankenversicherungsrechtlicher und anderer Vorschriften" (GKV-ÄndG), welches im August 2010 in Kraft trat, und das „Gesetz zur Neuordnung des Arzneimittelmarktes in der gesetzlichen Krankenversicherung" (AMNOG), welches seit Januar 2011 gilt. Dabei waren alle Glieder der Distributionskette von ambulant verordneten Arzneimitteln betroffen. Für Arzneimittel ohne Festbetrag wurde der Herstellerabschlag von 6 % auf 16 % erhöht und wieder ein Preismoratorium eingeführt. Der Apothekenabschlag stieg gegenüber den vereinbarten 1,75 € im Jahr 2010 auf 2,05 € für das Jahr 2011. Im Jahr 2011 musste der Großhandel einen Abschlag in Höhe von 0,85 % auf den Abgabepreis des pharmazeutischen Unternehmers (ApU) leisten.

Die Ausgaben der gesetzlichen Krankenversicherung (GKV) für Arzneimittel nach der Statistik des Bundesministeriums für Gesundheit (BMG) gingen 2011 um 3,7 % (bzw. 1.121 Mio. Euro) von 30.180 Mio. auf 29.059 Mio. Euro zurück (**Tabelle 2.1**). Im Zeitraum von 2005 bis 2010 waren die Arzneimittelausgaben noch um durchschnittlich 1.101 Mio. Euro bzw. 4,1 % pro Jahr gewachsen. Durch die starken Spareffekte befanden sich die Arzneimittelausgaben 2011 damit unterhalb des Niveaus von 2009.

2.1 Grundelemente der Ausgabenentwicklung

Die GKV-Arzneimittelausgaben setzen sich aus drei Elementen zusammen:

» Umsätze aus Verordnungen für Arzneimittel, Verbandmittel etc., die über Apotheken ausgeliefert werden,

» Abschläge auf diese Umsätze durch Rabatte und Zuzahlungen,

» Sonstige Umsätze von anderen Lieferanten sowie für Artikel, die nicht Arzneimittel sind.

Die Umsätze der Apotheken mit Arznei- und Verbandmitteln zu Apothekenverkaufspreisen stiegen nach amtlicher Statistik des BMG um 1,3 % bzw. 440 Mio. Euro auf 33.314 Mio. Euro (**Tabelle 2.1**) (Vorjahreswert 3,3 % bzw. 1.038 Mio. Euro). Bei der Betrachtung der Umsätze ist dabei zu berücksichtigen, dass der geleistete Großhandelsabschlag direkt in die Apothekenverkaufspreise eingepreist wurde.

Den gestiegenen Umsätzen standen Abschläge gegenüber, die den Kassen im Vergleich zum Vorjahr zusätzliche Entlastungen von insgesamt 1.577 Mio. Euro brachten (Vorjahr –984 Mio. Euro), weil mehr Zuzahlungen geleistet wurden, aber insbesondere die Summe der Rabatte der pharmazeutischen Industrie deutlich zunahm. Die Zuzahlungen haben im Vergleich zum Vorjahr

Tabelle 2.1: Elemente der Ausgabenentwicklung der GKV für Arznei- und Verbandmittel in den Jahren 2009 bis 2011.

	Element der Ausgabenentwicklung	Quelle	2009 (Mio. Euro)	2010 (Mio. Euro)	2011 (Mio. Euro)	Differenz 2010 vs. 2011 (Mio. Euro)	Differenz 2010 vs. 2011 (%)
I	Gesamtsumme Arznei- und Verbandmittel aus Apotheken nach AVP*	IGES-Berech.	31.836	32.874	33.314	440	1,3
II	Abschläge auf diese Umsätze		−4.570	−5.553	−7.131	−1.577	28,4
	darunter						
IIa	Zuzahlungen von Patienten	KV45/KJ1	−1.650	−1.701	−1.807	−106	6,2
IIb	Arzneimittelrabatte von Herstellern (gesetzlich und individuell)	KV45/KJ1	−1.781	−2.876	−4.169	−1.293	45,0
IIc	Arzneimittelrabatte von Apothekern	KV45/KJ1	−1.139	−976	−1.154	−178	18,3
III	Sonstiges**	KV45/KJ1	2.737	2.860	2.876	17	0,6
	Ausgaben GKV	**KV45/KJ1**	**30.004**	**30.180**	**29.059**	**−1.121**	**−3,7**

* Aus Apotheken, ohne Hilfsmittel, zu Apothekenverkaufspreisen
** Ausgaben für Arzneimittel außerhalb der vertragsärztlichen Versorgung, Digitalisierung der Verordnungsblätter, Arzneimittel von sonstigen Lieferanten und dem Versandhandel
Quelle: ABDA, BMG (KJ1, KV45/ Stand 8.3.2012), NVI (INSIGHT Health), IGES-Berechnungen

leicht zugenommen (106 Mio. Euro). Diese geringe Veränderung korrespondiert mit dem nur geringen Anstieg der Verordnungen (2011: 0,45 %). Zudem führte die Nutzung von Rabattverträgen nach § 130a Abs. 8 SGB V möglicherweise zu einer Erhöhung der Zuzahlungen, falls diese im Rahmen der Rabattverträge nicht erlassen wurden.

Die Rabatte der Hersteller (inklusive der Individualrabatte nach § 130a Abs. 8 SGB V) bewirkten 2011 nach der Statistik des BMG (Jahresstatistik KJ1 für 2009 und 2010 und Quartalsstatistik KV45 für das Jahr 2011/ Stand 8.3.2012) eine zusätzliche Entlastung der GKV in Höhe von −1.293 Mio. Euro gegenüber 2010 (Vorjahr: −1.095 Mio. Euro). Die Individualrabatte nahmen um 21 % zu. Geleistete gesetzliche Rabatte durch Arzneimittelhersteller stiegen um 65 %. Ursache dafür war, dass die gesetzlichen Maßnahmen des GKV-ÄndG im August 2010 eingeführt wurden und somit erst 2011 für volle zwölf Monate griffen. Die geleisteten Abschläge der Apotheker wuchsen infolge des höheren Apothekenabschlags für das Jahr 2011 um 178 Mio. Euro.

Die sonstigen Ausgaben für Arzneimittel außerhalb der vertragsärztlichen Versorgung, Digitalisierung der Verordnungsblätter und für Arzneimittel sonstiger Lieferanten sowie des Versandhandels nahmen 2011 nur schwach zu (0,6 %). In den Vorjahren war der Umsatz des Versandhandels noch stark gestiegen, 2011 ging er aber bei einer Höhe von 385 Mio. Euro geringfügig um 0,9 % gegenüber dem Vorjahr zurück. Entsprechend war der Anteil an den gesamten Arzneimittelausgaben mit 1,3 % weiterhin gering.

2.2 Apothekenumsätze versus Erstattungspreise

Im Arzneimittel-Atlas 2012 erfolgt die Darstellung der Ausgabenentwicklung wie im Vorjahr auf Basis der Erstattungspreise. Das heißt, alle von Herstellern und Apotheken gewährten Abschläge und Rabatte wurden berücksichtigt. Lediglich die Zu- und Aufzahlungen der Patienten konnten nicht berücksichtigt werden, da sich Informationen über erlassene Zuzahlungen wegen Überschreitung der Belastungsgrenze nach § 62 SGB V nicht der einzelnen Verordnung zuordnen ließen. Diese Preise spiegeln somit den arzneimittelbezogenen Betrag wider, welcher von den Krankenkassen erstattet und von den Patienten gezahlt wurde. Die Änderung des Vorgehens war notwendig, weil Apothekenverkaufspreise (AVP) inzwischen nur noch eine eingeschränkte Aussagekraft haben – bedingt durch die verschiedenen Abschläge und Rabatte nach § 130, § 130a Abs. 1, 1a, 3a, 3b und 8 SGB V. Durch die frühe Nutzenbewertung nach § 35a SGB V (siehe Kapitel 5) werden in Zukunft mit den Vereinbarungen über Erstattungsbeträge nach § 130b und Verträgen von Kassen mit pharmazeutischen Unternehmen nach § 130c SGB V noch weitere Abschläge auf den Apothekenverkaufspreis hinzukommen. Die Vorgehensweise zur Berechnung der Erstattungspreise ist in Kapitel 6 beschrieben.

2.3 Entwicklung der Apothekenumsätze

Um mit den Arzneimittel-Atlanten der Vorjahre kompatibel zu sein, erfolgte auch für den Arzneimittel-Atlas 2012 die Auswahl der betrachteten Arzneimittelgruppen auf Basis der Apothekenverkaufspreise. Die Berechnungen der betrachteten Komponenten erfolgte hingegen, wie in Abschnitt 2.2 dargelegt, auf Basis der Erstattungspreise. Gemeinsame Grundlage für alle Berechnungen im Arzneimittel-Atlas 2012 sind die Daten der „Nationalen VerordnungsInformation" (NVI).

Bei Betrachtung der Umsätze auf Basis der Apothekenverkaufspreise auf der Ebene von 96 Indikationsgruppen wiesen neun Indikationsgruppen im Jahr 2011 eine Umsatzveränderung von mehr als 40 Mio. Euro auf. Seit dem ersten Arzneimittel-Atlas (Ausgabe 2006) wurden für 31 Indikationsgruppen mindestens einmal Umsatzsteigerungen von mehr als 40 Mio. Euro ausgewiesen (siehe Kapitel 3). Die betrachteten Indikationsgruppen sind in **Tabelle 2.2** aufgeführt. Sie bilden die Grundlage für die Analysen im Arzneimittel-Atlas 2012 auf Basis der Verordnungen für Fertigarzneimittel. Die topographische Darstellung der Gruppen erfolgt in **Abbildung 2.1**. Sie zeigt die neun Indikationsgebiete mit einer Umsatzveränderung von mehr als 40 Mio. Euro im Jahr 2011. Insgesamt erhöhte sich für 15 der betrachteten Indikationsgruppen der Umsatz im Vergleich zum Vorjahr. Hingegen kam es bei 16 der 31 dargestellten Gruppen zu Umsatzrückgängen (**Abbildung 2.2**). Somit ging zum ersten Mal in der Mehrheit der betrachteten Indikationsgruppen der Umsatz zurück.

Der mit Abstand größte Umsatzanstieg wurde, wie schon in den Jahren zuvor, für die Gruppe der Immunsuppressiva (L04) festgestellt (261,7 Mio. Euro). Der zweitstärkste Umsatzanstieg erfolgte im Indikationsgebiet der antiviralen Mittel zur systemischen Anwendung (J05) mit 82,9 Mio. Euro. Der Um-

Tabelle 2.2: Umsätze und Umsatzveränderungen in den 31 betrachteten Indikationsgruppen in den Jahren 2010 und 2011.

ATC 3	Indikationsgruppe	Umsatz (Mio. Euro)	Umsatz (Mio. Euro)	Umsatz-änderung (Mio. Euro)	Prozentuale Veränderung gegenüber Vorjahr
		2010	2011	2010 vs. 2011	2010 vs. 2011
L04	Immunsuppressiva	1.895,8	2.157,5	261,7	13,8
J05	Antivirale Mittel zur systemischen Anwendung	868,3	951,2	82,9	9,6
A10	Antidiabetika	1.873,8	1.933,5	59,8	3,2
N03	Antiepileptika	819,2	869,0	49,8	6,1
B02	Antihämorrhagika	132,1	180,7	48,7	36,9
A16	Andere Mittel für das alimentäre System und den Stoffwechsel	187,7	227,3	39,7	21,1
L01	Antineoplastische Mittel	989,2	1.022,4	33,3	3,4
L03	Immunstimulanzien	1.340,5	1.372,2	31,7	2,4
N05	Psycholeptika	1.349,9	1.378,0	28,1	2,1
N02	Analgetika	1.610,3	1.632,9	22,6	1,4
C09	Mittel mit Wirkung auf das Renin-Angiotensin-System	2.120,8	2.134,5	13,7	0,6
M01	Antiphlogistika und Antirheumatika	683,6	694,7	11,1	1,6
V04	Diagnostika	954,3	961,8	7,5	0,8
G04	Urologika	364,5	369,5	4,9	1,4
C02	Antihypertonika	304,6	308,2	3,7	1,2
C03	Diuretika	392,4	390,2	−2,2	−0,6
V01	Allergene	362,1	358,3	−3,8	−1,1
R05	Husten- und Erkältungspräparate	163,5	154,5	−9,1	−5,5
J07	Impfstoffe	1.128,0	1.114,8	−13,1	−1,2
C08	Calciumkanalblocker	307,4	292,8	−14,6	−4,7
C07	Beta-Adrenozeptor-Antagonisten	661,0	645,2	−15,9	−2,4
J01	Antibiotika zur systemischen Anwendung	816,5	791,9	−24,6	−3,0
B03	Antianämika	295,2	266,9	−28,3	−9,6
M05	Mittel zur Behandlung von Knochenerkrankungen	397,9	368,1	−29,7	−7,5
C10	Lipidsenkende Mittel	703,1	672,1	−30,9	−4,4
N06	Psychoanaleptika	1.259,9	1.223,7	−36,3	−2,9
R03	Mittel bei obstruktiven Atemwegserkrankungen	1.719,0	1.682,1	−36,9	−2,1
B01	Antithrombotische Mittel	919,9	876,1	−43,8	−4,8
N04	Antiparkinsonmittel	609,6	544,4	−65,2	−10,7
L02	Endokrine Therapie	638,6	551,0	−87,6	−13,7
A02	Mittel bei säurebedingten Erkrankungen	922,6	810,2	−112,4	−12,2
	Sonstige Gruppen	5.133,0	5.213,9	80,8	1,6
	Gesamt	**31.924,0**	**32.149,6**	**225,6**	**0,7**

Quelle: IGES-Berechnungen nach NVI (INSIGHT Health)

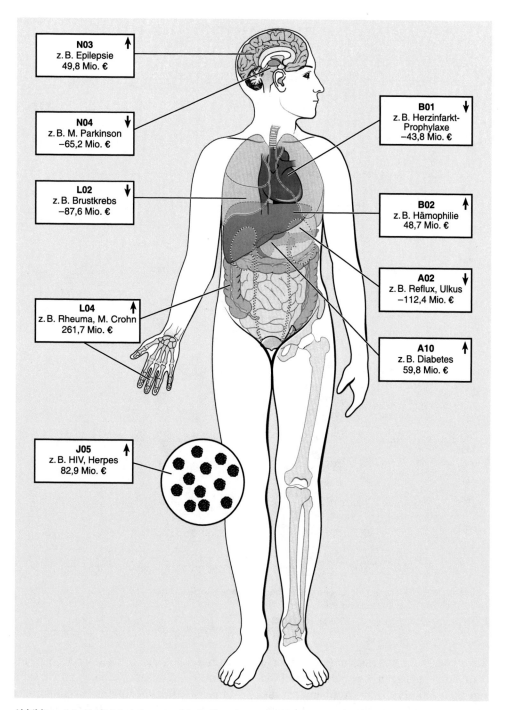

Abbildung 2.1: Medizinisch-topographische Zuordnung der Umsatzveränderungen im Jahr 2011 für Indikationsgruppen mit Umsatzsteigerungen bzw. -rückgängen von mehr als 40 Mio. Euro.

Quelle: IGES-Darstellung

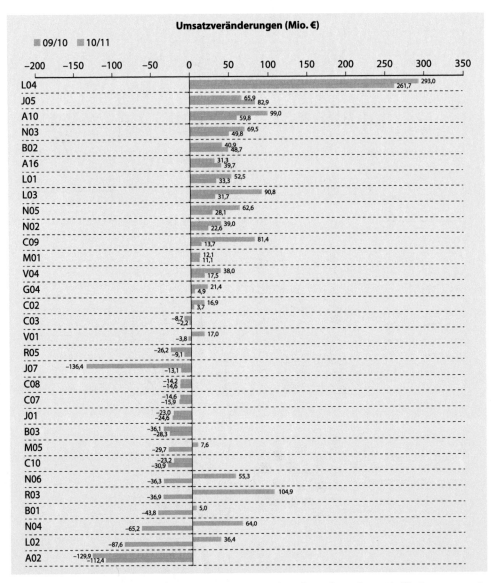

Abbildung 2.2: Umsatzveränderungen gegenüber dem Vorjahr in den 31 betrachteten Indikationsgruppen in den Jahren 2010 und 2011 in Mio. Euro.

Quelle: IGES-Berechnungen nach NVI (INSIGHT Health)

satzanstieg war dabei noch einmal größer als 2010. Insgesamt zeigte sich nur für zwei weitere Indikationsgruppen – Antihämorrhagika (B02) und Andere Mittel für das alimentäre System und den Stoffwechsel (A16) – eine Zunahme des Umsatzanstiegs.

Im Bereich der Indikationsgruppen mit negativer Umsatzentwicklung erlebten die Mittel bei säurebedingten Erkrankungen (A02) mit –112,4 Mio. Euro den stärksten Rückgang. Auch in der Gruppe der endokrinen Therapie (L02) war der Rückgang mit

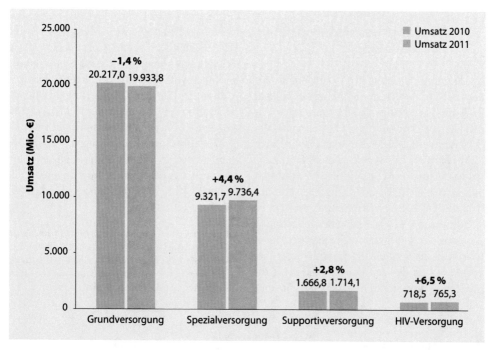

Abbildung 2.3: Arzneimittelumsätze zu Lasten der GKV in den Jahren 2010 und 2011 nach Versorgungssegmenten in Euro.

Quelle: IGES-Berechnungen nach NVI (INSIGHT Health)

87,6 Mio. Euro hoch. Weiterhin rückläufig, aber auf deutlich geringerem Niveau, war die Umsatzentwicklung für Impfstoffe (J07). Im Vergleich zu den Vorjahren zeigte sich eine Stabilisierung des Verbrauchs für einzelne Impfstoffe. Der Verbrauch für Grippeschutzimpfstoffe war aber weiter rückläufig. Auffällig ist auch die Entwicklung in der Indikationsgruppe für Mittel bei obstruktiven Atemwegserkrankungen (R03). Von 2009 nach 2010 waren die Umsätze noch um 104,9 Mio. Euro gestiegen. Im Jahre 2011 gab es hingegen einen Rückgang um 36,9 Mio. Euro, weil für Kombinationen von Glucocorticoiden mit langwirksamen Beta$_2$-Sympathomimetika ein Festbetrag der Stufe 3 eingeführt wurde (*GKV-Spitzenverband* 2011).

Betrachtet man die Umsatzveränderungen im Jahr 2011 auf der Ebene verschiedener Versorgungssegmente, dann zeigt sich, dass der Umsatzanstieg von 225,6 Mio. Euro für Fertigarzneimittel mehrheitlich auf die Entwicklung in der Spezialversorgung (414,7 Mio. Euro) zurückzuführen war, während in der Grundversorgung die Umsatzentwicklung rückläufig war (−283,2 Mio. Euro) (**Abbildung 2.3**). In der HIV-Versorgung war die Umsatzentwicklung mit einer Zunahme um 6,5 % zwar relativ betrachtet am höchsten, mit einem absoluten Zuwachs von 46,7 Mio. Euro aber vergleichsweise gering. Zwischen 2005 und 2010 waren die Umsätze in diesem Versorgungssegment um durchschnittlich 14,9 % pro Jahr gewachsen. Auch die Verbrauchszunahme gemessen in Tagesdosen (DDD) war in der HIV-Versorgung mit 5,4 % pro Jahr unter dem Durchschnitt (6,7 % pro Jahr) der vorherigen Jahre.

2.4 Die Komponenten der Ausgabenveränderungen im Überblick

Im Arzneimittel-Atlas 2011 wurde erstmals das Konzept der Komponentenzerlegung auf Basis der Erstattungspreise angewendet (zur detaillierten Beschreibung der Methodik siehe Abschnitt 6.4). Dieses Vorgehen wird auch im diesjährigen Atlas beibehalten. Durch die Änderung der Basis von Umsätzen zu Ausgaben ändert sich vor allem die Preiskomponente. Für alle übrigen Komponenten ergeben sich ähnliche Werte wie bei einer Berechnung auf Basis der Apothekenverkaufspreise. Insofern bleibt die Vergleichbarkeit mit den früheren Ausgaben des Arzneimittel-Atlas für die meisten Komponenten gegeben. Für eine

Gruppe von zehn verschiedenen Komponenten werden Ausgabenveränderungen für die Versichertengemeinschaft ermittelt, welche sich aus den Mengen-, Struktur- und Preisänderungen von 2010 auf 2011 ergeben haben.

Die Struktur der Veränderung der Ausgabenkomponenten ähnelt der des Vorjahres, einzelne Komponenten weisen in ihrem Ausmaß deutliche Abweichungen gegenüber dem vorherigen Berichtsjahr auf. Hierbei sind insbesondere die Veränderungen bei der Generika- und der Preiskomponente hervorzuheben (**Abbildung 2.4**).[1]

---

[1] Die Werte der Komponentenzerlegung 2009/2010 weichen vom Arzneimittel-Atlas 2011 ab. Die Abweichung ergibt sich durch Datenaktualisierungen und einer besseren Berücksichtigung der zu leistenden Abschläge (Details siehe Abschnitt 6.4).

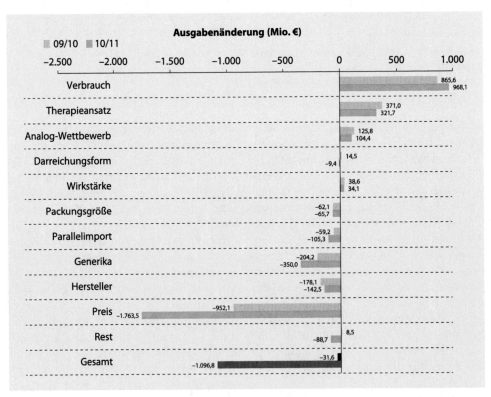

Abbildung 2.4: Gesamte Ausgabenveränderung und Veränderung der Komponenten der Ausgabenentwicklung im GKV-Arzneimittelmarkt in den Jahren 2010 und 2011 in Mio. Euro.
Quelle: IGES-Berechnungen nach NVI (INSIGHT Health)

» Der Ausgabenanstieg, welcher durch die Verbrauchskomponente erklärt werden kann, fiel 2011 mit 968,1 Mio. Euro höher aus als im Vorjahr (865,6 Mio. Euro). Der steigende Verbrauch von Arzneimitteln war somit die stärkste positive Treibkraft auf die Ausgabenentwicklung.

» Die Komponente „Therapieansatz", ein Indikator für Fortschritte in der Therapie, nahm mit einem Wert von 321,7 Mio. Euro im Vergleich zum Vorjahr (371,0 Mio. Euro) leicht ab.

» Der durch die Komponente „Analog-Wettbewerb" angezeigte Ausgabenanstieg war 2011 im Vergleich zum Vorjahr mit einem Wert von 104,4 Mio. Euro deutlich geringer (Vorjahr 125,8 Mio. Euro). Mehrausgaben durch den Einsatz von teureren Arzneimitteln auf der Ebene der Analog-Wirkstoffe spielten somit im Jahr 2011 eine geringere Rolle.

» Im Jahr 2011 gab es geringfügige Einsparungen durch Wechsel auf günstigere Darreichungsformen. Betrug der Wert der Komponente „Darreichungsform" im Vorjahr noch 14,5 Mio. Euro, führten 2011 strukturelle Verschiebungen bei den Darreichungsformen zu einer Ausgabensenkung von −9,4 Mio. Euro.

» Die Komponente „Wirkstärke" führte sowohl 2010 (38,6 Mio. Euro) als auch 2011 (34,1 Mio. Euro) zu Mehrausgaben in der GKV. Dies bedeutet, dass in einzelnen Indikationsgebieten vermehrt Arzneimittel mit vergleichsweise teureren Wirkstärken verschrieben wurden. Möglicherweise wird der Einspareffekt durch die Verordnung höherer Wirkstärken und durch Teilen der Tabletten als nur noch gering eingeschätzt. Des Weiteren können infolge der Rabattverträge nach § 130a Abs. 8 SGB V nur noch eingeschränkt gezielt Produkte verschrieben werden, die eine leichte Teilung der Tabletten ermöglichen. Dies könnte dazu geführt haben, dass vermehrt niedrigere Dosierungen verschrieben wurden, die tendenziell je DDD teurer waren.

» Im Bezug auf die Komponente „Packungsgröße" hielt der Trend hin zu größeren Packungen an. Im Jahre 2011 wurden Einsparungen von −65,7 Mio. Euro erzielt. Dies war geringfügig mehr als 2010 (−62,1 Mio. Euro).

» Parallelimporte trugen auch 2011 mit −105,3 Mio. Euro zu den Einsparungen bei. Das Volumen der Einsparungen durch günstigere Parallelimporte war somit deutlich höher als im Vorjahr (−59,2 Mio. Euro). Teilweise sind die Einsparungen dadurch zu erklären, dass für einige Wirkstoffe Generika eingeführt wurden und daher der Anteil der − im Vergleich zu den Generika − teureren Parallelimporte zurückging.

» Die Generikakomponente trug 2011 mit −350,0 Mio. Euro zu den Einsparungen bei und war damit wie im Vorjahr (−204,2 Mio. Euro) der größte strukturelle Einspareffekt. Somit konnte man beträchtliche Einsparungen durch den Wechsel von teureren Originalen auf günstigere Generika erreichen.

» Die Komponente „Hersteller" drückt hauptsächlich den Wechsel zwischen Generikaherstellern aus. Für 2011 fiel der Einsparungseffekt mit −142,5 Mio. Euro geringer aus als im Vorjahr (−178,1 Mio. Euro). Die Summe aus Generika- und Herstellerkomponente zeigt, dass sowohl 2011 als auch 2010 die vermehrte Abgabe von Produkten günstigerer Generikahersteller bei gleicher Therapie die stärksten Einsparungen erzielten konnten. Dabei spielten auch die Rabattverträge eine Rolle, denn der Wechsel von nichtrabattierten Arzneimitteln auf rabattierte mit entsprechend günstigeren Erstattungspreisen führte zu entsprechenden strukturellen Einsparungen.

» Der größte Einspareffekt zeigte sich 2011 erneut in der Komponente „Preis". Im Jahr 2010 wurden durch Preissenkungen

Einsparungen von −952,1 Mio. erzielt. Im Jahr 2011 lagen diese mit −1.763,5 Mio. Euro noch einmal deutlich höher. Hauptursache für diese Einsparungen waren die höheren Herstellerabschläge und das Preismoratorium, welche infolge des GKV-ÄndG seit dem 1. August 2010 gültig sind. Diese höheren Rabatte galten entsprechend im Jahr 2010 nur für fünf Monate und entfalteten somit erst 2011 ihre volle Wirkung. Des Weiteren erhöhte sich 2011 der Apothekenabschlag und der Großhandel musste ebenfalls einen Rabatt leisten. Schließlich waren im Durchschnitt die geleisteten individuellen Rabatte höher und mehr Arzneimittel wurden im Rahmen von Rabattverträgen abgegeben.

Weitere Aufschlüsse über die Ausgabendynamik des Jahres 2011 ergeben sich aus der Differenzierung der Komponenten nach Versorgungssegmenten. Diese gliedern den GKV-Markt in Grund-, Spezial-, Supportiv- und HIV-Versorgung. Die Grundversorgung führen Hausärzte und die meisten Fachärzte durch. Die Spezialversorgung erfolgt durch spezialisierte Fachärzte bzw. wird durch diese initiiert. Die Supportivversorgung umfasst hauptsächlich die Schmerztherapie. Die HIV-Versorgung wird aufgrund ihrer besonderen Behandlungssituation und der ungleichen regionalen Verteilung der Prävalenz separat betrachtet (siehe Abschnitt 6.7).

Mit 16.593,9 Mio. Euro entfiel 2011 der Großteil der Ausgaben auf die Grundversorgung. Die Spezialversorgung hatte ein Volumen von 8.216,7 Mio. Euro. Die Supportivversorgung (1.418,8 Mio. Euro) und die HIV-Versorgung (659,0 Mio. Euro) hatten eine deutlich geringere Marktgröße.

Um zu einer übersichtlichen Betrachtung zu gelangen, wurden im Folgenden einzelne Komponenten zu Hauptkomponenten zusammengefasst:

>> *„Innovationen“* aus den Komponenten „Therapieansatz“ und „Analog-Wettbewerb“ aufgrund der Überlegung, dass diese Komponenten in der Regel dadurch zu Ausgabensteigerungen führen, dass der Anteil neuerer Arzneimittel gegenüber älteren steigt.

>> *„Technische Einsparungen“* aus den Komponenten „Darreichungsform“, „Wirkstärke“, „Packungsgröße“, „Parallelimport“, „Generika“ und „Hersteller“ aufgrund der Überlegung, dass diese Komponenten zu Ausgabenreduktionen führen, da sowohl Ärzte als auch Patienten und Apotheker versuchen, durch Wechsel auf günstigere Präparate Einsparungen zu erzielen.

Die Betrachtung macht deutlich, dass die positiven Ausgabenveränderungen 2011 sowohl in der Grundversorgung (2,2 %), in der Spezialversorgung (6,1 %), als auch in der HIV-Versorgung (5,3 %) primär verbrauchsgetrieben waren (**Abbildung 2.5**). In der Supportivversorgung (2,6 %) war die Verbrauchskomponente ebenfalls positiv, aber nicht der größte Ausgabentreiber.

Die Ausgaben in der Supportivversorgung wurden am stärksten durch das Verschreiben neuer Arzneimittel getrieben (2,9 %). Im Vergleich zum Verbrauch hatten innovative Arzneimittel in der Spezialversorgung (2,1 %) und in der HIV-Versorgung (2,2 %) nur einen moderaten Einfluss auf den Ausgabenanstieg. In der Grundversorgung war er mit 1,1 % gering.

Ausgabenrückgänge durch technische Einsparungen waren primär im Bereich der Grundversorgung (−2,2 %) und der Spezialversorgung (−2,9 %) festzustellen. In der Grundversorgung konnte durch das beträchtliche Volumen der technischen Einsparungen der verbrauchsbedingte Ausgabenanstieg fast kompensiert werden. In der HIV-Versorgung spielten diese technischen Einsparungen überhaupt keine Rolle.

In allen Segmenten kam es zu massiven Einsparungen durch niedrigere Erstattungspreise. Die relativen preisbedingten Ausgabenrückgänge waren in der Spezialversorgung (−7,5 %) und in der HIV-Versorgung (−7,1 %) am größten. Dies lag daran, dass die

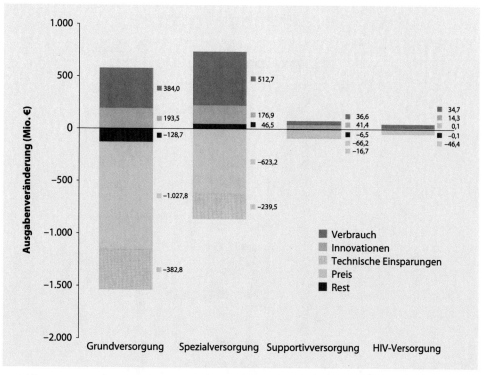

Abbildung 2.5: Gesamte Ausgabenveränderung und Veränderung der Komponenten der Ausgabenentwicklung im GKV-Arzneimittelmarkt im Jahr 2011 in Mio. Euro.
Quelle: IGES-Berechnungen nach NVI (INSIGHT Health)

gesetzlichen Sparmaßnahmen insbesondere auf den Markt der patentgeschützten Arzneimittel ausgerichtet waren. Ein überdurchschnittlicher Anteil der Ausgaben entfiel in diesen beiden Versorgungsbereichen auf patentgeschützte Arzneimittel. Die stark negative Preiskomponente drückt dies aus. Die Einspareffekte waren in der Grundversorgung (−5,9 %) und der Supportivversorgung (−4,6 %) deutlich geringer.

2.5 Die Komponenten im Einzelnen

Die Komponentenzerlegung für die einzelnen Indikationsgruppen, die im Arzneimittel-Atlas besprochen werden, zeigt deutliche Unterschiede im Einfluss der betrachteten Komponenten auf die gesamten Ausgabenveränderungen der einzelnen Indikationen (**Abbildung 2.6**).

Die Verbrauchskomponente leistete in der Mehrzahl der Indikationsgruppen einen erheblichen oder sogar den größten Beitrag zur Ausgabenerhöhung. Der deutlichste Verbrauchsanstieg zeichnete sich in der Indikationsgruppe der Immunsuppressiva (L04) ab. Einen relativ hohen verbrauchsbedingten Ausgabenanstieg gab es auch in den Indikationsgruppen der Mittel zur Behandlung von säurebedingten Erkrankungen (A02) und der Arzneimittel zur Behandlung der Hypertonie (C02–C09). Die Innovationskomponente erhöhten die Ausgaben am stärksten für Immunsuppressiva (L04) und Antidiabetika

13

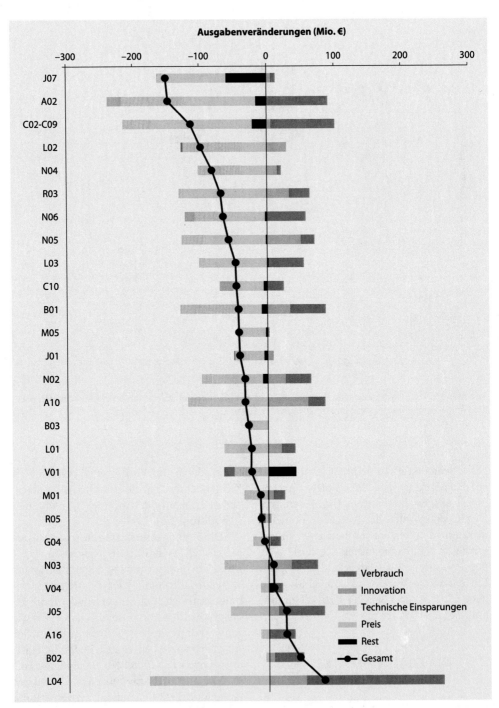

Abbildung 2.6: Einfluss der Komponenten auf die Ausgabenveränderung 2011 in den 31 betrachteten Indikationsgruppen.

Quelle: IGES-Berechnungen nach NVI (INSIGHT Health)

(A10). Die höchsten technischen Einsparungen waren in den Indikationsgruppen der Mittel gegen säurebedingte Erkrankungen (A02), der endokrinen Therapie (L02) sowie der antithrombotischen Mittel (B01) zu beobachten. Die Preiskomponente führte in allen Indikationsgruppen zu Einsparungen. Der stärkste preisbedingte Ausgabenrückgang geschah in der Indikationsgruppe der Immunsuppressiva (L04). Dies glich aber den hohen verbrauchs- und innovationsbedingten Ausgabenanstieg nicht aus.

2.5.1 Verbrauch

Ausgabensteigerungen bedingt durch Verbrauchszunahmen stellten – wie schon in den Jahren zuvor – die mit Abstand größte Komponente dar. Sie war mit 968,1 Mio. Euro auch leicht höher als im Vorjahr (865,6 Mio. Euro). Der auffälligste Effekt war, dass bei den Impfstoffen (J07) der Verbrauch nicht weiter zurückging wie im Vorjahr (−133,5 Mio. Euro im Jahr 2010), sondern es war eine Stabilisierung des Verbrauchs zu beobachten und die Verbrauchskomponente war leicht positiv (6,6 Mio. Euro 2011). Im Vergleich zum Vorjahr waren die Ausgabenanstiege des Verbrauchs in den meisten Indikationsgebieten auf einem ähnlichen Niveau wie im Vorjahr oder geringer (**Abbildung 2.7**). Den größten Effekt auf die Verbrauchskomponente hatten erneut die Immunsuppressiva, deren Verbrauchskomponente 2011 mit 206,4 Mio. Euro fast so hoch war wie 2010 mit 214,5 Mio. Euro. Einen deutlichen Ausgabenanstieg durch größeren Verbrauch gab es lediglich bei den antiviralen Mitteln zur systemischen Anwendung (J05) und bei den Analgetika (N02).

Im Vergleich zu 2010 streute 2011 der Verbrauchsanstieg stärker über die verschiedenen Erkrankungen. Zwei Drittel der positiven Ausgabenveränderungen, welche auf die Verbrauchskomponente entfielen, verteilten sich auf 19 Teil-Indikationsgruppen, denen einzelne Erkrankungen zugeordnet werden können (**Tabelle 2.3**).

Die Betrachtung dieser Gruppen zeigt, dass die Reduktion kardiovaskulärer Risikofaktoren durch Behandlung einer Hypertonie (Mittel mit Wirkung auf das Renin-Angiotensin-System) oder die Thrombozytenaggregationshemmung weiterhin von großer, allerdings sinkender Bedeutung ist. Auch für die Therapie säurebedingter Erkrankungen besteht immer noch steigender Bedarf. Hervorzuheben ist der Verbrauchsanstieg für immunologische Erkrankungen wie der rheumatoiden Arthritis und der Multiplen Sklerose, auf die zusammen insgesamt über 200 Mio. Euro des verbrauchsbedingten Ausgabenanstiegs entfielen.

2.5.2 Therapeutischer Ansatz

Die Komponente „Therapeutischer Ansatz" verändert ihre Größe, wenn zwischen Berichts- und Vorjahr innerhalb einer Indikationsgruppe der Anteil von Wirkstoffgruppen (häufig eine Gruppe von Analog-Wirkstoffen; in manchen Fällen kann eine Wirkstoffgruppe aktuell auch nur durch einen einzigen Wirkstoff definiert sein) zu- oder abnimmt, die mehr oder weniger kosten als der Durchschnitt aller Wirkstoffgruppen in dieser Indikationsgruppe. Zu einer Zunahme von Ausgaben kommt es beispielsweise dann, wenn der Wechsel zu einer innovativen Wirkstoffgruppe erfolgt, welche aufgrund des in der Regel bestehenden Patentschutzes meist einen höheren Preis pro Tagesdosis hat.

Der Wert der Komponente „Therapeutischer Ansatz" wies im Vergleich zum Vorjahr einen leicht geringeren Wert auf. Insgesamt führte sie zu einer Ausgabensteigerung von 321,7 Mio. Euro. Verglichen mit den Vorjahren gab es deutliche Unterschiede zwischen einzelnen Indikationsgruppen bezüglich der Ausprägung der Therapieansatzkomponente (**Abbildung 2.8**).

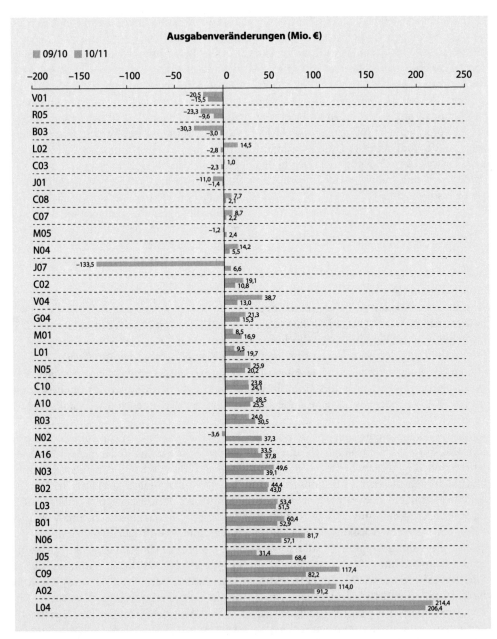

Abbildung 2.7: Ausgabenveränderungen durch die Komponente „Verbrauch" in Mio. Euro gegenüber dem Vorjahr in den Jahren 2010 und 2011 in den 31 betrachteten Indikationsgruppen.

Quelle: IGES-Berechnungen nach NVI (INSIGHT Health)

Tabelle 2.3: Beitrag einzelner Erkrankungen zu Ausgabensteigerungen aus der Komponente „Verbrauch", die im Jahr 2011 zusammen zwei Drittel der gesamten Ausgabensteigerungen der Komponente ausmachten.

Erkrankung, Teil-Indikationsgruppe	Wirkstoffe aus Indikations- gruppe	Ausgaben- steigerung (Mio. Euro)	Ausgaben- steigerung (%)
RA und andere Systemerkrankungen	L04	117,3	9,8
Säurebedingte Erkrankungen	A02	91,2	7,6
Mittel mit Wirkung auf das Renin-Angiotensin-System	C09	82,2	6,9
Erhöhte Thrombozytenaggregationsneigung	B01	47,1	3,9
Antidepressiva	N06	44,8	3,7
Multiple Sklerose (Immunsuppressiva)	L04	44,3	3,7
Multiple Sklerose (Immunmodulatoren)	L03	42,2	3,5
Hämophilie	B02	35,4	3,0
Hepatitis C	J05	35,0	2,9
HIV	J05	34,7	2,9
Opioide, Analgetika, Antipyretika	N02	33,9	2,8
Asthma, COPD	R03	30,5	2,6
Neuropathische Schmerzen	N03	28,8	2,4
Neuroleptika, Antipsychotika	N05	26,0	2,2
Lipidsenker	C10	24,1	2,0
Verschiedene Krebserkrankungen	L01	23,8	2,0
Makuladegeneration	S01	23,3	1,9
Granulozytopenie	L03	22,5	1,9
Infektionsprophylaxe	J06	21,2	1,8
Summe		808,3	67,5
Alle positiven Ausgabenveränderungen aus Komponente „Verbrauch"		**1.196,6**	**100,0**

Quelle: IGES-Berechnungen nach NVI (INSIGHT Health)

Im Jahr 2011 trug wie schon im Vorjahr die Indikationsgruppe der Antidiabetika (A10) am stärksten zur Umsatzsteigerung durch diese Komponente bei (63,2 Mio. Euro). Mit deutlichem Abstand folgen die Indikationsgruppen der Mittel mit Wirkung auf das Renin-Angiotensin-System (C09), der

antithrombotischen Mittel (B01) sowie der Immunsuppressiva (L04), in denen Verschiebungen hin zu hochpreisigeren Therapieansätzen zu Ausgabensteigerungen von jeweils mindestens 25 Mio. Euro führten.

In der Gruppe der Antidiabetika (A10) waren hierfür vor allem die höheren Ver-

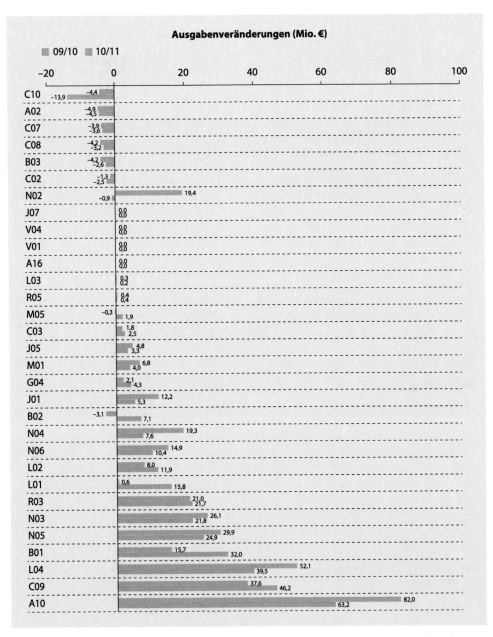

Abbildung 2.8: Ausgabenveränderungen durch die Komponente „Therapeutischer Ansatz" in Mio. Euro gegenüber dem Vorjahr in den Jahren 2010 und 2011 in den 31 betrachteten Indikationsgruppen.

Quelle: IGES-Berechnungen nach NVI (INSIGHT Health)

brauchsanteile von Fixkombinationen sowie den DPP-4-Hemmern (Gliptine) und GLP-1-Rezeptor-Agonisten für den Ausgabenanstieg verantwortlich. Bei den Mitteln mit Wirkung auf das Renin-Angiotensin-System (C09) war die gewachsene Therapieansatzkomponente insbesondere auf den erhöhten Anteil von Renin-Inhibitoren, Fixkombinationen mit Calciumkanalblockern sowie AT-II-Antagonisten zurückzuführen. In der Indikationsgruppe der Immunsuppressiva (L04) wirkte sich der erhöhte Anteil der TNF-alpha-Inhibitoren ausgabensteigernd aus.

Deutliche Einsparungen waren bei den lipidsenkenden Mitteln (C10) zu beobachten. In dieser Gruppe kam es 2011 zu Einsparungen in Höhe von 13,9 Mio. Euro. Dies stellte eine Steigerung zum Vorjahreswert von 4,4 Mio. Euro dar. Auch für die Indikationsgruppen der Mittel bei säurebedingten Erkrankungen (A02), der Betablocker (C07), der Calciumkanalblocker (C08) sowie der Antianämika (B03) gab es – wie schon 2010 – einen deutlichen Ausgabenrückgang durch höhere Anteile preisgünstigerer Therapieansätze.

2.5.3 Analog-Wettbewerb

Die Komponente „Analog-Wettbewerb" zeigt Ausgabenveränderungen an, die dadurch zustande kommen, dass sich innerhalb einer Indikationsgruppe der Anteil niedrigpreisiger Analog-Wirkstoffe gegenüber dem Anteil höherpreisiger verändert. Wenn der Anteil höherpreisiger Wirkstoffe steigt, wird die Komponente positiv. Sinkt dieser Anteil, wird der Wert der Komponente niedriger oder sogar negativ.

Der Wert der Analogkomponente war im Jahr 2011 mit 104,4 Mio. Euro niedriger als 2010 (125,8 Mio. Euro). Doch in einzelnen Indikationsgruppen kam es auch 2011 zu deutlichen Mehrausgaben für höherpreisige Analogwirkstoffe als im Vergleich zum Vorjahr. Hierbei sind insbesondere die Gruppen

der Analgetika (N02), Psycholeptika (N05), Mittel bei endokriner Therapie (L02) sowie Immunsuppressiva (L04) hervorzuheben. In jeder der Indikationsgruppen kam es 2011 zu Mehrausgaben von über 15 Mio. Euro durch die vermehrte Abgabe von teureren Analog-Wirkstoffen (**Abbildung 2.9**). Während für Analgetika (N02) der Ausgabenanstieg durch Analog-Wettbewerb 2011 deutlich geringer war als 2010, stiegen bei Psycholeptika (N05) und den Mitteln bei endokriner Therapie (L02) die entsprechenden Ausgaben im Jahr 2011 stärker als 2010. In der Indikationsgruppe der Immunsuppressiva (L04) war 2011 ein Ausgabenanstieg von 15,4 Mio. Euro zu beobachten, während im Vorjahr ein Rückgang von 4,8 Mio. Euro vorlag.

In anderen Indikationsgebieten kam es 2011 zu deutlichen Einsparungen durch den Wechsel auf günstigere Wirkstoffe. Am deutlichsten ausgeprägt waren sie bei den Mitteln mit Wirkung auf das Renin-Angiotensin-System (C09), wo die Ausgaben um 33,6 Mio. zurückgingen und damit die Einsparungen fast doppelt so hoch waren wie im Vorjahr. Durch den höheren Verbrauchsanteil vor allem von Citalopram wurden für Psychoanaleptika (N06) 2011 −24,0 Mio. Euro weniger ausgegeben, während der Analog-Wettbewerb 2010 noch zu Mehrausgaben von 6,0 Mio. Euro geführt hatte. Bei den Mitteln gegen säurebedingte Erkrankungen (A02) sorgte der höhere Anteil von Pantoprazol 2010 noch für einen Ausgabenrückgang von 43,1 Mio. Euro, 2010 lagen die Einsparungen nur noch bei 15,7 Mio. Euro.

Zwei Drittel der Ausgabensteigerungen, die sich auf die Bevorzugung höherpreisiger, oft innovativer Analog-Wirkstoffe zurückführen ließen, waren insgesamt zwölf Symptomen bzw. Erkrankungen zuzuordnen (**Tabelle 2.4**). Dazu zählten insbesondere Schmerzen und neurologische und psychiatrische Erkrankungen. Aber auch Krebserkrankungen, chronisch-obstruktive Lungenerkrankungen und HIV/ AIDS sind hier zu nennen.

19

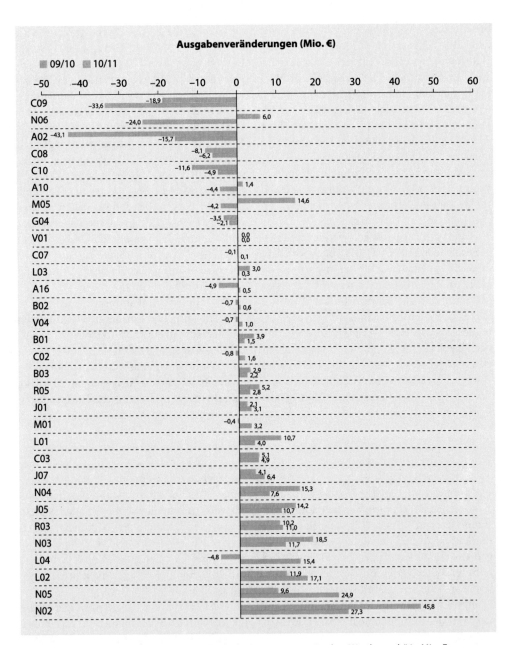

Abbildung 2.9: Ausgabenveränderungen durch die Komponente „Analog-Wettbewerb" in Mio. Euro gegenüber dem Vorjahr in den Jahren 2010 und 2011 in den 31 betrachteten Indikationsgruppen.

Quelle: IGES-Berechnungen nach NVI (INSIGHT Health)

Tabelle 2.4: Beitrag einzelner Erkrankungen zu Ausgabensteigerungen aus der Komponente „Analog-Wettbewerb", die im Jahr 2011 zusammen zwei Drittel der gesamten Ausgabensteigerungen der Komponente ausmachten.

Erkrankung, Teil-Indikationsgruppe	Wirkstoffe aus Indikations- gruppe	Ausgaben- steigerung in Mio. Euro	Ausgaben- steigerung in %
Opioide, Analgetika, Antipyretika	N02	39,7	17,0
Neuroleptika, Antipsychotika	N05	24,9	10,7
Brustkrebs	L02	17,7	7,6
Asthma, COPD	R03	11,0	4,7
HIV/ AIDS	J05	10,9	4,7
Epilepsie	N03	9,1	3,9
Blutersatzmittel und Perfusionslösungen	B05	8,9	3,8
Parkinson-Syndrom	N04	7,6	3,3
Herzinsuffizienz, Arrhythmien	C01	7,2	3,1
Multiples Myelom	L04	7,1	3,0
Influenza	J07	6,1	2,6
Rheumatoide Arthritis und andere System- erkrankungen	L04	5,7	2,5
Summe		156,0	66,9
Alle positiven Umsatzveränderungen aus Komponente „Analog-Wettbewerb"		**233,1**	**100,0**

Quelle: IGES-Berechnungen nach NVI (INSIGHT Health)

2.5.4 Darreichungsform

Verschiebungen in der Struktur der verordneten Darreichungsformen (z. B. werden bestimmte Wirkstoffe mehr in Tabletten- und weniger in Tropfenform verordnet) ergeben sich überwiegend aus medizinischen Erwägungen. Im Jahr 2011 führte diese Komponente zu Einsparungen in Höhe von –9,4 Mio. Euro. Dies stellt eine Umkehr der Entwicklung zum Vorjahr dar (+14,5 Mio. Euro). Somit erzielte man 2011 Einsparungen durch einen höheren Anteil von günstigeren Darreichungsformen. Verantwortlich dafür war insbesondere die negative Darreichungs-

formkomponente der Antidiabetika (A10), der Allergenextrakte (V01) sowie der Psycholeptika (N05). Zu Mehrausgaben durch einen erhöhten Verbrauchsanteil von teureren Darreichungsformen kam es insbesondere in den Indikationsgruppen der Antiparkinsonmittel (N04) sowie der Analgetika (N02).

2.5.5 Wirkstärke

Eine Verschiebung der Struktur der verordneten Wirkstärken kann Ausdruck von Sparbemühungen sein. Im Sinne der Reduzierung

21

von Zuzahlungen[2] kann durch die Verordnung höherer Wirkstärken die zeitliche Reichweite einer Verordnung für den Patienten verlängert werden, wenn die jeweiligen Einheiten – am besten eignen sich Tabletten – geteilt werden. Einzelne Regelungen in den Arzneimittelvereinbarungen der regionalen Kassenärztlichen Vereinigungen (KV) begünstigen auch die Verschreibung höherer Wirkstärken, da sich so die Kosten je Tagestherapie-Dosis (DDD) senken lassen. Auf der anderen Seite erschwert die Ausweitung der Rabattverträge nach § 130a Abs. 8 SGB V den Ärzten, höhere Wirkstärken zu verschreiben, da sie nicht sicher sein können, dass die Patienten auch ein leicht teilbares Produkt erhalten. Das Teilen von Tabletten erhöht allerdings nicht die Therapiesicherheit, weil viele Tabletten nicht korrekt teilbar sind (*N.N.* 2011). Daher ist es für die Patienten am einfachsten, Arzneimittel einzunehmen, die sie nicht teilen müssen. Möglicherweise erklärt dies die Beobachtung, dass zunehmend wieder Arzneimittel geringerer Wirkstärke verordnet werden. Schließlich ist auch zu berücksichtigen, dass der Effekt dieser Komponente in der Regel kaum ins Gewicht fällt.

Zum zweiten Mal in Folge war die Komponente „Wirkstärke" positiv. Im Jahr 2011 war der Wert mit 34,1 Mio. Euro auf einem ähnlichen Niveau wie im Vorjahr (38,6 Mio. Euro). Die höchste positive Ausprägung hatte die Wirkstärkekomponente in den Indikationsgruppen der Mittel zur Behandlung der Hypertonie (Mittel mit Wirkung auf das Renin-Angiotensin-System (C09) und Beta-Adrenorezeptor-Antagonisten (C07) (**Abbildung 2.10**). Einsparungen wurden hingegen in den Indikationsgruppen der Antidiabetika (A10) und der säurebedingten Erkrankungen (A02) erreicht.

2.5.6 Packungsgröße

Das Verschreiben größerer Packungen stellt wie das Verschreiben höherer Wirkstärken eine Möglichkeit dar, günstigere Kosten je Tagesdosis (DDD) zu erreichen und Zuzahlungen für den Patienten zu sparen. Im Gegensatz zur Wirkstärke wird die Entscheidung über die Packungsgröße nicht durch Rabattverträge nach § 130a Abs. 8 SGB V beeinflusst.

Entsprechend war auch für 2010 und 2011 weiterhin ein Trend zu größeren Packungen zu beobachten, der zu Einsparungen führte. Für das Jahr 2011 betrug der Effekt der Komponente „Packungsgröße" –65,7 Mio. Euro und war damit etwas größer als im Jahr 2010 mit –62,1 Mio. Euro. Den größten Beitrag zum Ausgabenrückgang lieferten Allergene (V01) mit –17,1 Mio. Euro (**Abbildung 2.11**). Dies war ein deutlicher Anstieg gegenüber 2010 (–6,7 Mio. Euro). Auch für die Arzneimittel zur endokrinen Therapie (L02) nahm der Einspareffekt von 2010 (–2,7 Mio. Euro) nach 2011 (–8,0) zu. Einen weiteren bedeutenden Anteil an den Einsparungen durch die vermehrte Abgabe von größeren Packungen hatte die Indikationsgruppe der Mittel bei säurebedingten Erkrankungen (A02) mit –5,9 Mio. Euro. Hier waren die Einsparungen nur wenig geringer als im Vorjahr (–6,5 Mio. Euro).

Insgesamt erstreckten sich die Einsparungen durch den Wechsel auf günstigere Packungsgrößen über nahezu alle betrachteten Indikationsgruppen. Nennenswerte Ausnahme bildete die Gruppe der Impfstoffe (J07), in der sich die Entwicklung des Vorjahres umkehrte. Wurden für Impfstoffe 2010 noch geringe Einsparungen in Höhe von –1,2 Mio. Euro festgestellt, kam es 2011 zu Mehrausgaben in Höhe von 4,1 Mio. Euro. Im Jahr 2010 war die Gruppe der Immunstimulanzien (L03) mit einem Anstieg von 1,8 Mio. Euro die einzige mit einer wahrnehmbaren strukturellen Verschiebung hin zu teureren Pa-

---

2 Da die Zuzahlung pro Verordnung auf 10 Euro begrenzt ist und da sich bei günstigeren Preisen die Zuzahlungen für unterschiedliche Wirkstärken oftmals kaum unterscheiden, sind für die Patienten Packungen mit höheren Wirkstärken meist günstiger.

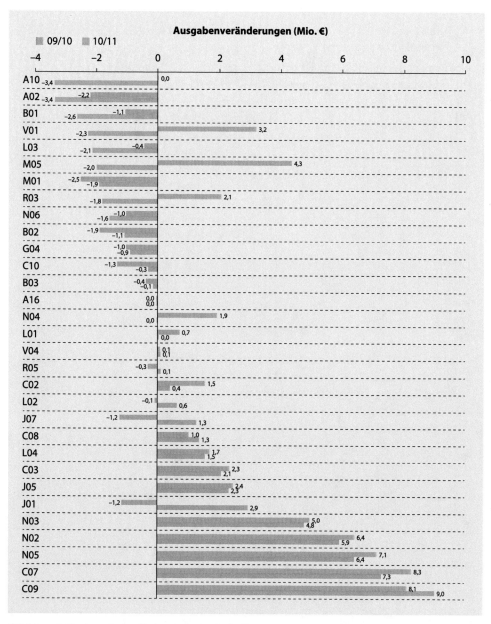

Abbildung 2.10: Ausgabenveränderungen durch die Komponente „Wirkstärke" in Mio. Euro gegenüber dem Vorjahr in den Jahren 2010 und 2011 in den 31 betrachteten Indikationsgruppen.

Quelle: IGES-Berechnungen nach NVI (INSIGHT Health)

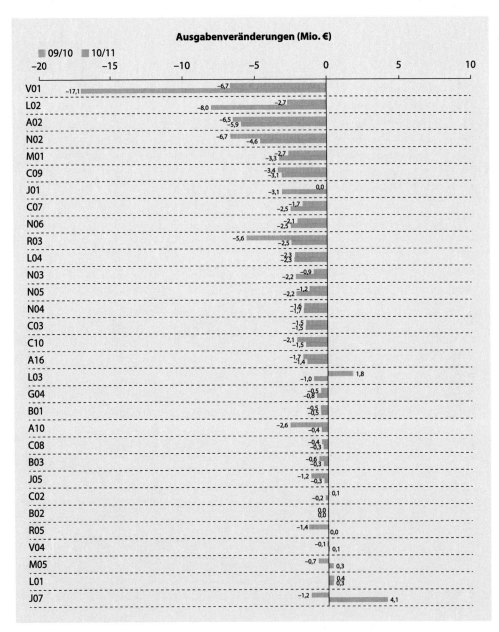

Abbildung 2.11: Ausgabenveränderungen durch die Komponente „Packungsgröße" in Mio. Euro gegenüber dem Vorjahr in den Jahren 2010 und 2011 in den 31 betrachteten Indikationsgruppen.

Quelle: IGES-Berechnungen nach NVI (INSIGHT Health)

ckungsgrößen. Für das Jahr 2011 war nur eine minimale strukturelle Einsparung von −1,0 Mio. Euro zu verbuchen.

2.5.7 Parallelimporte

Als Parallelimporte werden Arzneimittel bezeichnet, die von Importeuren in einigen europäischen Ländern zu einem geringeren Preis erworben werden und daraufhin in Deutschland unterhalb des Preises des Originalarzneimittels angeboten werden. Die Importeure machen sich dabei Preisunterschiede zunutze, die in der Regel durch einzelstaatliche Regelungen in den Exportländern erzwungen werden.[3]

Es ist gesetzlich vorgeschrieben, dass die Apotheke ein importiertes Arzneimittel abgeben muss, wenn dessen Abgabepreis in Deutschland mindestens 15 % oder mindestens 15 Euro unter dem Preis des Originalpräparats liegt (§ 129 Abs. 1 SGB V). Daneben müssen Apotheker auch eine entsprechende Abgabequote erfüllen (Rahmenvertrag nach § 129 Abs. 2 SGB V). Für Ärzte entstehen daraus Vorteile, weil sie die ihnen zugeordneten Arzneimittelausgaben reduzieren können. Die Patienten sparen durch Parallelimporte möglicherweise Zuzahlungen oder eventuelle Aufzahlungen. Aufgrund der gesetzlichen Vorgaben bedeutet eine negative Komponente „Parallelimporte" daher in der Regel, dass in den einzelnen Indikationen die Anbieter von Parallelimporten ihren Marktanteil steigern konnten. Steigt jedoch der Generikaanteil für einen Wirkstoff, können die angezeigten Einsparungen auch Ausdruck eines geringeren Anteils von Parallelimporten sein, weil der Preis für Generika günstiger ist als der für Parallelimporte. Dieser Effekt tritt insbeson-

3 Unter gesamtökonomischen Gesichtspunkten kommen Autoren wie *Kanavos* et al. (2004) zu dem Ergebnis, dass Parallelimporte mehr die Innovationskraft der forschenden Firmen schädigen, als dass sie in den importierenden Ländern sogenannte Wohlfahrtsgewinne entstehen lassen.

dere bei höherpreisigen Wirkstoffen mit einem bedeutsamen Anteil von Parallelimporten auf und war 2011 in den Indikationsgruppen der endokrinen Therapie (L02) und Antiparkinsonmittel (N04) Grund für die beobachteten Einsparungen.

Im Jahr 2011 betrug die Parallelimportkomponente −105,3 Mio. Euro und lag damit im Betrag deutlicher höher als im Vorjahr (−59,2 Mio. Euro). Wie in **Abbildung 2.12** dargestellt, stiegen die Einspareffekte insbesondere in den Indikationsgruppen der Psycholeptika (N05), der endokrinen Therapie (L02), der Antiparkinsonmittel (N04) und der Immunsuppressiva (L04) stark an. Eine umgekehrte Entwicklung im Vergleich zum Vorjahr zeigten zwei Indikationsgruppen: Die Gruppe der Immunstimulanzien (L03) verbuchte 2011 Einsparungen in Höhe von −4,8 Mio. Euro, während es 2010 noch Ausgabensteigerungen von 7,0 Mio. Euro gegeben hatte. Ursache für diese Entwicklung war insbesondere die Marktentwicklung für die Wirkstoffe Glatirameracetat und Interferonbeta 1b. Für Antithrombotische Mittel (B01) kam es hingegen 2011 zu einem strukturell bedingten Anstieg der Ausgaben um 7,2 Mio. Euro, während 2010 noch ein sehr hoher Einspareffekt von −13,9 Mio. Euro zu beobachten war. Diese Entwicklung wurde insbesondere durch die Marktentwicklung für Enoxaparin getrieben. Von 2009 nach 2010 stieg der Marktanteil von Reimporten gemessen am Verbrauch von 29,1 % auf 38,1 %. Im Jahr 2011 ging der Anteil leicht auf 37,1 % zurück. In der restlichen Indikationsgruppe B01 spielten Reimporte hingegen kaum eine Rolle. Der Marktanteil der Reimporte war rückläufig von 4,3 % (2009) auf 2,6 % (2011).

2.5.8 Generika

Die Förderung der Substitution von Originalarzneimitteln durch Generika war bisher neben der Einführung der Verordnungsbudgets

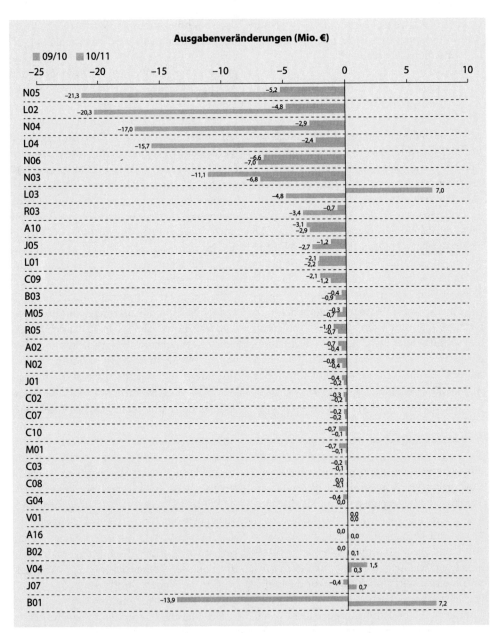

Abbildung 2.12: Ausgabenveränderungen durch die Komponente „Parallelimporte" in Mio. Euro gegenüber dem Vorjahr in den Jahren 2010 und 2011 in den 31 betrachteten Indikationsgruppen.

Quelle: IGES-Berechnungen nach NVI (INSIGHT Health)

und des Festbetragssystems eines der zentralen Instrumente zur Steuerung der Arzneimittelausgaben in der GKV. Auf diesem Wege nahmen die Quoten der Verordnungen mit Generika und Biosimilars in den entsprechenden Marktsegmenten (Generika, Biosimilar und die Produkte der ursprünglichen Originalhersteller) ständig zu. Im Jahr 2011 entfielen in diesen Segmenten 85,0 % aller Verordnungen und 68,7 % aller Ausgaben auf Generika und Biosimilars. Deutschland gilt in dieser Hinsicht als einer der Märkte mit der höchsten Generikasubstitution in Europa (*European Commission* 2009).

Im Jahr 2011 kam es bedingt durch die Erhöhung des Generikaanteils wie schon in den Vorjahren zu einem Rückgang der Ausgaben der Versichertengemeinschaft. Im Vergleich zu 2010 (−204,2 Mio. Euro) fielen die Einsparungen durch die Abgabe von günstigeren Generika im Berichtsjahr mit −350,0 Mio. Euro deutlich höher aus. Die Auswirkungen der Komponente für die einzelnen Indikationsgruppen zeigt **Abbildung 2.13**.

Für viele generisch verfügbare Wirkstoffe werden mit dem Patentauslauf meist schon nach einem Jahr hohe Generikaquoten erreicht. Deutliche Einsparungen im Rahmen der Generikakomponente treten daher insbesondere durch den erstmaligen Einsatz von Generika bei umsatzstarken Wirkstoffen auf, deren Patentschutz im Betrachtungszeitraum abgelaufen ist (*Albrecht* et al. 2011). Der größte Einspareffekt für das Jahr 2011 zeigte sich mit -66,8 Mio. Euro in der Indikationsgruppe der antithrombotischen Mittel (B01). Hier spielte weiterhin der steigende Anteil von Clopidogrel-Generika die größte Rolle, obwohl der Wirkstoff bereits 2009 generisch wurde. In der Indikationsgruppe der endokrinen Therapie (L02) lief für die Aromatasehemmer Anastrozol, Exemestan und Letrozol 2011 das Patent aus. Alle drei Wirkstoffe werden bei Mammakarzinom eingesetzt. Insgesamt ergab sich somit für die gesamte Indikationsgruppe ein Einspareffekt auf die Ausga-

ben von −57,8 Mio. Euro. Deutlich nahm der Einspareffekt auch in der Gruppe der Antiparkinsonmittel (N04) zu, und zwar von −1,1 Mio. Euro (2010) auf −52,4 Mio. Euro. In dieser Gruppe war das Patent für Pramipexol im Dezember 2010 ausgelaufen. Die Indikationsgruppe der Mittel bei säurebedingten Erkrankungen (A02) hatte bereits im Jahr 2010 einen sehr hohen Generikaanteil von 93,7 % gemessen am Verbrauch in Tagesdosen (DDD). Im Jahr 2011 stieg der Anteil auf 98,5 %. Insbesondere für die Wirkstoffe Pantoprazol und Esomeprazol gab es Substitutionseffekte zu Gunsten günstiger Generika. Insgesamt fiel 2011 der Einspareffekt mit −45,0 Mio. Euro aber geringer aus als im Vorjahreszeitraum (−61,4 Mio. Euro), was aufgrund der bereits hohen Rabattquote nicht verwundert.

2.5.9 Hersteller

In der Komponente „Hersteller" kommen Verschiebungen zwischen den Verbrauchsanteilen zum Ausdruck, die sich innerhalb einer Indikationsgruppe zwischen Herstellern mit unterschiedlichen Kosten pro definierter Tagesdosis ergeben. Zu solchen Verschiebungen kommt es insbesondere bei generischen Arzneimitteln, weshalb die Komponente hauptsächlich die Verlagerung hin zu preisgünstigeren Generikaherstellern abbildet. Dabei spielt durch die Betrachtung der Komponentenzerlegung auf Basis der Erstattungspreise auch der Abschluss von Rabattverträgen nach § 130a Abs. 8 SGB V eine Rolle. Infolge der Verschiebung von Verordnungen zu dem Rabattpartner einer Kasse kommt es selbst bei vergleichbaren Listenpreisen zu einem Einspareffekt durch den Herstellerwechsel.

Auch im Jahr 2011 führten strukturelle Verschiebungen zwischen Herstellern zu erheblichen Einsparungen, doch lag der Wert mit −142,5 Mio. Euro unter dem Niveau des Vorjahres von −178,1 Mio. Euro. Die höchs-

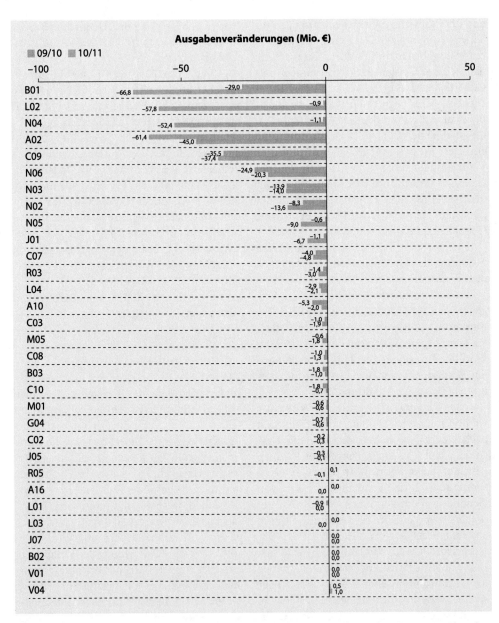

Abbildung 2.13: Ausgabenveränderungen durch die Komponente „Generika" in Mio. Euro gegenüber dem Vorjahr in den Jahren 2010 und 2011 in den 31 betrachteten Indikationsgruppen.

Quelle: IGES-Berechnungen nach NVI (INSIGHT Health)

ten Einsparungen im Berichtsjahr erzielten die Mittel bei säurebedingten Erkrankungen (A02) mit –38,2 Mio. Euro. Auch in den Indikationsgruppen der antithrombotischen Mittel (B01) und der Impfstoffe (J07) konnten deutlich höhere Einspareffekte von –20,4 Mio. Euro bzw. –14,0 Mio. Euro beobachtet werden. In allen drei Indikationsgruppen nahm damit der Einspareffekt von 2010 nach 2011 noch weiter zu (**Abbildung 2.14**). In anderen Indikationsgruppen waren 2011 die zusätzlichen Einsparungen durch die Herstellerkomponente geringer als im Vorjahr: Dies war der Fall für die Mittel mit Wirkung auf das Renin-Angiotensin-System (C09), die Antidiabetika (A10) und die Immunstimulanzien (L03).

Für die Gruppe der Psycholeptika (N05) kam es 2011 bedingt durch Herstellerwechsel zu einem geringfügigen Ausgabenanstieg von 0,7 Mio. Euro, nachdem im Jahr 2010 noch Einsparungen von –5,7 Mio. Euro erzielt werden konnten. Zu Mehrausgaben kam es auch 2011 für die Gruppe der Allergene (V01) durch eine Erhöhung des Verbrauchsanteils von höherpreisigen Produkten.

2.5.10 Preis

Wie im vorherigen Berichtsjahr wurde für 2011 eine negative Preiskomponente festgestellt. Der durch diese Komponente bedingte Ausgabenrückgang nahm dabei betragsmäßig massiv zu. Gingen im Jahr 2010 die Ausgaben bereits um 952,1 Mio. Euro zurück, so waren es im Jahr 2011 sogar 1.763,5 Mio. Euro. Ursächlich dafür waren dafür sowohl Absenkungen der Listenpreise (AVP) als auch eine Erhöhung der gesetzlichen Abschläge.

Im Jahr 2010 spielten Veränderungen der Listenpreise bei den preisbedingten Einsparungen kaum eine Rolle. Im Jahr 2011 ließen sich hingegen rund ein Drittel der Einsparungen auf Preisrückgänge nach AVP zurückführen, wobei auch hier gesetzliche Regelungen einen Einfluss hatten. Dazu zählten insbeson-

dere die Einführung oder Neuberechnung von Festbeträgen nach § 35 SGB V, das Preismoratorium nach § 130a Abs. 3a SGB V und der Abschlag nach § 1 des Gesetzes zur Einführung von Abschlägen der pharmazeutischen Großhändler. Der zur leistende Abschlag durch den Großhandel bildet sich im AVP ab, der somit entsprechend zurückging. Das Preismoratorium bewirkte, dass Preiserhöhungen der Listenpreise ausblieben. Gleichzeitig fand in anderen Marktsegmenten weiterhin ein Preisverfall statt, sodass es in der Summe zu einer Absenkung der Listenpreise kam. Festbeträge sind ein stetiges Regulierungsinstrument der Selbstverwaltung, das die Hersteller zu einer Absenkung ihrer Listenpreise zwingt. Am stärksten war der Effekt 2011 für die Indikationsgruppe der Mittel bei obstruktiven Atemwegserkrankungen (R03).

Den größten Effekt auf die Einsparungen hatten aber gesetzliche Abschläge, die nicht in den Listenpreisen zu finden sind. Die Wiedereinführung des Preismoratoriums mit dem GKV-Änderungsgesetz (GKV-ÄndG) bedeutet, dass seit August 2010 Preiserhöhungen in Form eines Rabattes an die GKV zurückerstattet werden müssen. Auf Basis dieser Regelung leisteten im Jahr 2011 die Hersteller Rabatte in Höhe von 194,8 Mio. Euro (siehe Tabelle 6.7 in Kapitel 6). Ebenfalls mit dem GKV-ÄndG wurde der Herstellerabschlag nach § 130a Abs. 1a SGB V von 6 % auf 16 % erhöht. Auf Grundlage dieser Regelung leisteten die Arzneimittelhersteller einen Rabatt von 1.951,0 Mio. Euro. Gegenüber dem Jahr 2010 bedeutete dies eine Zunahme von 635,7 Mio. Euro, weil der Rabatt im Jahr 2010 nur für die letzten fünf Monate des Jahres abgeführt werden musste, 2011 dagegen für das komplette Jahr. Auch die durchschnittlich gewährten Rabatte pro Verordnung in Rahmen von Verträgen nach § 130a Abs. 8 SGB V (Individualrabatte) nahmen zu: Betrugen die gewährten Rabatte 2010 bereits 16,8 % am Umsatz unter Rabattvertrag, so stiegen sie

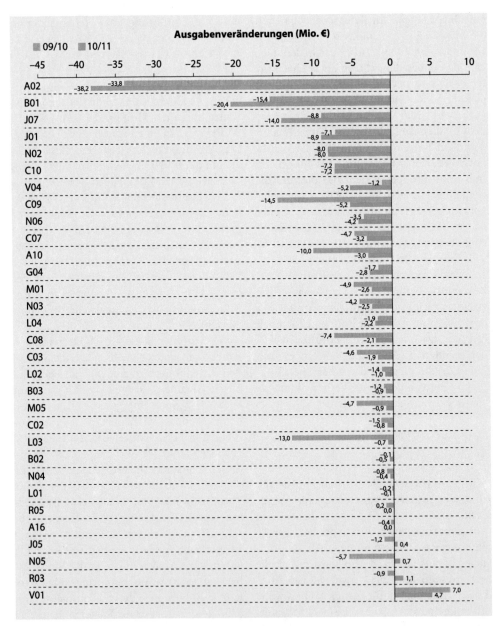

Abbildung 2.14: Ausgabenveränderungen durch die Komponente „Hersteller" in Mio. Euro gegenüber dem Vorjahr in den Jahren 2010 und 2011 in den 31 betrachteten Indikationsgruppen.

Quelle: IGES-Berechnungen nach NVI (INSIGHT Health)

2011 sogar auf 17,3 % (siehe Abschnitt 2.6.1). Schließlich mussten auf Basis des § 130a Abs. 2 SGB V die Hersteller von Impfstoffen einen zusätzlichen Rabatt leisten. Ziel der gesetzlichen Regelung war, Erstattungspreise auf dem Niveau der Länder Frankreich, Italien, Großbritannien und Spanien zu erreichen. Die Regelung gilt aber nur für Impfungen, die Pflichtleistungen nach § 20d Abs. 1 sind. Für Satzungsleistungen wird kein Rabatt geleistet. Satzungsleistungen und Pflichtleistungen waren auf Basis der zur Verfügung stehenden Daten nicht zu unterscheiden. Somit konnte man für eine einzelne Verordnung nicht bestimmen, ob ein Abschlag bezahlt wurde. Für die Berechnung der Erstattungspreise galt die Annahme, dass immer ein Rabatt geleistet wurde, wenn er in der Apothekensoftware abgebildet war. Die errechneten

Einsparungen von 99,8 Mio. Euro im Jahr 2011 sind somit als Schätzung zu sehen.

Auch für die Apotheker erhöhten sich die geleisteten Abschläge. Der Apothekenabschlag nach § 130 Abs. 1 SGB V wurde für 2011 auf 2,05 Euro für verschreibungspflichtige Arzneimittel festgesetzt – gegenüber den 1,75 Euro, welche 2010 zwischen Krankenkassen und Apotheken vereinbart worden waren.

In der Summe bedeutete diese Entwicklung, dass auf Ebene der Hersteller zwar die nominalen Umsätze nach Abgabepreis des pharmazeutischen Unternehmers (ApU) von 2009 nach 2011 stiegen, doch die Vergütung der Hersteller sank (**Abbildung 2.15**). Die Umsätze betrugen im Jahr 2009 19.067,3 Mio. Euro und stiegen bis 2011 auf 20.189,9 Mio. Euro. Die Herstellervergütung ging aber in-

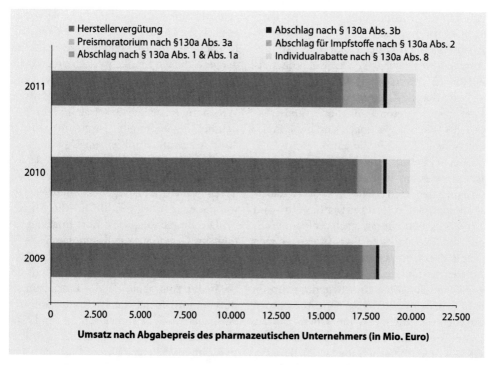

Abbildung 2.15: Umsatzentwicklung für Fertigarzneimittel in der GKV auf Basis des Abgabepreises des pharmazeutischen Unternehmers differenziert nach Vergütung und Abschlägen (2009–2011) in Euro.
Quelle: IGES-Berechnungen nach NVI (INSIGHT Health) und KJ1/KV45 (BMG)

folge steigender Abschläge auf den ApU von 17.292,6 Mio. Euro auf 16.166,2 Mio. Euro zurück. Dies bedeutet, dass die Umsätze um durchschnittlich 3,3 % pro Jahr sanken.

Auf Ebene der einzelnen Indikationsgruppen stellt man fest, dass es 2010 mit der Gruppe der Allergene (V01) und Antihämorrhagika (B02) noch zwei Gruppen mit positiver Preiskomponente gab. Im Jahr 2011 fand hingegen in allen betrachteten Gruppen ein preisbedingter Ausgabenrückgang statt (**Abbildung 2.16**).

Ein Ausgabenrückgang von jeweils über 100 Mio. Euro war in den Indikationsgruppen der Immunsuppressiva (L04), der Mittel bei obstruktiven Atemwegserkrankungen (R03) und der Mittel bei säurebedingten Erkrankungen (A02) zu verzeichnen. Für die Mittel bei säurebedingten Erkrankungen fiel der preisbedingte Ausgabenrückgang 2011 mit 108,0 Mio. Euro geringer aus als im Vorjahr mit 157,7 Mio. Euro. Für die Immunsuppressiva und die Mittel bei obstruktiven Atemwegserkrankungen war dagegen der Ausgabenrückgang 2011 sehr viel größer als 2010 (−157,7 Mio. vs. −70,7 Mio. Euro bzw. −124,0 Mio. vs. −13,5 Mio. Euro). In insgesamt neun weiteren Indikationsgruppen lagen 2011 die Einsparungen durch die Preiskomponente über 50 Mio. Euro.

Bei der Betrachtung der Preisentwicklung ist es interessant zu untersuchen, in welchen Gruppen der Preisverfall – sei es durch Rabatte, Festbeträge oder Preiswettbewerb – im Verhältnis zum Umsatz nach AVP am größten war. Die stärksten Preiseffekte zeigten sich in den Gruppen der Mittel bei säurebedingten Erkrankungen (A02) und der Mittel zur Behandlung von Knochenerkrankungen (M05). In der Indikationsgruppe A02 wurden 2010 Fertigarzneimittel mit einem Umsatz (AVP) von 922,6 Mio. Euro zu Lasten der GKV abgegeben (siehe **Tabelle 2.2**). Bei einer Preiskomponente von −108,0 Mio. Euro im Jahr 2011 bedeutete dies einen preisbedingten Umsatzrückgang von 11,7 %. Bei den Mit-

teln zur Behandlung der Osteoporose (M05) lag der Umsatz 2010 bei 397,9 Mio. Euro und die Preiskomponente 2011 betrug −37,2 Mio. Euro. Dies bedeutete einen preisbedingten Umsatzrückgang von 9,3 %. Für die Gruppe mit den größten preisbedingten Einsparungen, den Immunsuppressiva (L04), bedeutete bei 1.895,8 Mio. Umsatz (2010) eine Preiskomponente von −157,7 Mio. (2011) einen preisbedingten Umsatzrückgang von 8,3 %. Den geringsten Preisdruck hatten die Arzneimittel der Calciumkanalblocker (C08): Ein Umsatz von 307,4 Mio. Euro (2010) und eine Preiskomponente von −5,8 Mio. Euro entsprachen einem preisbedingten Umsatzrückgang von nur 1,9 %.

2.6 Der Markt für Individualrabatte

Seit 2007 sind die individuellen Rabattverträge nach § 130a Abs. 8 SGB V ein bedeutendes Instrument in der Arzneimittelversorgung der gesetzlichen Krankenversicherung. Während sich für 2010 noch eine Abschwächung der Marktdynamik andeutete, hat die Zahl der Wirkstoffe unter Rabattvertrag im Jahr 2011 deutlich zugenommen. Insgesamt wurden 2011 Arzneimittel mit einem Umsatz (nach Apothekenverkaufspreis) von 9.162,1 Mio. Euro im Rahmen von Rabattverträgen abgegeben (**Tabelle 2.5**). Gegenüber dem Vorjahr war das ein Anstieg von 1.353,7 Mio. Euro.

Die Betrachtung des Rabattmarktes erfolgt im Gegensatz zur Komponentenzerlegung auf Basis des Umsatzes, also der Apothekenverkaufspreise (AVP) und nicht auf Basis der Ausgaben, da die Einsparungen durch individuelle Rabattverträge bei den Ausgaben bereits berücksichtigt sind. Der Vergleich des Marktes mit Rabattverträgen und ohne Rabattverträge auf Basis der Ausgaben würde somit zu einer relativen Unterschätzung der Bedeutung von Rabattverträgen führen.

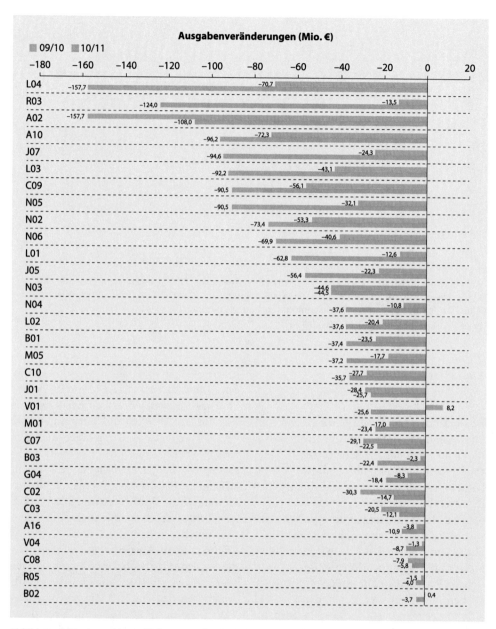

Abbildung 2.16: Ausgabenveränderungen durch die Komponente „Preis" in Mio. Euro gegenüber dem Vorjahr in den Jahren 2010 und 2011 in den 31 betrachteten Indikationsgruppen.

Quelle: IGES-Berechnungen nach NVI (INSIGHT Health)

Tabelle 2.5: Anteil rabattierter Arzneimittel am Arzneimittelumsatz nach Kassenart im Jahr 2011.

Kassenart	Umsatz rabattierter Arzneimittel (Mio. Euro)	Anteil am Gesamtumsatz (%)	Verbrauch rabattierter Arzneimittel in DDD (Mio.)	Anteil am Gesamtverbrauch (%)
AOK	3.859,1	29,8	8.930,2	55,2
EKK	3.134,3	29,3	6.659,3	53,5
BKK	1.401,4	30,6	3.298,9	57,7
KBS	387,3	35,8	1.061,4	64,9
IKK	282,8	15,2	705,3	31,0
LKK	97,2	25,6	286,3	50,0
Ohne Zuordnung	0,0	0,0	0,0	0,0
Summe	**9.162,1**	**28,5**	**20.941,3**	**53,3**

AOK: Allgemeine Ortskrankenkassen, BKK: Betriebskrankenkassen, EKK: Ersatzkrankenkassen, IKK: Innungskrankenkassen, KBS: Knappschaft inkl. See-Krankenversicherung, LKK: Landwirtschaftliche Krankenkasse. Ohne Zuordnung: Kostenträger unbekannt und sonstige Kostenträger

Quelle: IGES-Berechnungen nach NVI (INSIGHT Health)

2.6.1 Der Gesamtmarkt für Individualrabatte

Die folgenden Abschnitte geben einen Überblick über die Umsätze von Arzneimitteln, für die es 2011 individuelle Rabatte gab. Die Methode zur Berechnung der Umsätze von rabattierten Arzneimitteln ist im Abschnitt 6.9 detailliert beschrieben.

Der Markt für Arzneimittel, die im Rahmen eines Rabattvertrags nach § 130a Abs. 8 abgegeben wurden, hat 2011 wieder deutlich an Dynamik gewonnen. War der Rabattmarkt von 2009 nach 2010 nur um 6,9 % gestiegen, so betrug der Anstieg von 2010 auf 2011 17,3 %. Die Gesamtsumme des Rabattmarktes belief sich 2011 auf 9.162,1 Mio. Euro. Von diesem Umsatz entfielen 78,9 % auf den generikafähigen Markt. Der Anteil des generikafähigen Marktes ist somit weiterhin rückläufig. Im Jahr 2010 hatte dieses Marktsegment noch einen Anteil von 85,5 % am Umsatz des Rabattmarktes. Dies ist aber nicht Folge einer abnehmenden Bedeutung der Rabattverträge

für den Generikamarkt. Gemessen am Umsatz befanden sich 2011 51,6 % des generikafähigen Marktes unter einem Rabattvertrag, im Jahr 2010 betrug dieser Anteil noch 45,2 %. Vielmehr ist der relative Rückgang eine Folge der Ausweitung in anderen Marktsegmenten. Bei Arzneimitteln, die 2010 und 2011 unter Patentschutz standen, nahm der Umsatz unter Rabattvertrag 2011 im Vergleich zum Vorjahr um mehr als das Doppelte zu und betrug dann 1.030,3 Mio. Euro. Der größte absolute Anstieg zeigte sich dabei für die beiden TNF-alpha-Inhibitoren Etanercept (Anstieg um 101,6 Mio. Euro) und Infliximab (Anstieg um 85,9 Mio. Euro), sodass 2011 über die Hälfte des Umsatzes dieser Wirkstoffe durch Individualverträge rabattiert war.

Seit dem Jahr 2008 wird die Höhe der vertraglich vereinbarten Rabatte in der amtlichen Statistik KJ1 (endgültige Rechnungsergebnisse der GKV) erfasst. Seit de 2010 erfolgt die Erfassung auch in der amtlichen Statistik KV45 (vorläufige Rechnungsergeb-

Tabelle 2.6: Durchschnittlicher Rabatt nach Kassenart (2011).

Kassenart	Durchschnittlicher Rabatt auf AVP
AOK	16,4 %
EKK	18,9 %
BKK	14,5 %
KBS	14,5 %
IKK	25,4 %
LKK	25,7 %
GKV-Gesamt	**17,3 %**

AOK: Allgemeine Ortskrankenkassen, BKK: Betriebskrankenkassen, EKK: Ersatzkrankenkassen, IKK: Innungs-krankenkassen, KBS: Knappschaft inkl. See-Krankenversicherung, LKK: Landwirtschaftliche Krankenkasse
Quelle: IGES-Berechnungen nach NVI (INSIGHT Health) und BMG (KV 45)

nisse der GKV), und damit konnte der durchschnittliche Rabatt auf Basis des Berichtsjahres berechnet werden. Laut der Statistik KV45 (Stand 8.3.2012) des BMG verbuchten die Kassen im Jahr 2011 1.583,6 Mio. Euro Rabatte durch individuelle Verträge. Nur der Herstellerabschlag nach § 130a Abs. 1 und Abs. 1a leistete einen noch größeren Spareffekt (siehe Tabelle 6.7 in Kapitel 6). Bezogen auf die Umsätze individualrabattierter Arzneimittel in Höhe von 9.162,1 Mio. Euro im Jahr 2011 ergab dies einen Rabatt von 17,3 % auf den AVP. Dabei gilt es zu berücksichtigen, dass der Rabatt allein durch den Hersteller geleistet wird. Bezogen auf den Abgabepreis des pharmazeutischen Unternehmers (ApU) fällt der Rabatt somit deutlich höher aus. Gemessen am ApU betrug der Umsatz unter Rabatt im Jahr 2011 4.661,9 Mio. Euro. Daraus resultierte ein durchschnittlicher geleisteter Rabatt durch die Hersteller von 34,0 %.

Für die weitere Berechnung berücksichtigte man, dass sich zwischen den einzelnen Kassenarten erhebliche Unterschiede bezüglich der gewährten Rabatte ergeben, sodass ein kassenartspezifischer durchschnittlicher Rabatt ermittelt und für die weiteren Berechnungen verwendet wurde (siehe **Tabelle 2.6**).

In **Tabelle 2.7** zeigen die Ergebnisse einer Sensitivitätsanalyse die Bandbreite der möglichen Einsparungen im Jahr 2011: Die Untergrenze entstand unter der Annahme, dass alle Kassen nur den niedrigsten Rabatt einer Kassenart erzielt hätten. Entsprechend ergibt sich die Obergrenze aus dem Ansetzen des höchsten Rabatts einer Kassenart über alle Kassen. Bei der Bestimmung der Einsparungen durch Rabattverträge muss man bedenken, dass aus Sicht der Kassen Mehrkosten in Form erlassener Zuzahlungen anfallen. Diese betrugen im Jahr 2011 228,0 Mio. Euro.[4] Daraus ergibt sich, dass die Kassen im ungünstigsten Fall 1.096,3 Mio. Euro und im günstigsten Fall 2.125,0 Mio. Euro im Jahr 2011 gespart hätten. Dies bedeutet, dass die GKV rund 1,0 Mrd. Euro mehr an Rabatten erzielt hätte, wenn alle Kassen Verträge entsprechend der Obergrenze abgeschlossen hätten. Dies erscheint aber unrealistisch, da der Rabatt – wie bereits angesprochen – nicht auf den AVP, sondern auf den ApU gewährt wurde. Ein Ra-

---

4 Dabei wurde berücksichtigt, dass ein rabattiertes Arzneimittel bereits im Rahmen eines Festbetrages von der Zuzahlung befreit sein kann (§ 31 Abs. 3 SGB V).

Tabelle 2.7: Sensitivitätsanalyse zu möglichen Rabatten, die im Jahr 2011 hätten erzielt werden können.

Rabatt auf AVP (%)	14,5	16,8	17,3	25,7
Erzielter Rabatt (Mio. Euro)	1.324,3	1.535,8	1.583,6	2.353,0
Ersparnis für Kasse nach Abzug erlassener Zuzahlungen (Mio. Euro)	1.096,3	1.307,8	1.355,6	2.125,0
Geschätzter Rabatt auf ApU (%)	28,4	32,9	34,0	50,5

Quelle: IGES-Berechnung nach NVI (INSIGHT Health)

battanteil von 25,7 % am AVP hätte bedeutet, dass die Hersteller im Schnitt einen Rabatt von 50,5 % auf den ApU hätten gewähren müssen.

Nicht nur das Volumen des Rabattmarktes stieg, sondern auch der durchschnittliche gewährte Rabatt. Anhand der amtlichen Statistik KJ1 ergab sich für 2010 ein durchschnittlicher Rabatt auf den AVP von 16,8 %, der damit um 0,5 % niedriger war als der durchschnittliche Rabatt 2011. Wäre dieser Rabatt auch 2011 wieder gewährt worden, hätten die Kassen 47,8 Mio. Euro weniger durch Rabatte eingespart.

Neben diesen direkten Einsparungen durch Rabattverträge gibt es auch indirekte Spareffekte, die sich aber nur schwer erfassen lassen. Beispielsweise entstehen Substitutionseffekte, wenn Ärzte wegen des geringeren Regressrisikos oder eines finanziellen Anreizes durch die Kasse den Patienten von einem teureren Wirkstoff auf einen rabattierten Wirkstoff umstellen. Diese finanziellen Anreize können die Kassen nach § 130a Abs. 8 Satz 5 SGB V gewähren. Diese strukturellen Effekte schlagen sich dann in der Generika- und Herstellerkomponente der Komponentenzerlegung nieder (siehe Abschnitte 2.5.8 und 2.5.9).

Es gibt aber auch Mehrkosten, die sich nicht wie die erlassenen Zuzahlungen zumindest teilweise fassen lassen. So fallen administrative Kosten für die Ausschreibung und das Management der Verträge an. Die Höhe dieser Kosten ist allerdings nicht bekannt.

Schließlich können Rabattverträge auch als Werbeinstrument dienen, um Versicherte zu binden oder neue Interessenten zu gewinnen, beispielsweise wenn Verträge mit Originalherstellern oder mit Herstellern sogenannter Marken-Generika geschlossen werden, die bei den Versicherten evtl. ein besseres Ansehen genießen. Auf diese Weise könnten Zuweisungen aus dem Gesundheitsfonds erhöht und gesichert werden.

2.6.2 Individualrabatte bei einzelnen Indikationsgruppen

Unter den Indikationsgruppen, die im Arzneimittel-Atlas 2012 im Detail beschrieben werden, heben sich in Bezug auf den Umsatz rabattierter Arzneimittel zwei Indikationsgruppen im Jahr 2011 ab: Antidiabetika (A10) mit 746,2 Mio. Euro und Mittel mit Wirkung auf das Renin-Angiotensin-System (C09) mit 723,9 Mio. Euro (**Abbildung 2.17**). Das Verhältnis des rabattierten Umsatzes zum Gesamtumsatz der jeweiligen Indikationsgruppe war 2011 am höchsten in den Indikationsgruppen der Mittel bei säurebedingten Erkrankungen (A02) und bei den Diuretika (C03) mit 70,4 bzw. 68,9 %. Im Falle der Mittel bei säurebedingten Erkrankungen (A02) lag die Quote 2010 noch bei 48,3 %. Dass der Anteil des rabattierten Volumens so anstieg, war Folge des zunehmenden Anteils der Verschreibungen von Pantoprazol auf Kosten von Omeprazol, was erst verzögert zu einer

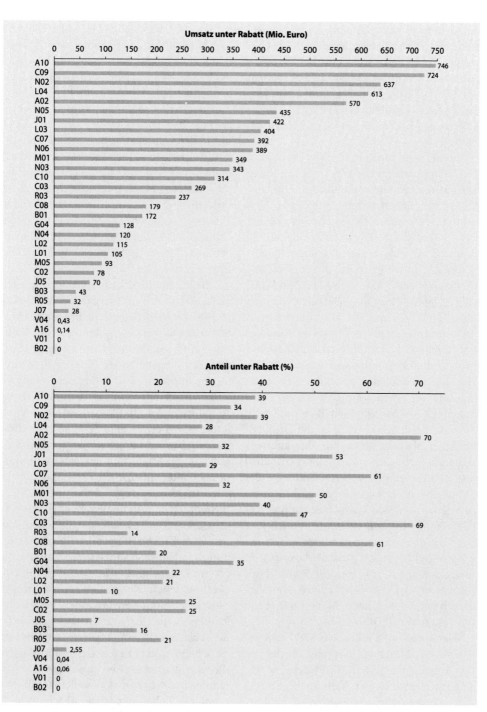

Umsatz unter Rabatt (Mio. Euro)

A10	746
C09	724
N02	637
L04	613
A02	570
N05	435
J01	422
L03	404
C07	392
N06	389
M01	349
N03	343
C10	314
C03	269
R03	237
C08	179
B01	172
G04	128
N04	120
L02	115
L01	105
M05	93
C02	78
J05	70
B03	43
R05	32
J07	28
V04	0,43
A16	0,14
V01	0
B02	0

Anteil unter Rabatt (%)

Indikationsgruppe	Wert
A10	39
C09	34
N02	39
L04	28
A02	70
N05	32
J01	53
L03	29
C07	61
N06	32
M01	50
N03	40
C10	47
C03	69
R03	14
C08	61
B01	20
G04	35
N04	22
L02	21
L01	10
M05	25
C02	25
J05	7
B03	16
R05	21
J07	2,55
V04	0,04
A16	0,06
V01	0
B02	0

Abbildung 2.17: Umsatz rabattierter Arzneimittel in ausgewählten Indikationsgruppen. Die Angaben zu den Anteilen beziehen sich auf den Umsatz aller Arzneimittel der jeweiligen Indikationsgruppe im Jahr 2011.
Quelle: IGES-Berechnungen nach NVI (INSIGHT Health)

zunehmenden Ausschreibung von Rabattverträgen für Pantoprazol führte. Auch bei Calciumkanalblockern (C08) und Betablockern (C07) wurden mit 61,3 bzw. 60,8 % Quoten von über 60 % erreicht. Gegenüber dem Jahr 2010 waren die Anteile in diesen beiden Indikationsgruppen damit annähernd gleich geblieben.

In der Gruppe der Immunsuppressiva (L04) zeigte sich der höchste absolute Anstieg des rabattierten Umsatzvolumens. Die Umsätze unter Rabatt nahmen um 314,6 Mio. Euro zu; entsprechend wuchs die Rabattquote von 15,8 auf 28,4 %. Es gab auch Indikationsgruppen mit einem abnehmenden Rabattmarkt. Am auffälligsten war die Entwicklung für die Gruppe der antithrombotischen Mittel (B01). Das Volumen der rabattierten Arzneimittel ging hier um 74,1 Mio. Euro zurück und damit stärker als für die gesamte Indikationsgruppe (−43,8 Mio. Euro). Entsprechend rutschte die Rabattquote von 26,8 auf 19,6 %. Der Umsatzrückgang war Folge einer strukturellen Verlagerung im Markt für Clopidogrel. Clopidogrel ist seit 2009 generisch, doch im Jahr 2010 versuchten die Originalhersteller über Rabattverträge Marktanteile zu halten. Entsprechend hatten im Jahr 2010 die nach Listenpreis teureren Präparate der Originalhersteller von Clopidogrel noch einen Anteil von 53,4 % am Umsatz unter Rabatt. Dieser Anteil sank auf 10,7 % im Jahr 2011. Für den Gesamtmarkt unter Rabatt von Clopidogrel bedeutete diese Verlagerung einen Umsatzrückgang von 196,7 Mio. Euro (2010) auf 93,4 Mio. (2011) Euro. Der Verbrauch unter Rabatt nahm hingegen leicht zu (von 111,0 Mio. DDD auf 114,8 Mio. DDD).

Gemessen in Tagesdosen (DDD) hatte die Gruppe der Mittel mit Wirkung auf das Renin-Angiotensin-System (C09) den mit Abstand größten absoluten Verbrauch an rabattierten Arzneimitteln. So wurden 4.776,1 Mio. DDD im Rahmen von Rabattverträgen abgegeben, was 63 % des Verbrauchs entsprach (**Abbildung 2.18**). Entsprechend der hohen

Umsatzquote war bei den Diuretika (C03) mit 77,4 % auch der Anteil rabattierter Arzneimittel am Verbrauch am höchsten. Die Zahl der Indikationsgruppen, bei denen über 50 % der definierten Tagesdosen im Rahmen eines Rabattvertrages abgegeben wurden, nahm gegenüber 2010 wieder leicht zu. Waren es 2010 nur 12 der 31 Indikationsgruppen, so erreichten 2011 wieder 14 Indikationsgruppen diese Quote. In Bezug auf die Zuwachsraten der rabattierten Arzneimittel in den einzelnen Indikationsgruppen fielen wie schon bei den Umsätzen insbesondere die Mittel bei säurebedingten Erkrankungen (A02) auf. Die abgegebene Menge im Rahmen von Rabattverträgen stieg um 66 %.

In einzelnen Indikationsgruppen spielten auch 2011 Rabattverträge faktisch keine Rolle. Dies waren insbesondere die anderen Mittel für das alimentäre System und den Stoffwechsel (A16), die Antihämorrhagika (B02) und die Allergenextrakte (V01). In der Gruppe der Impfstoffe (J07) stieg der Verbrauch unter Rabatt zwar um 128 % an, mit einem Anteil von 1,3 % sind Rabattverträge hier allerdings weiterhin unbedeutend. Für diese Arzneimittel sind höhere Rabattquoten auch nicht zu erwarten, weil entweder eine Austauschbarkeit prinzipiell nicht möglich ist oder nur eingeschränkt durch den Arzt und nicht durch den Apotheker möglich wäre.

Daneben gab es Bereiche, in denen man von einer Untererfassung der Rabattverträge ausgehen kann. So umfasst die Indikationsgruppe Diagnostika (V04) vor allem Blutzuckerteststreifen. Neben den Lieferverträgen zwischen Apothekenverbänden und Krankenkassen, die Höchstpreise festlegen, bestehen auch schon seit längerer Zeit Verträge zwischen einzelnen Herstellern und Kassen; die vereinbarten Preise können von den Listepreisen abweichen und stellen somit eine Form von Rabatt dar (siehe Abschnitt 3.27) Diese Verträge werden den Apotheken jedoch nicht mitgeteilt und liegen in der Eigenverantwortung der Kassen (*BKK* 2007).

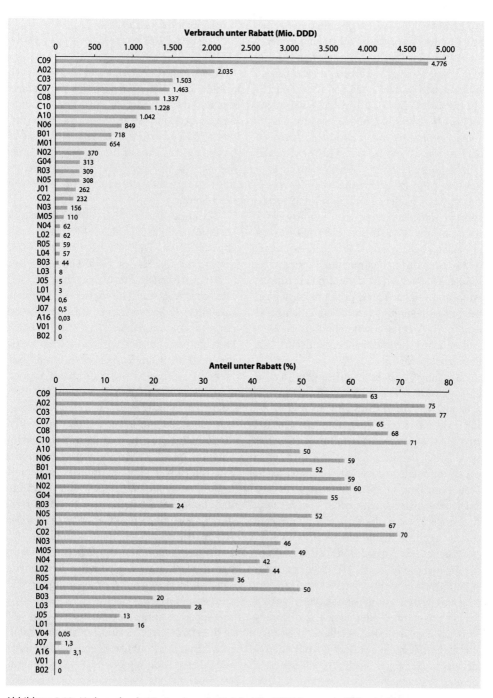

Abbildung 2.18: Verbrauch rabattierter Arzneimittel (in Mio. DDD) in ausgewählten Indikationsgruppen. Die Angaben zu den Anteilen beziehen sich auf den Verbrauch aller Arzneimittel der jeweiligen Indikationsgruppe im Jahr 2011.

Quelle: IGES-Berechnungen nach NVI (INSIGHT Health)

Im Bereich der patentgeschützten Arzneimittel nahm der Anteil von Rabattverträgen weiterhin stark zu. Bei Wirkstoffen, die sowohl 2010 als auch 2011 unter Patentschutz standen, betrug der Anteil von Arzneimitteln unter Rabattvertrag 2010 gemessen am Umsatz 6,4 % (ohne Reimporte). Dieser Anteil stieg im Jahr 2011 auf 13,0 %, was einem Volumen von 1.028,5 Mio. Euro entsprach. Durch die „Exklusivität" der Wirkstoffe ergeben sich zwar nur geringe Möglichkeiten, den Absatz auszuweiten. Doch der Rabattvertrag kann in Märkten mit einem hohen Anteil von Reimporten, Wirkstoffen, die kurz vor Patentablauf stehen, oder Verträgen, bei denen Ärzte eingebunden sind, ein strategisches Element darstellen. In letzterem Fall könnten Ärzte auch einen Anreiz erhalten, anstelle eines bisher bevorzugt verordneten nichtrabattierten Wirkstoffs einen rabattierten Wirkstoff mit vergleichbarer therapeutischer Wirkung zu verordnen.

Bei lang- und kurzwirksamen Insulinanaloga waren die hohen Rabattquoten (zwischen 67,4 % für Insulin glulisin und 92,8 % für Insulin detemir) Folge der Arzneimittelrichtlinie des Gemeinsamen Bundesausschusses (G-BA). Seit dem Jahr 2006 (kurzwirksame Insulinanaloga) bzw. 2010 (langwirksame Insulinanaloga) ist eine Erstattung für Typ-2-Diabetiker zu Lasten der GKV in der Regel nur möglich, wenn die Kosten nicht höher als für Humaninsulin sind (*G-BA* 2011).

Eine weitere Form der Vertragsgestaltung, für die insbesondere die Hersteller patentgeschützter Arzneimittel Interesse zeigen, sind sogenannte mehrdimensionale Verträge (z. B. Mehrwertverträge oder Risk/Cost-Sharing-Verträge), in denen zusätzliche Leistungen durch den Hersteller enthalten sind oder bei denen der Hersteller das Risiko eines ausbleibenden Therapieerfolgs übernimmt. Deren Bedeutung lässt sich aber nicht abschätzen, da die Apothekensoftware keine Auskunft darüber gibt, welcher Typ von Rabattvertrag vorliegt.

2.6.3 Individualrabatte nach Wirkstoffen

Bezogen auf den gesamten Arzneimittelmarkt der GKV ist der Anteil rabattierter Arzneimittel an den Verordnungen hoch: Beinahe jede zweite Verordnung (49,4 %) erfolgte 2011 im Rahmen von Rabattverträgen. Gemessen am Umsatz betrug der Anteil aber nur 28,5 %, weil bei Rabattverträgen weiterhin niedrigpreisigere, generische Wirkstoffe dominieren.

Bis Ende 2011 wurden für 817 Wirkstoffe (definiert gemäß ATC-Kode) Rabattverträge abgeschlossen. Diese Wirkstoffe umfassten insgesamt 70,1 % des GKV-Umsatzes und 89,9 % des Arzneimittelverbrauchs (in DDD). Die zehn Wirkstoffe mit dem höchsten Umsatz unter Rabattvertrag sind in **Tabelle 2.8** dargestellt. Sie vereinten 2011 21,8 % des Rabattvolumens auf sich und damit leicht weniger (−0,4 %) als im Vorjahr. Dies ist ein Indikator zur Verbreiterung des Rabattmarktes.

Unter den zehn Wirkstoffen mit dem höchsten Umsatzvolumen unter Rabattvertrag schwankte, in Bezug auf den Verbrauch, die Rabattquote zwischen 28,8 % (Interferon beta-1a) und 85,8 % (Metamizol-Natrium). Mit Interferon beta-1a, Interferon beta-1b und Etanercept befinden sich drei Wirkstoffe in **Tabelle 2.8**, die keine direkte Konkurrenz durch Biosimilars und Generika in den Jahren 2010 und 2011 hatten. Mithilfe der Rabattverträge konnten die Originalhersteller damit Marktanteile gegenüber Reimporten sichern. In Bezug auf die bei Multipler Sklerose eingesetzten Beta-Interferone ist anzumerken, dass zum einen die beiden Wirkstoffe Interferon beta-1a und Interferon beta-1b untereinander konkurrierten, und zum anderen bereits beide Wirkstoffe durch sogenannte „Bioidenticals" von jeweils zwei Herstellern angeboten wurden.

Pantoprazol war 2011 der Wirkstoff mit dem höchsten Umsatz in Bezug auf rabattierte Produkte. Lag die Rabattquote im Jahr 2010

Tabelle 2.8: Umsatz und Verbrauch der zehn Wirkstoffe mit den höchsten Umsätzen in der GKV, für die Rabatt-verträge abgeschlossen wurden. Die Angaben zu den Anteilen beziehen sich auf den Umsatz bzw. Verbrauch aller Fertigarzneimittel mit dem jeweiligen Wirkstoff im Jahr 2011.

ATC-Kode	Bezeichnung	Umsatz unter Rabatt (Mio. Euro)	Anteil Umsatz unter Rabatt (%)	DDD unter Rabatt (Mio.)	Anteil DDD unter Rabatt (%)
A02BC02	Pantoprazol	280,6	74,0	1.147,0	77,0
L04AB01	Etanercept	260,4	61,5	4,3	61,3
C10AA01	Simvastatin	258,9	77,5	1.062,1	78,3
A02BC01	Omeprazol	251,1	74,1	760,4	75,6
N03AX14	Levetiracetam	195,6	83,2	37,4	82,7
M01AE01	Ibuprofen	193,8	74,9	344,4	75,6
H03AA01	Levothyroxin-Natrium	192,5	75,9	795,7	75,8
L03AB08	Interferon beta-1b	184,3	78,9	4,3	78,9
L03AB07	Interferon beta-1a	182,2	32,8	2,4	28,8
N02BB02	Metamizol-Natrium	171,4	83,4	120,2	85,8

Quelle: IGES-Berechnungen nach NVI (INSIGHT Health)

noch bei rund 50 %, so entfielen im Jahr 2011 stattliche 74,0 % des Umsatzes und 77,0 % des Verbrauchs auf rabattierte Produkte.

2.6.4 Individualrabatte nach Krankenkassenarten

Nach Kassenarten betrachtet hatte 2011 die Knappschaft Bahn See (KBS) den höchsten Anteil nach Umsatz an rabattierten Arznei-mitteln. Gemessen am Verbrauch wurden fast zwei Drittel der Tagesdosen im Rahmen eines Rabattvertrages abgegeben (**Tabelle 2.5**). Nur bei den Innungskassen (IKK) lag im Jahr 2011 – gemessen am Verbrauch – der Anteil unter 50 %. Im Vergleich zum Vorjahr war die IKK auch die einzige Kassenart, deren Umsatz und Verbrauch unter Rabattvertrag rückläufig wa-ren: Gemessen am Umsatz fiel die Rabattquo-te von 18,3 % auf 15,2 %, in Bezug auf den Verbrauch ging die Rabattquote sogar von

42,3 % auf 31,0 % zurück. Dieser Rückgang war aber allein Folge der Entwicklung bei ei-ner einzelnen Kasse des IKK-Systems. Ohne diese Kasse hätten auch die IKKen eine Ra-battquote von über 50 % des Verbrauchs er-reicht.

Betrachtet man nicht nur die Kassenarten, sondern auch einzelne Krankenkassen, dann entfielen auf die Krankenkasse mit der höchs-ten Rabattquote (gemessen am Umsatz) 39,3 % auf rabattierte Arzneimittel. Die Kran-kenkasse mit dem höchsten Anteil rabattier-ter Arzneimittel (gemessen in Tagesdosen) hatte eine Quote von 71,4 %. In absoluten Zahlen betrachtet betrug das größte Volumen rabattierter Arzneimittel bei einer einzelnen Kasse 1.342,6 Mio. Euro, was einem Anteil von 33,0 % am Fertigarzneimittel-Umsatz der Kasse entsprach.

Literatur

Albrecht M, Bleß H-H, Brenck A, Haustein R, de Millas C (2011) Generika in Deutschland: Wettbewerb fördern – Wirtschaftlichkeit stärken. Studie im Auftrag von Pro Generika. http://www.progenerika.de/downloads/9634/IGESStudie18102011_ko.pdf (30.05.2012).

BKK Bundesverband (2007) Arzneimittel-Vertragspolitik Dezember 2007.

European Commission (2009) Pharmaceutical Sector Inquiry – Final Report. http://ec.europa.eu/competition/sectors/pharmaceuticals/inquiry/ (30.05.2012).

G-BA (2011) Arzneimittel-Richtlinie, Anlage III – Übersicht über Verordnungseinschränkungen und -ausschlüsse in der Arzneimittelversorgung durch die Arzneimittel-Richtlinie und aufgrund anderer Vorschriften (§ 34 Abs. 1 Satz 6 und Abs. 3 SGB V), zuletzt geändert am 01.10.2011. http://www.g-ba.de/downloads/83-691-269/AM-RL-III-Verordnungseinschr%C3%A4nkung-2011-10-01.pdf (28.05.2012).

GKV-Spitzenverband (2011) Bekanntmachung des Spitzenverbandes Bund der Krankenkassen (GKV-Spitzenverband) nach § 35 SGB V vom 2. Mai 2011. http://www.gkv-spitzenverband.de/upload/ Beschluss_110701_16397.pdf (29.05.2012).

Häussler B, Höer A, Hempel E, Storz P (2006) Arzneimittel-Atlas 2006. Urban und Vogel, München.

Kanavos P, Costa-i-Font J, Merkur S, Gemmill M (2004) The Economic Impact of Pharmaceutical Parallel Trade: A Stakeholder Analysis. The Health and Social Care discussion paper series, London School of Economics and Political Science, Januar 2004. http://www2.lse.ac.uk/LSEHealth AndSocialCare/LSEHealth/pdf/Workingpapers/ Paper.pdf (09.08.2011).

N.N. (2011) Korrespondenz: Tabletten teilen: Geld sparen mit Tablettenbruch? Arznei-Telegramm 42: 30–31.

3 Umsatzveränderungen in einzelnen Indikationsgruppen

Ariane Höer, Silvia Klein

Bei der Analyse der zehn identifizierten Komponenten in den einzelnen Indikationsgruppen wird im Folgenden die Frage leitend sein, ob die ermittelten Veränderungen plausibel erklärbar sind vor dem Hintergrund verschiedener Einflüsse, die für den Gebrauch von Arzneimitteln als konstitutiv gelten können:

》 Die Demographie und Epidemiologie bilden die Grundlage für den Bedarf an Arzneimitteln.

》 Die Pharmazie stellt Arzneimittel zur Verfügung und vermarktet diese industriell.

》 Die Medizin entwickelt kurative und präventive Behandlungskonzepte, die u. a. auch den Einsatz von Arzneimitteln zum Gegenstand haben.

》 Patienten, Ärzte und Apotheker sammeln mit Arzneimitteln praktische Erfahrungen und wirken auf dieser Basis ebenfalls auf den Verbrauch von Arzneimitteln ein. Apothekern fallen im Rahmen von Steuerungsansätzen wie der Aut-idem-Regelung sowie der Abgabe von Parallelimporten ebenfalls umsatzwirksame Entscheidungen zu.

》 Das Gesundheitssystem und die Gesundheitspolitik definieren Behandlungsmöglichkeiten, auch in Abgrenzung zu anderen Sozialsystemen (z. B. Pflege). Die Politik stellt Finanzmittel zur Verfügung und schafft Anreizsysteme bei Ärzten und Patienten mit dem Ziel sparsamer Mittelverwendung.

In den einzelnen Indikationsgruppen wurden daher systematisch folgende Betrachtungen angestellt, um die Effekte der genannten Faktoren empirisch zu identifizieren:

1. Eine systematische Beschreibung der Entwicklung der verschiedenen Wirkstoffe einer Indikationsgruppe, insbesondere im Hinblick auf ihr therapeutisches Einsatzgebiet und ihre Leistungsfähigkeit. Vor diesem Hintergrund lässt sich verstehen, welche ärztlichen Überlegungen hinter den jeweiligen Verordnungen stehen und wodurch Mengenveränderungen oder Strukturverschiebungen motiviert sein könnten.

2. Eine Beschreibung der Entwicklung des gesamten Verbrauchs in einer Indikationsgruppe und in den einzelnen Teil-Indikationsgruppen. Dabei kann in der Regel ein relevanter Ausschnitt aus dem Lebenszyklus einer Indikationsgruppe betrachtet werden. Damit bietet sich die Möglichkeit, die Veränderungen des Verbrauchs im Berichtsjahr dahingehend zu beurteilen, ob es sich um eine zu erwartende oder um eine außergewöhnliche Veränderung handelt. Eine kräftige Steigerung im Berichtsjahr hat z. B. eine andere Bedeutung, wenn die Steigerungsraten in den vorausgehenden Jahren bereits kräftig gewesen sind. In diesem Fall kann davon ausgegangen werden, dass ein Therapieprinzip nachhaltig Anerkennung genießt und dass der Behandlungsbedarf noch nicht gedeckt ist. Wenn einer kräftigen Steigerung Jahre vorausgingen, in denen ein konstanter Verbrauch zu beobachten war, müssen besondere Effekte in Betracht gezogen werden, beispielsweise zunehmende Verbräuche aufgrund der Tatsache, dass die Verordnungen in einer anderen Indikationsgruppe wegen einer Markt-

rücknahme plötzlich zurückgegangen sind.

3. Die Betrachtung der „Bedarfsgerechtigkeit" spiegelt den realen Verbrauch in einer Indikationsgruppe an dem Verbrauch, der zu erwarten wäre auf der Basis der Häufigkeit der Erkrankungen, die mit diesen Arzneimitteln zu behandeln sind, und den Empfehlungen von medizinischen Leitlinien zum Einsatz dieser Arzneimittel bei den entsprechenden Erkrankungen. Daraus kann in einzelnen Indikationsgruppen erklärt werden, ob eine Zunahme des Verbrauchs z. B. als Kompensation einer Unterversorgung interpretiert werden kann oder ob andere Gründe dafür verantwortlich sind, wie die Schaffung neuer Behandlungsmöglichkeiten – alternativ oder zusätzlich – im ambulanten Bereich.

4. Die Betrachtung der Umsatzdynamik öffnet schließlich die Perspektive für alle übrigen Komponenten, die mit Ausnahme der Preiskomponente Effekte der Bemühungen von Ärzten und Patienten um eine wirtschaftliche Inanspruchnahme von Arzneimitteln beschreiben.

Auf dieser Grundlage wurde nach Erklärungsmustern gesucht, die aus wissenschaftlicher Sicht und aufgrund praktischer Erfahrungen der Autoren eine hohe Plausibilität haben. Die Vielfalt der im Rahmen dieser Analyse präsentierten, eigenen empirischen Befunde sowie der Befunde aus zahlreichen Studien unterstützt die Gültigkeit dieser Erklärungsmuster.

Bei diesem Vorgehen handelt es sich nicht um eine wissenschaftliche Beweisführung im engeren Sinne, sondern um die Aufstellung von Hypothesen, die aus Sicht der Autoren eine erhebliche Ausgangsvalidität haben. Durch die Darstellung dieser Erklärungsmuster und Hypothesen in den folgenden Abschnitten wird eine öffentliche Diskussion über die Entwicklungsdynamik des Arzneimittelverbrauchs in der GKV ermöglicht. Diese geht weit über das bisher bekannte Niveau der Unterstellung hinaus, dass diese Dynamik durch die Tendenz zur Verordnung von Scheininnovationen bedingt sei.

Für eine wissenschaftliche Verifizierung einzelner Hypothesen sind gesonderte Studien erforderlich, die im Wesentlichen aus dem Inventar der Versorgungsforschung stammen.

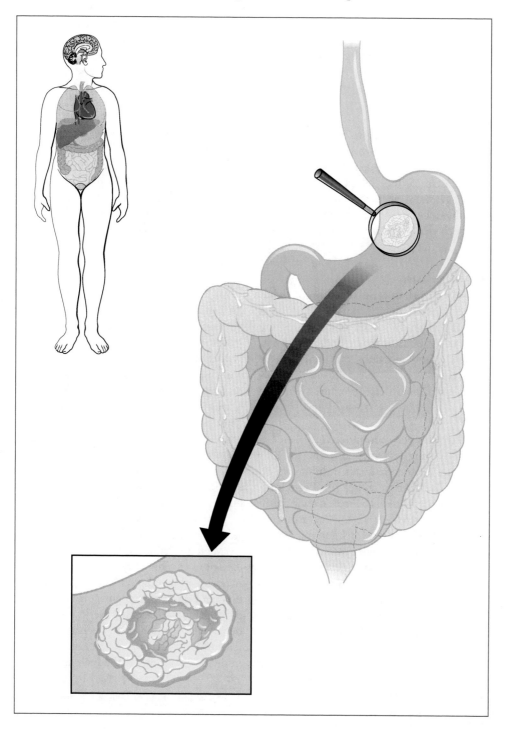

3.1.1 Entwicklung der Indikationsgruppe

In der Indikationsgruppe der Mittel bei säurebedingten Erkrankungen werden verschiedene Therapieansätze unterschieden, die nachfolgend kurz skizziert werden.

Antazida
Über lange Zeit hinweg standen zur Linderung säurebedingter Beschwerden im Magen-Darm-Trakt lediglich die sogenannten Antazida zur Verfügung, die eine Pufferung der Magensäure ermöglichen. Das Prinzip der mineralischen Antazida kam durch den Gebrauch von Heilerden schon in der Antike zur Anwendung.

H_2-Antagonisten
Der Durchbruch in der Behandlung säurebedingter Gesundheitsstörungen im Bereich des Magens und Zwölffingerdarms gelang 1976 mit der Einführung des ersten H_2-Antagonisten, dem Cimetidin, mit dem sich die Säuresekretion gezielt durch die selektive Blockade von Histamin-H_2-Rezeptoren hemmen lässt.

Protonenpumpen-Inhibitoren (PPI)
Mit Einführung des Omeprazols im Jahr 1989 als erstem Protonenpumpen-Inhibitor (PPI) standen dann Arzneimittel zur Verfügung, deren Effektivität in der Säuresekretionshemmung unübertroffen ist. Die nahezu zeitgleiche Entdeckung der Infektion mit *Helicobacter pylori* als häufiger Ursache des Magenulkus hat dann sogar zu einer kausalen Behandlungsmöglichkeit geführt, bei der PPI unverzichtbarer Bestandteil sind.

Andere Mittel bei Ulkus oder Refluxkrankheit
Unter den übrigen Mitteln, die früher häufiger bei Ulkus- oder Refluxerkrankungen eingesetzt wurden, ist insbesondere die Entwicklung des Muskarinantagonisten Pirenzepin in

den 1970er Jahren zu nennen. Dieser Wirkstoff wurde für eine gezieltere Wirkung am Magen entwickelt, als es mit den bis dahin zur Verfügung stehenden sogenannten Anticholinergika möglich war. Erwähnenswert ist auch die Entwicklung des Sucralfats, welches 1981 in Deutschland eingeführt wurde. Es wird angenommen, dass dieser Wirkstoff lokal eine Schutzschicht an den Ulzera bildet. Einen völlig neuen Wirkmechanismus hatte auch das Misoprostol, ein Prostaglandin-Derivat, das 1986 auf den Markt kam. Wegen der erheblich besseren Verträglichkeit der PPI spielen diese Wirkstoffe in der Therapie von säurebedingten Erkrankungen jedoch praktisch keine Rolle mehr.

3.1.2 Entwicklung des Verbrauchs

Im Zeitraum von 2003 bis 2011 hat sich der Verbrauch in der Indikationsgruppe gegen säurebedingte Erkrankungen nahezu verdreifacht und erreichte 2011 2,7 Mrd. DDD (**Abbildung 3.1**). Jedem GKV-Versicherten wurden 2011 im Mittel 39 DDD säurehemmende Mittel verordnet, womit diese Wirkstoffe zu den am häufigsten gebrauchten Arzneimitteln gehören.[1] Die Verbrauchssteigerung lag 2010 bei 14 % und erreichte 2011 immer noch 13,5 %. Der absolute Verbrauchsanstieg war 2011 jedoch mit knapp 323 Mio. DDD noch höher als 2010 mit 297 Mio. DDD und bedeutet erneut einen historischen Höchststand, welcher allein auf die PPI zurückzuführen ist.

Mehrere Gründe sprechen dafür, dass für die seit über zehn Jahren anhaltende Zunahme des Verbrauchs von Mitteln bei säurebedingten Erkrankungen ein steigender Bedarf der Behandlung der Refluxerkrankung oder der Magenschutztherapie verantwortlich ist (siehe 3.1.3). Der enorme Verbrauchszuwachs in den letzten Jahren ist jedoch kaum durch

---

1 Zur Kategorisierung der Häufigkeit des Gebrauchs siehe Tabelle 6.3.

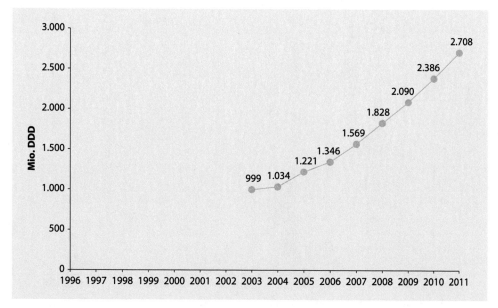

Abbildung 3.1: Verbrauch von Arzneimitteln aus der Indikationsgruppe A02 in Mio. DDD im Zeitraum von 2003 bis 2011*.

* Die Darstellung beschränkt sich auf die Jahre 2003 bis 2011, da nur für diesen Zeitraum eine Anwendung der geänderten DDD-Festlegungen möglich ist, die 2008 publiziert wurden (*Fricke* et al. 2008). Durch diese Änderungen kommt es zu erheblichen Abweichungen gegenüber den Angaben im Arzneimittel-Atlas 2008.

Quelle: IGES-Berechnungen nach NVI (INSIGHT Health)

eine sprunghafte Bedarfssteigerung in den genannten Indikationen zu erklären. Die mittleren Preise je DDD sind im Beobachtungszeitraum jährlich gesunken: für die PPI 2011 im Durchschnitt um 23 % (von 0,38 auf 0,29 Euro) – schon im Vorjahr gingen die mittleren AVP um 24 % zurück. Außer Rabeprazol stehen inzwischen alle PPI in generischer Form zur Verfügung. Die Preise gingen 2010 zwischen 18 % bei Pantoprazol und fast 50 % bei Esomeprazol zurück. Die anhaltenden Preissenkungen allein erklären die hohe Verbrauchszunahme aber nicht befriedigend, denn auch 2006 sind die Preise gesunken, während der Verbrauch vergleichsweise weniger deutlich anstieg. Die Verbrauchssteigerung fiel jedoch mit der Einführung der Bonus-Malus-Regelung zusammen, die allerdings 2007 für die PPI nicht angewendet

wurde und 2008 durch die Leitsubstanzregelung ersetzt wurde. Der Verbrauchsanstieg im Jahr 2009 ist umso bemerkenswerter, als Pantoprazol und Omeprazol in bestimmten Wirkstärken und Packungsgrößen seit dem Sommer 2009 rezeptfrei erhältlich sind (EMA 2009, 7. AMVVÄndV), was offenbar nicht zu einem Rückgang des zu Lasten der GKV verordneten Verbrauchs geführt hat.

Der massive Verbrauchsanstieg ist seit 2009 ganz überwiegend durch Pantoprazol bedingt, dessen Patentschutz 2009 ablief. Bis auf Esomeprazol, das aufgrund des Patentablaufs seinen Verbrauch verdoppelte, ging für alle übrigen PPI der Verbrauch 2011 zurück. Der in DDD angegebene Verbrauchsanstieg stellt allerdings zumindest teilweise einen Artefakt dar: Zwar ist die DDD für Omeprazol und Pantoprazol mit jeweils 20 mg identisch;

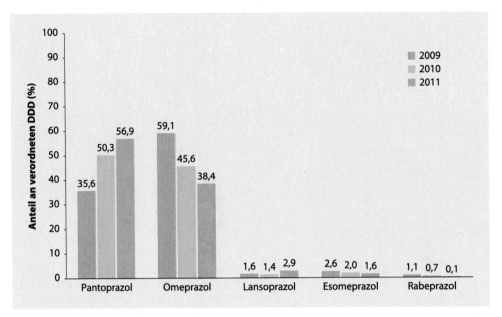

Abbildung 3.2: Anteile der verordneten DDD für die Analog-Wirkstoffe des Therapieansatzes „Protonenpumpen-Inhibitoren (PPI)" für 2009 bis 2011.
Quelle: IGES-Berechnungen nach NVI (INSIGHT Health)

dennoch lässt sich vermuten, dass die DDD der beiden Wirkstoffe nicht äquivalent ist: So liegt für Omeprazol der Verbrauchsanteil der Wirkstärke 20 mg bei rund 60 %; bei Pantoprazol erreicht diese Wirkstärke jedoch nur etwa ein Drittel des Verbrauchs. Für diese Annahme spricht auch, dass die Vergleichsgrößen in der Festbetragsgruppe der PPI für Omeprazol und Pantoprazol mit 23,2 bzw. 29,9 nicht identisch sind.

Wie zuvor erwähnt, dominieren unter den Wirkstoffen gegen säurebedingte Erkrankungen PPI, deren Anteil am Verbrauch im Zeitraum von 2009 bis 2011 von 94,7 auf 96,6 % gestiegen ist. Der Verbrauchsanteil der H_2-Antagonisten sank von 5,0 auf 3,2 %. Andere Wirkstoffgruppen sind praktisch ohne Bedeutung.

Bei der Gruppe der PPI ist es in den letzten beiden Jahren zu erheblichen Verschiebungen zwischen den Verbrauchsanteilen gekommen (**Abbildung 3.2**). In der Vergangenheit war Omeprazol der dominante Wirkstoff, gefolgt von Pantoprazol. Mit Einführung der Pantoprazol-Generika im Jahr 2009 hat sich das Verhältnis inzwischen komplett umgedreht. Während der Verbrauchsanteil von Omeprazol im Beobachtungszeitraum von rund 60 auf 38 % zurückging, stieg der Anteil von Pantoprazol von knapp 36 auf 57 % an. Der Anteil der übrigen PPI lag insgesamt bei 4,6 %. Zu der Bevorzugung von Pantoprazol dürfte der derzeit günstige Preis je DDD beigetragen haben. Dieser relativiert sich allerdings, wenn berücksichtigt wird, dass die DDD von Omeprazol und Pantoprazol nicht äquivalent sind (s. o.). Hinzu kommen möglicherweise auch qualitative Aspekte. So wird beispielsweise diskutiert, dass Pantoprazol das für bestimmte Arzneimittelwechselwirkungen (hier: Clopidogrel) relevante Enzym CYP 2C19 nicht hemmen soll (*NN* 2009a). Zu diesem Sachverhalt gab die EMA inzwischen bekannt, dass bei der Hemmung des Clopidogrel-Effekts nicht von einem Klasseneffekt der PPI auszugehen ist und Clopidogrel-Präparate daher lediglich eine Warnung hinsichtlich der gemeinsamen Anwendung mit Omeprazol oder Esomeprazol tragen müssen (*EMA* 2010).

3.1.3 Regionale Unterschiede im Verbrauch

Beim Verbrauch von Mitteln gegen säurebedingte Erkrankungen, der vor allem den Verbrauch von PPI anzeigt, waren 2011 erhebliche regionale Unterschiede zu beobachten (**Abbildung 3.3**). In Mecklenburg-Vorpommern war der Pro-Kopf-Verbrauch mit 54 DDD am höchsten. Der niedrigste Verbrauch wurde mit 34 DDD je Versicherten in der KV-Region Hamburg beobachtet. Es besteht eine signifikante und deutliche Korrelation ($R^2 = 0,61$) zwischen dem Verbrauch und dem Anteil von Personen mit einem BMI über 30 in der jeweiligen Region. Der Zusammenhang mit dem Anteil adipöser Menschen ist plausibel, da Übergewicht ein Risikofaktor für das Entstehen einer gastroösophagealen Refluxerkrankung ist (*Herold* 2010).

3.1.4 Epidemiologie, Bedarf und Angemessenheit der Versorgung

Zu den Indikationen, bei denen Wirkstoffe der Indikationsgruppe „Mittel bei säurebedingten Erkrankungen" eingesetzt werden, gehört vor allem die gastroösophageale Refluxerkrankung (GERD). Weitere Indikationen sind Ulzera des Magens und des Darms sowie die Gastritis, insbesondere durch eine Infektion mit *Helicobacter pylori*. Darüber hinaus werden vor allem die PPI zur Magenschutztherapie bei gleichzeitiger Anwendung von NSAR verwendet. Auch bei der Dyspepsie, die nicht immer klar von der Refluxösophagitis zu trennen ist, werden die betrachteten

Wirkstoffe eingesetzt. Die PPI gelten hier als Mittel der Wahl, obwohl sie für diese Indikation nicht zugelassen sind (*NN* 2008a, b).

Die Inzidenz des Ulkus wird im Bundesgesundheitssurvey 1998 mit 0,17 % angegeben, die der Gastritis mit 0,5 %. Bei rund 70 bis 80 % der Ulzera (*Caspary* et al. 1996) bzw. bei etwa 15 % der Gastritis-Fälle ist von einer *Helicobacter-pylori*-Infektion als Ursache auszugehen[2] (*Rugge* 2008). Ein nachgewiesenes Ulkus wird in jedem Fall behandelt werden. Tendenziell wird eher von einer abnehmenden Zahl an behandlungsbedürftigen Ulzera für die Zukunft auszugehen sein, da sich durch die drastische Therapie des *Helicobacter-pylori*-Keims in den vergangenen Jahren ein Kohorteneffekt eingestellt hat. Das heißt, das Risiko der Ansteckung mit diesem Keim nimmt bevölkerungsbezogen ab und damit auch das Risiko, behandlungsbedürftige Gastritiden und Ulzera zu entwickeln (*Parsonnet* 1995). Bei einer Gastritis, die nicht mit einer Infektion durch *Helicobacter pylori* vergesellschaftet ist, liegt nicht immer ein Behandlungsbedarf vor. Daher ergeben sich für die Population der GKV insgesamt 140.000 Patienten mit einer Behandlungsindikation Ulkus oder Gastritis. Beim Ulkus wurde eine Mindest-Behandlungsdauer von 28, bei Gastritis von sieben Tagen angenommen (*Wolff und Weihrauch* 2009, *Deutsche Gesellschaft für Verdauungs- und Stoffwechselkrankheiten* 2008).

Die Prävalenz der Refluxkrankheit wird nach der Leitlinie der Deutschen Gesellschaft für Verdauungs- und Stoffwechselerkrankungen in der erwachsenen Bevölkerung auf 10 bis 20 % geschätzt (*Koop* et al. 2005). Auch eine systematische Übersichtsarbeit zur Prävalenz der Refluxkrankheit in Europa (*Dent* et al. 2005) schätzt die Prävalenz zwischen 9,8

---

2 Einer Untersuchung von Weck et al. 2009 zufolge dürfte diese Zahl jedoch noch deutlich höher liegen, ohne dass dort jedoch konkret quantifizierbare Aussagen gemacht werden.

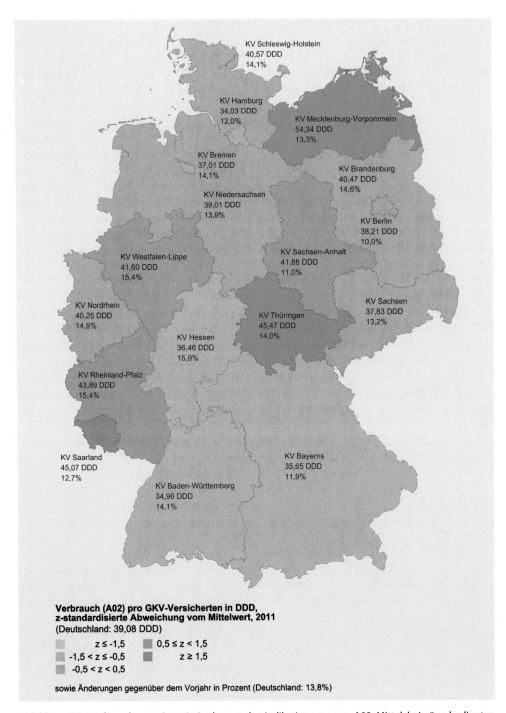

Abbildung 3.3: Verbrauch von Arzneimitteln aus der Indikationsgruppe „A02 Mittel bei säurebedingten Erkrankungen" in DDD je Versicherten im Jahr 2011 und Änderung gegenüber dem Vorjahr nach KV-Region.

Quelle: IGES-Berechnungen nach NVI (INSIGHT Health)

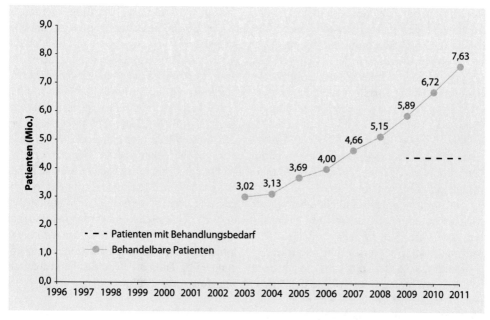

Abbildung 3.4: Behandlungsbedarf von säurebedingten Erkrankungen (A02).
Quelle: IGES-Berechnungen nach NVI (INSIGHT Health)

und 18 %. *Toghanian* et al. (2010) ermittelten ebenfalls auf Grundlage europäischer Daten eine Prävalenzrate von 19 %, wobei bei 61 % der prävalenten Patienten die Störung von einem Arzt diagnostiziert wurde. 31 % der Patienten gaben an, unter einer schwereren Symptomatik zu leiden (Symptome an mindestens zwei Tagen pro Woche und nachts bzw. Medikamenteneinnahme mindestens zweimal pro Woche). Bei 41,8 % der Patienten in einer der eingeschlossenen Studien bestand diese Symptomatik bereits seit zehn oder mehr Jahren. *Nocon* et al. 2006 verwendeten Daten des Bundesgesundheitssurvey 1998, in dem 18 % der Befragten mittelschwere bis schwere Refluxsymptome angaben. Diese Prävalenz wurde der Schätzung der Patientenzahl zugrunde gelegt und ein Behandlungsbedarf von 41,8 % der Patienten angenommen. Darauf basierend ergibt sich für die GKV-Population eine Zahl von rund 4,3 Mio. behandlungsbedürftigen Patienten.

Auf der Basis dieser Annahmen kann geschätzt werden, dass die Zahl der behandelbaren Patienten von 3,0 Mio. im Jahr 2003 auf ca. 7,6 Mio. im Jahr 2011 angestiegen ist (**Abbildung 3.4**). Der Bedarf für die Behandlung der Patienten mit Ulkus, Gastritis oder einer Refluxkrankheit war bereits 2007 gedeckt. Nicht berücksichtigt werden konnte der Bedarf für die Anwendung von PPI im Sinne einer Magenschutztherapie bei der Verordnung von nichtsteroidalen Antirheumatika sowie bei Dyspepsie, der nur sehr schwer zu schätzen ist. Die Diagnose einer Refluxkrankheit kann auch nicht in jedem Fall objektiviert werden, denn bei bestehender Symptomatik (Sodbrennen) schließt das Fehlen von endoskopisch sichtbaren Veränderungen die Diagnose nicht aus (*Koop* et al. 2005). Daher ist anzunehmen, dass angesichts der drastisch gesunkenen Preise für PPI die Indikation für deren Verordnung weniger restriktiv als in der Vergangenheit gestellt wird. Die

Berechnung der Zahl der behandelbaren Patienten geht davon aus, dass jeder Patient für die Dauer der Behandlung mit täglich einer DDD versorgt wird. Wie bereits ausgeführt, ist eventuell diese Annahme insbesondere für Pantoprazol nicht korrekt, bei dem etwa zwei Drittel des Verbrauchs auf die Darreichungsformen der Wirkstärke 40 mg entfallen (DDD = 20 mg). Vor dem Hintergrund der diskutierten Einschränkungen kann die Zunahme des Verbrauchs an säurehemmenden Arzneimitteln plausibel sein.

Da Studien zum tatsächlichen Bedarf der Magenschutztherapie und bei Dyspepsie fehlen, lässt sich nicht klären, ob der aktuelle Verbrauch als Überversorgung interpretiert werden muss. In den USA wird die jährliche Inzidenz symptomatischer Ulzera bei Patienten unter nichtsteroidalen Antirheumatika auf 2 bis 4 % und von entsprechenden Komplikationen auf 1 bis 2 % geschätzt (*Cheskin* 2001). Das Risiko für diese Komplikationen – wie Blutungen – ist bei multimorbiden und älteren Patienten am höchsten.

Auch in der Zukunft ist aus mehreren Gründen nur mit einer langsamen Sättigung des Bedarfs zu rechnen: Mit zunehmender Alterung der Bevölkerung wird voraussichtlich auch das Risiko für die Entwicklung von Ulzera sowie der Bedarf an nichtsteroidalen Antirheumatika zur symptomatischen Behandlung von Gelenkerkrankungen steigen, der wiederum eine Magenschutztherapie erforderlich macht. Auch das Risiko für die Refluxkrankheit nimmt mit dem Lebensalter zu und korreliert zudem positiv mit dem Body-Mass-Index, wie in einer weiteren Auswertung der Nurses-Health-Studie festgestellt wurde (*Jacobson* et al. 2006). Für die Zukunft ist in Deutschland nicht nur von einer Zunahme der Zahl älterer, sondern auch der Zahl übergewichtiger Menschen auszugehen. Zudem wird die Refluxkrankheit vermutlich auch häufiger diagnostiziert, weil von einer erhöhten Wahrnehmung dieser früher oft als „Sodbrennen" bezeichneten Störung ausge-

gangen werden muss. Allerdings werden in diesem Zusammenhang Rebound-Phänomene diskutiert: Das Absetzen nach einer mehrwöchigen PPI-Medikation könnte demnach dazu führen, dass die ursprüngliche Symptomatik erneut auftritt, was letztlich zu einer Art Abhängigkeit und Dauergebrauch führen kann (*NN* 2009b). Dieses Phänomen kann bei bestimmten Patientengruppen, die PPI nicht nur vorübergehend oder bei akuten Beschwerden einnehmen, auch zu einer Erhöhung der verordneten Menge an PPI beitragen; das Ausmaß dieses Effekts lässt sich aber derzeit nicht abschätzen. In der Leitlinie zur Behandlung der Refluxkrankheit wird empfohlen, die Behandlung nach einer mehrwöchigen PPI-Therapie ausschleichend abzusetzen (*Koop* et al. 2005).

3.1.5 Analyse der Ausgabendynamik

Die Ausgaben für die Indikationsgruppe A02 lagen 2011 bei 648 Mio. Euro (**Tabelle 3.1**). Die Ausgaben gingen damit, wie bereits in den Vorjahren, deutlich zurück. Unter den Komponenten der Ausgabenentwicklung der Indikationsgruppe verringerte sich die Bedeutung der Verbrauchskomponente leicht. So führte sie im Gegensatz zu den Vorjahren nur zu einer Ausgabenerhöhung von 91 Mio. Euro. Wie in den vorherigen Jahren wurde der verbrauchsbedingte Ausgabenanstieg durch Einsparungen mehr als ausgeglichen. Insgesamt gingen die Ausgaben 2011 stärker zurück als 2010. (**Abbildung 3.5**). Die höchsten Einsparungen waren wie schon im Vorjahr durch die Preiskomponente bedingt; sie fielen 2011 jedoch geringer aus als im Jahr 2010. An zweiter Stelle stand die Ausgabenminderung durch einen höheren Anteil von Generika: Für Pantoprazol erhöhte sich der Verbrauchsanteil der Generika 2010 nochmals. Während er zwischen 2009 und 2010 von 66 auf 92 % stieg, kam es für 2011 zu einer nochmaligen Steigerung auf 99 %. Zudem konnte ein deutlicher

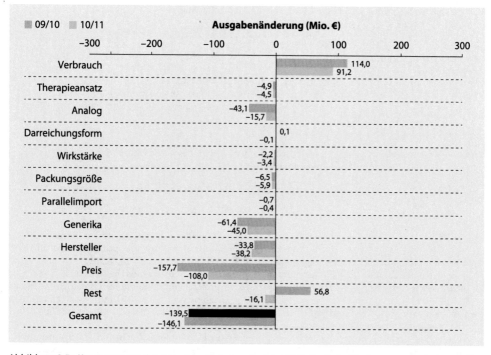

Abbildung 3.5: Komponenten der Ausgabenänderung im Jahr 2011 für die Indikationsgruppe „A02 Mittel bei säurebedingten Erkrankungen".

Quelle: IGES-Berechnungen nach NVI (INSIGHT Health)

Tabelle 3.1: Ausgabenentwicklung in der Indikationsgruppe „A02 Mittel bei säurebedingten Erkrankungen" in den Jahren 2010 und 2011.

Ausgaben (Mio. Euro)		Änderung gegenüber Vorjahr (Mio. Euro)		Prozentuale Veränderung gegenüber Vorjahr		Anteil an Gesamt-ausgaben (%)	
2010	2011	2009 vs. 2010	2010 vs. 2011	2009 vs. 2010	2010 vs. 2011	2010	2011
793,89	647,78	−139,55	−146,12	−14,95	−18,40	2,84	2,41

Quelle: IGES-Berechnungen nach NVI (INSIGHT Health)

Anstieg des Generikaanteils für Esomeprazol festgestellt werden, der sich zwischen 2010 und 2011 von 26 auf 86 % erhöhte. Im Vergleich zum Vorjahr erhöhten sich die Einsparungen durch die Herstellerkomponente leicht von rund 34 Mio. Euro auf 40 Mio. Euro. Grund dafür war die Erhöhung des Verbrauchsanteils rabattierter Arzneimittel in der Indikationsgruppe. Dieser stieg von 51 % im Jahr 2010 auf 75 % im Jahr 2011.

Für Einsparungen durch Analog-Wettbewerb sorgte erneut der steigende Verbrauchsanteil von Pantoprazol. Die Einsparungen durch die Analogkomponente waren jedoch 2011 mit 16 Mio. Euro deutlich geringer als im Vorjahr mit 43 Mio. Euro.

Fazit zur Indikationsgruppe „A02 Mittel bei säurebedingten Erkrankungen".

Ausgaben	Erheblicher Ausgabenrückgang
Prominenteste Komponente(n)	Verbrauch, Preis, Generikasubstitution, Hersteller
Verbrauch	Überdurchschnittliches Wachstum Bedingt durch Preissenkungen ist eine wenig restriktive Indikationsstellung für die Verordnung von PPIs anzunehmen
Therapieansätze	Entfällt
Analog-Wettbewerb	Generisches Pantoprazol und Esomeprazol werden vermehrt verordnet
Sonstiges	Ausgabenrückgang durch Preiskomponente

Literatur

AMVVÄndV (2009) Siebte Verordnung zur Änderung der Arzneimittelverschreibungsverordnung. http://www.buzer.de/gesetz/8905/index.htm (10.08.2011).

Caspary WF, Arnold R, Bayerdorffer E et al. (1996) Diagnostik und Therapie der Helicobacter-pylori-Infektion. Zschr Gastroenterol 34: 392–401.

Cheskin LJ (2001) Nonsteroidal anti-inflammatory drugs, cyclooxygenase inhibitors, and the risk of gastrointestinal complications. The American Journal of Managed Care 7: Sup.: S395–S393.

Dent J, El-Serag H B, Wallander MA, Johansson S (2005) Epidemiology of gastrooesophageal reflux disease: a systematic review. Gut 54: 710–717.

Deutsche Gesellschaft für Verdauungs- und Stoffwechselkrankheiten (2008) Helicobacter pylori und gastroduodenale Ulkuskrankheit. Leitlinie der Deutschen Gesellschaft für Verdauungs- und Stoffwechselkrankheiten (DGVS) in Zusammenarbeit mit der Deutschen Gesellschaft für Hygiene und Mikrobiologie, Gesellschaft für Pädiatrische Gastroenterologie und Ernährung, Deutschen Gesellschaft für Rheumatologie. http://www.awmf.org/uploads/tx_szleitlinien/021-001_S3_Helicobacter_pylori_und_gastroduodenale_Ulkuskrankheit_12-2008_12-2013.pdf (10.08.2011).

DIMDI (Hrsg.) (2006, 2007, 2008) Anatomisch-therapeutisch-chemische-Klassifikation mit Tagesdosen. Amtliche Fassung des ATC-Index mit DDD-Angaben für die Bundesrepublik Deutschland im Jahr 2006 (bzw. 2007, 2008).

Edwards SJ, Lind T, Lundell L (2001) Systematic review of proton pump inhibitors for the acute treatment of reflux oesophagitis. Aliment Pharmacol Ther 15:1729–1736.

EMEA (2009) Europäischer öffentlicher Beurteilungsbericht Pantozol Control. http://www.ema.europa.eu/docs/de_DE/document_library/EPAR_-_Summary_for_the_public/human/001013/WC500038580.pdf (10.08.2011).

EMA (2010) Interaction between clopidogrel and proton-pump inhibitors. Öffentliche Stellungnahme vom 17.03.2010. http://www.ema.europa.eu/humandocs/PDFs/EPAR/Plavix/17494810en.pdf (10.08.2011).

Fricke U, Günther J, Zawinell A (2008) Anatomisch-chemisch-therapeutische Klassifikation mit Tagesdosen für den deutschen Arzneimittelmarkt. Herausgegeben vom Wissenschaftlichen Institut der Ortskrankenkassen (WIdO).

Herold G (Hrsg., 2010) Innere Medizin. Verlag Gerd Herold.

Jacobson BC, Smers SC, Fuchs CS, Kelly CP, Camargo CA Jr (2006) Body-mass index and symptoms of gastroesophageal reflux in women. N Engl J Med 354: 2340–2348.

Koop H, Schepp W, Müller-Lissner S et al. (2005) Gastroösophageale Refluxkrankheit – Ergebnisse einer evidenzbasierten Konsensuskonferenz der Deutschen Gesellschaft für Verdauungs- und Stoffwechselkrankheiten. Zschr Gastroenterol 43: 163–164.

NN (2007) Bonus-Malus gilt nicht mehr für PPI-Präparate. Ärzte-Zeitung vom 26.02.2007. http://www.aerztezeitung.de/news/article/439879/bonus-malus-gilt-nicht-ppi-praeparate.html?sh=1&h=66140533 (10.08.2011).

NN (2008a) Therapie der Dyspepsie (I). Arznei-Telegramm 39: 82–85.

NN (2008b) Therapie der Dyspepsie (II). Arznei-Telegramm 39: 95–97.

NN (2009a) Clopidogrel (Plavix, Iscover). Probleme mit Protonenpumpenhemmern? Arznei-Telegramm 40: 22.

NN (2009b) Protonenpumpenhemmer: Beschwerderebound nach Absetzen? Arznei-Telegramm 40: 90.

Nocon M, Keil T, Willich SN (2006) Prevalence and sociodemographics of reflux symptoms in Germany – results from a national survey. Alimentary Pharmacology & Therapeutics 23: 1601–1605.

Parsonnet J (1995) The incidence of Helicobacter pylori infection. Alimentary Pharmacology & Therapeutics 9; Suppl 2: 45–51.

Rugge M, Kim JG, Mahachai V et al. (2008) OLGA gastritis staging in young adults and country-specific gastric cancer risk. Int J Surg Pathol. 16: 150–154.

Toghanian S, Wahlqvist P, Johnson DA, Bolge SC, Liljas B (2010) The burden of disrupting gastro-oesophageal reflux disease: a database study in US and European cohorts. Clin Drug Investig30(3): 167–178.

Weck MN, Gao L, Brenner H (2009) Helicobacter pylori infection and Chronic Atrophic Gastritis. Associations according to Severity of disease. Epidemiology 20: 569–574.

WHO (2008) ATC Index 2007. WHO Collaborating Centre for Drug Statistics Methodology.

Wolff HP, Weihrauch TR (2009) Internistische Therapie 2008, 2009. 17. Aufl. München: Elsevier.

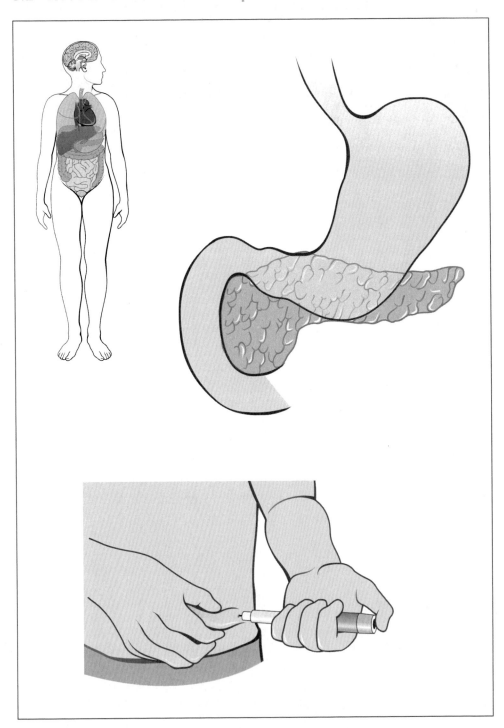

Die „Volkskrankheit" Diabetes mellitus stellt im Arzneimittel-Atlas 2012 ein Schwerpunktthema dar. Dieser Abschnitt enthält daher zusätzliche detaillierte Analysen zu regionalen Unterschieden bei Verbrauch und Ausgaben der Antidiabetika (A10). Mögliche Ursachen werden diskutiert.

Bei Diabetes mellitus unterscheidet man den insulinabhängigen bzw. Typ-1-Diabetes und den Typ-2-Diabetes (früher: Altersdiabetes). Typ-1-Diabetes ist gekennzeichnet durch absoluten Insulinmangel, tritt meist schon im Kindes- und Jugendalter auf und wird deshalb auch als „juveniler Diabetes" bezeichnet. Als Risikofaktoren gelten genetische Prädisposition und Umweltfaktoren wie Ernährungsverhalten, vorausgegangene Virusinfektionen, vorgeburtliche Einflüsse, sozioökonomische Faktoren und psychosozialer Stress. Typ-2-Diabetes geht mit einer verminderten Insulinempfindlichkeit einher. Risikofaktoren für Typ-2-Diabetes sind genetische Prädisposition, Übergewicht bzw. Adipositas, körperliche Inaktivität, Rauchen, Fettstoffwechselstörungen und Bluthochdruck (*Häussler* et al. 2010). Daneben gibt es seltenere Diabetesformen wie der Gestationsdiabetes oder MODY („Maturity Onset Diabetes of the Young").

Mikro- und makrovaskuläre Folgeerkrankungen des Diabetes sind Herz-Kreislauf-Erkrankungen, Schlaganfall, Nephropathie, Retinopathie mit der Gefahr der Erblindung, Neuropathie und der diabetische Fuß mit dem Risiko der Amputation (*Häussler* et al. 2010).

3.2.1 Entwicklung der Indikationsgruppe

Zur Indikationsgruppe der Antidiabetika gehört die Teil-Indikationsgruppe der Insuline, die gespritzt werden müssen. Sie sind zur Behandlung des Typ-1-Diabetes zwingend erforderlich, kommen aber auch bei Typ-2-Diabetikern zum Einsatz. Die zweite Teil-Indikationsgruppe enthält alle anderen Antidiabetika außer den Insulinen. Diese umfassen überwiegend die oralen Antidiabetika (OAD) und sind in der Regel nur zur Behandlung des Typ-2-Diabetes geeignet.

Insuline

Die Therapie des Typ-1-Diabetes war bis zum Beginn des 20. Jahrhunderts auf diätetische Maßnahmen beschränkt. Zwar war bereits bekannt, dass ein Insulinmangel die Ursache der Erkrankung ist, doch gelang es erst *Frederick Grant Banting* und *Charles Best* im Jahre 1923 an der Universität Toronto, Insulin aus Bauchspeicheldrüsen von Hunden und Kälbern so zu extrahieren, dass es für den therapeutischen Einsatz beim Menschen geeignet war. Bis im Jahr 1982 gentechnisch hergestelltes Humaninsulin eingeführt wurde, kam Insulin vom Schwein oder Rind zum Einsatz, welches durch Zusatz weiterer Stoffe (z. B. Protamin) in der Wirkdauer modifiziert werden konnte. Um die gleichzeitige Gabe von kurz und länger wirkenden Formen zu vereinfachen, werden auch sogenannte Mischinsuline angewendet. Durch gentechnische Veränderung des Humaninsulins stehen inzwischen auch sogenannte Insulinanaloga zur Verfügung, die sich vor allem hinsichtlich der Zeit bis zum Wirkungseintritt und der Wirkdauer vom Humaninsulin unterscheiden. 1996 wurde das Insulin lispro eingeführt, dessen Wirkung im Vergleich zu Humaninsulin etwas rascher einsetzt und weniger lang anhält. Ihm folgten 1999 Insulin aspart und 2004 Insulin glulisin als ebenfalls schnell wirkende Insulinanaloga. Mit Insulin glargin und Insulin detemir wurden 2000 und 2004 zwei besonders lang wirkende Insulinanaloga eingeführt.

Andere Antidiabetika

Der Entwicklung der Sulfonylharnstoffe als orale Antidiabetika im Jahr 1942 lag die Beobachtung zugrunde, dass einige antibakteriell wirksame Sulfonamide Hypoglykämien erzeugen. Als Ergebnis systematischer Forschungen wurde zunächst Carbutamid als erster therapeutisch anwendbarer Sulfonylharnstoff bei Typ-2-Diabetes eingeführt, später jedoch aufgrund schwerer Nebenwirkungen vom Markt genommen. Zu Beginn der 1950er Jahre wurde Tolbutamid, das keine unerwünschten bakteriostatischen Eigenschaften mehr besitzt, für die breite Anwendung zugelassen. Anfang der 1970er Jahre kamen Glibenclamid und andere verwandte Substanzen auf den Markt.

In den 1960er Jahren wurde die Wirkstoffgruppe der Biguanide eingeführt. Die Wirkstoffe Buformin und Phenformin sind heute wegen der Gefahr bedrohlicher Nebenwirkungen nicht mehr im Handel. Metformin, das 1968 in Deutschland in den Handel kam, erlebt jedoch seit Ende der 90er Jahre eine Renaissance, zu der wohl insbesondere die United Kingdom Prospective Diabetes Study (UKPDS) beigetragen hat. Sie zeigte, dass Metformin bei übergewichtigen Typ-2-Diabetikern die Letalität senkt (*UKPDS Group* 1998).

1999 wurde mit den Gliniden eine neue Substanzklasse in Deutschland eingeführt, die ähnlich wie die Sulfonylharnstoffe die Insulinfreisetzung aus der Bauchspeicheldrüse fördern. Die Gruppe der Glitazone oder Thiazolidindione wurde im Jahr 2000 durch Ein-

führung von Rosiglitazon und Pioglitazon begründet. Diese Wirkstoffe werden auch als Insulinsensitizer bezeichnet und weisen einen von den Sulfonyharnstoffen abweichenden Wirkmechanismus auf. Für Rosiglitazon musste 2010 wegen des Verdachts auf erhöhte kardiovaskuläre Risiken der Vertrieb eingestellt werden (*BfArM* 2010).

Die Teil-Indikationsgruppe „Andere Antidiabetika" wurde 2007 um die Wirkstoffgruppen der Dipeptidyl-Peptidase-4-Inhibitoren (DPP-4-Inhibitoren) oder Gliptine sowie der GLP-1-Rezeptor-Agonisten erweitert. Diese Wirkstoffgruppen zielen auf völlig andere Angriffspunkte als die bisher angewendeten ab. Erster Vertreter der DPP-4-Hemmer ist das Sitagliptin, es folgten Vildagliptin (2008) und Saxagliptin (2009) (**Tabelle 3.2**). Linagliptin wurde zwar 2011 zugelassen, wurde allerdings vom Markt genommen, weil der Hersteller befürchtete, dass der Ausgang des frühen Nutzenbewertungsverfahrens zu einem zu niedrigen Erstattungsbetrag führen würde (*NN* 2011). Die DPP-4-Inhibitoren werden in Form von Tabletten eingenommen und verzögern den Abbau körpereigener Inkretine, die ebenfalls die Insulinfreisetzung aus der Bauchspeicheldrüse erhöhen. Gliptine werden in Kombination mit anderen Antidiabetika gegeben, in der Regel mit Metformin, Glitazonen oder Sulfonylharnstoffen. Der erste GLP-1-Rezeptor-Agonist ist das

Tabelle 3.2: Neue Wirkstoffe in der Indikationsgruppe „A10 Antidiabetika" im Zeitraum von 2007 bis 2011.

Jahr (Markteinführung)	Wirkstoff	Teil-Indikationsgruppe	Therapieansatz
2007	Exenatid	Andere Antidiabetika	GLP-1-Rezeptor-Agonisten
2007	Sitagliptin	Andere Antidiabetika	DPP-4-Inhibitoren
2008	Vildagliptin	Andere Antidiabetika	DPP-4-Inhibitoren
2009	Liraglutid	Andere Antidiabetika	GLP-1-Rezeptor-Agonisten
2009	Saxagliptin	Andere Antidiabetika	DPP-4-Inhibitoren
2011	Linagliptin	Andere Antidiabetika	DPP-4-Inhibitoren

Quelle: IGES

Exenatid, ein künstlich hergestelltes Peptid, das Ähnlichkeit mit dem körpereigenen Inkretin GLP-1 (Glucagon-like peptide 1) hat. 2009 folgte Liraglutid. Exenatid und Liraglutid werden zusätzlich zur Gabe von Metformin oder Sulfonylharnstoffen injiziert.

Seit einigen Jahren sind fixe Kombinationen oraler Antidiabetika auf dem Markt. Diese Entwicklung begann mit Einführung einer Kombination aus Metformin und Rosiglitazon im Jahr 2003. Inzwischen stehen zahlreiche weitere fixe Kombinationen mit Gliptinen, Glitazonen, Metformin oder Sulfonylharnstoffen zur Verfügung.

Nachdem für Jahrzehnte in der medikamentösen Diabetestherapie die Kontrolle des Blutzuckers im Mittelpunkt stand, wird zunehmend das potenzielle Langzeitrisiko von Hypoglykämien diskutiert. Ein weiterer Faktor, der durch Antidiabetika nicht immer positiv beeinflusst wird, ist insbesondere bei Typ-2-Diabetes das Körpergewicht. Daher soll die Stoffwechselkontrolle unter Vermeidung von schweren Hypoglykämien und deutlicher Gewichtszunahme erfolgen (*Matthaei* et al. 2009). Am besten ist in dieser Hinsicht das bei Typ-2-Diabetes eingesetzte Metformin zu beurteilen, dessen Wirkung jedoch bei vielen Patienten nicht ausreichend ist. Daher werden große Hoffnungen in Neuentwicklungen gesetzt, die einerseits mit einem geringeren Risiko für eine Hypoglykämie einhergehen und andererseits das Gewicht nicht erhöhen. Mit den DPP-IV-Hemmern und den GLP-1-Rezeptor-Agonisten stehen solche Wirkstoffe bereits zur Verfügung, können jedoch im Hinblick auf ihren langfristigen Nutzen derzeit noch nicht beurteilt werden.

Mit Ausnahme des Metformins wirken alle derzeit zur Verfügung stehenden Antidiabetika über eine vermehrte Bereitstellung von Insulin. Ein völlig neues Wirkprinzip weisen dagegen die SGLT2-Inhibitoren auf: Sie erhöhen die Ausscheidung von Glukose über die Niere. Erster Vertreter dieser Wirkstoffgruppe könnte das Dapagliflozin sein, für das 2012 die Zulassung bei der EMA beantragt wurde.

3.2.2 Entwicklung des Verbrauchs

Von den Antidiabetika wurden im Jahr 2011 jedem GKV-Versicherten im Mittel rund 30 DDD verordnet. Damit gehören die Antidiabetika zu den besonders häufig verordneten Arzneimitteln. Der Verbrauch von Antidiabetika hat sich in der Zeit von 1996 bis 2011 nahezu verdoppelt. Bis 2008 war ein kontinuierliches Vebrauchswachstum zu beobachten. Seit dem Jahr 2009 hat sich der Verbrauchszuwachs im Vergleich zu den Vorjahren deutlich abgeschwächt und betrug 2011 nur 36 Mio. DDD bzw. 1,7 % (**Abbildung 3.6**).

Der Verbrauchsanstieg der anderen Antidiabetika schwächte sich 2011 im Vergleich zum Vorjahr deutlich ab und erreichte nur noch knapp 2 % (**Tabelle 3.3**). Der Ver-

Tabelle 3.3: Übersicht der Menge der verordneten DDD in den Teil-Indikationsgruppen der Indikationsgruppe „A10 Antidiabetika" in den Jahren 2008 bis 2011.

Teil-Indikations-gruppe	DDD 2009 (Mio.)	DDD 2010 (Mio.)	DDD 2011 (Mio.)	Differenz 2009 vs. 2010 (%)	Differenz 2010 vs. 2011 (%)
Andere Antidiabetika	1.209,97	1.254,52	1.279,16	3,68	1,96
Insuline	797,99	804,23	815,26	0,78	1,37
Summe	**2.007,96**	**2.058,75**	**2.094,42**	**2,53**	**1,73**

Quelle: IGES-Berechnungen nach NVI (INSIGHT Health)

59

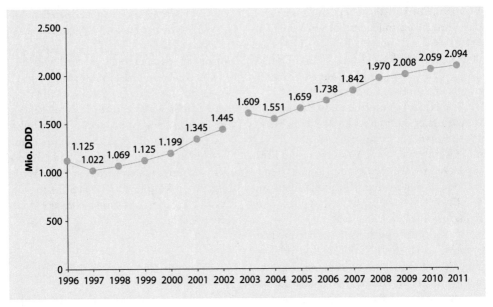

Abbildung 3.6: Verbrauch von Arzneimitteln aus der Indikationsgruppe „A10 Antidiabetika" in Mio. DDD im Zeitraum von 1996 bis 2011.
Quelle: IGES nach AVR (1996 bis 2002), IGES-Berechnungen nach NVI (INSIGHT Health) (ab 2003)

brauchsanteil der anderen Antidiabetika ist sehr viel höher als der der Insuline, da Typ-2-Diabetes, welcher in erster Linie mit diesen Arzneimitteln behandelt wird, sehr viel häufiger auftritt als Typ-1-Diabetes (siehe 3.2.4). Der Verbrauch der Teil-Indikationsgruppe der Insuline zeigte zwischen 2009 und 2011 kaum Wachstum.

Im Wesentlichen ist der seit 1996 beobachtete Verbrauchsanstieg vermutlich auf zwei Ursachen zurückzuführen: Einerseits auf eine Zunahme medikamentös behandelter Diabetiker, andererseits auf einen erhöhten Verbrauch bei bereits behandelten Diabetikern, um eine möglichst gute Einstellung des Blutzuckers zu erreichen, wie er durch Zielwerte, beispielsweise in Disease-Management-Programmen (DMP), vorgegeben ist (siehe 3.2.7).

Den Verlauf der Verbrauchsentwicklung wichtiger Wirkstoffgruppen seit 2003 zeigt **Abbildung 3.7**. Auffällig ist hier vor allem die

erhebliche Zunahme des Verbrauchs von Analoginsulinen und Biguaniden (Metformin), der sich jeweils etwa verdoppelt hat. Die Entwicklung in Bezug auf Metformin steht völlig im Einklang mit den Empfehlungen der aktuellen Leitlinien (*Matthaei* et al. 2009). Hervorzuheben ist außerdem, dass der Anteil der Kombinationen (siehe auch **Abbildung 3.12**) und der Inkretin-assoziierten Wirkstoffe (DPP-IV-Hemmer und GLP-1-Rezeptor-Agonisten) seit 2007 von knapp 2 auf fast 10 % angestiegen ist. Dies kann als Bedarf für weitere Therapieoptionen bei Typ-2-Diabetikern angesehen werden, bei denen Metformin oder Sulfonylharnstoffe nicht ausreichen und eine Therapie mit Insulin hinausgezögert werden soll bzw. bei denen das Risiko von Hypoglykämien gemindert werden soll.

Innerhalb der Teil-Indikationsgruppe der Insuline nahm auch 2011 der Verbrauchsanteil von schnell bzw. lang wirkenden Insuli-

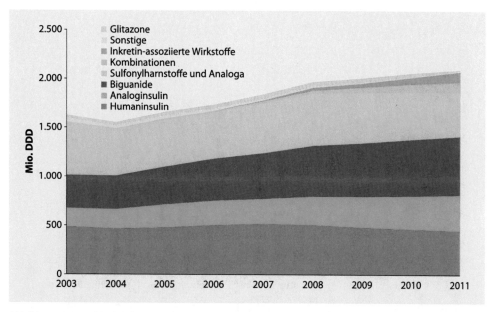

Abbildung 3.7: Verbrauch für die Wirkstoffgruppen der Indikationsgruppe der Antidiabetika (A10) in Mio. DDD im Zeitraum 2003 bis 2011.
Quelle: IGES-Berechnungen nach NVI (INSIGHT Health)

nen weiterhin zu. Der Verbrauch von Misch-insulinen (Therapieansatz „Insuline und Analoga intermediär wirkend in Kombination mit schnell wirkend") nahm entsprechend erneut ab, während der Anteil der intermediär wirkenden Insuline annähernd konstant blieb (**Abbildung 3.8**). Diese Verschiebungen zwischen den zum Einsatz kommenden Insulinformen spiegeln eine Zunahme der intensivierten Insulintherapie wider, bei der verzögert wirkendes Insulin (intermediär oder lang wirkend) mit einem schnell wirkenden kombiniert wird. Diese Form der Behandlung gilt als Therapie der Wahl bei Typ-1-Diabetes und ermöglicht bei Typ 2-Diabetes einen flexibleren Lebensstil als die konventionelle Insulintherapie mit Mischinsulinen (*Martin* et al. 2007, *Matthaei* et al. 2009). Die Verschiebung zeigt sich auch in einer Betrachtung der Insulinformen im längerfristigen Zeitverlauf seit 2003 (**Abbildung 3.9**).

In der Gruppe der schnell wirkenden Insuline setzte sich der Rückgang des Anteils von Humaninsulin fort, der zwischen 2009 und 2011 von 55,4 auf 50,5 % fiel. Die Anteile der Insulinanaloga stiegen entsprechend an (**Abbildung 3.10**).

Bei den anderen Antidiabetika stieg der Anteil von Metformin weiterhin an und erreichte knapp 47 % des Verbrauchs (**Abbildung 3.11**), gegenüber 36 % im Jahr 2005. Metformin ist bei allen Typ-2-Diabetikern mit Bedarf für eine medikamentöse Therapie indiziert, bei denen keine Kontraindikation für Metformin besteht (*Matthaei* et al. 2008, *AkdÄ* 2009). Der Anteil der Sulfonylharnstoff-Monopräparate sank zwischen 2009 und 2011 von knapp 40 auf 33 %. Leicht rückläufig waren auch die Verbrauchsanteile der Glinide. Die Glitazone (Thiazolidindione) sind entsprechend Arzneimittelrichtlinie seit Herbst 2010 nicht mehr verordnungsfähig, weshalb ihr Verordnungsanteil auf unter 1 %

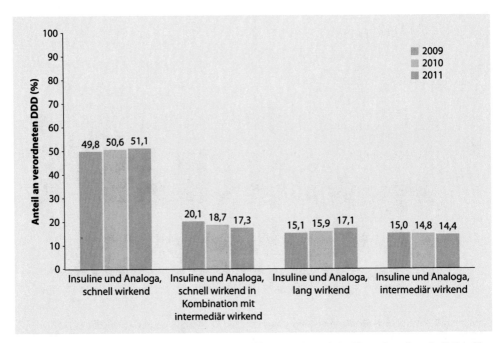

Abbildung 3.8: Anteile der verordneten DDD in der Indikationsgruppe A10 – Therapieansätze der Teil-Indikationsgruppe „Insuline" für 2009 bis 2011.
Quelle: IGES-Berechnungen nach NVI (INSIGHT Health)

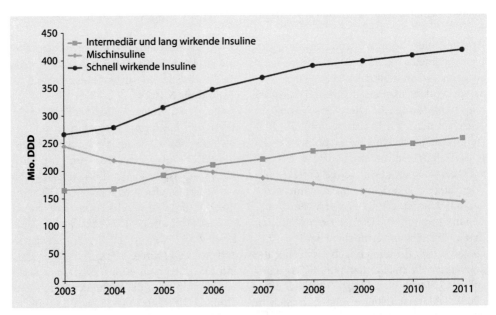

Abbildung 3.9: Verbrauch für Insuline aus der Indikationsgruppe der Antidiabetika (A10) in Mio. DDD im Zeitraum 2003 bis 2011 nach Wirkdauer.
Quelle: IGES-Berechnungen nach NVI (INSIGHT Health)

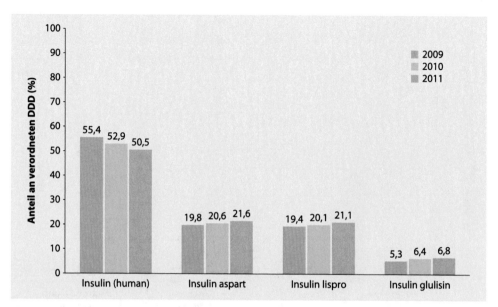

Abbildung 3.10: Anteile der verordneten DDD in der Indikationsgruppe A10 – Wirkstoffe der Teil-Indikationsgruppe „Insuline"/Therapieansatz „Schnell wirkende Insuline" für 2009 bis 2011.
Quelle: IGES-Berechnungen nach NVI (INSIGHT Health)

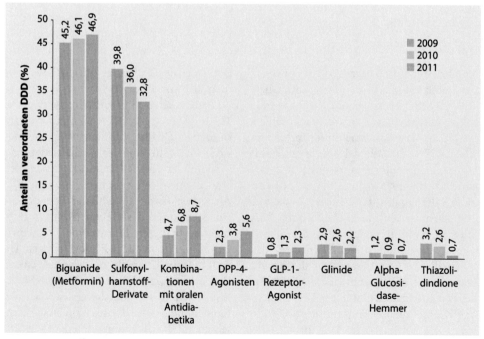

Abbildung 3.11: Anteile der verordneten DDD in der Indikationsgruppe A10 – Therapieansätze der Teil-Indikationsgruppe „Andere Antidiabetika" für 2009 bis 2011.
Quelle: IGES-Berechnungen nach NVI (INSIGHT Health)

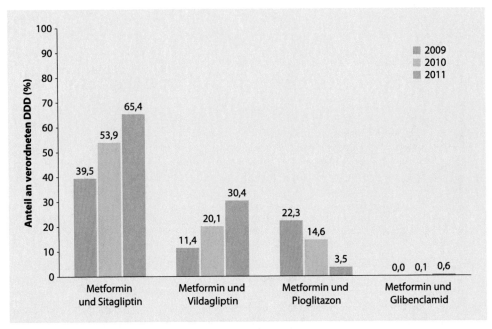

Abbildung 3.12: Anteile der verordneten DDD in der Indikationsgruppe A10 – Wirkstoffe der Teil-Indikations-gruppe „Andere Antidiabetika"/Therapieansatz „Kombinationen von oralen Antidiabetika" für 2009 bis 2011. Dargestellt sind nur Wirkstoffe mit einem Verbrauchsanteil von über 0,5 %.
Quelle: IGES-Berechnungen nach NVI (INSIGHT Health)

im Jahr 2011 zurückgegangen ist. Für die fi-xen Kombinationen von oralen Antidiabeti-ka, die DPP-4-Hemmer und GLP-1-Rezep-tor-Agonisten stiegen die Verbrauchsanteile erneut an: Die Kombinationen erreichten 2011 fast 9 %, die DPP-4-Hemmer und GLP-1-Rezeptor-Agonisten zusammen mit 7,9 % einen beinahe ebenso großen Anteil. Die Zu-nahme der Anteile dieser neuen Wirkstoff-gruppen muss sicher auch in Zusammenhang mit dem Verordnungsausschluss der Glitazo-ne gesehen werden. Dieser führte dazu, dass innerhalb des Therapieansatzes der Kombi-nationen von oralen Antidiabetika der Anteil der Fixkombinationen mit den DPP-4-Hem-mern Sitagliptin und Vildagliptin von 74,1 im Jahr 2010 auf 95,7 % im Jahr 2011 anstieg (**Abbildung 3.12**). Unter den Monopräpara-ten der DPP-4-Hemmer führte 2011 mit einem Verbrauchsanteil von gut 77 % das Sitagliptin.

Der Anteil des 2009 eingeführten Saxagliptin stieg 2011 von 11 auf 15 %.

In der zweitgrößten Gruppe innerhalb der Teil-Indikationsgruppe „Andere Antidiabeti-ka", den Sulfonylharnstoffen, haben nur noch zwei Wirkstoffe eine praktische Bedeutung: Es dominiert das Glimepirid, dessen Ver-brauchsanteil sich zwischen 2009 und 2011 von 78 % auf fast 83 % erhöhte; entsprechend ging der Anteil des Glibenclamids zurück. Zum bevorzugten Einsatz von Glimepirid gibt es unterschiedliche Einschätzungen. Die Leitlinie zur Therapie des Typ-2-Diabetes (*Leitliniengruppe Hessen* 2008) empfiehlt das Glibenclamid als Mittel der ersten Wahl. Die Empfehlungen der Deutschen Diabetesge-sellschaft (DDG) argumentieren, dass es kei-nen eindeutigen Nachweis für den Nachteil einer Therapie mit einem bestimmten Sulfo-nylharnstoff gebe (*Matthaei* et al. 2009). Auch die Therapieempfehlungen der *AkdÄ* (2009a) nennen keinen Sulfonylharnstoff, der bevorzugt gegenüber den anderen eingesetzt werden solle. An anderer Stelle wird jedoch die Bevorzugung des Glimepirids als fragwürdig bezeichnet (*AkdÄ* 2009b).

3.2.3 Regionale Unterschiede im Verbrauch

Der Verbrauch an Antidiabetika variiert stark zwischen den Regionen. Er reicht von 24,95 DDD pro GKV-Versicherten in Schleswig-Holstein bis 46,43 DDD in Sachsen-Anhalt (**Abbildung 3.13**). Der durchschnittliche Verbrauch in Deutschland liegt bei 30,22 DDD. Sowohl bei Insulinen (**Abbildung 3.14**) als auch bei den anderen Antidiabetika (**Abbildung 3.15**) liegt der Pro-Kopf-Verbrauch in den östlichen Bundesländern deutlich höher als in den westlichen. Der Verbrauch korreliert sowohl mit der regionalen Diabetesprävalenz ($R^2 = 0,61$; Daten zur regionalen Prävalenz von 2009 entsprechend *RKI* 2011) als auch mit dem Anteil der Bevölkerung mit einem BMI über 30 ($R^2 = 0,60$; siehe 3.2.6). Den größten Zuwachs insgesamt mit 4,7 % gegenüber dem Vorjahr weist Hamburg auf. **Abbildung 3.16** zeigt die Entwicklung des Verbrauchs von Insulinen und anderen Antidiabetika in den östlichen und westlichen Bundesländern seit 2005: Dabei ist die Zunahme der anderen Antidiabetika im Westen überproportional. Die Ursachen für diese divergente Entwicklung sind unklar. Eine Rolle spielt eventuell, dass in den östlichen Ländern der Anteil der mit Insulin versorgten Patienten höher ist und daher relativ weniger Bedarf an anderen Antidiabetika besteht als in den westlichen Bundesländern.

3.2.4 Epidemiologie, Bedarf und Angemessenheit der Versorgung

Nach den aktuellen Ergebnissen der „Studie zur Gesundheit Erwachsener in Deutschland" (DEGS) beträgt die Prävalenz des bekannten Diabetes 7,2 % (Frauen: 7,4 %; Männer: 7,0 %) bei Erwachsenen im Alter von 18 bis 79 Jahren (*Kurth* 2012). Gegenüber dem Bundesgesundheitssurvey von 1998 entspricht dies einem Anstieg von 38 %, wobei sich 14 % durch demographische Entwicklungen erklären lassen. Der Anstieg über die demographischen Veränderungen hinaus ist darauf zurückzuführen, dass Diabetiker durch eine gestiegene Sensibilität für die chronische Erkrankung, eine verbesserte Diagnostik und eine Zunahme von Verträgen zur Diabetesversorgung mit einer höheren Wahrscheinlichkeit vom Arzt identifiziert werden (*Häussler* et al. 2010). Laut DEGS kommen je nach diagnostischen Kriterien weitere 0,7 bis 2,1 % Erwachsene mit bisher unbekanntem Diabetes hinzu.

Auch wenn man die Prävalenzen des telefonischen Gesundheitssurveys des Robert Koch-Instituts (RKI) von 2003 mit denen des Jahres 2009 vergleicht, ergibt sich eine signifikante Zunahme unter Erwachsenen ab 18 Jahren: So betrug die Lebenszeitprävalenz im Jahr 2003 6,8 % bei Frauen und 5,4 % bei Männern und im Jahr 2009 9,3 % bei Frauen und 8,2 % bei Männern (*Heidemann* et al. 2011). Diese Zunahme ist nach Angaben von *Heidemann* et al. (2011) zu etwa einem Fünftel auf die Alterung der Bevölkerung zurückzuführen.

Der Kinder- und Jugend-Gesundheitssurvey des RKI (KiGGS), bei dem zwischen 2003 und 2006 knapp 18.000 Kinder und Jugendliche befragt und untersucht wurden, ergab, dass 0,14 % aller 0- bis 17-Jährigen an Diabetes erkrankt sind. Dabei zeigten sich weder signifikante Unterschiede zwischen Mädchen und Jungen oder verschiedenen Altersgruppen noch bei unterschiedlichem Sozialstatus,

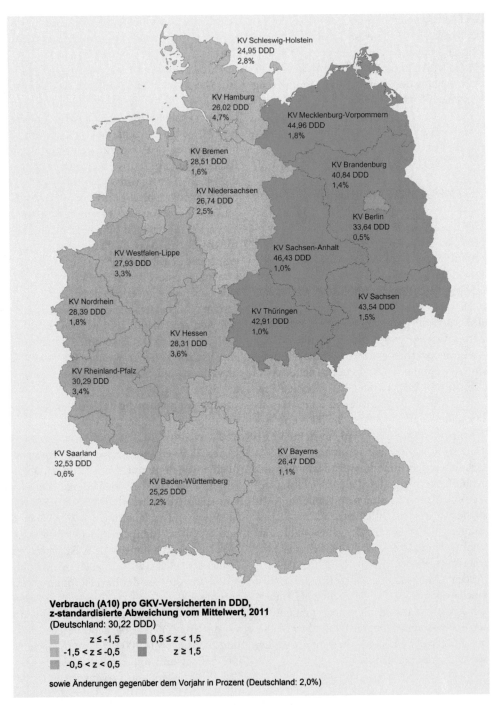

**Verbrauch (A10) pro GKV-Versicherten in DDD,
z-standardisierte Abweichung vom Mittelwert, 2011**
(Deutschland: 30,22 DDD)

▨ z ≤ -1,5	▨ 0,5 ≤ z < 1,5	
▨ -1,5 < z ≤ -0,5	▨ z ≥ 1,5	
▨ -0,5 < z < 0,5		

sowie Änderungen gegenüber dem Vorjahr in Prozent (Deutschland: 2,0%)

Abbildung 3.13: Durchschnittlicher Verbrauch für Antidiabetika (A10) in DDD je Versicherten nach KV-Region für 2011.

Quelle: IGES-Berechnungen nach NVI (INSIGHT Health)

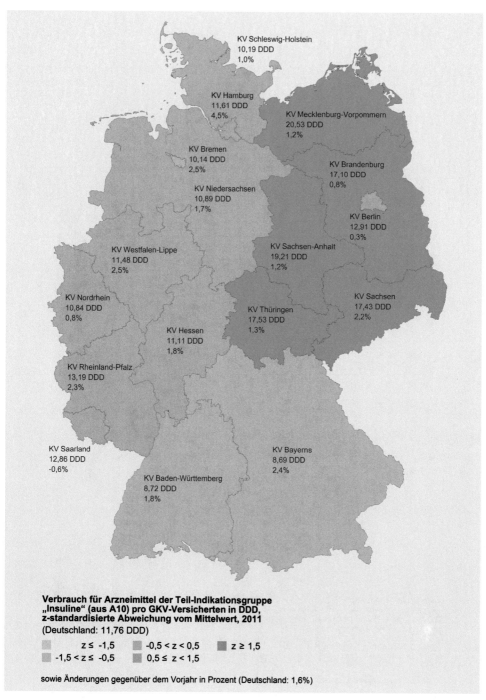

KV Schleswig-Holstein
10,19 DDD
1,0%

KV Hamburg
11,61 DDD
4,5%

KV Mecklenburg-Vorpommern
20,53 DDD
1,2%

KV Bremen
10,14 DDD
2,5%

KV Brandenburg
17,10 DDD
0,8%

KV Niedersachsen
10,89 DDD
1,7%

KV Berlin
12,91 DDD
0,3%

KV Westfalen-Lippe
11,48 DDD
2,5%

KV Sachsen-Anhalt
19,21 DDD
1,2%

KV Nordrhein
10,84 DDD
0,8%

KV Sachsen
17,43 DDD
2,2%

KV Thüringen
17,53 DDD
1,3%

KV Hessen
11,11 DDD
1,8%

KV Rheinland-Pfalz
13,19 DDD
2,3%

KV Saarland
12,86 DDD
-0,6%

KV Bayerns
8,69 DDD
2,4%

KV Baden-Württemberg
8,72 DDD
1,8%

Verbrauch für Arzneimittel der Teil-Indikationsgruppe „Insuline" (aus A10) pro GKV-Versicherten in DDD, z-standardisierte Abweichung vom Mittelwert, 2011
(Deutschland: 11,76 DDD)

z ≤ -1,5	-0,5 < z < 0,5	z ≥ 1,5
-1,5 < z ≤ -0,5	0,5 ≤ z < 1,5	

sowie Änderungen gegenüber dem Vorjahr in Prozent (Deutschland: 1,6%)

Abbildung 3.14: Durchschnittlicher Verbrauch für Arzneimittel der Teil-Indikationsgruppe „Insuline" (aus A10) in DDD je Versicherten nach KV-Region für 2011.

Quelle: IGES-Berechnungen nach NVI (INSIGHT Health)

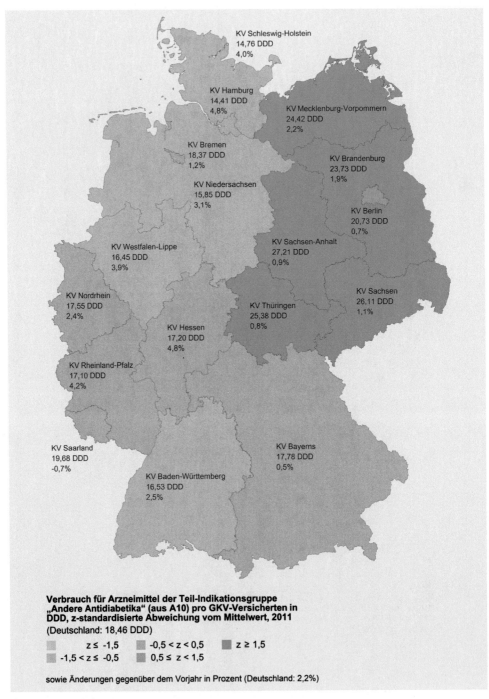

Abbildung 3.15: Durchschnittlicher Verbrauch für Arzneimittel der Teil-Indikationsgruppe „Andere Antidiabetika" (aus A10) in DDD je Versicherten nach KV-Region für 2011.

Quelle: IGES-Berechnungen nach NVI (INSIGHT Health)

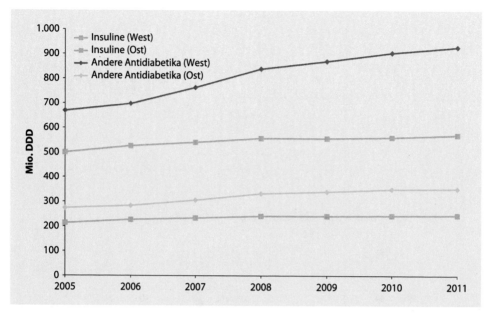

Abbildung 3.16: Verbrauch von Insulinen und anderen Antidiabetika aus der Indikationsgruppe „A10 Antidiabetika" in Mio. DDD in in den östlichen und westlichen Bundesländern im Zeitraum von 2005 bis 2011.
Quelle: IGES-Berechnungen nach NVI (INSIGHT Health)

Migrationsstatus oder unterschiedlicher Region auf (*Kamtsiuris* et al. 2007).

Basierend auf den aktuellen Prävalenzen aus DEGS und KiGGS ist im Jahr 2011 mit ca. 4,5 Mio. Typ-2- und ca. 0,5 Mio. Typ-1-Diabetikern in der GKV-Bevölkerung zu rechnen (bekannter Diabetes). Auch ausgehend von den Ergebnissen von *Heidemann* et al. (2011) ergeben sich insgesamt etwa 5,0 Mio. GKV-Versicherte mit Diabetes.

Für Typ-1-Diabetiker ist in jedem Fall von einem Behandlungsbedarf auszugehen. Für Typ-2-Diabetiker wurde mithilfe der Daten von *Turner* et al. (1999) ein leitliniengemäßer Behandlungsbedarf in Höhe von 85 % modelliert. In der GKV muss also mit insgesamt rund 4,3 Mio. Diabetikern gerechnet werden, die eine Behandlung mit Antidiabetika benötigen.

Man ging davon aus, dass alle 0,5 Mio. Typ-1-Diabetiker mit Insulin behandelt werden. Eine Modellierung ergab, dass darüber

hinaus 32 % aller Typ-2-Diabetiker Insulin erhalten (Mono- oder Kombinationstherapie). Insgesamt muss also 1,9 Mio. Diabetikern täglich mindestens eine DDD eines Insulins zur Verfügung stehen. Weiterhin ist bei 69 % aller Typ-2-Diabetiker von einem Behandlungsbedarf mit anderen Antidiabetika auszugehen (Mono- oder Kombinationstherapie). Als benötigte Menge wurden täglich 1,25 DDD vorausgesetzt, da viele Patienten mehr als ein anderes Antidiabetikum erhalten und die Dosierung bei einigen Wirkstoffen üblicherweise höher als eine DDD pro Tag ist.[3] Die insgesamt verordnete Menge von Antidiabetika hätte demnach 2011 für 4,97 Mio. Patienten ausgereicht. Die unter

---

3 Für Glimepirid beispielsweise ist die DDD mit 2 mg festgelegt. Verordnungen mit Wirkstärken bis zu 2 mg hatten jedoch 2009 einen Verordnungsanteil von nur rund 33 %. Die am häufigsten verordnete Wirkstärke war 3 mg mit einem Verordnungsanteil von rund 35 %.

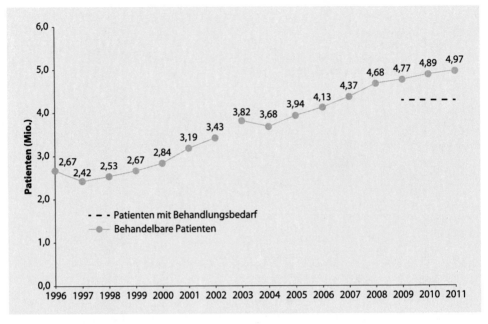

Abbildung 3.17: Behandlungsbedarf mit Antidiabetika (A10).
Quelle: Berechnungen nach AVR (1996 bis 2002) und NVI (INSIGHT Health) (ab 2003)

den genannten Annahmen berechnete Zahl behandelbarer Patienten liegt höher als der geschätzte Bedarf (**Abbildung 3.17**).

Die geschätzte Prävalenz bekannter Diabetiker beruht auf aktuellen Erhebungen des RKI und unterschätzt die Prävalenz vermutlich kaum. Allerdings stellen die Annahmen zum Bedarf der täglichen DDD-Mengen nur eine Näherung dar: Bricht man die Betrachtung auf die Teil-Indikationsgruppen herunter, dann hätte die Menge der verordneten Insuline von 815 Mio. DDD für 2,23 Mio. Patienten gereicht. Allerdings wurde nur ein Bedarf für 1,9 Mio. Patienten berechnet. Eine DDD Insulin entspricht 40 I.E.; der tägliche Bedarf für Insulin liegt üblicherweise zwischen 0,5 und 1 I.E. pro kg Körpergewicht bei Typ-1-Diabetikern und zwischen 0,3 und 1 I.E. pro kg Körpergewicht bei Typ-2-Diabetikern. Bei einem Körpergewicht von 70 kg entspricht dies 35 und 70 I.E. bzw. 12 und 70 I.E. (*Häussler* et al. 2010). Es ist anzunehmen,

dass die getroffenen Annahmen zum täglichen Insulinbedarf zu niedrig sind und im Durchschnitt mehr als 40 I.E. Insulin benötigt werden.

Die rund 1.279 Mio. DDD der anderen Antidiabetika, die 2011 verordnet wurden, hätten unter den getroffenen Annahmen zur Behandlung von 2,8 Mio. Patienten gereicht, was sogar geringfügig unter dem hier geschätzten Bedarf von 3,1 Mio. Patienten liegt.

3.2.5 Analyse der Ausgabendynamik

Tabelle 3.4 zeigt die Ausgabenentwicklung in der Indikationsgruppe „A10 Antidiabetika". Im Vergleich zum Vorjahr kam es zu einem Ausgabenrückgang. Wie schon 2010 wurde für die Teil-Indikationsgruppe „Andere Antidiabetika" ein Anstieg der Ausgaben beobachtet, die Ausgaben für Insuline gingen dagegen zurück.

Tabelle 3.4: Ausgabenentwicklung in der Indikationsgruppe „A10 Antidiabetika" in den Jahren 2010 und 2011.

Indikations-/Teil-Indikationsgruppe	Ausgaben (Mio. Euro)		Änderung gegenüber Vorjahr (Mio. Euro)		Prozentuale Veränderung gegenüber Vorjahr		Anteil an Gesamtausgaben (%)	
	2010	2011	2009 vs. 2010	2010 vs. 2011	2009 vs. 2010	2010 vs. 2011	2010	2011
Insuline	1.057,0	1.009,9	−39,0	−47,1	−3,6	−4,5	3,8	3,8
Andere Antidiabetika	581,7	595,0	52,2	13,3	9,9	2,3	2,1	2,2
Gesamt	1.638,7	1.604,9	13,2	−33,8	0,8	−2,1	5,9	6,0

Quelle: IGES-Berechnungen nach NVI (INSIGHT Health)

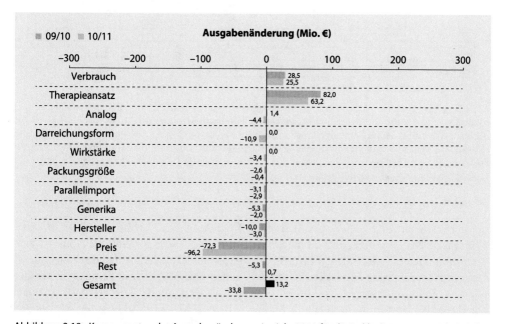

Abbildung 3.18: Komponenten der Ausgabenänderung im Jahr 2011 für die Indikationsgruppe „A10 Antidiabetika".
Quelle: IGES-Berechnungen nach NVI (INSIGHT Health)

In den Jahren 2010 und 2011 waren vor allem drei Komponenten auffällig (**Abbildung 3.18**): Die Verbrauchskomponente wies 2011 einen vergleichbaren Wert wie 2010 auf. Die Ausgaben für Antidiabetika stiegen 2011 durch Mehrverbrauch um 25,5 Mio. Euro: Dies stellt eine leichte Zunahme zum Vorjah-

reswert von 28,5 Mio. Euro dar. Die Therapieansatzkomponente erklärte ähnlich wie 2010 auch 2011 einen Großteil der Mehrausgaben. Dies ist insbesondere auf höhere Verbrauchsanteile von fixen Kombinationen, DPP-4-Hemmern und GLP-1-Rezeptor-Agonisten zurückzuführen. Starke Preissenkungen kom-

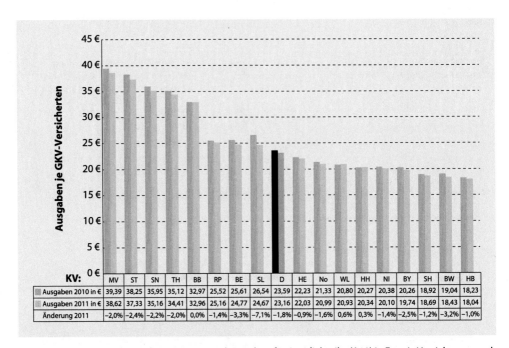

Abbildung 3.19: Durchschnittliche Arzneimittelausgaben für Antidiabetika (A10) in Euro je Versicherten nach KV-Region in den Jahren 2010 und 2011 (Ausgabenveränderung gegenüber 2010 in %).
BB: Brandenburg, BE: Berlin, BW: Baden-Württemberg, BY: Bayern, HB: Bremen, HH: Hamburg, D: Deutschland, HE: Hessen, MV: Mecklenburg-Vorpommern, NI: Niedersachsen, No: Nordrhein, RP: Rheinland-Pfalz, SH: Schleswig-Holstein, SL: Saarland, SN: Sachsen, ST: Sachsen-Anhalt, TH: Thüringen, WL: Westfalen-Lippe
Quelle: IGES-Berechnungen nach NVI (INSIGHT Health)

pensierten auch 2011 einen Großteil der Mehrausgaben, wie die deutlich negative Preiskomponente (–96,2 Mio. Euro) zeigt. Der Ausgabenrückgang durch die Preiskomponente ist 2011 überwiegend auf die erhöhten Herstellerabgaben, in geringerem Maße auch auf Individualrabatte, zurückzuführen.

3.2.6 Regionale Unterschiede bei den Ausgaben

Nicht nur der Verbrauch, sondern auch die Ausgaben für Antidiabetika variieren zwischen den KV-Regionen: Mecklenburg-Vorpommern, Sachsen-Anhalt, Sachsen, Thüringen und Brandenburg liegen deutlich über dem gesamtdeutschen Durchschnitt der Pro-

Kopf-Ausgaben (**Abbildung 3.19**). In univariaten Modellen korreliert die Höhe der Ausgaben stark mit dem Anteil der Patienten mit einem BMI über 30, mit dem Anteil der über 55-Jährigen, mit der Diabetesprävalenz nach GEDA (2009; *RKI* 2011) sowie mit der Anzahl an Krankenhausfällen aufgrund von Diabetes (ICD E10*-E14*) pro 100.000 Einwohner. Die Anzahl der Krankenhausfälle aufgrund von Diabetes in einem Bundesland korreliert am besten mit den unterschiedlich hohen Ausgaben in den entsprechenden KV-Regionen. Allerdings ist unklar, in welchem kausalen Zusammenhang die Zahl der Krankenhausfälle zu den Pro-Kopf-Ausgaben für Antidiabetika stehen. Stationäre Aufenthalte wegen Diabetes mellitus sind in der Regel erforderlich zur Einstellung auf Insulin, wegen

Stoffwechselentgleisungen oder Hypoglykämien. Krankenhausfälle können somit Indikator für die Diabetesprävalenz sein, aber auch für das Auftreten von Nebenwirkungen (Hypoglykämien) der Therapie, die umso wahrscheinlicher sind, je höher der Verbrauch ist.

Mit insgesamt 86 % erklären der Anteil von Menschen mit einem BMI über 30 (standardisierter Regressionskoeffizient = 0,608; p < 0,01) und die Diabetesprävalenz (standardisierter Regressionskoeffizient = 0,494; p < 0,01) die Höhe der Ausgaben in einer KV-Region am besten: Je höher der Anteil der Adipösen und je höher die Diabetesprävalenz, desto höher die Ausgaben in einer Region.

Auch der in Abschnitt 3.2.5 beschriebene Rückgang der Ausgaben im Jahr 2011 gegenüber 2010 variiert stark innerhalb Deutschlands: Während die Ausgaben pro GKV-Versicherten im Saarland um 7,1 % sanken, stiegen sie 2011 in Westfalen-Lippe um 0,6 % (**Abbildung 3.19**).

3.2.7 Veränderung bei der antidiabetischen Therapie

Der Insulinverbrauch hat sich langfristig mehr als verdreifacht, und zwar von 233 Mio. DDD im Jahr 1991 auf 815 Mio. DDD im Jahr 2011. Erst seit 2008 stagniert der Verbrauch (**Abbildung 3.20**; siehe 3.2.2). Diese Verbrauchzunahme lässt sich nicht allein durch die Zunahme der Diabetesprävalenz (siehe 3.2.4) erklären. Als weitere Ursachen müssen in Betracht gezogen werden (*Häussler* 2011):

》 Regulatorische Maßnahmen:
  》 Die Anerkennung von Insulin als Praxisbesonderheit: Die geringere Bedeu-

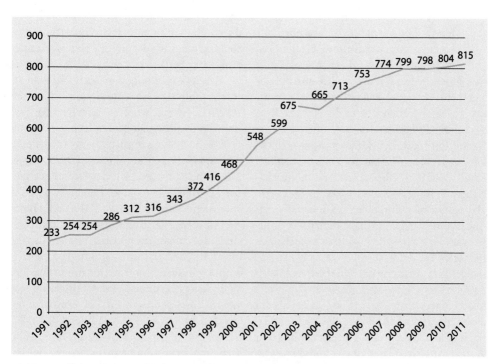

Abbildung 3.20: Insulin-Verbrauch in Mio. DDD im Zeitraum von 1991 bis 2011.
Quelle: IGES nach AVR (1991 bis 2002) und NVI (INSIGHT Health) (ab 2003)

tung von Insulin bei Wirtschaftlichkeitsprüfungen seit 1999 erleichtert dem Arzt die Entscheidung für eine Insulinbehandlung bei Typ-2-Diabetikern.

> Die Einführung der DMP und ihrer Vorläuferprogramme seit 2002: Ein Ziel dieser Programme ist die normnahe Einstellung des Blutzuckers. Dies hatte eine zunehmende Behandlung von Typ-2-Diabetikern mit Insulin zur Folge.

>> Physiologische Ursachen: Bei Typ-1- wie auch Typ-2-Diabetikern stieg das mittlere Körpergewicht; es wurde daher mehr Insulin benötigt.

>> Therapeutische Ursachen:

> Der Anteil der ausschließlich diätetisch versorgten Diabetiker nahm ab, weil bei mehr Patienten das o. g. Ziel der normnahen Einstellung des Blutzuckers erreicht werden sollte.

> Der Anteil der „intensiviert" versorgten Diabetiker nahm zu, was ebenfalls einen höheren Insulinverbrauch begünstigen kann.

Der zunehmende Einsatz von Insulin bei der Therapie von Typ-2-Diabetikern hat vermutlich zu einer Verringerung der Zahl mikrovaskulärer Komplikationen geführt, aber die Reduktion makrovaskulärer Folgeerkrankungen ist bislang nicht gut belegt (*Matthaei* et al. 2009). Bezüglich der Arzneimittelsicherheit ist zu vermuten, dass insbesondere Hypoglykämien durch den gestiegenen Insulinverbrauch zugenommen haben. Vermutlich hat der gestiegene Insulinverbrauch auch bei vielen Patienten zu einer Gewichtszunahme geführt, die ohne die Therapie nicht aufgetreten wäre. Ob diese Gewichtszunahme letztlich negativere Auswirkungen hat als der Verzicht auf die Einstellung des Blutzuckers, ist unklar. Als weitere Einschränkung der Arzneimittelsicherheit ist der mögliche Zusammenhang zwischen Insulin und Krebserkrankungen zu nennen (*Häussler* 2011).

Auch das Institut für Qualität und Wirschaftlichkeit im Gesundheitswesen (IQWiG) hat sich in zahlreichen Bewertungen mit dem Nutzen der Diabetestherapie beschäftigt. **Tabelle 3.5** zeigt veröffentlichte Aufträge und Bewertungen des IQWiG zur medikamentösen Versorgung von Menschen mit Diabetes mellitus.

Im Juni 2011 veröffentlichte das IQWiG den im Februar 2005 in Auftrag gegebenen Rapid Report zu den Effekten einer langfristigen normnahen Blutzuckersenkung bei Typ-2-Diabetes (*IQWiG* 2011a). Für keinen der untersuchten patientenrelevanten Endpunkte (Gesamtsterblichkeit und verschiedene Folgekomplikationen des Diabetes) wurde auf Basis der verfügbaren Studien ein Nutzenbeleg gefunden (*IQWiG* 2011a). Daraus kann im Umkehrschluss natürlich nicht abgeleitet werden, dass die Blutzuckereinstellung bei Typ-2-Diabetes überflüssig ist. Die Vorteile, die man sich durch eine straffe Einstellung erhofft hatte, wurden jedoch vom IQWiG durch Studien nicht belegt (eine straffe Einstellung kann wiederum das Hypoglykämierisiko erhöhen).

Bereits vor Publikation des Rapid Reports waren zahlreiche einzelne Antidiabetika vom IQWiG bewertet worden (**Tabelle 3.5**): Weder für Insulinanaloga bei Typ-2-Diabetes (2005) noch für sämtliche anderen neueren Therapieoptionen konnte das IQWiG einen Nutzenbeleg finden. Auf der Grundlage dieser IQWiG-Bewertungen beschloss der Gemeinsame Bundesausschuss (G-BA) Therapiehinweise, Verordnungseinschränkungen und -ausschlüsse für neuere Antidiabetika: So wurden Glitazone und Glinide von der Erstattung ausgeschlossen. Der Ausschluss der Glinide ist allerdings derzeitig ungültig, weil der G-BA-Beschluss vom BMG beanstandet worden ist. Für DPP-4-Hemmer, GLP-1-Rezeptor-Agonisten und inhalierbares Insulin (das inzwischen nicht mehr im Handel ist) wurde die Verordnung durch Therapiehinweise zur wirtschaftlichen Verordnung eben-

Tabelle 3.5: Arzneimittelbewertungen des IQWiG

Thema der Publikation	Publikation	Wirkstoff/-gruppe	Bewertungsmethode und -verfahren	Vergleichstherapie	Ergebnis
Kurzwirksame Insulinanaloga zur Behandlung des Diabetes mellitus Typ 2	15.2.2006	Kurzwirksame Insulinanaloga (Insulin Aspart, Insulin Glulisin, Insulin Lispro)	Nutzenbewertung mittels systematischer Literaturrecherche und Studienauswertung	Humanes Insulin und kurzwirksame Insulinanaloga untereinander	Keine überzeugenden Belege für Zusatznutzen
Inhalatives Insulin (Exubera) bei Diabetes mellitus – Rapid Report	2.6.2006	Inhalatives Insulin (Exubera)	Nutzenbewertung mittels systematischer Literaturrecherche und Studienauswertung (Rapid Report)	Kurzwirksames humanes Insulin oder Insulinanaloga	Unzureichende Datenlage
Kurzwirksame Insulinanaloga zur Behandlung des Diabetes mellitus Typ 1	6.6.2007	Kurzwirksame Insulinanaloga	Nutzenbewertung mittels systematischer Literaturrecherche und Studienauswertung	Humanes Insulin und kurzwirksame Insulinanaloga untereinander	Kein Beleg für Zusatznutzen
Bewertung des therapeutischen Nutzens von inhalativem Insulin (Exubera®) im Rahmen der Behandlung des Diabetes mellitus	24.7.2007	Inhalatives Insulin (Exubera)	Nutzenbewertung mittels systematischer Literaturrecherche und Studienauswertung		Auftrag vom G-BA zurückgenommen
Bewertung des therapeutischen Nutzens von Exenatide	17.9.2007	Exenatid	Nutzenbewertung mittels systematischer Literaturrecherche und Studienauswertung (Rapid Report)	Placebo und Metformin und/oder Sulfonylharnstoffe	Wirkung belegt; Nutzen oder Zusatznutzen bezüglich patientenrelevanter Endpunkte nicht belegt
Biguanide zur Behandlung des Diabetes mellitus Typ 2	20.12.2007	Biguanide			Auftrag vom G-BA zurückgenommen
Sulfonylharnstoffe zur Behandlung des Diabetes mellitus Typ 2	20.12.2007	Sulfonylharnstoffe			Auftrag vom G-BA zurückgenommen
Glitazone zur Behandlung des Diabetes mellitus Typ 2	26.1.2009	Glitazone (Pioglitazon und Rosiglitazon)	Nutzenbewertung mittels systematischer Literaturrecherche und Studienauswertung	Placebo und andere Therapieoptionen	Langzeitnutzen und -schaden nicht ausreichend untersucht

Tabelle 3.5 (Fortsetzung)

Thema der Publikation	Publikation	Wirkstoff/-gruppe	Bewertungsmethode und -verfahren	Vergleichstherapie	Ergebnis
Langwirksame Insulinanaloga zur Behandlung des Diabetes mellitus Typ 2	19.3.2009	Langwirksame Insulinanaloga (Insulin Glargin und Insulin Detemir)	Nutzenbewertung mittels systematischer Literaturrecherche und Studienauswertung	Humanes Insulin (NPH-Insulin) und langwirksame Insulinanaloga untereinander	Kein Beleg für Zusatznutzen
Glinide zur Behandlung des Diabetes mellitus Typ 2	4.6.2009	Glinide	Nutzenbewertung mittels systematischer Literaturrecherche und Studienauswertung	Placebo und andere Therapieoptionen	Kein Beleg für Nutzen und Zusatznutzen
Alpha-Glucosidase-Hemmer zur Behandlung des Diabetes mellitus Typ 2	23.6.2009				Auftrag zurückgestellt
Kurzwirksame Insulinanaloga bei Kindern und Jugendlichen mit Diabetes mellitus Typ 1 – Nachfolgeauftrag	24.9.2009	Kurzwirksame Insulinanaloga (Insulin Aspart, Insulin Lispro, Insulin Glulisin)	Nutzenbewertung mittels systematischer Literaturrecherche und Studienauswertung	Kurzwirksames Humaninsulin und Insulinanaloga untereinander	Kein Beleg für Zusatznutzen
Langwirksame Insulinanaloga zur Behandlung des Diabetes mellitus Typ 1	19.4.2010	Langwirksame Insulinanaloga (Insulin Glargin und Insulin Detemir)	Nutzenbewertung mittels systematischer Literaturrecherche und Studienauswertung	Humaninsulin (NPH-Insulin) und Insulinanaloga untereinander	Kein Beleg für Zusatznutzen
Nutzenbewertung einer langfristigen normnahen Blutzuckersenkung bei Patienten mit Diabetes mellitus Typ 2	6.6.2011	Langfristige, „normnahe" Blutzuckereinstellung	Nutzenbewertung mittels systematischer Literaturrecherche und Studienauswertung	Keine oder weniger intensive Intention zur Blutzuckereinstellung	Kein Beleg für Nutzen bzw. Schaden
Linagliptin – Nutzenbewertung gemäß § 35a SGB V	28.12.2011	Linagliptin	Frühe Nutzenbewertung auf Basis eines Dossiers des pharmazeutischen Unternehmers	Sulfonylharnstoff (Glibenclamid, Glimepirid), Sulfonylharnstoff und Metformin, Metformin und Humaninsulin	Kein Beleg für Zusatznutzen von Linagliptin

Quelle: IGES

falls eingeschränkt (*G-BA* 2011b). Allerdings ist der Anteil dieser Wirkstoffe in den letzten Jahren dennoch erheblich angestiegen, was für einen bestehenden Bedarf spricht (siehe **Abbildung 3.8** und **Abbildung 3.11**). Auch lang- und kurzwirksame Insulin-Analoga wären von der Verordnung bei Patienten mit Typ-2-Diabetes weitgehend ausgeschlossen, wenn sie nicht durch Rabattverträge den Kosten für Humaninsulin angepasst worden wären (*G-BA* 2011b).

Mit dem Linagliptin hat auch bereits ein Antidiabetikum die frühe Nutzenbewertung (siehe Kapitel 5) durchlaufen (**Tabelle 3.5**): Ein Zusatznutzen gegenüber den Therapieoptionen Humaninsulin bzw. Metformin/Sulfonylharnstoff wurde vom IQWiG aus formalen Gründen verneint. Der G-BA ist diesem Votum gefolgt, woraufhin der Hersteller die Preisverhandlungen mit dem GKV-Spitzenverband abgebrochen und das Präparat in Deutschland vom Markt genommen hat.

3.2.8 Fazit

Patienten mit Typ-1-Diabetes müssen mit Insulin behandelt werden, während Menschen mit Typ-2-Diabetes neben Maßnahmen zur Lebensstiländerung sowohl mit Arzneimitteln aus der Teil-Indikationsgruppe der ande-

ren Antidiabetika als auch mit Insulin behandelt werden können.

Der Verbrauch von Insulinen ist zwischen 1996 und 2008 stark gestiegen – stärker als die epidemiologische Zunahme an Diabetikern und eine allgemeine Intensivierung der Therapie erwarten ließe. Als weitere Ursachen sind die gestiegene Zahl medikamentös behandelter Typ-2-Diabetiker und regulatorische Effekte anzunehmen. Der langfristige Verbrauchsanstieg ist besonders vor dem Hintergrund kritisch zu bewerten, dass das IQWiG unlängst keinen Beleg für einen Nutzen einer langfristigen *normnahen* Blutzuckersenkung bei Typ-2-Diabetes festellen konnte. Seit 2009 ist der Verbauch an Insulinen allerdings kaum mehr gestiegen.

In den letzten Jahren sind insbesondere neuere Antidiabetika durch eine starke Verbrauchszunahme gekennzeichnet. Dies spricht – trotz des noch ausstehenden Belegs für einen Nutzen bzw. Zusatznutzen – für eine starke Nachfrage nach Arzneimitteln mit geringerem Potenzial an Nebenwirkungen hinsichtlich Hypoglykämien und deren potenziellen Langzeitrisiken.

Analog zu den Verbrauchsentwicklungen sind 2011 Mehrausgaben innerhalb der Indikationsgruppe auf die Therapieansatzkomponente zurückzuführen; diese wurden aber mit Preissenkungen durch Herstellerabgaben und Individualrabatte kompensiert, sodass

Fazit zur Indikationsgruppe „A10 Antidiabetika".

Ausgaben	Rückgang
Prominenteste Komponente(n)	Therapieansatz, Preis, Verbrauch
Verbrauch	Unterdurchschnittliches Wachstum
Therapieansätze	Therapieoptimierung: Höherer Anteil von fixen Kombinationen, Gliptinen und GLP-1-Rezeptor-Agonisten
Analog-Wettbewerb	Ohne Bedeutung
Sonstiges	Ausgabenrückgang durch Preiskomponente

insgesamt ein Rückgang der Ausgaben gegenüber 2010 feststellbar ist. Dabei sind aber die Ausgaben für andere Antidiabetika gestiegen und die für Insuline zurückgegangen.

Ausgehend von einer Zahl von 5 Mio. Diabetikern kann man einen leitliniengemäßen Behandlungsbedarf von etwa 4,4 Mio. Patienten modellieren. Mit dem für 2011 dokumentierten Verbrauch bei GKV-Versicherten hätten deutlich mehr, nämlich etwa 5 Mio. Patienten, behandelt werden können. Hier sind Unsicherheiten in Bezug auf die aktuelle Prävalenz und der mittlere tägliche Arzneimittelbedarf sowie Unterschiede zwischen den Teil-Indikationsgruppen zu berücksichtigen: Während bei den Insulinen der Bedarf unter der Zahl der behandelbaren Patienten liegt, reicht bei den anderen Antidiabetika die verordnete Menge an Tagesdosen nicht für alle Patienten mit bestehendem Bedarf aus. Bei den Insulinen ist allerdings davon auszugehen, dass der Tagesbedarf tatsächlich höher liegt, als er hier in die Schätzung eingegangen ist.

Bei Antidiabetika bestehen starke regionale Unterschiede bei Pro-Kopf-Verbrauch und -Ausgaben: So liegen die östlichen Bundesländer sowohl hinsichtlich Insulinen als auch anderer Antidiabetika deutlich über den westlichen Bundesländern. Korrelationsanalysen bei den Pro-Kopf-Ausgaben ergaben, dass dies überwiegend mit der unterschiedlichen Diabetesprävalenz und dem Anteil adipöser Menschen erklärt werden kann.

Literatur

AkdÄ (2009a) Empfehlungen zur antihyperglykämischen Therapie des Diabetes mellitus Typ 2. 2. Auflage. Arzneiverordnung in der Praxis, Band 36, Sonderheft 1. http://www.akdae.de/30/40/10/Diabetes.pdf (09.04.2010).

AkdÄ (Hrsg., 2009b) Arzneiverordnungen. Medizinische Medien Informations GmbH, Neu-Isenburg.

BfArM (2010) Rosiglitazon: Das BfArM ordnet Vertriebseinstellung an. Pressemitteilung 11/10 vom 23.09.2010. http://www.bfarm.de/DE/BfArM/Presse/mitteil2010/pm11-2010.html (12.04.2011).

Bundesministerium für Gesundheit (2006) Bekanntmachung eines Beschlusses des Gemeinsamen Bundesausschusses über eine Änderung der Arzneimittel-Richtlinie/AMR. BAnz. Nr. 184 (S. 6527) vom 28.09.2006.

Ellert U, Wirz J, Ziese, T (2006) Telefonischer Gesundheitssurvey des Robert Koch-Instituts (2. Welle). Beiträge zur Gesundheitsberichterstattung des Bundes, publiziert vom Robert Koch-Institut.

Hauner H, Köster I, Schubert I (2007) Trends in der Prävalenz und ambulanten Versorgung von Menschen mit Diabetes mellitus: Eine Analyse der Versichertenstichprobe AOK Hessen/KV Hessen im Zeitraum von 1998 bis 2004. Dtsch Ärztebl 104: A-2799/B-2469/C-2397.

Häussler B (2011) DMP: Wirkungen und Nebenwirkungen – Folgenabschätzung. Monitor Versorgungsforschung, Vol. 4, Kongress-Special 2: 18–21.

Häussler B, Hagenmeyer E, Storz P, Jessel S (2006) Weißbuch Diabetes in Deutschland. Bestandsaufnahme und Zukunftsperspektiven der Versorgung einer Volkskrankheit. Stuttgart, New York: Thieme.

Häussler B, Klein S, Hagenmeyer E (2010) Weißbuch Diabetes in Deutschland. Bestandsaufnahme und Zukunftsperspektiven. Stuttgart, New York: Thieme.

Heidemann C, Du Y, Scheidt-Nave C (2011) Diabetes mellitus in Deutschland. GBE kompakt 2(3) Berlin: Robert Koch-Institut: http://www.rki.de/DE/Content/Gesundheitsmonitoring/Gesundheitsberichterstattung/GBEDownloadsK/2011_3_diabetes.pdf?__blob=publicationFile (25.04.2012).

International Diabetes Federation (2010) IDF Diabetes Atlas http://www.diabetesatlas.org/content/eur-data (24.02.2010).

Kamtsiuris P, Atzpodien K, Ellert U, Schlack R, Schlaud M (2007) Prävalenz von somatischen Erkrankungen bei Kindern und Jugendlichen in Deutschland. Ergebnisse des Kinder- und Jugendgesundheitssurveys (KiGGS) Bundesgesundheitsblatt Gesundheitsforschung Gesundheitsschutz 50 (5-6): 686–700.

Kurth BM (2012) Erste Ergebnisse aus der „Studie zur Gesundheit Erwachsener in Deutschland" (DEGS) Bundesgesundheitsblatt. DOI 10.1007/s00103-011-1504-5.

Leitliniengruppe Hessen (2008) Hausärztliche Leitlinie Diabetes mellitus Typ 2. http://www.leitlinien.de/leitlinienanbieter/deutsch/pdf/hessen-diabetes (17.03.2010).

Martin S, Dreyer M, Kiess W, Lüdecke H-J, Müller UA, Schatz H, Waldhäusl W (2007) Evidenzbasierte Leitlinie der DDG – Therapie des Diabetes mellitus Typ 1. http://www.deutsche-diabetes-gesellschaft.de/redaktion/mitteilungen/leitlinien/ EBL_Dm_Typ1_Update_2007.pdf (12.04.2011).

Matthaei S, Bierwirth R, Fritsche A, Gallwitz B, Häring H-U et al. (2009) Medikamentöse antihyperglykämische Therapie des Diabetes mellitus Typ 2. Diabetologie 4: 32–64.

Meisinger C, Strassburger K, Heier M, Thorand B, Baumeister SE, Giani G, Rathmann W (2010) Prevalence of undiagnosed diabetes and impaired glucose regulation in 35-59-year-old individuals in Southern Germany: the KORA F4 Study. Diabetic Medicine 27, 360–362.

NN (2007a) Neues Wirkprinzip bei Typ-2-Diabetes: Inkretinmimetikum Exenatide (Byetta). arznei-telegramm 38: 43–45.

NN (2007b) Neues orales Antidiabetikum: DPP-IV-Hemmer Sitagliptin (Januvia). arznei-telegramm 38: 56–57.

NN (2012) Kein Linagliptin für Deutschland, Ärzte Zeitung, 26. April 2012. http://www.aerztezeitung.de/politik_gesellschaft/arzneimittelpolitik/article/811884/kein-linagliptin-deutschland.html (30.05.2012).

Rathmann W, Haastert B, Icks A, Löwel H, Meisinger C et al. (2003) High prevalence of undiagnosed diabetes mellitus in Southern Germany: Target populations for efficient screening. The KORA survey 2000. Diabetologia 46: 182–189.

RKI, Statistisches Bundesamt (2006) Gesundheitsberichterstattung des Bundes. Gesundheit in Deutschland. Berlin.

RKI (2011) Daten und Fakten: Ergebnisse der Studie „Gesundheit in Deutschland aktuell 2009". Beiträge zur Gesundheitsberichterstattung des Bundes. Berlin.

Schauder P, Berthold H, Eckel H, Ollenschläger G (Hrsg.) (2006) Zukunft sichern: Senkung der Zahl chronisch Kranker. Köln: Deutscher Ärzte Verlag.

Stefan N (2009) Individualisierte Prävention des Typ-2-Diabetes. Bundesgesundheitsblatt 52: 677–682.

Thefeld W (1999) Prävalenz des Diabetes mellitus in der erwachsenen Bevölkerung Deutschlands. Gesundheitswesen 61; Sonderheft 2: S85–S89.

Turner RC, Cull CA, Frighi V, Holman RR (1999) Glycemic control with diet, sulfonylurea, metformin, or insulin in patients with type 2 diabetes mellitus: progressive requirement for multiple therapies (UKPDS 49). UK Prospective Diabetes Study (UKPDS) Group. JAMA; 281 (21): 2005–2012.

UKPDS (UK Prospective Diabetes Study) Group (1998) Effect of intensive blood-glucose control with metformin on complications in overweight patients with type 2 diabetes (UKPDS 34). Lancet 352: 837–853.

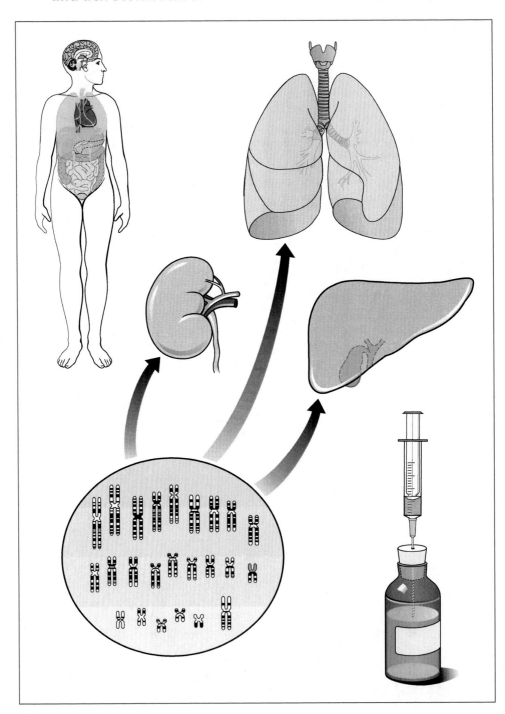

3.3.1 Entwicklung der Indikationsgruppe

Die Indikationsgruppe der anderen Mittel für das alimentäre System und den Stoffwechsel ist sehr inhomogen und umfasst verschiedene Teil-Indikationsgruppen. Sie ist außerdem relativ neu anzusehen, da mehr als die Hälfte der zu ihr gehörenden Wirkstoffe noch nicht länger als zehn Jahre zur Verfügung stehen.

Die älteste Teil-Indikationsgruppe, die Mittel zur Behandlung der Azidose, findet bereits seit Jahrzehnten Anwendung. Zu ihren wichtigsten Vertretern in der ambulanten Arzneimitteltherapie gehört das Natriumhydrogencarbonat, das bei der metabolischen Azidose eingesetzt wird, welche durch eine chronische Niereninsuffizienz bedingt ist. Diese Störung ist zudem die häufigste, die mit Mitteln aus dieser Indikationsgruppe behandelt wird.

Ansonsten fallen in die Indikationsgruppe A16 überwiegend sehr seltene angeborene Stoffwechselstörungen (siehe 3.3.3). Die meisten der nachfolgend genannten Arzneimittel gehören dementsprechend zur Gruppe der Orphan Drugs.

Zunächst wurden vergleichsweise einfache chemische Verbindungen für die Therapie zur Verfügung gestellt. Seit den 1960er Jahren wird Zinkacetat bei Morbus Wilson eingesetzt, einer Kupferspeicherkrankheit, die unbehandelt zur Schädigung der Leber und des Nervensystems führt. Seit Ende der 1970er Jahre wird Natriumphenylbutyrat zur Behandlung von Stoffwechselstörungen des Harnstoffzyklus erprobt. Bei diesen Störungen führt die Ansammlung von Ammoniak zu schweren Hirnschäden. 1999 wurde Natriumphenylbutyrat zugelassen und gehört damit in Europa zu den ersten Arzneimitteln mit Orphan-Drug-Status, der von der EMA seit dem Jahr 2000 zuerkannt wird. 1983 wurde Levocarnitin eingeführt. Es wird bei verschiedenen Formen des Carnitinmangels eingesetzt. Seit 1998 steht Mercaptamin zur Be-

handlung der nephropathischen Zystinose zur Verfügung. Der Morbus Gaucher Typ 1 kann seit 2003 auch mit dem Wirkstoff Miglustat behandelt werden – allerdings nur, wenn eine Enzymsubstitution mit Imiglucerase bzw. Velaglucerase alfa (s. u.) nicht durchgeführt werden kann. Der Wirkstoff wurde 2009 auch zur Behandlung der Niemann-Pick-C-Krankheit, einer erblichen neurodegenerativen Lipidspeicherkrankheit, zugelassen. Der NAGS (N-Acetylglutamat-Synthase)-Mangel kann seit 2004 mit Carglumsäure therapiert werden, die Tyrosinämie Typ 1 seit 2005 mit dem Wirkstoff Nitisinon. Seit 2009 kann Sapropterin zur Behandlung der Hyperphenylalaninämie bei Patienten mit Phenylketonurie eingesetzt werden.

Bei vielen der angeborenen Stoffwechselerkrankungen sind bestimmte körpereigene Enzyme defekt oder fehlen. Dadurch lagern sich Stoffwechselprodukte in verschiedenen Organen ab und schädigen diese. Mit den Fortschritten der Biotechnologie wurde es prinzipiell möglich, diese Enzyme in größeren Mengen herzustellen. Für einige Erkrankungen stehen inzwischen Enzympräparate zur Substitution zur Verfügung: 1998 wurde die Imiglucerase zur Behandlung des Morbus Gaucher Typ 1 eingeführt. Seit 2010 steht zur Substitution auch der Wirkstoff Velaglucerase alfa (**Tabelle 3.6**) zur Verfügung. Seit 2001 kann der Morbus Fabry mit Agalsidase alfa und beta behandelt werden, seit 2003 die Mukopolysaccharidose Typ 1 mit Laronidase, seit 2006 der Morbus Pompe und die Mukopolysaccharidose Typ 6 (M. Maroteaux-Lamy) mit Alglucosidase alfa bzw. Galsulfase.

3.3.2 Entwicklung des Verbrauchs

Aus der Indikationsgruppe der anderen Mittel für das alimentäre System und den Stoffwechsel wurden jedem Versicherten der GKV

Tabelle 3.6: Neue Wirkstoffe in der Indikationsgruppe A16 „Andere Mittel für das alimentäre System und den Stoffwechsel" im Zeitraum von 2007 bis 2011.

Jahr (Markteinführung)	Wirkstoff	Teil-Indikationsgruppe
2006	Alglucosidase alfa	Morbus Pompe
2007	Idursulfase	Mukopolysaccharidose Typ 2
2007	Betain	Andere Stoffwechselkrankheiten
2009	Sapropterin	Hyperphenylalaninämie
2010	Velaglucerase alfa	Morbus Gaucher Typ 1

Quelle: IGES

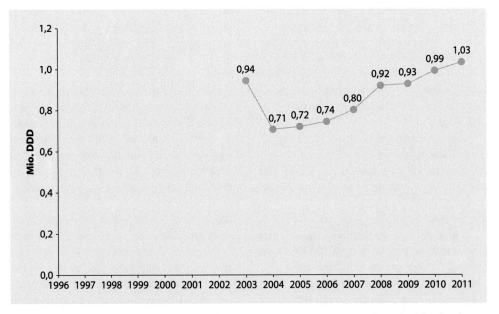

Abbildung 3.21: Verbrauch von Arzneimitteln aus der Indikationsgruppe „A16 Andere Mittel für das alimentäre System und den Stoffwechsel" in Mio. DDD im Zeitraum von 2003 bis 2011.
Quelle: IGES-Berechnungen nach NVI (INSIGHT Health)

2011 im Durchschnitt lediglich etwa 0,01 DDD verordnet. Wirkstoffe aus dieser Indikationsgruppe gehören damit zu den sehr selten verordneten Arzneimitteln.

Der Verbrauch in DDD von Mitteln aus dieser Indikationsgruppe hat 2010 die Millionengrenze knapp erreicht und 2011 nur geringfügig überschritten (**Abbildung 3.21**). Der Anstieg seit 2004 ist bedingt durch ver-

schiedene Wirkstoffe, die innerhalb der letzten zehn Jahre in den Markt eingeführt wurden. Durch diese Wirkstoffe steht den betroffenen Patienten teilweise erstmals eine medikamentöse Therapieoption zur Verfügung. 2011 stieg der Verbrauch gegenüber dem Vorjahr um 4,1 %.

Der höchste Verbrauch wurde für die Mittel bei Carnitinmangel beobachtet. Auf diese

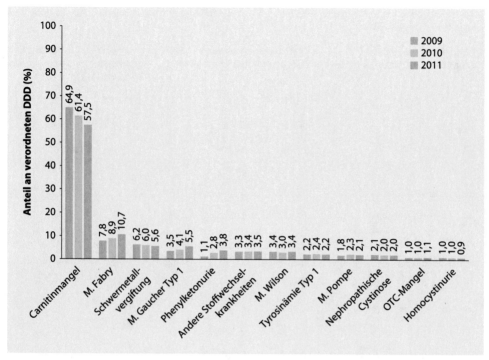

Abbildung 3.22: Anteile der Teil-Indikationsgruppen an den verordneten DDD in der Indikationsgruppe „A16 Andere Mittel für das alimentäre System und den Stoffwechsel" für 2009 bis 2011. Dargestellt sind nur die Teil-Indikationsgruppen mit einem Anteil von über 1 % in einem Beobachtungsjahr.
Quelle: IGES-Berechnungen nach NVI (INSIGHT Health)

Teil-Indikationsgruppe, die den Wirkstoff Levocarnitin umfasst, entfielen rund 58 % des Verbrauchs der gesamten Indikationsgruppe. Mit fast 11 % folgen die Mittel zur Behandlung des Morbus Fabry. Die Wachstumsraten sind in den verschiedenen Teil-Indikationsgruppen sehr unterschiedlich (**Abbildung 3.22, Tabelle 3.7**). Da die Mittel aus den meisten Teil-Indikationsgruppen bei seltenen erblichen Stoffwechselkrankheiten eingesetzt werden und sie dauerhaft zur Substitution benötigt werden, spiegeln die beobachteten Verbrauchsänderungen letztlich allein den Bedarf an diesen Arzneimitteln wider. Da außerdem nur wenige Patienten mit diesen Wirkstoffen behandelt werden, führt bereits eine geringe Änderung ihrer Zahl zu erheblichen relativen Verbrauchsänderungen

(**Tabelle 3.7**). Eine Ausnahme bildet lediglich die Verbrauchsentwicklung für die Mittel zur Behandlung des Morbus Gaucher Typ 1. Hier kam es 2009 zu einem Verbrauchsrückgang um 14 % gegenüber dem Vorjahr. Ursache war ein Lieferengpass des Herstellers der Imiglucerase seit dem Sommer 2009. Für die betroffenen Patienten stand somit weltweit nicht die benötigte Menge zur Verfügung. Inzwischen ist der Lieferengpass behoben, jedoch hat der Verbrauch von Imiglucerase im Jahr 2011 nicht wieder das Niveau des Jahres 2008 erreicht. Der Verbrauchsanstieg 2011 in dieser Teil-Indikationsgruppe wird vor allem durch das Miglustat sowie die Velaglucerase getragen.

In kaum einer der Teil-Indikationsgruppen gibt es unterschiedliche Therapieansätze.

Tabelle 3.7: Übersicht der Menge der verordneten DDD in den Teil-Indikationsgruppen der Indikationsgruppe A16 in den Jahren 2009 bis 2011.

Teil-Indikationsgruppe der Mittel bei	DDD 2009 (Mio.)	DDD 2010 (Mio.)	DDD 2011 (Mio.)	Differenz 2009 vs. 2010 (%)	Differenz 2010 vs. 2011 (%)
Carnitinmangel	0,603	0,602	0,587	−0,2	−2,5
M. Fabry	0,073	0,088	0,109	20,6	24,2
Schwermetallvergiftung	0,058	0,059	0,057	1,2	−2,4
M. Gaucher Typ1	0,032	0,040	0,056	23,6	40,5
Hyperphenylalaninämie	0,010	0,027	0,039	167,4	44,1
Andere Stoffwechselkrankheiten	0,031	0,033	0,035	9,5	5,5
M. Wilson	0,031	0,030	0,035	−4,7	16,4
Tyrosinämie Typ 1	0,020	0,024	0,023	17,2	−4,1
M. Pompe	0,017	0,022	0,022	29,6	−2,2
Nephropathische Cystinose	0,020	0,020	0,021	−0,1	5,0
Ornithintranscarbamylase-Mangel	0,009	0,009	0,011	6,9	13,7
Homocystinurie	0,009	0,010	0,009	1,0	−8,9
NAGS-Mangel	0,006	0,007	0,007	2,8	−1,8
Mukopolysaccharidose Typ 2	0,004	0,004	0,005	4,7	33,2
Mukopolysaccharidose Typ 6	0,002	0,003	0,003	52,2	17,4
Mukopolysaccharidose Typ 1	0,003	0,003	0,003	12,4	−7,7
Summe	**0,924**	**0,974**	**1,015**	**5,5**	**4,2**

Quelle: IGES-Berechnungen nach NVI (INSIGHT Health)

Lediglich in zwei Teil-Indikationsgruppen stehen mindestens zwei verschiedene Wirkstoffe zur Auswahl. So umfasst die Teil-Indikationsgruppe der Mittel bei Morbus Gaucher Typ 1 die Wirkstoffe Imiglucerase, Miglustat und Velaglucerase alfa. Der Anteil von Miglustat am Verbrauch in DDD stieg im beobachteten Zeitraum von knapp 30 auf 38 % an (**Abbildung 3.23**). Dieser Anstieg des Verbrauchsanteils ist zumindest teilweise Folge des Lieferengpasses für Imiglucerase: Der Verbrauch von Miglustat stieg dementsprechend 2009 kompensatorisch an. Der

Anstieg von Miglustat ist allerdings sicher auch bedingt durch die Zulassungserweiterung für die Behandlung von Patienten mit Niemann-Pick-C-Erkrankung. Die Velaglucerase alfa erreichte 2011 einen Verbrauchsanteil von 15 %, was einen beachtlichen Anteil darstellt, wenn man berücksichtigt, dass die Markteinführung erst Mitte September 2010 erfolgte. Auch das Enzym Agalsidase beta aus der Teil-Indikationsgruppe der Mittel bei Morbus Fabry ist seit 2009 von einem Lieferengpass betroffen, der auch 2011 noch anhielt (*NN* 2011). Der Anteil von Agalsidase

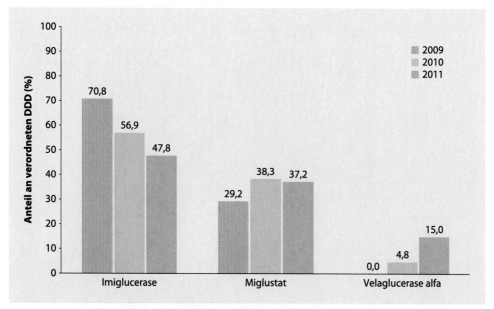

Abbildung 3.23: Anteile der verordneten DDD in der Indikationsgruppe A16 – Wirkstoffe der Teil-Indikationsgruppe „Morbus Gaucher Typ 1" für 2009 bis 2011.
Quelle: IGES-Berechnungen nach NVI (INSIGHT Health)

beta ging 2010 von 58,5 auf unter 10 % zurück und lag 2011 nur noch bei knapp 6 %, während der Anteil der Agalsidase alfa entsprechend anstieg.

3.3.3 Regionale Unterschiede im Verbrauch

Für die Indikationsgruppe der Mittel für das alimentäre System und den Stoffwechsel zeigen sich erhebliche Unterschiede im Pro-Kopf-Verbrauch. Dieser ist im Osten Deutschlands sehr viel höher als im Westen und erreichte 2011 mit 0,028 DDD in Mecklenburg-Vorpommern den höchsten Wert (**Abbildung 3.24**). In der KV-Region Bremen wurde dagegen nur ein Verbrauch von 0,006 DDD je Versicherten beobachtet. Bestimmend für den Verbrauch ist die Teil-Indikationsgruppe der Mittel gegen Carnitinmangel (**Tabelle 3.8**). Hauptanwendungsgebiet von Levocarnitin ist

der Ausgleich eines durch Dialyse induzierten Levocarnitinmangels. Tatsächlich besteht eine gewisse, knapp signifikante Korrelation ($R^2 = 0{,}30$) zwischen der von *Frei* und *Schober-Halstenberg* (2006) genannten Prävalenz von Dialysepatienten und den beobachteten regionalen Unterschieden im Verbrauch von Levocarnitin.

3.3.4 Epidemiologie, Bedarf und Angemessenheit der Versorgung

Die Arzneimittel aus der Indikationsgruppe der anderen Mittel für das alimentäre System und den Stoffwechsel werden für eine Reihe verschiedener Erkrankungen eingesetzt. Im Hinblick auf die Ausgaben spielen die angeborenen Stoffwechselkrankheiten die wichtigste Rolle (siehe 3.3.5). Daher sollen im Folgenden beispielhaft für einige lysosomale Speicherkrankheiten Epidemiologie, Bedarf

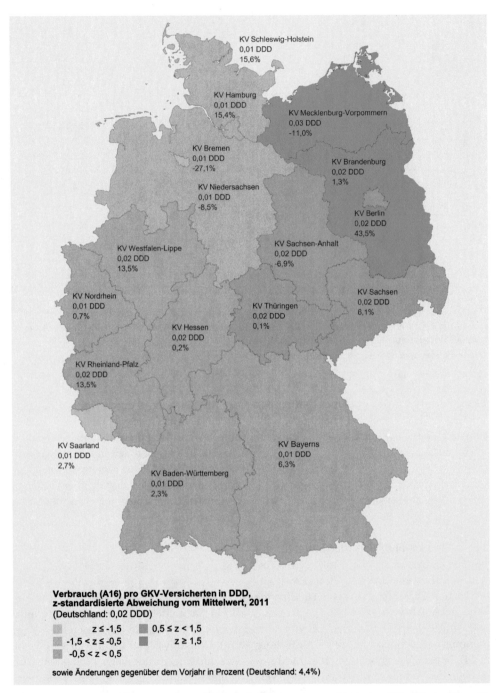

Abbildung 3.24: Verbrauch von Arzneimitteln aus der Indikationsgruppe „A16 Andere Mittel für das alimentäre System und den Stoffwechsel" in DDD je Versicherten im Jahr 2011 und Änderung gegenüber dem Vorjahr nach KV-Region.

Quelle: IGES-Berechnungen nach NVI (INSIGHT Health)

Tabelle 3.8: Menge der verordneten DDD in den Teil-Indikationsgruppen der Indikationsgruppe „A16 Andere Mittel für das alimentäre System und den Stoffwechsel" und behandelbare Patienten in den Jahren 2010 und 2011.

Teil-Indikationsgruppe der Mittel bei	DDD 2010 (Tsd.)	DDD 2011 (Tsd.)	Behandelbare Patienten (2010)	Behandelbare Patienten (2011)
M. Fabry	87,6	108,9	240	298
M. Gaucher Typ 1	40,1	56,4	110	155
M. Pompe	22,2	21,7	61	59
Mukopolysaccharidose Typ 2	4,0	5,3	11	15
Mukopolysaccharidose Typ 6	2,6	3,0	7	8
Mukopolysaccharidose Typ 1	3,2	2,9	9	8
Hyperphenylalaninämie	27,2	39,2	75	107
Summe	**186,9**	**237,4**	**512**	**650**

Quelle: IGES-Berechnungen nach NVI (INSIGHT Health)

und Angemessenheit der Versorgung dargestellt werden.

Als lysosomale Speicherkrankheiten werden verschiedene genetisch bedingte Stoffwechselerkrankungen bezeichnet, die durch einen progressiven Verlauf gekennzeichnet sind (u. a. Lipidspeicherkrankheiten, Mukopolysaccharidosen, Glykogenosen). Sie manifestieren sich an unterschiedlichen Organsystemen und verursachen daher sehr unterschiedliche Krankheitsbilder. In den Niederlanden wurden Neugeborene über mehrere Jahre hinweg auf lysosomale Speicherkrankheiten gescreent. Die Autoren ermittelten eine Prävalenz von 14 pro 100.000 Lebendgeborenen für alle lysosomalen Erkrankungen zusammen (*Poorthuis* 1999). Damit handelt es sich um sehr seltene Erkrankungen. Die meisten dieser Krankheiten werden symptomatisch behandelt (*Beck* 2001); zusätzlich steht für einige Erkrankungen eine Enzymersatztherapie zur Verfügung.

M. Gaucher, M. Fabry und die Niemann-Pick-C-Krankheit gehören zu den Lipidspeicherkrankheiten. Durch einen Enzymdefekt reichern sich Lipide in den Körperzellen an.

Hauptsymptom der viszeralen Form des M. Gaucher (Typ 1) ist die Vergrößerung von Leber und Milz. Anämie, Thrombopenie und Gelenkschmerzen sind die Folgen. M. Gaucher (Typ 1) ist unter den lysosomalen Speicherkrankheiten mit einer Prävalenz von 0,90 pro 100.000 Lebendgeborene in den Niederlanden relativ häufig (*Poorthuis* 1999). Andere Quellen gehen von einer Prävalenz in Höhe von 2,00 bis 3,33 pro 100.000 in der Gesamtbevölkerung aus (*Belmatoug* et al. 2002, *Stirnemann* et al. 2003, *Levrat* et al. 2007). Das würde bedeuten, dass es in der GKV insgesamt zwischen 1.400 und 2.300 Betroffene gäbe; andere Schätzungen gehen von 1.800 bis 3.600 Patienten im Bereich der GKV aus (*Bertsche* 2005).

M. Fabry verursacht Angiokeratome, Schmerzen, Missempfindungen in den Extremitäten, gestörte Schweißproduktion und bei Erwachsenen Herzrhythmusstörungen sowie eine Nierenschädigung bis hin zur Niereninsuffizienz. Männliche Betroffene entwickeln meist schon im Kindesalter Symptome. Die Variabiliät der klinischen Symptomatik ist breit, insbesondere bei Frauen. Entsprechend hoch ist das Spektrum an möglichen Differenzialdiagnosen. So schwanken auch die publizierten Prävalenzangaben, je nach untersuchtem Patientengut und Diagnostik, deutlich: *Poorthuis* et al. (1999) ermittelten eine Prävalenz von 0,21 pro 100.000 Neugeborene bzw. 0,42 pro 100.000 männliche Neugeborene in den Niederlanden. Nach *Deegan* et al. (2006) reichen die Schätzungen zur Inzidenz von 0,25 bis 2,50 pro 100.000 männliche Lebendgeborene. In einem gendiagnostischen Screening männlicher Neugeborener in Italien wurde eine Inzidenz von 0,03 % festgestellt (*Spada* et al. 2006) – allerdings ist unbekannt, ob alle positiv Identifizierten zukünftig tatsächlich von der Erkrankung betroffen sein werden. Die Prävalenz liegt deutlich höher unter Patienten mit linksventrikulärer Hypertrophie, mit Dialysepflicht, mit vorausgegangener Nierentransplantation und Schlaganfall (*Linthorst* et al. 2010). Auf Basis dieser Angaben ergeben sich zwischen 150 und 1.750 Betroffene, mit denen im Bereich der GKV gerechnet werden kann. Da die korrekte Diagnose aufgrund des komplexen Erscheinungsbildes jedoch oftmals erst nach vielen Jahren gestellt wird, ist mit einer hohen Dunkelziffer an unentdeckten Patienten zu rechnen (*Hoffmann* und *Mayatepek* 2009). In Deutschland wurde die Erkrankung bei 500 Patienten diagnostiziert, was rund 430 GKV-Versicherten entspricht (*Heinzl* 2008).

Die Niemann-Pick-Typ-C-Krankheit (NP-C) ist ebenfalls eine vererbbare Lipidspeicherkrankheit. Durch fortschreitende neurologische Schädigungen ist die Lebenserwartung der Patienten stark reduziert. Aufgrund des vielfältigen Erscheinungsbildes wird die Krankheit vermutlich nicht immer erkannt (*Sévin* 2007). In den westlichen Ländern wird von einer Zahl von etwa einem Patienten pro 120.000 bis 150.000 Menschen ausgegangen (*Vannier und Millat* 2003). Dies entspricht bezogen auf die deutsche GKV-Bevölkerung etwa 460 bis 580 Patienten mit NP-C bei einer vermutlich hohen Dunkelziffer, d. h. nur ein Teil dieser Patienten ist als NP-C-Patienten bekannt.

M. Hurler, M. Hunter und M. Maroteaux-Lamy gehören zu den Mukopolysaccharidosen (MPS). Sie verursachen grobe Gesichtszüge, eine Vergrößerung der Zunge, verdickte Haut, Hornhauttrübung, Schwellung der Leber und der Milz sowie Gelenkkontrakturen. Bei M. Hurler (MPS Typ 1) kommen Minderwuchs und mentale Retardierung hinzu, bei M. Hunter (MPS Typ 2) ebenfalls Minderwuchs, Schwerhörigkeit und Organvergrößerung. M. Hurler ist mit einer Prävalenz von 1,07 bis 1,19 Fällen pro 100.000 männlicher Lebendgeborener die häufigste Erkrankung unter den Mukopolysaccharidosen (*Moore* et al. 2008, *Poorthuis* 1999). Für M. Hunter wurde eine Prävalenz von 0,67 pro 100.000 Lebendgeborene bzw. 1,30 pro 100.000 männliche Neugeborene ermittelt (*Poorthuis* 1999). Mit einer Prävalenz in Höhe von 0,15 pro 100.000 ist M. Maroteaux-Lamy (MPS Typ 6) noch seltener (*Poorthuis* 1999). Demnach sind im Bereich der GKV ca. 1.200 Betroffene mit M. Hurler, 470 mit M. Hunter und 100 mit M. Maroteaux-Lamy zu erwarten.

M. Pompe ist eine Glykogenose (Typ 2) mit Funktionsstörungen des Herzens und der Muskulatur. Betroffene Kinder sterben meist innerhalb des ersten Lebensjahres. Bei Jugendlichen und Erwachsenen kann die Muskelschwäche zu Atemstörungen führen, diese Patienten können ein mittleres Lebensalter erreichen. In den Niederlanden wurde für die infantile Form eine Häufigkeit von 0,72 pro 100.000 Neugeborene und für die Form mit einem späteren Krankheitsausbruch eine Prävalenz von 1,75 pro 100.000 Neugeborene ermittelt. Für beide Formen zusammen ergibt sich eine Prävalenz in Höhe von 2,50 pro 100.000 (*Ausems* et al. 1999). Frauen scheinen etwa gleich häufig betroffen zu sein wie Männer (*Hagemans* et al. 2005). Viele Patienten sind auf Beatmung und Rollstuhl angewiesen. Auf die GKV übertragen bedeuten diese Zahlen ca. 1.750 Patienten.

Eine häufigere angeborene Stoffwechselkrankheit ist die Phenylketonurie (PKU). Die betroffenen Patienten können die Aminosäure Phenylalanin nicht regelrecht verstoffwechseln, wodurch diese sich im Körper anreichert und unbehandelt zu schweren geistigen Entwicklungsstörungen und Epilepsie führt. Neben der klassischen PKU werden mildere Varianten der Erkrankung als Hyperphenylalaninämie (HPA) diagnostiziert. Patienten mit klassischer PKU müssen lebenslang eine strenge Eiweißdiät einhalten. Ein entsprechendes Screening wird bei allen Neugeborenen durchgeführt, weshalb verlässliche Zahlen für Deutschland vorliegen. Nach dem nationalen Screeningreport der Deutschen Gesellschaft für Neugeborenenscreening (DGNS) für 2009 tritt die PKU mit einer Häufigkeit von 1 : 11.085 auf (*DGNS* 2011). Eine ähnliche Häufigkeitsverteilung wurde bei einer Untersuchung nach Stoffwechselkrankheiten im südwestdeutschen Raum für den Zeitraum 1999 bis 2009 identifiziert; hier liegt die Prävalenz für PKU bei 1 : 12.755 (Lindner et al. 2011). Für die GKV sind etwa 6.300 Patienten mit PKU anzunehmen.

Die Anzahl der Patienten, bei denen derzeit ein Behandlungsbedarf besteht, lässt sich anhand der existierenden Daten für Deutschland nur schwer schätzen, anhand der verbrauchten Menge der Wirkstoffe kann jedoch die ungefähre Zahl der behandelbaren Patienten berechnet werden. Insgesamt ist für alle beschriebenen Krankheitsbilder von etwa 11.750 bis 14.400 betroffenen Patienten auszugehen. Die in **Tabelle 3.8** aufgeführten Teil-Indikationsgruppen zur Behandlung der oben beschriebenen Erkrankungen machen 95 % der Ausgaben für die Indikationsgruppe aus. Unter der Annahme, dass jeder Betroffene eine DDD am Tag verordnet bekommt, konnten mit Mitteln dieser Teil-Indikationsgruppen im Jahr 2010 insgesamt 512 und im Jahr 2011 insgesamt 650 Patienten behandelt werden. Da die Enzyme nach Körpergewicht dosiert werden und die Dosierung je nach

Symptomatik unterschiedlich sein kann, kann die Zahl der behandelbaren Patienten durchaus auch höher liegen als hier geschätzt. Es ist davon auszugehen, dass die Zahlen der behandelbaren Patienten in den nächsten Jahren ansteigen werden, jedoch wird dieser Zuwachs wegen der relativen Seltenheit der Erkrankungen begrenzt sein. Die Enzymersatztherapie ist für die Patienten notwendig, um das Fortschreiten der Erkrankung zu verzögern und die Symptome besser zu kontrollieren. Von einer Überversorgung ist nicht auszugehen, da der Zugang zur Therapie in der Regel über entsprechende Zentren erfolgt. Ob eine Unterversorgung vorliegt, kann auf Basis der vorliegenden Informationen nicht beurteilt werden. Es ist jedoch zu vermuten, dass nicht bei jedem betroffenen Patienten die richtige Diagnose gestellt wurde und daher diese Patienten auch nicht korrekt behandelt werden können.

3.3.5 Analyse der Ausgabendynamik

Die Ausgaben für die Indikationsgruppe sind im Jahr 2011 im Vergleich zum Vorjahr um 26 Mio. Euro gestiegen (**Tabelle 3.9**).

Die betrachtete Indikationsgruppe besteht – bis auf wenige Ausnahmen – aus Teil-Indikationsgruppen, welche jeweils aus einem Wirkstoff gebildet werden. Diese Teil-Indikationsgruppen sind untereinander nicht austauschbar. Somit sollten sich Ausgabenänderungen hauptsächlich in der Verbrauchs- und der Preiskomponente abbilden. Tatsächlich fällt die Verbrauchskomponente für beide betrachteten Jahre als größte Komponente auf (**Abbildung 3.25**). Im Jahr 2011 erhöhte diese sich im Vergleich zum Vorjahr leicht (37,8 vs. 33,5 Mio. Euro). Anders als 2010 sind keine Einsparungen durch den erhöhten Verbrauchsanteil eines günstigeren Analog-Wirkstoff feststellbar. Kam es 2010, bedingt durch einen höheren Anteil von Miglustat, noch zu Einsparungen von 4,9 Mio. Euro,

Tabelle 3.9: Ausgabenentwicklung in der Indikationsgruppe „A16 Andere Mittel für das alimentäre System und den Stoffwechsel" in den Jahren 2010 und 2011. Angegeben sind nur Teil-Indikationsgruppen mit Ausgaben von mindestens 1 Mio. Euro.

Indikations-/ Teil-Indikationsgruppe	Ausgaben (Mio. Euro)		Änderung gegenüber Vorjahr (Mio. Euro)		Prozentuale Veränderung gegenüber Vorjahr		Anteil an Gesamt- ausgaben (%)	
	2010	2011	2009 vs. 2010	2010 vs. 2011	2009 vs. 2010	2010 vs. 2011	2010	2011
M. Fabry	56,43	66,21	8,17	9,77	16,94	17,32	0,20	0,25
M. Gaucher Typ1	45,01	60,31	2,79	15,30	6,61	33,99	0,16	0,22
M. Pompe	27,41	25,21	5,44	−2,20	24,78	−8,04	0,10	0,09
Mukopolysaccharidose Typ 2	13,06	14,87	0,11	1,81	0,87	13,86	0,05	0,06
Mukopolysaccharidose Typ 6	9,18	10,14	2,95	0,96	47,22	10,41	0,03	0,04
Hyperphenylalaninämie	4,92	6,44	3,10	1,53	170,37	31,03	0,02	0,02
Mukopolysaccharidose Typ 1	5,32	4,61	0,41	−0,71	8,37	−13,29	0,02	0,02
Tyrosinämie Typ 1	3,76	3,36	0,41	−0,40	12,12	−10,72	0,01	0,01
Carnitinmangel	2,24	2,15	0,01	−0,08	0,65	−3,79	0,01	0,01
Ornithintranscarbamylase-Mangel	1,46	1,57	0,04	0,11	3,00	7,53	0,01	0,01
Gesamte Indikationsgruppe	**171,50**	**197,49**	**23,48**	**25,99**	**15,86**	**15,16**	**0,61**	**0,73**

Quelle: IGES-Berechnungen nach NVI (INSIGHT Health)

Fazit zur Indikationsgruppe „A16 Andere Mittel für das alimentäre System und den Stoffwechsel".

Ausgaben	Überdurchschnittliches Wachstum
Prominenteste Komponente(n)	Verbrauch, Preis
Verbrauch	Überdurchschnittlicher Zuwachs Neue Behandlungsmöglichkeiten durch die Einführung von Enzymen zur Substitution bei seltenen Stoffwechselkrankheiten
Therapieansätze	Ohne Bedeutung
Analog-Wettbewerb	Ohne Bedeutung
Sonstiges	Ausgabenrückgang durch Preiskomponente

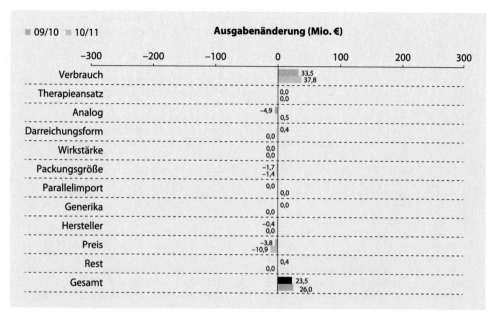

Abbildung 3.25: Komponenten der Ausgabenänderung im Jahr 2011 für die Indikationsgruppe „A16 Andere Mittel für das alimentäre System und den Stoffwechsel".
Quelle: IGES-Berechnungen nach NVI (INSIGHT Health)

führte die Analogkomponente 2011 sogar zu leichten Mehrausgaben von 0,5 Mio. Euro.

Die Preiskomponente wies ähnlich wie 2010 einen negativen Wert auf. Bedingt durch verschiedene gesetzliche Regulierungen (siehe Kapitel 2), welche 2011 ihre volle Wirkung entfalteten, konnten vor allem durch höhere Herstellerabgaben Einsparungen von knapp 11 Mio. Euro erreicht werden. Dies stellt eine deutliche Erhöhung zum Vorjahreswert von rund 4 Mio. Euro dar.

Die höchsten Verbrauchskomponenten für die Teil-Indikationsgruppen wurden bei den Mitteln für Morbus Gaucher und denen für Morbus Fabry festgestellt (17,8 Mio. Euro bzw. 13,3 Mio. Euro). Dennoch gilt es zu beachten, dass in dieser Indikationsgruppe, in der überwiegend Arzneimittel zur Behandlung sehr seltener Erkrankungen eingesetzt werden, bereits wenige Patienten, die zusätzlich oder nicht mehr behandelt werden, zu erheblichen Änderungen führen können.

Literatur

Ausems MG, Verbiest J, Hermans MP et al. (1999) Frequency of glycogen storage disease type II in The Netherlands: implications for diagnosis and genetic counselling. Eur J Hum Genet 6: 713–716.

Beck M (2001) Therapie lysosomaler Speicherkrankheiten. Dtsch Ärztebl 98; A 2188–2192.

Belmatoug N, Caubel I, Stirnemann J, Billette de Villemeur T (2002) La Maladie de Gaucher. J Soc Biol 2: 141–149.

Bertsche T, Schulz M (2005) Miglustat bei Morbus Gaucher. Pharmazeutische Zeitung 15. http://www.pharmazeutische-zeitung.de/index.php?id=27711 (02.06.2009).

BfArM (2009) Wichtige Information über den Stand der Versorgung mit Cerezyme® (Imiglucerase): Aktualisierte zeitlich begrenzte Behandlungsempfehlungen. http://www.bfarm.de/cln_012/nn_1339704/SharedDocs/Publikationen/DE/Pharmakovigilanz/roteHandBriefe/2009/infobrief__cerezyme2,templateId=raw,property=publicatio nFile.pdf/infobrief_cerezyme2.pdf (18.03.2010).

Deegan PB, Baehner AF, Barba Romero MA, Hughes DA, Kampmann C, Beck M (2006) Natural history of Fabry disease in females in the Fabry Outcome Survey. J Med Genet 4: 347–352.

Frei U, Schober-Halstenberg HJ (2008). Nierenersatztherapie in Deutschland. Bericht über Dialysebehandlung und Nierentransplantation in Deutschland. 2006/2007. Berlin: QuaSi-Niere.

DGNS (2011) Nationaler Screeningreport 2009. http://www.screening-dgns.de/PDF/Screeningreport_2009.pdf. Seite 8. (04.04.2012).

Hagemans ML, Winkel LP, Hop WC, Reuser AJ, Van Doorn PA, Van der Ploeg AT (2005) Disease severity in children and adults with Pompe disease related to age and disease duration. Neurology 12: 2139–2141.

Heinzl S (2008) Morbus Fabry. Patienten durchlaufen Diagnosemarathon. Dtsch. Ärztebl 105: A1245.

Hoffmann B, Mayatepek E (2009) Morbus Fabry – oft gesehen, selten erkannt. Deutsches Ärzteblatt 106(26): 440–447.

Levrat V, Forest I, Fouilhoux A, Guffon N (2007) Gaucher disease in childhood. Rev Med Interne 28; Suppl 2: S183–186.

Lindner M, Gramer G, Haege G et al. (2011) Efficacy and outcome of expanded newborn screening for metabolic diseases – Report of 10 years from South-West Germany. Orphanet Journal of Rare Diseases 2011, 6:44, 1–10.

Linthorst GE, Bouwman MG, Wijburg FA, Aerts JM, Poorthuis BJ, Hollak CE (2010) Screening for Fabry disease in high-risk populations: a systematic review. J Med Genet 47(4): 217–222.

Moore D, Connock MJ, Wraith E, Lavery C (2008) The prevalence of and survival in mucopolysaccharidosis I: Hurler, Hurler-Scheie and Scheie syndromes in the UK. OJRD 3: 24.

NIH (2001) National Institutes of Health Consensus Development Conference Statement: Phenylketonuria: Screening and Management, Oct 16–18, 2000. National Institutes of Health Consensus Development Panel. Pediatrics 108: 972–982.

NN (2009) Medizin-Telegramm. Morbus Niemann-Pick Typ C (NP-C). Miglustat als erste Therapieoption bei NP-C zugelassen. http://www.medizin-telegramm.com/mediapool/45/451382/data/2009/12-2009/12.07.09_Morbus_Niemann-Pick_Typ_C_NP-C_.pdf (02.03.2010).

NN (2011) Kein Zufall: Lieferengpässe bei Arzneimitteln nehmen zu. Arznei-Telegramm 42: 93–95.

Poorthuis BJ, Wevers RA, Kleijer WJ et al. (1999) The frequency of lysosomal storage diseases in The Netherlands. Hum Genet 105: 151–156.

Sanderson S, Green A, Preece MA, Burton H (2006) The incidence of inherited metabolic disorders in the West Midlands, UK. Arch Dis Child 91: 896–899.

Spada M, Pagliardini S, Yasuda M et al. (2006) High incidence of later-onset fabry disease revealed by newborn screening. Am J Hum Genet 1: 31–40.

Stirnemann J, Caubel I, Kettaneh A, Fain O, Belmatoug N (2003) Aspects épidémiologiques, cliniques, biologiques et thérapeutiques de la maladie des Gaucher. Presse Med 32: 503–511.

Vanier MT, Millat G (2003) Niemann-Pick disease type C. Clin Genet 64(4): 269–281.

Vfa (2011) Orphan Drugs. http://www.vfa.de/orphans (29.04.2011).

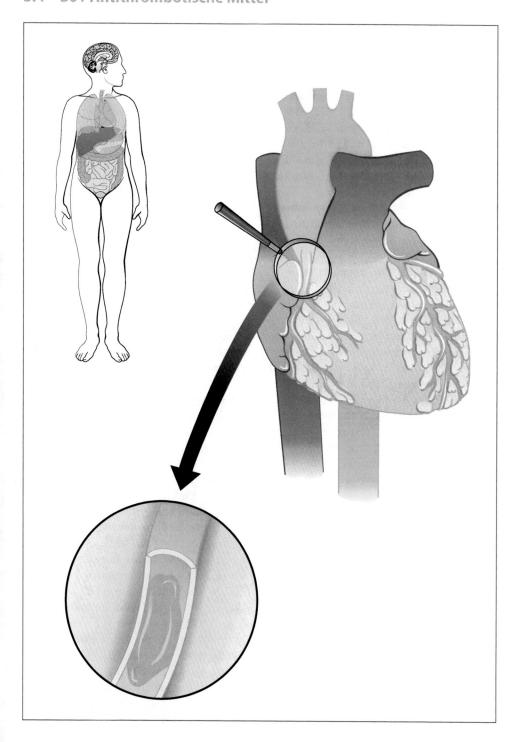

3.4.1 Entwicklung der Indikationsgruppe

Zu dieser Indikationsgruppe gehören Mittel gegen erhöhte Gerinnungsneigung, die überwiegend zur Vermeidung, teilweise aber auch zur Behandlung von Blutgerinnseln eingesetzt werden, welche z. B. am Herzen zum Infarkt führen, im Gehirn zum Schlaganfall, in der Lunge zur Embolie und in den Beinen zur Beinvenenthrombose. Als weitere Teil-Indikationsgruppe sind Arzneimittel entwickelt worden, die zur Fibrinolyse geeignet sind, also zur Auflösung von Blutgerinnseln, die sich bereits gebildet haben sowie die Teil-Indikationsgruppe der Mittel bei PAVK.

3.4.1.1 Teil-Indikationsgruppe der Mittel gegen erhöhte Thromboseneigung

Nach der Erstbeschreibung eines thrombotischen Geschehens im Jahr 1701 durch *Blankart* und der wissenschaftlichen Beschreibung des Phänomens 150 Jahre später durch *Virchow* dauerte es noch bis weit in das 20. Jahrhundert, bis Medikamente zur Behandlung und Prävention von thromboembolischen Ereignissen zur Verfügung standen. Seither hat es eine Reihe von verschiedenen Therapieansätzen gegeben, die zum Teil wieder verworfen wurden.

Vitamin-K-Antagonisten

Im Jahr 1939 kam man dem gerinnungshemmenden Naturstoff Dicoumarol durch einen Zufall auf die Spur: Nach dem Verzehr von verdorbenem Silagefutter kam es bei Kühen zu hämorrhagischen Störungen. Die Erforschung der Ursache führte schließlich zur Isolierung des Dicoumarols. Dicoumarol wurde ab 1949 in Deutschland therapeutisch verwendet. Seit den 1950er Jahren werden die heute noch üblichen Abkömmlinge des Dicoumarols zur kontrollierten Hemmung der Blutgerinnung genutzt, wie sie z. B. nach einem Herzinfarkt oder Herzklappenersatz

erforderlich ist: Phenprocoumon und Warfarin. Ihre Anwendung erfordert eine regelmäßige Kontrolle der Blutgerinnungswerte und ggf. eine Therapieanpassung.

Heparine

Die routinemäßige Anwendung der Heparine, die bereits 1928 erstmals beim Menschen eingesetzt wurden, etablierte sich erst zu Beginn der 1970er Jahre. Die Einführung des ersten niedermolekularen Heparins (Dalteparin) im Jahr 1985 hat die Anwendung dieser Wirkstoffgruppe wesentlich erleichtert; der breitere Einsatz der Indikationsgruppe unter ambulanten Bedingungen war möglich. Niedermolekulare Heparine werden vor allem eingesetzt, um postoperativ die Thrombosebildung zu hemmen, aber auch zur Behandlung und Prävention von tiefen Venenthrombosen und Lungenembolien anderer Ursache.

Direkte Thrombininhibitoren

Als direkte Thrombininhibitoren werden Wirkstoffe bezeichnet, die das Thrombin, einen der wichtigsten Blutgerinnungsfaktoren, direkt hemmen. Dazu gehört das Hirudin aus dem Speichel von Blutegeln. Inzwischen stehen mit Lepirudin (1997), Desirudin (1998) und Bivalirudin (2004) chemisch bzw. gentechnisch hergestellte Hirudine für die Anwendung zur Verfügung. Hirudine müssen – wie die Heparine – parenteral, also in Form von Injektionen eingesetzt werden. Als direkter, parenteraler Thrombininhibitor kam 2005 das Argatroban auf den Markt, das jedoch nur stationär eingesetzt wird. Erleichterung in der Anwendung versprach man sich von der Einführung des Ximelagatrans, das ebenfalls direkt den Gerinnungsfaktor Thrombin hemmt, aber als Tablette angewendet werden kann. Aufgrund von Leberschäden wurden jedoch Ximelagatran sowie dessen Wirkform Melagatran im Februar 2006 vom Markt genommen. Es folgten mit Dabigatranetexilat (2008), und Apixaban (2011) weitere Wirkstoffe, die oral eingenommen werden (**Tabelle 3.10**).

Tabelle 3.10: Neue Wirkstoffe in der Indikationsgruppe „B01 Antithrombotische Mittel" im Zeitraum von 2007 bis 2011.

Jahr (Markt-einführung)	Wirkstoff	Teil-Indikationsgruppe	Therapieansatz
2008	Dabigatranetexilat	Erhöhte Thromboseneigung	Direkte Thrombininhibitoren
2008	Rivaroxaban	Erhöhte Thromboseneigung	Andere antithrombotische Mittel
2009	Prasugrel	Erhöhte Thromboseneigung	Thrombozytenaggregations-hemmer
2011	Ticagrelor	Erhöhte Thromboseneigung	Thrombozytenaggregations-hemmer
2011	Epoprostenol	Pulmonale Hypertonie	Prostacyclinanaloga
2011	Apixaban	Erhöhte Thromboseneigung	Direkte Thrombininhibitoren

Quelle: IGES

Acetylsalicylsäure (ASS)

Der immer noch wichtigste Thrombozytenaggregationshemmer (TAH) ist die Acetylsalicylsäure (ASS), die zur Prophylaxe von Herzinfarkt und Schlaganfall breite Anwendung findet. Bereits 1954 wurde der hemmende Effekt von ASS auf die Thrombozytenaggregation entdeckt. Eine Renaissance erlebt derzeit das Dipyridamol, das in Kombination mit ASS zur Prophylaxe des Schlaganfalls verwendet wird. Dipyridamol war 1959 als „Koronartherapeutikum" eingeführt worden.

ADP-P2Y12-Antagonisten

Eine weitere Gruppe von TAH greift am Adenosin(ADP)rezeptor P2Y12 der Thrombozyten an: 1980 und 1998 wurden mit den Thienopyridinen Ticlopidin und Clopidogrel weitere TAH am Markt eingeführt, die ebenfalls zur Prophylaxe von Herzinfarkt und Schlaganfall eingesetzt werden. 2009 und 2011 kamen Prasugrel bzw. Ticagrelor auf den Markt, die in Kombination mit ASS zur Prävention von thrombotischen Ereignissen bei akutem Koronarsyndrom eingesetzt wird (**Tabelle 3.10**).

GPIIb/IIIa-Antagonisten

Die Glykoprotein-(GP-)IIb/IIIa-Rezeptorantagonisten sind eine weitere Gruppe thrombozytenaggregationshemmender Wirkstoffe für spezielle Indikationen (z. B. drohender Herzinfarkt bei instabiler Angina pectoris). Seit 1995 wurden die Wirkstoffe Abciximab, Tirofiban und Eptifibatid auf den Markt gebracht. Diese Arzneimittel blockieren den GPIIb/IIIa-Rezeptor und verhindern dadurch die Anlagerung von Fibrin an die Blutplättchen. GPIIb/IIIa-Antagonisten werden überwiegend in der stationären Versorgung angewendet.

Prostaglandine

Das 1993 eingeführte Prostaglandin-Analogon Iloprost hemmt ebenfalls durch Wirkung auf die Blutplättchen die Thrombozytenaggregation. Es wird nur bei sehr speziellen Indikationen wie der Thrombangiitis obliterans eingesetzt.

Andere antithrombotische Mittel

2008 wurde das Rivaroxaban eingeführt, welches als Tablette eingenommen wird. Ähnlich wie die direkten Thrombininhibitoren hemmt der Wirkstoff gezielt einen bestimmten Blutgerinnungsfaktor, nämlich den Faktor Xa. Bei bekanntem, angeborenem Antithrombin-III-Mangel wird in bestimmten Situationen (z. B. vor Operationen) das Antithrombin substituiert; der Einsatz erfolgt hauptsächlich stationär. Bislang stand dafür nur Antithrombin zur Verfügung, das aus menschlichem Blut gewonnen wurde. 2008 wurde ein rekombinantes Antithrombin eingeführt, das aus der Milch transgener Ziegen isoliert wird.

3.4.1.2 Teil-Indikationsgruppe der Mittel bei PAVK

Diese Teil-Indikationsgruppe umfasst lediglich den 2007 eingeführten Wirkstoff Cilostazol, der bei Claudicatio intermittens ("Schaufensterkrankheit") eingesetzt wird, welche als Symptom der peripheren arteriellen Verschlusskrankheit (PAVK) auftritt. Der bereits seit 1988 in Japan und 1999 in den USA erhältliche Wirkstoff führt u. a. zu einer Hemmung der Thrombozytenaggregation und einer Gefäßerweiterung.

3.4.1.3 Teil-Indikationsgruppe der Mittel zur Fibrinolyse

Mit den zur Auflösung von Thromben, beispielsweise bei Herzinfarkt oder Schlaganfall, eingesetzten Fibrinolytika, die seit den 1950er Jahren entwickelt wurden, steht eine weitere wichtige Klasse von Gerinnungshemmern zur Verfügung. Mit Drotrecogin alfa steht seit 2002 ein körpereigenes Eiweiß (rekombinantes aktiviertes Protein C) zur Verfügung. Das aktivierte Protein C wirkt den Prozessen entgegen, die bei einer schweren Sepsis zu einer erheblichen Störung der Blutgerinnung führen können. Die Wirkstoffe dieser Teil-Indikationsgruppe werden meist stationär eingesetzt, sodass die hier berichteten Daten zum ambulanten Verbrauch nur einen kleinen Ausschnitt des Verordnungsgeschehens darstellen.

3.4.1.4 Weitere Teil-Indikationsgruppen

Zur Indikationsgruppe gehören einige weitere Teil-Indikationsgruppen, deren Bedeutung in der ambulanten Versorgung wegen des geringen Verbrauchs zu vernachlässigen ist. Zu nennen sind hier die Teil-Indikationsgruppen von Mitteln bei kongenitalem Protein-C-Mangel, bei pulmonaler Hypertonie sowie bei Sepsis mit den Wirkstoffen Protein C und Treprostinil. Der 2011 neu eingeführte Wirkstoff Epoprostenol gehört zur Teil-Indikationsgruppe der Mittel bei pulmonaler Hypertonie (**Tabelle 3.10**).

3.4.2 Entwicklung des Verbrauchs

Antithrombotische Mittel gehören zu den sehr häufig angewendeten Arzneimitteln: Im Jahr 2011 wurden jedem GKV-Versicherten im Durchschnitt fast 20 DDD verordnet.

Der Verbrauch an antithrombotischen Mitteln hat sich von 1996 bis 2003 verfünffacht (**Abbildung 3.26**), was im Wesentlichen auf den zunehmenden Verbrauch von ASS zurückzuführen ist.

Im Jahr 2004 war beim Verbrauch ein markanter Einbruch zu beobachten, der durch den Umstand erklärbar ist, dass seit dem 1. Januar 2004 der Apothekenverkaufspreis (AVP) für die meisten ASS-Präparate dieser Indikationsgruppe unter dem minimalen Zuzahlungsbetrag von fünf Euro liegt und somit vermutlich von vielen Patienten ASS als nicht verschreibungspflichtiges Arzneimittel selbst bezahlt wird. Seit 2004 steigt der Verbrauch der antithrombotischen Mittel wieder an, wobei eine recht stetige Entwicklung zu beobachten ist. Der ambulante Verbrauch geht fast ausschließlich auf die Teil-Indikationsgruppe der Mittel gegen erhöhte Thromboseneigung zurück und in weitem Abstand folgen die Mittel bei PAVK (**Tabelle 3.11**).

Zwischen den Therapieansätzen in der Teil-Indikationsgruppe der antithrombotischen Mittel hat es zwischen 2009 und 2011 kaum erkennbare Verschiebungen gegeben: Der Therapieansatz ASS dominierte mit rund 50 % des Verbrauchs; der Anteil war im Beob-

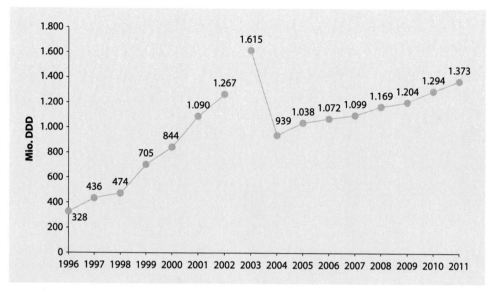

Abbildung 3.26: Verbrauch von Arzneimitteln aus der Indikationsgruppe B01 in Mio. DDD im Zeitraum von 1996 bis 2011.

Quelle: IGES nach AVR (1996 bis 2002), IGES-Berechnungen nach NVI (INSIGHT Health) (ab 2003)

Tabelle 3.11: Übersicht der Menge der verordneten DDD in den Teil-Indikationsgruppen der Indikationsgruppe B01 in den Jahren 2009 bis 2011.

Teil-Indikationsgruppe	DDD 2009 (Mio.)	DDD 2010 (Mio.)	DDD 2011 (Mio.)	Differenz 2009 vs. 2010 (%)	Differenz 2010 vs. 2011 (%)
Mittel gegen erhöhte Thromboseneigung	1199,86	1288,21	1367,31	7,36	6,14
PAVK	4,40	5,46	6,02	24,02	10,35
Fibrinolytika	0,09	0,08	0,07	−13,12	−16,24
Summe	**1.204,4**	**1.293,7**	**1.373,4**	**7,42**	**6,16**

Quelle: IGES-Berechnungen nach NVI (INSIGHT Health)

achtungszeitraum absolut stabil. Nahezu konstant blieben auch die Verbrauchsanteile anderer Gruppen, wobei für die Heparingruppe ein leichter Anstieg auf knapp 11 % im Jahr 2011 zu beobachten war (**Abbildung 3.27**). Bezogen auf den absoluten Verbrauch war der Anstieg in den drei größten Therapieansätzen ASS, Vitamin-K-Antagonisten und Heparine 2011 am höchsten. Den größten absoluten

Zuwachs verzeichnete 2010 der Therapieansatz ASS mit gut 26 Mio. DDD. Dieser war nahezu ausschließlich auf einen höheren Verbrauch von ASS zurückzuführen, wobei unklar bleibt, ob tatsächlich der Verbrauch stieg oder lediglich die Zahl der mit der GKV abgerechneten Verordnungen.

Zur besseren Vergleichbarkeit mit früheren Ausgaben des Arzneimittel-Atlas wer-

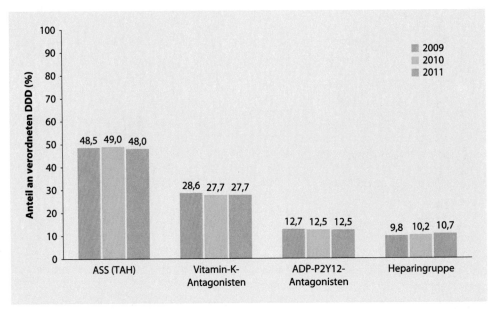

Abbildung 3.27: Anteile der verordneten DDD in der Indikationsgruppe B01 – Therapieansätze der Teil-Indi-kationsgruppe „Mittel gegen erhöhte Thromboseneigung" für 2009 bis 2011. Dargestellt sind nur Therapiean-sätze mit einem Verbrauchsanteil von mindestens 1 %.
Quelle: IGES-Berechnungen nach NVI (INSIGHT Health)

den die Therapieansätze „ASS" und „ADP-P2Y12-Antagonisten" zusammengefasst dar-gestellt: Es zeigten sich zwischen 2009 und 2011 sehr stabile Verhältnisse (**Abbildung 3.28**). Weiterhin dominiert ASS mit einem Anteil von etwa drei Viertel der verbrauchten DDD. Der Anteil der Kombinationen ASS mit Dipyridamol lag bei etwa 4,5 %. Der Anteil von Clopidogrel zeigte eine leicht rückläufige Tendenz mit einem Anteil von knapp 20 %. Der Verbrauchsanteil von Clopidogrel-Gene-rika, welche seit August 2008 zur Verfügung stehen, wuchs zwischen 2010 und 2011 von 62 auf 85 %. Der absolute Verbrauch von Clo-pidogrel ist 2011 geringfügig (von 156 auf 160 Mio. DDD) gestiegen. Ursache für den stagnierenden Verbrauch von Clopidogrel dürfte die Entscheidung des G-BA sein, dass Clopidogrel nur eingeschränkt zu Lasten der GKV verordnungsfähig ist. Zudem ist seit 2011 Clopdiogrel nach Herzinfarkt mit ST-

Streckenhebung (STEMI) nur noch für 28 Tage erstattungsfähig (*BMG* 2011). Der Ver-brauch der neuen ADP-P2Y12-Antagonisten Prasugrel und Clopidogrel ist zwischen 2009 und 2011 von 0,6 auf 4,6 Mio. DDD gestiegen.

3.4.3 Regionale Unterschiede im Verbrauch

Für die Indikationsgruppe der antithrombo-tischen Mittel fällt ein ausgeprägtes Ost-West-Gefälle in Bezug auf den Pro-Kopf-Ver-brauch im Jahr 2011 auf (**Abbildung 3.29**). Mit Ausnahme Berlins wurden 2011 je Versi-cherten in den östlichen Ländern zwischen 22 und 27 DDD verordnet. In den westlichen Ländern erhielt jeder Versicherte im Mittel zwischen 16 und 21 DDD, lediglich im Saar-land wurden mit 23 DDD je Versicherten höhere Mengen verordnet. Antithromboti-

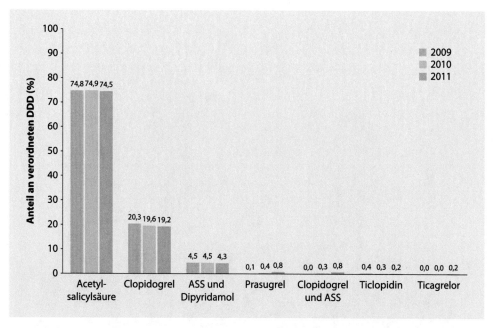

Abbildung 3.28: Anteile der verordneten DDD in der Indikationsgruppe B01 – Wirkstoffe der Teil-Indikationsgruppe „Mittel gegen erhöhte Thromboseneigung"/Therapieansätze „ASS" und „ADP-P2Y12-Antagonisten" für 2009 bis 2011.

Quelle: IGES-Berechnungen nach NVI (INSIGHT Health)

sche Mittel werden vor allem bei Herz-Kreislauf-Erkrankungen eingesetzt. Diese sind bei älteren Menschen häufiger. Ein weiterer Risikofaktor, der indirekt das Risiko für Herz-Kreislauf-Erkrankungen erhöht, ist Übergewicht. Daher ist es nicht erstaunlich, dass sowohl der Anteil der über 55-Jährigen in den KV-Regionen als auch der Anteil von Personen mit einem BMI über 30 jeweils eine hohe Korrelation ($R^2 = 0{,}75$ bzw. 0,72) mit dem Verbrauch von antithrombotischen Mitteln zeigen.

3.4.4 Epidemiologie, Bedarf und Angemessenheit der Versorgung

Als häufigste Indikation für den ambulanten Einsatz von Wirkstoffen der Indikationsgruppe B01 müssen angesehen werden:

» Die Prophylaxe des erneuten Auftretens eines Herzinfarkts oder Schlaganfalls (Sekundärprophylaxe) und die Prophylaxe von Herzinfarkt und Schlaganfall bei Vorläuferstadien der Erkrankung (vor allem ischämische Herzerkrankung) oder beim Vorliegen bestimmter Risikofaktoren (z. B. Vorhofflimmern).

» Die Prophylaxe und Behandlung von tiefen Beinvenenthrombosen.

In der Altersgruppe der 18-Jährigen und Älteren ist nach dem telefonischen Gesundheitssurvey Gesundheit in Deutschland aktuell (GEDA) für die ischämische Herzerkrankung bei Frauen von einer Prävalenz von 6,5 % und bei Männern von 9,2 % auszugehen (*RKI* 2011). Dies entspricht ca. 4,9 Mio. Patienten in der GKV.

Für Vorhofflimmern wurden in den USA Prävalenzen in Höhe von 0,4 % bis 1 % ermit-

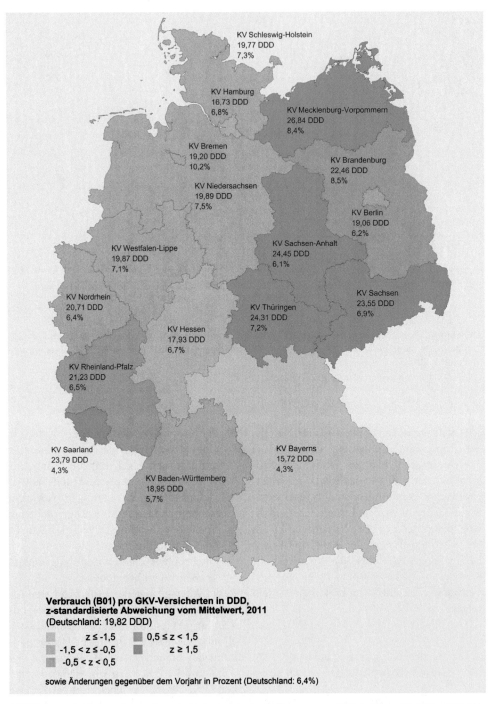

KV Schleswig-Holstein
19,77 DDD
7,3%

KV Hamburg
16,73 DDD
6,8%

KV Mecklenburg-Vorpommern
26,84 DDD
8,4%

KV Bremen
19,20 DDD
10,2%

KV Brandenburg
22,46 DDD
8,5%

KV Niedersachsen
19,89 DDD
7,5%

KV Berlin
19,06 DDD
6,2%

KV Westfalen-Lippe
19,87 DDD
7,1%

KV Sachsen-Anhalt
24,45 DDD
6,1%

KV Nordrhein
20,71 DDD
6,4%

KV Sachsen
23,55 DDD
6,9%

KV Thüringen
24,31 DDD
7,2%

KV Hessen
17,93 DDD
6,7%

KV Rheinland-Pfalz
21,23 DDD
6,5%

KV Saarland
23,79 DDD
4,3%

KV Bayerns
15,72 DDD
4,3%

KV Baden-Württemberg
18,95 DDD
5,7%

**Verbrauch (B01) pro GKV-Versicherten in DDD,
z-standardisierte Abweichung vom Mittelwert, 2011**
(Deutschland: 19,82 DDD)

- $z \leq -1,5$
- $0,5 \leq z < 1,5$
- $-1,5 < z \leq -0,5$
- $z \geq 1,5$
- $-0,5 < z < 0,5$

sowie Änderungen gegenüber dem Vorjahr in Prozent (Deutschland: 6,4%)

Abbildung 3.29: Verbrauch von Arzneimitteln aus der Indikationsgruppe „B01 Antithrombotische Mittel" in DDD je Versicherten im Jahr 2011 und Änderung gegenüber dem Vorjahr nach KV-Region.

Quelle: IGES-Berechnungen nach NVI (INSIGHT Health)

telt (*Lakshminarayan* 2008, *Go* 2001). Übertragen auf die deutsche GKV-Bevölkerung ist mit ca. 940.000 Versicherten mit Vorhofflimmern zu rechnen. Zusätzlich ist aber von einer hohen Zahl an Versicherten auszugehen, bei denen Vorhofflimmern nicht diagnostiziert ist, da die asymptomatische und paroxysmale (vorübergehende) Form zu einem hohen Prozentsatz nicht entdeckt wird (*Steinbeck* und *Wichmann* 2009). Hieraus lässt sich aber lediglich eine generelle Unterdeckung des Bedarfs annehmen. 17 % der Patienten mit Vorhofflimmern haben gleichzeitig eine koronare Herzkrankheit (KHK; *Fuster* et al. 2006) und werden daher schon in den Analysen zum Behandlungsbedarf für Patienten mit ischämischer Herzkrankheit erfasst. Von den Patienten mit Vorhofflimmern aber ohne KHK leiden ungefähr 15 % unter idiopathischem Vorhofflimmern (*Herold* 2010). Diese Angaben korrespondieren gut mit den Angaben des Kompetenznetzes Vorhofflimmern, wonach bei 90 % der registrierten Patienten ein hohes bis sehr hohes Schlaganfallrisiko besteht (*Kompetenznetz Vorhofflimmern* 2009) und auf jeden Fall eine Behandlung mit Antikoagulanzien aus der Indikationsgruppe B01 erfolgen sollte (*Bergert* et al. 2011). Im Sinne einer konservativen Schätzung wurde angenommen, dass bei 85 % der Patienten ein Behandlungsbedarf besteht. Dies entspricht in der GKV ungefähr 665.000 Patienten mit Behandlungsbedarf.

Nach einer systematischen Übersichtsarbeit (*Bernard* et al. 2005) kann für die tiefe Beinvenenthrombose eine Inzidenz von rund 120 Fällen pro 100.000 Personen pro Jahr geschätzt werden, darunter rund 60 Fälle von daraus resultierender Lungenembolie. Die in den Studien angegebenen Inzidenzen liegen zwischen ca. 100 und 180 Fällen pro Jahr pro 100.000 Personen. Für den Bereich der GKV sind also jährlich 70.000 bis 125.000 Fälle von tiefen venösen Thrombosen zu erwarten. Für Patienten mit tiefer Venenthrombose bzw. Lungenembolie wurde die Behandlungsdauer nach Art der Indikation (z. B. isolierte distale tiefe Venenthrombose, Rezidivthrombose oder Thrombose bei Malignom) entsprechend den Angaben von *Blättler* et al. (2003) berechnet. Die Anteile der zu berücksichtigenden Patientengruppen wurden nach *Bernard* et al. (2005) sowie *White* (2003) modelliert. Danach sind beispielsweise 8 bis 22 % der tiefen Venenthrombosen Rezidive und 15 % treten bei Patienten mit Malignomen auf. Unter Berücksichtigung der unterschiedlichen Therapiedauer (sechs Wochen bei isolierter tiefer Venenthrombose, zwölf Monate bei Rezidivthrombose) wurde eine Zahl zwischen ca. 32.000 und 68.000 GKV-Patienten mit Behandlungsbedarf ermittelt.

Der ambulante Bedarf an Heparinen für die postoperative Thromboseprophylaxe wird an dieser Stelle nicht berücksichtigt, da entsprechende Daten für die Bedarfsschätzung fehlen.

Der Ermittlung des Behandlungsbedarfs in der GKV lag die Annahme zugrunde, dass bei ischämischer Herzkrankheit von einem kontinuierlichen Bedarf von täglich 1 DDD für ca. 4,9 Mio. Patienten auszugehen ist. 665.000 Versicherte haben behandlungsbedürftiges Vorhofflimmern. Hinzu kommen 32.000 und 68.000 Versicherte, die täglich eine DDD aus der Indikationsgruppe der antithrombotischen Mittel zur Behandlung einer tiefen Venenthrombose bzw. Lungenembolie benötigen.

Insgesamt besteht ambulant bei etwa 5,6 Mio. Patienten der GKV ein Behandlungsbedarf mit Arzneimitteln aus der Indikationsgruppe der antithrombotischen Mittel. Dieser Bedarf wurde durch die Menge der verordneten DDD rein rechnerisch nicht gedeckt (**Abbildung 3.30**). Hierbei ist zu berücksichtigen, dass der Verbrauch von Acetylsalicylsäure zur Thrombozytenaggregationshemmung, der von den Patienten selbst bezahlt wird, nicht in diesen Verbrauch eingeht. In Zusammenhang damit soll auf den Einbruch der Zahl der behandelbaren Patien-

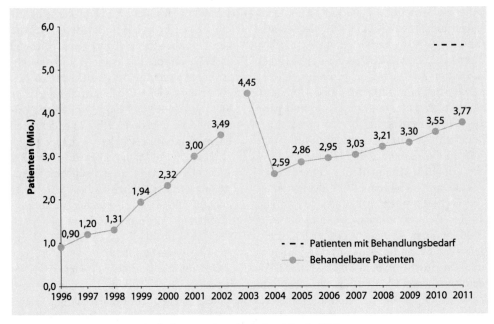

Abbildung 3.30: Behandlungsbedarf mit antithrombotischen Mitteln (B01).
Quelle: IGES-Berechnungen nach Angaben AVR (1996 bis 2002) und NVI (INSIGHT Health) (2003 bis 2011)

ten im Jahr 2004 hingewiesen werden, der auf entsprechende strukturelle Maßnahmen der Erstattungs- und Zuzahlungsregelungen zurückzuführen war (siehe 3.4.3).

3.4.5 Analyse der Ausgabendynamik

Wie schon in den vorherigen Berichtsjahren gingen die Ausgaben in der Indikationsgruppe zurück, wobei der Rückgang 2011 deutlich höher ausfiel als 2010. So sanken die Ausgaben für antithrombotische Mittel 2011 um 42,7 Mio. Euro (**Tabelle 3.12**). Die höchste Ausgabensteigerung wurde 2011 durch die Verbrauchskomponente bewirkt, die mit einem Wert von 52,9 Mio. Euro einen geringeren Wert aufwies als 2010 (**Abbildung 3.31**). Im Gegenzug fiel die Therapieansatzkomponente 2011 mit 32,0 Mio. Euro doppelt so hoch aus wie 2010 (15,7 Mio. Euro). Als Ursache ist auch 2011 der leicht gestiegene An-

teil der Heparingruppe zu nennen. Dieser Ausgabenanstieg wurde im Jahr 2011 durch Einsparungen wegen einer Erhöhung des Marktanteils von preisgünstigeren Clopidogrel-Generika nahezu kompensiert, was sich in verschiedenen Komponenten niederschlägt: Die Generikakomponente zeigt an, dass der im Vergleich zu 2010 nochmals gestiegene Verbrauchsanteil von Clopidogrel-Generika (siehe 3.1) zu höheren Einsparungen (66,1 Mio. Euro) als im Vorjahr (30,3 Mio. Euro) führte. Der drastische Preisrückgang je DDD Clopidogrel-Generikum von einem mittleren AVP von 1,22 (2010) auf 0,77 Euro (2011) hat möglicherweise einige Hersteller dazu veranlasst, auch im Jahr 2011 günstigere Präparate unter neuer Pharmazentralnummer (PZN) auf den Markt zu bringen. Verschiebungen hin zu diesen Produkten bilden sich in der Restkomponente ab, die nochmals Einsparungen von 8,6 Mio. Euro anzeigt. Auch 2011 wurden die Ausgaben durch Preis-

Tabelle 3.12: Ausgabenentwicklung in der Indikationsgruppe „B01 Antithrombotische Mittel" in den Jahren 2010 und 2011.

Indikations-/ Teil-Indikationsgruppe	Ausgaben (Mio. Euro)		Änderung gegenüber Vorjahr (Mio. Euro)		Prozentuale Veränderung gegenüber Vorjahr		Anteil an Gesamt-ausgaben (%)	
	2010	2011	2009 vs. 2010	2010 vs. 2011	2009 vs. 2010	2010 vs. 2011	2010	2011
Erhöhte Thrombozyten-aggregationsneigung	812,51	768,94	−12,47	−43,57	−1,51	−5,36	2,90	2,86
PAVK	11,69	11,79	1,83	0,10	18,52	0,82	0,04	0,04
Thrombolyse	3,56	3,15	−0,69	−0,41	−16,24	−11,48	0,01	0,01
Kongenitaler Protein-C-Mangel	1,77	2,24	−0,05	0,47	−2,51	26,86	0,01	0,01
Pulmonale Hypertonie	1,32	2,03	0,49	0,71	58,89	53,81	0,00	0,01
Gesamt	830,85	788,15	−10,89	−42,70	−1,3	−5,1	2,97	2,93

Quelle: IGES-Berechnungen nach NVI (INSIGHT Health)

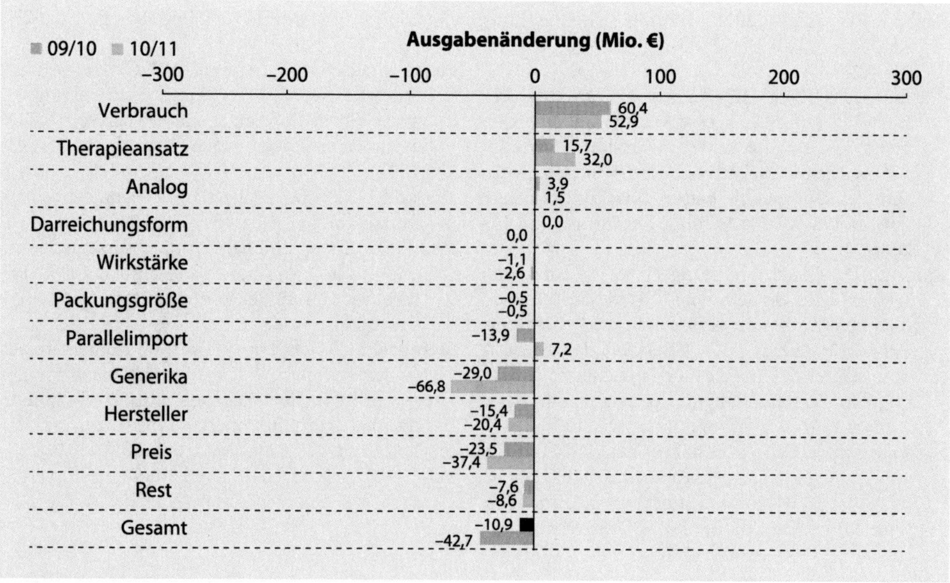

Abbildung 3.31: Komponenten der Ausgabenänderung im Jahr 2011 für die Indikationsgruppe „B01 Anti-thrombotische Mittel".

Quelle: IGES-Berechnungen nach NVI (INSIGHT Health)

Fazit zur Indikationsgruppe „B01 Antithrombotische Mittel".

Ausgaben	Rückgang
Prominenteste Komponente(n)	Generika, Verbrauch, Preis, Therapieansatz
Verbrauch	Überdurchschnittliches Wachstum
Therapieansätze	Epidemiologie: Höherer Anteil von Heparinen weist auf vermehrte Behandlung im ambulanten Bereich hin. Therapieoptimierung: Höherer Anteil von Thrombininhibitoren
Analog-Wettbewerb	Ohne Bedeutung
Sonstiges	Ausgabenrückgang durch Preiskomponente

senkungen gemindert. Es kam es zu Einsparungen in Höhe von 37,4 Mio. Euro, welche höher ausfielen als in 2010 (23,5 Mio. Euro) und vor allem durch die höheren Herstellerabgaben bedingt waren (siehe Kapitel 2).

Literatur

Bernard E, Lafuma A, Ravaud R (2005) Epidemiology of venous thromboembolic disease. Presse Med 34: 415–419.

Bergert FW et al. (2011) Hausärztliche Leitlinie Kardiovaskuläre Prävention. Version 1.00 vom 02.08.2011.

Blättler W, Gerlach HE, Partsch H, Marshall M, Hertel T (2003) Diagnostik und Therapie der tiefen Bein- und Beckenvenenthrombose. AWMF – Arbeitsgemeinschaft wissenschaftlicher medizinischer Fachgesellschaften. www.uni-duesseldorf.de/WWW/AWMF/ll/037-002.htm (11.06. 2006).

BMG (2011) Bekanntmachung [1919 A] eines Beschlusses des Gemeinsamen Bundesausschusses über eine Änderung der Arzneimittel-Richtlinie (AM-RL): Anlage III – Übersicht der Verordnungseinschränkungen und -ausschlüsse Clopidogrel in Kombination mit Acetylsalicylsäure bei akutem Koronarsyndrom. BAnz Nr. 20: 501.

Fuster V, Rydén LE, Cannom DS et al. (2006) ACC/AHA/ESC 2006 Guidelines for the management of patients with atrial fibrillation. Executive Summary. J Am Coll Cardiol 48; 854–906.

G-BA (2008) Pressemitteilung vom 22.02.2008. http://www.g-ba.de/downloads/34-215-221/2008-02-22-AMR-Clopidrogel.pdf (10.03.2009).

Go AS, Hylek EM, Phillips KA et al. (2001) Prevalence of diagnosed atrial fibrillation in adults: National Implications for rhythm management and stroke prevention: the Anticoagulation and Risk Factors in Atrial Fibrillation (ATRIA) Study. JAMA 285: 2370–2375.

Herold G (2010) Innere Medizin. Köln: Herold.

Kompetenznetz Vorhofflimmern (2009) Presseinformation vom 9. Februar 2009. http://www.kompetenz netz-vorhofflimmern.de/aktuelles/2009/02/Presseinfo_AFNET-Register_020209.pdf (23.03.2009).

Lakshminarayan K, Anderson DC, Herzog CA, Qureshi AI (2008) Clinical epidemiology of atrial fibrillation and related cerebrovascular events in the United States. Neurologist 14: 143–150.

NN (2007) Cilostazol (Pletal) bei Claudicatio intermittens. arznei-telegramm 38: 27–28.

RKI (2011) Daten und Fakten: Ergebnisse der Studie „Gesundheit in Deutschland aktuell 2009". Beiträge zur Gesundheitsberichterstattung des Bundes. Berlin.

Steinbeck G, Wichmann HE (2009) Kompetenznetz Vorhofflimmern. Prävalenz von Vorhofflimmern in der Normalbevölkerung. http://www.kompetenz netz-vorhofflimmern.de/mediziner/projekte/bereich_a/a2/Infoblatt-A2.pdf (03.03.2010).

White RH (2003) The epidemiology of venous thromboembolism. Circulation 107: 4–8.

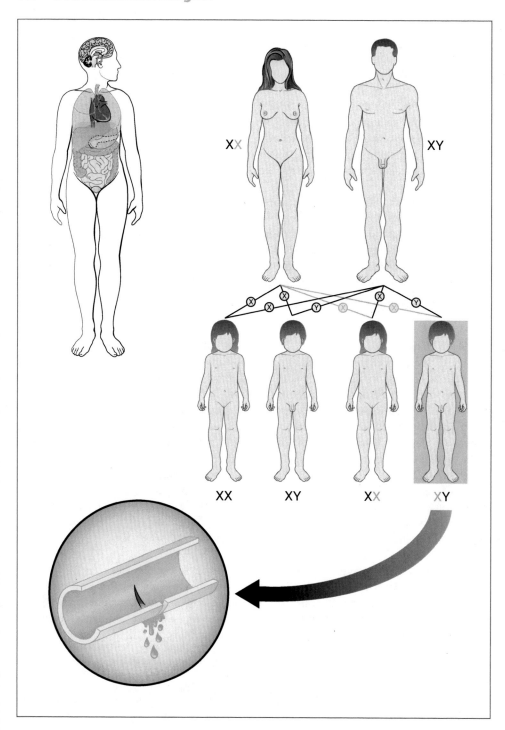

3.5.1 Entwicklung der Indikationsgruppe

Bei den Antihämorrhagika handelt es sich um eine heterogene Gruppe von Mitteln zur Behandlung bzw. Vorbeugung von Störungen des Gerinnungssystems, die in der Regel mit Blutungen (Hämorrhagien) oder einer vermehrten Blutungsneigung einhergehen. Diesen Störungen können die unterschiedlichsten Ursachen zugrunde liegen. Von größter Bedeutung ist die Behandlung vor allem der angeborenen Störungen des Gerinnungssystems, die auch als Hämophilie bezeichnet werden: Bei diesen Störungen müssen bestimmte Gerinnungsfaktoren substituiert werden, um die Blutgerinnung zu normalisieren. Darüber hinaus werden bei den Antihämorrhagika weitere Teil-Indikationsgruppen unterschieden, die im Folgenden dargestellt werden.

Mittel bei Hämophilie

Die allererste Beschreibung einer adäquaten Therapie in Form einer Bluttransfusion bei einem Jungen mit Hämophilie stammt aus dem Jahr 1840. Hinweise auf Anerkennung dieser Therapie finden sich etwa 1926. Später lernte man, dass zur Behandlung der Hämophilie die Gabe bestimmter Blutprodukte erforderlich ist (*Ingram* 1976). Nachdem Cohn in den 1940er Jahren eine Methode zur Fraktionierung von Blutplasma entwickelt hatte, kam man diesem Ziel ein Stück näher. Einen Durchbruch stellte die 1964 von Pool beschriebene Kryopräzipitation dar: Damit stand ein Produkt zur Verfügung, das die Patienten zu Hause lagern und sich bei Bedarf selbst applizieren konnten (*Ingram* 1976, *Giangrande* 2000, *Liras* 2008). Allerdings erhöhte das erforderliche Poolen von Blutspenden das Risiko von Virusinfektionen beispielsweise mit dem HI-Virus oder dem Hepatitis-C-Virus. Abhilfe schafften hier die rekombinant hergestellten Faktoren, die seit den 1990er Jahren eingesetzt werden können

(*Giangrande* 2000, *Liras* 2008):[4] So steht seit 1993 mit Octocog alfa ein rekombinanter Faktor VIII zur Anwendung bei Hämophilie A (Faktor VIII-Mangel) zur Verfügung, seit 1996 mit Eptacog alfa ein rekombinanter Faktor VII, der u. a. bei Hemmkörperhämophilie eingesetzt wird, d. h. bei Bildung von Antikörpern z. B. nach wiederholter Gabe von Faktor VIII-Präparaten. Im Jahr 1999 kamen mit Octacog alfa (Faktor IX) und Moroctocog alfa (Faktor VIII) zwei weitere rekombinante Gerinnungsfaktoren auf den Markt.

Mittel bei unspezifischen Gerinnungsstörungen

Von größter Bedeutung für die ambulante Versorgung ist innerhalb dieser Teil-Indikationsgruppe der Therapieansatz Vitamin K. Dieses Vitamin ist ein essenzieller Kofaktor für die Synthese bestimmter Gerinnungsfaktoren. Zu Gerinnungsstörungen, die durch einen Vitamin-K-Mangel bedingt sind, kommt es vor allem bei Überdosierung von Vitamin-K-Antagonisten (siehe 3.4). Vitamin K wird außerdem prophylaktisch bei Neugeborenen verabreicht. Zu nennen ist außerdem der Therapieansatz der Aminosäuren mit Tranexamsäure und Aminomethylbenzoesäure, die bei Hyperfibrinolyse eingesetzt werden, d. h. bei einem überschießenden Abbau des Gerinnungsfaktors Fibrin. Zu der Teil-Indikationsgruppe gehören außerdem verschiedene Mittel, die lokal zur Blutstillung eingesetzt werden (Hämostatika), wie beispielsweise Kollagen.

Mittel bei idiopathischer thrombozytopenischer Purpura

Diese Teil-Indikationsgruppe umfasst zwei Wirkstoffe, die bei der thrombozytopenischen Purpura (Morbus Werlhof) eingesetzt werden.

---

4 Auch zur Erhöhung der Sicherheit von Spenderprodukten wurden Maßnahmen getroffen. Zur Übertragung von Virusinfektionen durch Blutprodukte kam es daher in der Vergangenheit nur noch in Einzelfällen (*Funk* et al. o. J.).

Tabelle 3.13: Neue Wirkstoffe in der Indikationsgruppe „B02 Antihämorrhagika" im Zeitraum von 2007 bis 2011.

Jahr (Markteinführung)	Wirkstoff	Teil-Indikationsgruppe	Therapieansatz
2009	Romiplostim	Idiopathische thrombozytopenische Purpura	Thrombopoetin-Rezeptor-Agonisten
2010	Eltrombopag	Idiopathische thrombozytopenische Purpura	Thrombopoetin-Rezeptor-Agonisten
2010	Conestat alfa	Hereditäres Angioödem	Proteinasehemmer

Quelle: IGES

Bei dieser Autoimmunerkrankung werden Thrombozyten in der Milz zerstört, wodurch es zu einer vermehrten Blutungsneigung kommt. Ein auffälliges Symptom sind fleckförmige Einblutungen in die Haut. Mit Romiplostim (2009) und Eltrombopag (2010) wurden zwei Wirkstoffe zur Anwendung bei dieser Störung eingeführt (**Tabelle 3.13**). Als Thrombopoietin-Rezeptor-Agonisten führen beide zu einer vermehrten Thrombozytenbildung.

Weitere Teil-Indikationsgruppen
Zur Teil-Indikationsgruppe der Mittel bei Alfa1-Antitrypsinmangel gehört das Alfa1-Antitrypsin zur Substitution bei dieser Störung. Die Teil-Indikationsgruppe der Mittel bei hereditärem Angioödem umfasst den rekombinanten Wirkstoff Conestat alfa, der 2010 eingeführt wurde (**Tabelle 3.13**). Damit kann der Mangel des sogenannten C1-Inhibitors behoben werden, der bei dieser Störung besteht.

3.5.2 Entwicklung des Verbrauchs

Antihämorrhagika gehören zu den sehr selten verordneten Arzneimitteln. Im Durchschnitt erhielt jeder Versicherte im Jahr 2011 nur 0,1 DDD aus dieser Indikationsgruppe.

Der Verbrauch ist seit Jahren stabil und beträgt seit 2004 im Mittel 6,7 Mio. DDD jährlich (**Abbildung 3.32**). Den größten An-

teil am gesamten Verbrauch hat mit fast 93 % die Teil-Indikationsgruppe der Mittel bei unspezifischen Gerinnungsstörungen (**Tabelle 3.14**). Hier nahm der Verbrauch in den letzten beiden Jahren geringfügig ab.

Innerhalb der Teil-Indikationsgruppe der Mittel bei unspezifischen Gerinnungsstörungen dominiert der Therapieansatz Vitamin K mit einem Verbrauchsanteil, der im Beobachtungszeitraum konstant bei gut 90 % lag. Einziger Wirkstoff dieses Therapieansatzes ist das Phytomenadion. Auf die Therapieansätze der Aminosäuren bzw. lokalen Hämostatika entfielen jeweils etwa 6 bzw. 3 % (**Abbildung 3.33**).

In der Teil-Indikationsgruppe der Mittel bei idiopathischer thrombozytopenischer Purpura ist 2011 der Anteil des 2010 eingeführten Eltrombopag von 18 auf 37 % angestiegen, während der Anteil von Romiplostim entsprechend zurückging. Der absolute Verbrauch dieser Teil-Indikationsgruppe hat sich im Beobachtungszeitraum verfünffacht (**Tabelle 3.14**).

Die Therapieansätze der Teil-Indikationsgruppe Hämophiliemittel zeigt **Abbildung 3.34**. Hier gab es zwischen 2009 und 2011 kaum nennenswerte Veränderungen. Der Anteil der Faktor VIII-Präparate lag bei rund 70 %, der der Faktor IX-Präparate zwischen 14 und 15 %. Der Anteil der Faktor XIII-Präparate ging von rund 15 auf 11 % zurück. Bei Betrachtung der Anteile muss berücksichtigt

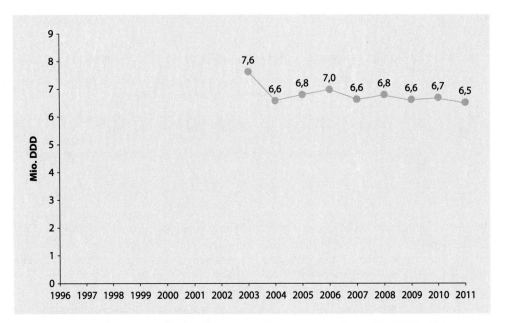

Abbildung 3.32: Verbrauch von Arzneimitteln aus der Indikationsgruppe B02 in Mio. DDD im Zeitraum von 1996 bis 2011.

Quelle: IGES-Berechnungen nach NVI (INSIGHT Health)

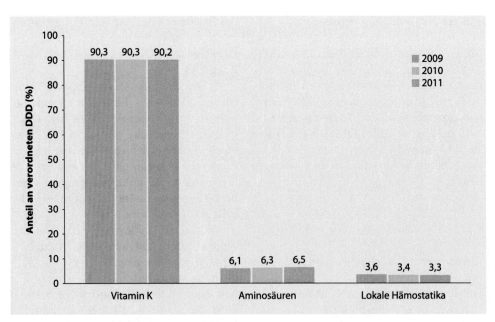

Abbildung 3.33: Anteile der verordneten DDD in der Indikationsgruppe B02 – Therapieansätze der Teil-Indikationsgruppe „Mittel bei unspezifischen Gerinnungsstörungen" für 2009 bis 2011.

Quelle: IGES-Berechnungen nach NVI (INSIGHT Health)

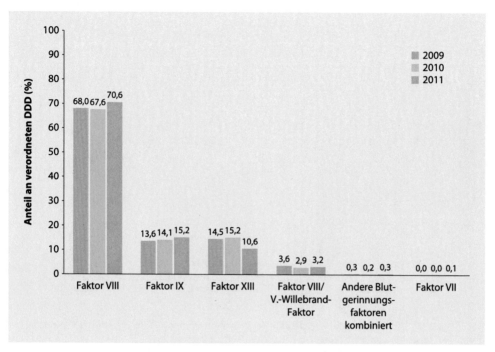

Abbildung 3.34: Anteile der verordneten DDD in der Indikationsgruppe B02 – Therapieansätze der Teil-Indikationsgruppe „Mittel bei Hämophilie" für 2009 bis 2011.
Quelle: IGES-Berechnungen nach NVI (INSIGHT Health)

Tabelle 3.14: Übersicht der Menge der verordneten DDD in den Teil-Indikationsgruppen der Indikationsgruppe B02 in den Jahren 2009 bis 2011.

Teil-Indikationsgruppe	DDD 2009 (Mio.)	DDD 2010 (Mio.)	DDD 2011 (Mio.)	Differenz 2009 vs. 2010 (%)	Differenz 2010 vs. 2011 (%)
Unspezifische Gerinnungsstörungen	6,44	6,33	6,03	−1,70	−4,77
Idiopathische thrombozytäre Purpura	0,05	0,19	0,26	280,82	36,86
Hämophilie	0,13	0,17	0,23	34,17	34,32
Summe	**6,61**	**6,69**	**6,52**	**1,13**	**−2,57**

Quelle: IGES-Berechnungen nach NVI (INSIGHT Health)

werden, dass die Therapieansätze innerhalb der Hämophiliemittel nicht austauschbar sind. Der Verbrauch kann bedarfsabhängig von Jahr zu Jahr schwanken. So stieg der absolute Verbrauch von Faktor XIII- und Faktor IX-Produkten sowohl 2010 als auch 2011 er-

heblich an, während er bei den Faktor VIII-Präparaten 2011 stabil blieb. Innerhalb des Therapieansatzes Faktor VIII fällt auf, dass zwischen 2009 und 2011 der Verbrauchsanteil von Moroctocag alfa von 5 auf fast 11 % anstieg. Der Anteil von Gerinnungsfaktor

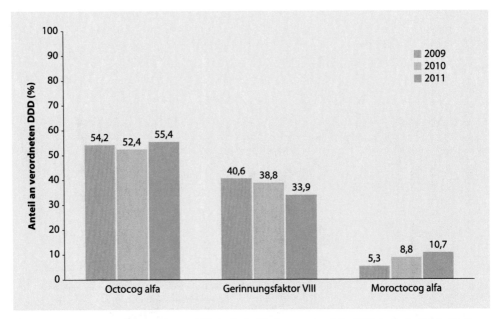

Abbildung 3.35: Anteile der verordneten DDD in der Indikationsgruppe B02 – Wirkstoffe der Teil-Indikationsgruppe „Mittel bei Hämophilie"/Therapieansatz „Faktor VIII" für 2009 bis 2011.
Quelle: IGES-Berechnungen nach NVI (INSIGHT Health)

VIII ging zurück, während der Anteil von Moroctocog alfa konstant bei etwas mehr als der Hälfte lag (**Abbildung 3.35**).

3.5.3 Regionale Unterschiede im Verbrauch

Für die Antihämorrhagika differiert der Pro-Kopf-Verbrauch in den KV-Regionen zwischen 0,072 DDD in Brandenburg und 0,121 DDD in Bremen (**Abbildung 3.36**). Ein eindeutiges geographisches Muster ist nicht zu erkennen. Der Verbrauch wird vor allem durch die Teil-Indikationsgruppe der Mittel bei unspezifischen Gerinnungsstörungen bestimmt, d. h. durch den Verbrauch an Vitamin K. Es dominierten in allen KV Regionen Produkte, die zur Prophylaxe und Therapie der Vitamin K-Mangelblutung bei Neugeborenen eingesetzt werden. Die prophylaktische Gabe von Vitamin K bei Neugeborenen er-

folgt nur teilweise ambulant. Da außerdem der Verbrauch lediglich auf alle GKV-Versicherten der Region und nicht auf Neugeborene bezogen werden kann, lassen die dargestellten Verbrauchszahlen keine weitergehenden Interpretationen zu.

3.5.4 Epidemiologie, Bedarf und Angemessenheit der Versorgung

Im Folgenden soll eine Bedarfsschätzung für die Therapieansätze der Teil-Indikationsgruppe der Mittel bei Hämophilie vorgenommen werden. Die Mittel werden bei den unterschiedlichsten angeborenen und erworbenen Gerinnungsstörungen (Koagulopathien) eingesetzt.

Beim Von-Willebrand-Syndrom handelt es sich um eine angeborene oder erworbene (z. B. durch hämatologische Systemerkrankungen, Tumore) Störung der Hämostase, die

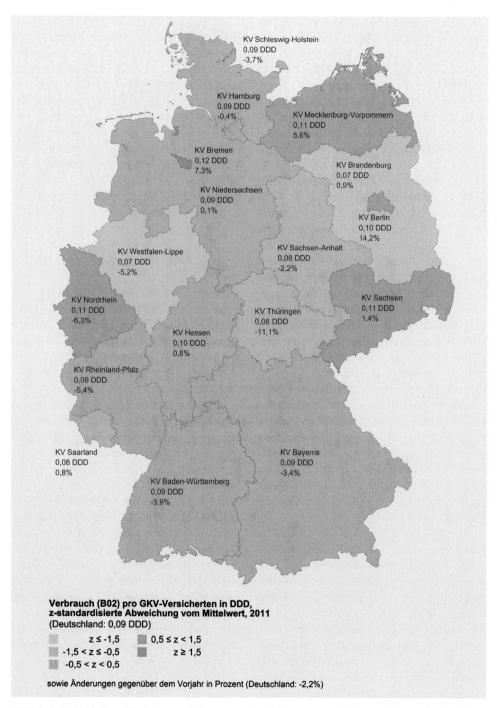

Abbildung 3.36: Verbrauch von Arzneimitteln aus der Indikationsgruppe „B02 Antihämorrhagika" in DDD je Versicherten im Jahr 2011 und Änderung gegenüber dem Vorjahr nach KV-Region.

Quelle: IGES-Berechnungen nach NVI (INSIGHT Health)

111

sowohl bei Männern als auch bei Frauen vor-
kommt (*Sucker* et al. 2004). Hämophilie A
und B kommen als X-chromosomal vererbte
Erkrankungen überwiegend bei Männern vor
und sind bei Frauen sehr selten.

In Deutschland wird seit 1978 ein Hämophilie-Register betrieben, in das Daten aus
Zentren eingehen, die Hämophilie-Patienten
behandeln. 2008/2009 wurden 9.101 Patienten mit Hämophilie A (43,7 %) und B (7,6 %)
sowie schwerer Von-Willebrand-Erkrankung
(48,7 %) gemeldet (*Schramm* und *Krebs*
2010). Übertragen auf die Bevölkerung der
GKV 2011 ist von ca. 3.200 Versicherten mit
Hämophilie A, knapp 600 Versicherten mit
Hämophilie B und 3.800 Versicherten mit
schwerer Von-Willebrand-Erkrankung bzw.
insgesamt etwa 7.600 Versicherten auszugehen, die in Hämophiliezentren und Behand-
lungseinrichtungen versorgt werden. Vermutlich unterschätzen die Angaben aus dem
Hämophilie-Register die Gesamtprävalenz,
da nicht alle Patienten gemeldet werden bzw.
nicht alle Patienten in Zentren behandelt werden, die an der Registrierung teilnehmen. Bei
Patienten mit Von-Willebrand-Syndrom ist
zu beachten, dass nur die Patienten mit schwerer Erkrankung erfasst werden. Die milde
Form (Typ 1) des Von-Willebrand-Syndroms
ist mit einer Häufigkeit von 1 : 100 die häufigste Blutungsstörung (*Bundesärztekammer*
2003).

Der Behandlungsbedarf ist sowohl bei
Hämophilie A und B als auch beim Von-Willebrand-Syndrom sehr unterschiedlich. Hämophilie A und B treten in unterschiedlicher
Ausprägung auf (mild, mittelschwer und
schwer); auch beim Von-Willebrand-Syndrom werden verschiedene Typen (Typ 1 bis 3)
entsprechend der Symptomatik (leicht, mittelschwer, schwer) unterschieden. Eine dauerhafte Substitution zur Vorbeugung von Blutungen wird nur bei den schweren Verlaufsformen durchgeführt; bei leichteren Formen
beschränkt man sich auf eine Therapie bei
Bedarf, z. B. bei auftretenden Blutungen oder

vor operativen Eingriffen (*Bundesärztekammer* 2003). Bei den meisten Patienten mit
Von-Willebrand-Syndrom Typ 1 ist eine medikamentöse Behandlung nur selten oder gar
nicht erforderlich (*Schneppenheim* o. J.).

Der tatsächliche Bedarf lässt sich daher
für diese Patienten nicht abschätzen. Abgesehen davon könnte die Bedarfsgerechtigkeit
der Versorgung anhand der vorliegenden
Verordnungsdaten (in Apotheken abgegebene Produkte) nicht beurteilt werden, weil der
Großteil der Hämophilieprodukte nicht über
Apotheken vertrieben wird.

3.5.5 Analyse der Ausgabendynamik

Im Vergleich zum Vorjahr stiegen die Ausgaben in der Indikationsgruppe 2011 um
knapp 46 Mio. Euro an (**Tabelle 3.15**). Verantwortlich für das Ausgabenplus 2011 war
vor allem der Anstieg in der Teil-Indikationsgruppe der Hämophiliemittel mit rund
36,6 Mio. Euro.

Die Ausgaben wurden auch 2011 nahezu
ausschließlich durch einen höheren Verbrauch gesteigert (**Abbildung 3.37**). Eine
massive Verbrauchskomponente war vor allem bei den Teil-Indikationsgruppen der Mittel bei Hämophilie (35,4 Mio. Euro) sowie der
Mittel bei idiopathischer thrombozytopenischer Purpura (6,0 Mio. Euro) zu beobachten.
Die Therapieansatzkomponente war 2011 im
Gegensatz zu 2010 positiv und zeigt an, dass
der Verbrauchsanteil von Therapieansätzen
mit höherem Erstattungspreis anstieg. Beispiele hierfür sind die gestiegene Anteile des
Therapieansatzes „Faktor VIII" bei den Hä-
mophiliemitteln. Einen weiteren Beitrag zur
Ausgabeneinsparung leistete 2011 die Preiskomponente, welche bedingt durch die gesetzlichen Regulierungen – insbesondere erhöhte Herstellerabgaben (siehe Kapitel 2) –
leicht negativ (3,7 Mio. Euro) ausfiel. Alle
anderen Komponenten sind in dieser Indikationsgruppe ohne Bedeutung.

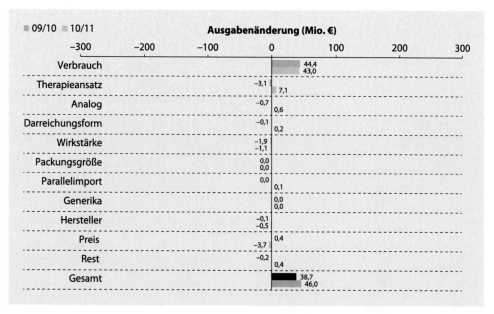

Abbildung 3.37: Komponenten der Ausgabenänderung im Jahr 2011 für die Indikationsgruppe „B02 Antihämorrhagika".

Quelle: IGES-Berechnungen nach NVI (INSIGHT Health)

Tabelle 3.15: Ausgabenentwicklung in der Indikationsgruppe „B02 Antihämorrhagika" in den Jahren 2010 und 2011.

Indikations-/ Teil-Indikationsgruppe	Ausgaben (Mio. Euro)		Änderung gegenüber Vorjahr (Mio. Euro)		Prozentuale Veränderung gegenüber Vorjahr		Anteil an Gesamt-ausgaben (%)	
	2010	2011	2009 vs. 2010	2010 vs. 2011	2009 vs. 2010	2010 vs. 2011	2010	2011
Hämophilie	102,46	139,09	21,42	36,63	26,43	35,74	0,37	0,52
Idiopathische thrombo-zytäre Purpura	16,95	21,77	12,33	4,82	266,76	28,41	0,06	0,08
Hereditäres Angioödem	4,55	8,99	4,55	4,45	n.a.	97,80	0,02	0,03
Unspezifische Gerinnungs-störungen	4,27	4,23	−0,03	−0,04	−0,70	−0,94	0,02	0,02
Alfa1-Antitrypsinmangel	0,66	0,80	0,40	0,14	155,69	21,17	0,00	0,00
Gesamt	**128,89**	**174,88**	**38,67**	**45,99**	**42,86**	**35,68**	**0,46**	**0,65**

Quelle: IGES-Berechnungen nach NVI (INSIGHT Health)

Fazit zur Indikationsgruppe „B02 Antihämorrhagika".

Ausgaben	Überdurchschnittlicher Zuwachs
Prominenteste Komponente(n)	Verbrauch, Therapieansatz, Preis
Verbrauch	Insgesamt Rückgang, aber überdurchschnittlicher Anstieg bei den Hämophiliemitteln
Therapieansätze	Ohne Bedeutung
Analog-Wettbewerb	Ohne Bedeutung
Sonstiges	Entfällt

Literatur

Bundesärztekammer, Vorstand und Wissenschaftlicher Beirat (Hrsg.) (2003) Leitlinien zur Therapie mit Blutkomponenten und Plasmaderivaten. Deutscher Ärzteverlag, Köln. http://www.drk-blutspende.de/pdf/leitlinie.pdf (09.06.2011).

Funk MB, Günay S, Lohmann A, Witzenhausen C, Henseler O. (o. J.) Hämovigilanz-Bericht 1997-2008. http://www.pei.de/cln_092/nn_158264/SharedDocs/Downloads/fachkreise/haemovigilanz/publikationen/haemovigillanz-bericht-1997-2008,templateId=raw,property=publicationFile.pdf/haemovigillanz-bericht-1997-2008.pdf (30.06.2011).

Giangrande PLF (2000) The history of blood transfusion. Br J Haematol 110: 758–767.

Ingram GIC (1976) The history of haemophilia. J Clin Path 29: 469–479.

Liras A (2008) Recombinant proteins in therapeutics: haemophilia treatment as an example. Int Arch Med. 2008; 1: 4.

Schneppenheim R (o. J.) Von Willebrand-Syndrom. Pathophysiologische und molekulare Grundlagen, Diagnostik und Therapie http://www.uke.de/kliniken/haematologie/downloads/klinik-paediatrische-haematologie/klinik_kinderonkologie_von_Willebrand-Syndrom_Uebersicht.pdf (10.08.2011).

Schramm W, Krebs H (2010) Hämophilie-Patienten in Deutschland 2008/2009. Morbidität und Mortalität. Hämostaseologie 4a: S9–S14.

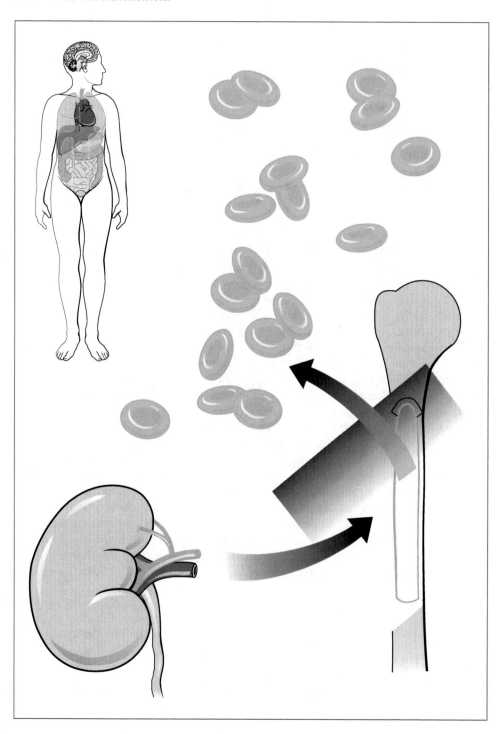

3.6.1 Entwicklung der Indikationsgruppe

Die Indikationsgruppe der Antianämika gliedert sich in das Teil-Indikationsgebiet der „Mittel gegen alimentäre Anämien" und das Teil-Indikationsgebiet „Erythropoetine". Die Mittel gegen alimentäre Anämien werden vor allem bei Mangelzuständen von Eisen, Folsäure oder Vitamin B_{12} eingesetzt, während die Erythropoetine überwiegend bei Patienten mit Nierenversagen – vor allem Dialyse-Patienten – sowie bei Krebs-Patienten eingesetzt werden.

Mittel gegen alimentäre Anämien
Nachdem Mitte des 15. Jahrhunderts Eisen erstmals zur Behandlung von Blutungen eingesetzt wurde, entdeckte *Sydenham* im Jahr 1832 das Krankheitsbild der Anämie, das er erfolgreich mit Eisen behandelte. Erst in den 1930er und 1940er Jahren wurde die Bedeutung von Eisen für den Körper intensiv untersucht, und wichtige Funktionen wie die Beteiligung an Transport und Speicherung von Sauerstoff als Bestandteil des Hämoglobins wurden aufgeklärt. Ab 1950 untersuchte man den Mechanismus der Eisenaufnahme und entwickelte gezielt eisenhaltige Präparate.

Die Aufklärung der Bedeutung von Vitamin B_{12} (auch Cyanocobalamin genannt) und Folsäure für die Blutbildung nahm etwa 20 Jahre in Anspruch. Am Anfang stand 1925 die Entdeckung von *Whipple*, dass durch den Verzehr von Leber die Symptome einer perniziösen Anämie gebessert werden. Etwa 20 Jahre später gelang es, das Vitamin B_{12} aus Leberextrakten zu isolieren. Folsäure wurde 1941 erstmals aus Blattgemüse isoliert.

Erythropoetine
Bereits 1906 wurde die Beteiligung eines humoralen Faktors an der Blutbildung vermutet, der später als Erythropoetin bezeichnet wurde: In den 1950er Jahren wurde das Hormon entdeckt, das von der Niere produziert wird und die Bildung und Reifung roter Blutkörperchen anregt. Erythropoetin wurde 1977 aus der Niere isoliert und lieferte die Grundlage für moderne Behandlungskonzepte der Anämie bei Dialyse- und Krebs-Patienten. Seit 1985 steht gentechnisch hergestelltes Erythropoetin prinzipiell zur Verfügung. Das gentechnische Verfahren ermöglicht die Herstellung des Hormons in Mengen, die für therapeutische Zwecke ausreichen. Im Jahr 1988 wurde gentechnisch hergestelltes Epoetin alfa in Deutschland eingeführt. Ihm folgte im Jahr 1990 Epoetin beta und im Jahr 2001 das Derivat Darbepoetin alfa, das in Abständen von ein bis drei Wochen gegeben wird, während Epoetin alfa und beta ein- bis dreimal wöchentlich verabreicht werden. Bei dem seit 2007 zur Verfügung stehenden Methoxy-Polyethylenglycol-Epoetin beta (**Tabelle 3.16**) handelt es sich um ein modifiziertes Epoetin beta, das alle zwei Wochen einmal gespritzt wird. Das ebenfalls seit 2007 zur Verfügung stehende Epoetin delta musste zwei- bis dreimal wöchentlich verabreicht werden; der Hersteller verzichtete Anfang 2009 aus wirtschaftlichen Gründen auf die weitere Zulassung (*EMA* 2009, *Ratner* 2008). Es war damals das einzige Erythropoetin, das

Tabelle 3.16: Neue Wirkstoffe in der Indikationsgruppe B03 im Zeitraum von 2007 bis 2011.

Jahr (Markteinführung)	Wirkstoff	Teil-Indikationsgruppe	Therapieansatz
2007	Epoetin delta	Erythropoetine	Entfällt
2007	Methoxy-Polyethylenglycol-Epoetin beta	Erythropoetine	Entfällt

Quelle: IGES

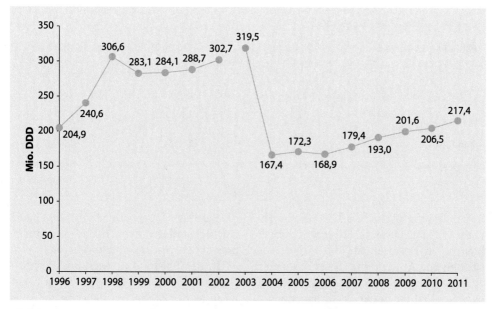

Abbildung 3.38: Verbrauch von Arzneimitteln aus der Indikationsgruppe B03 in Mio. DDD im Zeitraum von 1996 bis 2011.
Quelle: IGES nach AVR (1996 bis 2002), IGES-Berechnungen nach NVI (INSIGHT Health) (ab 2003)

mithilfe einer menschlichen Zelllinie produziert wurde. Erythropoetin-Biosimilars wurden erstmals 2007 eingeführt, auch in den Folgejahren kamen neue Biosimilars auf den Markt.

3.6.2 Entwicklung des Verbrauchs

Antianämika müssen als selten verordnete Arzneimittel angesehen werden, von denen jedem Versicherten der GKV 2011 im Mittel 3 DDD verordnet wurden.

Der Verbrauch von Arzneimitteln zur Behandlung von Anämien stieg bis 2003 auf über 300 Mio. DDD an (**Abbildung 3.38**). Im Jahr 2004 brach der Verbrauch drastisch ein und halbierte sich im Vergleich zum Vorjahr nahezu. Seit 2007 wächst der Verbrauch und erreichte 2011 rund 217 Mio. DDD.

Der Rückgang des Verbrauchs 2004 ist ausschließlich auf die Teil-Indikationsgruppe

„Mittel gegen alimentäre Anämie" (Eisen-, Folsäure- und Vitamin-B_{12}-Päparate) zurückzuführen, die seit Beginn des Jahres 2004 nur noch eingeschränkt verordnungsfähig sind.

Der Verbrauch in der Indikationsgruppe der Antianämika wird durch die Teil-Indikationsgruppe der Mittel gegen alimentäre Anämie bestimmt, auf die 2011 mehr als 91 % des Verbrauchs entfielen. Für die Mittel gegen alimentäre Anämie war im Beobachtungszeitraum von 2009 bis 2011 ein Verbrauchsanstieg zu beobachten, der 2011 mit 6 % höher ausfiel als 2010 mit 4 % (**Tabelle 3.17**). Es bleibt unklar, ob der gestiegene Verbrauch tatsächlich durch ein häufigeres Vorkommen von Mangelanämien bedingt ist, die medikamentös behandelt werden müssen.

In der Teil-Indikationsgruppe der Erythropoetine ist der Verbrauch bis 2007 gestiegen, geht jedoch seit 2008 zurück. 2010 lag der Verbrauchsrückgang noch bei fast 13 %, 2011 war der Verbrauch nur noch um etwa

Tabelle 3.17: Übersicht der Menge der verordneten DDD in den Teil-Indikationsgruppen der Indikationsgruppe B03 in den Jahren 2009 bis 2011.

Teil-Indikationsgruppe	DDD 2009 (Mio.)	DDD 2010 (Mio.)	DDD 2011 (Mio.)	Differenz 2009 vs. 2010 (%)	Differenz 2010 vs. 2011 (%)
Mittel gegen alimentäre Anämie	179,20	186,96	198,55	4,33	6,20
Erythropoetine	22,38	19,50	18,89	−12,84	−3,17
Summe	**201,6**	**206,5**	**217,4**	**2,42**	**5,32**

Quelle: IGES-Berechnungen nach NVI (INSIGHT Health)

3 % rückläufig (**Tabelle 3.17**). Für die Zukunft ist allenfalls eine Stabilisierung des Verbrauchs zu erwarten, da die Indikationsstellung zur Anwendung dieser Wirkstoffe eingeschränkt wurde. In Bezug auf den ambulanten Verbrauch der Erythropoetine soll an dieser Stelle noch einmal darauf hingewiesen werden, dass bei den Analysen für den Arzneimittel-Atlas lediglich die Verordnungen berücksichtigt werden können, die von Apotheken abgegeben und über Apothekenrechenzentren mit den Kassen abgerechnet wurden. Andere Vertriebswege, die beispielsweise bei der Versorgung von Dialyse-Patienten relevant sind, werden daher nicht berücksichtigt.

Innerhalb der Teil-Indikationsgruppe der Mittel gegen alimentäre Anämie setzte sich 2011 die bereits in den Vorjahren beobachtete Entwicklung fort: Der Anteil von Folsäure am Verbrauch erhöhte sich erneut und stieg auf über 12 % (**Abbildung 3.39**). Der hohe Verbrauchsanteil von Vitamin B_{12} blieb stabil bei knapp 60 %. Hierbei ist zu berücksichtigen, dass eine Einzeldosis 1 bis 3 mg betragen kann, was 50 bis 150 DDD entspricht (1 DDD = 20 Mikrogramm Cyanocobalamin parenteral). Da in den ersten Wochen der Behandlung die Verabreichung häufig zwei- bis dreimal wöchentlich erfolgt, werden erheblich mehr DDD verabreicht als beispielsweise bei einer Behandlung mit Eisen. Darüber hinaus sind einige der Vitamin-B_{12}-Präparate neben

der Behandlung der perniziösen Anämie auch zur Behandlung der Trigeminusneuralgie oder der Polyneuropathie zugelassen.

In der Teil-Indikationsgruppe „Erythropoetine" sind keine unterschiedlichen Therapieansätze zu finden. Seit 2009 ging der Anteil von Erythropoetin leicht zurück und lag 2011 bei rund 50 % des Verbrauchs (der ATC-Kode B03XA01 fasst die Wirkstoffe Epoetin alfa und beta sowie deren Biosimilars zusammen) (**Abbildung 3.40**). Dafür stieg vor allem der Anteil von Methoxy-Polyethylenglycol-Epoetin beta und erreichte 2011 fast 14 %. Die Ursachen für diese Entwicklung können in den Eigenschaften der Wirkstoffe vermutet werden: Ein relevanter Unterschied zwischen den Erythropoetinen ist die Häufigkeit der Injektion, die bei Epoetin alfa und beta in der Regel bei dreimal wöchentlich liegt. Darbepoetin alfa wird alle ein bis zwei Wochen injiziert, Methoxy-Polyethylenglycol-Epoetin beta alle zwei Wochen, was ein Grund für die Zunahme seines Verbrauchsanteils sein mag.

Der Anteil der Biosimilars stieg auch 2011 nochmals an, allerdings geringer als im Vorjahr. War 2009 noch ein Anstieg des Verbrauchsanteils (bezogen auf *alle* Erythropoetine) von knapp 13 auf 22 % zu beobachten, so wuchs dieser Anteil 2011 nur noch von 24 auf rund 27 % an. Bezogen auf das Erythropoetin (B03XA01) lagen die Verbrauchsanteile der Biosimilars in den Jahren 2008 bis 2011 bei rund 24, 40, 48 bzw. 54 %. Die Rah-

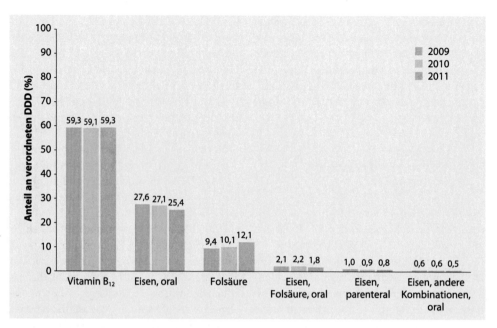

Abbildung 3.39: Anteile der verordneten DDD in der Indikationsgruppe B03 – Therapieansätze der Teil-Indikationsgruppe „Mittel gegen alimentäre Anämie" für 2009 bis 2011.

Quelle: IGES-Berechnungen nach NVI (INSIGHT Health)

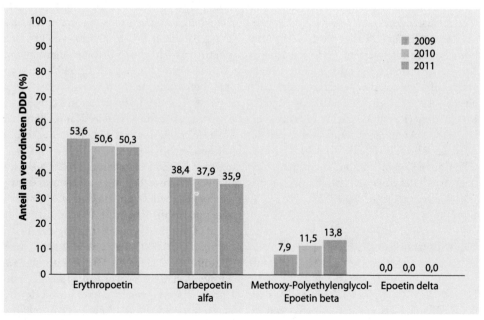

Abbildung 3.40: Anteile der verordneten DDD in der Indikationsgruppe B03 – Wirkstoffe der Teil-Indikationsgruppe „Erythropoetin" für 2009 bis 2011.

Quelle: IGES-Berechnungen nach NVI (INSIGHT Health)

menvorgaben nach § 84 Abs. 7 SGB V sahen für 2011 vor, dass der Anteil der Biosimilars bei mindestens 30 % (Zielwert) am Verbrauch aller erythropoesestimulierenden Wirkstoffe liegen soll (Rahmenvorgaben 2010). Für 2012 wurde dieser Zielwert auf 35 % erhöht (Rahmenvorgaben 2011).

3.6.3 Regionale Unterschiede im Verbrauch

Bei den Antianämika schwankte der Verbrauch je Versicherten in den KV-Regionen 2011 zwischen 2,3 DDD in Bayern und 5,8 DDD in Mecklenburg-Vorpommern. Ein ähnlich hoher Verbrauch wie in Mecklenburg-Vorpommern war nur noch in Brandenburg zu beobachten. Verbrauchsbestimmend ist für die Antianämika die Teil-Indikationsgruppe der Mittel gegen alimentäre Anämie (**Tabelle 3.17**) und hier wiederum der Therapieansatz Vitamin B_{12}. Hier dominieren parenterale Zubereitungen, die bei Vitamin B_{12}-Mangelzuständen bzw. den dadurch verursachten Anämien (z. B. der perniziösen Anämie) verordnet werden. Die perniziöse Anämie tritt überwiegend bei älteren Menschen auf. Dementsprechend findet sich auch eine nicht stark ausgeprägte, aber signifikante Korrelation ($R^2 = 0,35$) zwischen dem Verbrauch von Antianämika und dem Anteil der über 55-Jährigen. Die Korrelation ist zwischen dem Verbrauch von Vitamin B_{12} und dem Anteil der über 55-Jährigen noch etwas stärker ausgeprägt ($R^2 = 0,47$).

3.6.4 Epidemiologie, Bedarf und Angemessenheit der Versorgung

Hinsichtlich der Epidemiologie soll für die Teil-Indikationsgruppe der „Mittel gegen alimentäre Anämie" vor allem die Eisenmangel-Anämie dargestellt werden. In einem Survey von *Niederau* et al. (1998) wurde eine Präva-

lenz von 6,8 % bei Frauen und 2,4 % bei Männern ermittelt. Daraus ergibt sich für die Population der über 20-Jährigen in der GKV eine Anzahl von 2,7 Mio. behandlungsbedürftigen Patienten. Nach *Goddard* et al. (2000) ist die tägliche Gabe von Eisen für drei bis vier Wochen ausreichend, sodass zur Versorgung dieser Patienten mindestens 57 Mio. DDD an Eisenpräparaten im Jahr benötigt werden. Tatsächlich wurden annähernd 57 Mio. DDD verordnet. Bei der Behandlung von Eisenmangel-Anämien stimmten also 2011 Bedarf und Verbrauch überein.

Ein Bedarf für Erythropoetin besteht in der Regel bei Dialyse-Patienten. Er kann darüber hinaus bei schwer niereninsuffizienten Patienten bestehen, die noch nicht dialysepflichtig sind, sowie bei Krebs-Patienten, bei denen sich aufgrund der Zytostatikabehandlung eine Anämie entwickelt hat. Für die Anwendung von Erythropoetinen bei Krebs-Patienten wurden allerdings Warnungen und Einschränkungen herausgegeben (*BfArM* 2007). Zwei Untersuchungen aus dem Jahr 2006 haben ergeben, dass bei niereninsuffizienten Patienten die Anwendung von Erythropoetin zur Anhebung des Hämoglobins auf Normalwerte (13–15 g/dl) keine Vorteile gegenüber subnormalen Werten (10,5–11,5 g/dl) in Bezug auf die Progression der Nephropathie und kardiovaskuläre Komplikationen bietet (*Drüeke* et al. 2006, *Singh* et al. 2006). Diese Ergebnisse führten ab 2010 zu einer entsprechenden Empfehlung in der Nationalen Versorgungs-Leitlinie „Nierenerkrankungen bei Diabetes" zum zurückhaltenden Einsatz von Erythropoetin (*BÄK* et al. 2011).

Auf der Basis einer Erhebung der Daten von rund 110.000 Patienten aus allgemeinmedizinischen Praxen in Großbritannien (*de Lusignan* et al. 2005) wurde die Prävalenz der chronischen Nierenerkrankung und der behandlungsbedürftigen Anämie ermittelt. Insgesamt errechnet sich hier eine Prävalenz von rund 4,6 % für Nierenfunktionsstörungen des Grades 3 oder höher (entsprechend der USamerikanischen National Kidney Foundation). Nach den international maßgeblichen K/DOQI Guidelines (*National Kidney Foundation* 2002) sowie den „European best practice guidelines for the management of anaemia in patients with chronic renal failure" (*NN* 1999) sind von diesen Patienten rund 3,8 % als behandlungsbedürftig bezüglich einer Anämie anzusehen (*Lusignan* et al. 2005). Für die GKV-Versichertenpopulation ergibt sich daraus eine geschätzte Prävalenz von 163.000 Personen, die als kontinuierlich behandlungsbedürftig eingestuft werden können. 2006 gab es in Deutschland 66.508 Dialyse-Patienten (*Frei* und *Schober-Halstenberg* 2008). Bezieht man die Zahlen für die Verteilung der Stadien 3 und 4 nach *Lusignan* et al. (2005) sowie den Anteil des Behandlungsbedarfs von 3,8% auf diese Patientenzahl, so errechnen sich 215.000 GKV-Patienten mit einer behandlungsbedürftigen Anämie. Legt man Ergebnisse des NHANES III (National Health and Nutrition Examination Survey) aus den USA zur Prävalenz der behandlungsbedürftigen Anämie bei niereninsuffizienten Patienten zugrunde (*Hsu* et al. 2003), so ergibt sich eine geschätzte Prävalenz von 202.000 GKV-Versicherten. Aus einem Review von *Zhang* et al. (2008) kann zwar die Prävalenz der Niereninsuffizienz (7,2 % bei Personen über 30 Jahren) abgelesen werden, aber nicht nach Graden bzw. nach antianämischem Behandlungsbedarf.

Insgesamt wurden im Jahr 2009 etwa 481.000 inzidente Krebsfälle an die epidemiologischen Krebsregister in Deutschland gemeldet (*GEKID* 2011). Für 2012 werden basierend auf den Meldedaten etwa 486.000 Krebsneuerkrankungen erwartet (*RKI* und *GEKID* 2012). In der ECAS-Studie („European Cancer Anaemia Survey") wurden rund 13.000 Krebsfälle analysiert. Von diesen erhielten etwa 8.500 eine Chemotherapie und von diesen wiederum waren 75 % mindestens einmal während des Surveys anämisch (*Ludwig* et al. 2004). Auf dieser Grundlage lässt

sich allerdings die Zahl der Krebs-Patienten in der GKV mit behandlungsbedürftiger Anämie nicht schätzen, denn als anämisch galten in der Studie alle Patienten mit einem Hämoglobinwert unter 12 g/dl. Dieser Wert stellt jedoch keine zwingende Behandlungsindikation dar. Die Behandlung kann bei Krebs-Patienten mit Erythropoetin, aber auch mit Bluttransfusionen erfolgen. Mittlerweile wurden – u. a. von der EMA und der FDA – Warnungen vor dem Einsatz von Erythropoetin bei verschiedenen Krebsarten ausgesprochen. Studien hatten zuvor ergeben, dass die Mortalität bei Patienten erhöht ist, die neben einer Bluttransfusion Erythropoetin erhielten (*EMA* 2008, *Bohlius* et al. 2008).

Abgesehen von der o. g. Einschränkung lässt sich der tatsächliche Bedarf an Erythropoetin aus folgenden Gründen kaum abschätzen:

》 Abhängig vom Ansprechen auf die Therapie ist die Dosierung sehr variabel.

》 Eine Therapie mit Erythropoetin ist bei Krebs-Patienten nur unter bestimmten Bedingungen indiziert.

》 Eine Therapie mit Erythropoetin erfolgt bei Krebs-Patienten nur so lange, wie die Hemmung der Blutbildung durch die Zytostatika anhält, d. h. bis ein bestimmter Hämoglobinwert erreicht wird, und in der Regel nicht länger als vier Wochen nach Beendigung der Chemotherapie.

》 Bei Nichtansprechen auf die Behandlung mit Erythropoetin soll die Therapie abgebrochen werden.

Aus den genannten Gründen kann auch die Zahl der mit den verordneten DDD behandelbaren Patienten nicht geschätzt werden. Ein weiterer Grund ist, dass nur der Verbrauch von Erythropoetin-Präparaten erfasst wurde, die von Apothekenrechenzentren mit der GKV abgerechnet wurden. Viele Dialysezentren beziehen jedoch Erythropoetin direkt von den Herstellern und Versorgungseinrichtungen für Dialyse-Patienten, wie beispielsweise von dem Kuratorium für Dialyse

Tabelle 3.18: Ausgabenentwicklung in der Indikationsgruppe „B03 Antianämika" in den Jahren 2010 und 2011.

Indikations-/ Teil-Indikations- gruppe	Ausgaben (Mio. Euro)		Änderung gegen- über Vorjahr (Mio. Euro)		Prozentuale Veränderung gegenüber Vorjahr		Anteil an Gesamt- ausgaben (%)	
	2010	2011	2009 vs. 2010	2010 vs. 2011	2009 vs. 2010	2010 vs. 2011	2010	2011
Erythropoetine	220,27	190,37	−38,80	−29,90	−14,98	−13,57	0,79	0,71
Mittel gegen alimentäre Anämie	59,58	60,41	−0,07	0,84	−0,12	1,40	0,21	0,22
Gesamt	279,85	250,78	−38,87	−29,06	−12,20	−10,39	1,00	0,93

Quelle: IGES-Berechnungen nach NVI (INSIGHT Health)

und Nierentransplantation e. V. (KfH) oder der Patienten-Heimversorgung Gemeinnützige Stiftung (PHV).

3.6.5 Analyse der Ausgabendynamik

Für die Arzneimittel gegen Anämie gingen die Ausgaben auch 2011 in ähnlichem Umfang wie im Vorjahr zurück (**Tabelle 3.18**), was vor allem durch die Erythropoetine bedingt war. Diese Teil-Indikationsgruppe ist auch bestimmend für die Ausprägung der Komponenten der Ausgabenentwicklung. Für die Jahre 2010 und 2011 bietet sich – trotz eines ähnlichen Gesamtausgabenrückgangs – ein unterschiedliches Bild: Während 2010 insbesondere die Verbrauchskomponente re-levant für den Ausgabenrückgang war, spielt diese 2011 nur noch eine untergeordnete Rolle (**Abbildung 3.41, Abbildung 3.42**).

So wurden 2010 noch 30,3 Mio. Euro durch Verbrauchsrückgang eingespart, während sich die Einsparungen 2011 auf nur noch 3,0 Mio. Euro beliefen. Die Therapie-Ansatzkomponente führte 2011 zu geringeren Einsparungen (2,6 Mio. Euro) als 2010 (4,2 Mio. Euro).

Die Analogkomponente war mit 2,2 Mio. Euro geringfügig niedriger als im Vorjahr und beruhte, wie schon in 2010, auf dem gestiegenen Verbrauchsanteil von Methoxy-Polyethylenglycol-Epoetin beta. Der Hauptteil des Ausgabenrückgangs ist auf die Preiskomponente zurückzuführen. Wies diese 2010 noch einen geringen Wert von −2,3 Mio.

Fazit zur Indikationsgruppe „B03 Antianämika".

Ausgaben	Rückgang
Prominenteste Komponente(n)	Verbrauch, Preis
Verbrauch	Überdurchschnittliches Wachstum insgesamt, Rückgang in der Teil-Indikationsgruppe der Erythropoetine
Therapieansätze	Ohne Bedeutung
Analog-Wettbewerb	Ohne Bedeutung
Sonstiges	Ausgabenrückgang durch Preiskomponente

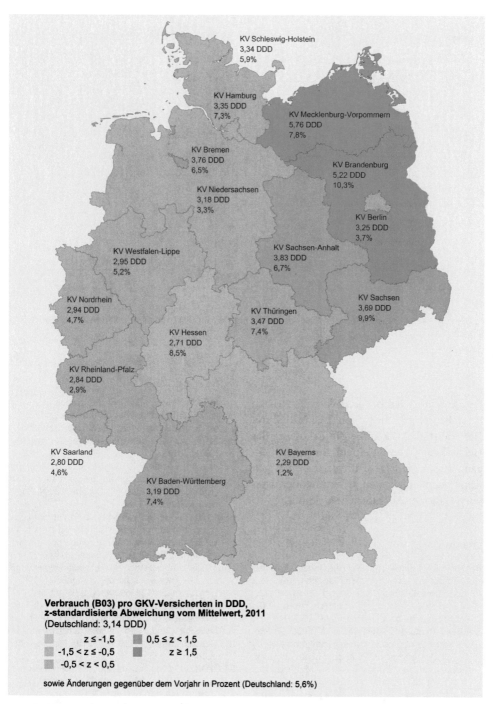

Verbrauch (B03) pro GKV-Versicherten in DDD,
z-standardisierte Abweichung vom Mittelwert, 2011
(Deutschland: 3,14 DDD)

- z ≤ -1,5
- -1,5 < z ≤ -0,5
- -0,5 < z < 0,5
- 0,5 ≤ z < 1,5
- z ≥ 1,5

sowie Änderungen gegenüber dem Vorjahr in Prozent (Deutschland: 5,6%)

Abbildung 3.41: Verbrauch von Arzneimitteln aus der Indikationsgruppe „B03 Antianämika" in DDD je Versicherten im Jahr 2011 und Änderung gegenüber dem Vorjahr nach KV-Region.

Quelle: IGES-Berechnungen nach NVI (INSIGHT Health)

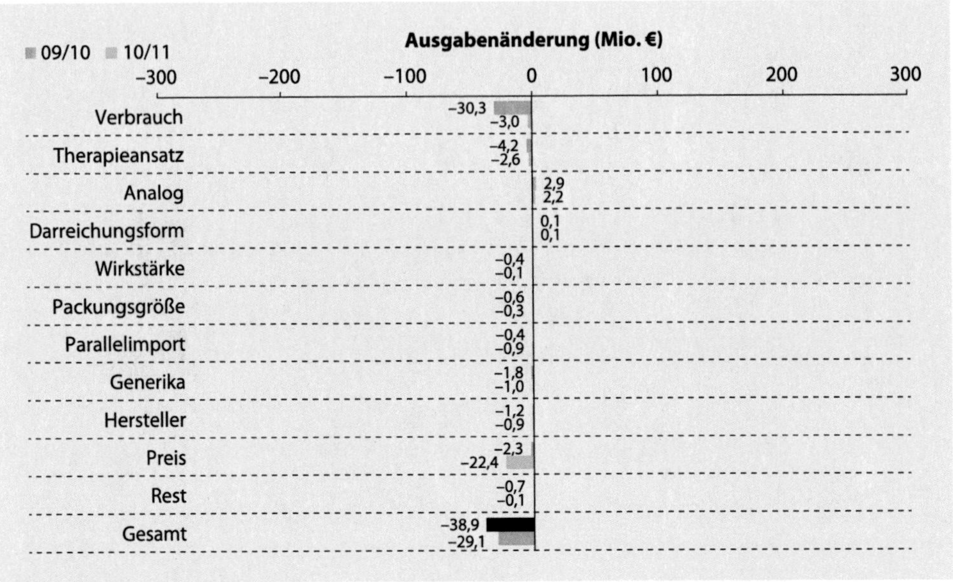

	Ausgabenänderung (Mio. €)				
■ 09/10 ■ 10/11					

Abbildung 3.42: Komponenten der Ausgabenänderung im Jahr 2011 für die Indikationsgruppe „B03 Antianämika".

Quelle: IGES-Berechnungen nach NVI (INSIGHT Health)

Euro auf, führten die Preissenkungen 2011 zu Ausgabeneinsparungen von 22,4 Mio. Euro. Hier führte insbesondere die Erhöhung der Herstellerabgaben zu einem Ausgabenrückgang durch niedrigere Preise. Alle übrigen Komponenten leisteten keinen nennenswerten Beitrag zur Ausgabenentwicklung.

Literatur

BfArM (2007) Erythropoetin: Ergebnisse klinischer Studien an onkologischen Patienten mit oder ohne Anämie. http://www.bfarm.de/cln_029/nn_421158/DE/Pharmakovigilanz/risikoinfo/2007/erythropoetin.html_nnn=true (19.03.2010).

Bohlius J, Brillant C, Clarke M et al. (2008) Recombinant human erythropoiesis stimulating agents in cancer patients: individual patient data meta-analysis on behalf of the EPO IPD Meta-Analysis Collaborative Group. 50th American Society of Hematology (ASH) Annual Meeting and Exposition, December 6–9, 2008, San Francisco.

Bundesärztekammer (BÄK), Kassenärztliche Bundesvereinigung (KBV), Arbeitsgemeinschaft der Wissenschaftlichen Medizinischen Fachgesellschaften (AWMF) (2011) Nationale VersorgungsLeitlinie Nierenerkrankungen bei Diabetes im Erwachsenenalter, 1. Auflage, Version 1.3. http://www.diabetes.versorgungsleitlinien.de (03.04.2012).

Drüeke TB, Locatelli F, Clyne N et al. (2006) Normalization of hemoglobin level in patients with chronic kidney disease and anemia. N Engl J Med 355(20):2071–84.

EMA (2008) Questions and answers on epoetins and the risk of tumor growth and blood clots in the veins. http://www.ema.europa.eu/pdfs/human/press/pr/33396208en.pdf (12.05.2010).

EMA (2009) Public Statement on Dynepo (epoetin delta). http://www.ema.europa.eu/humandocs/PDFs/EPAR/dynepo/12666909en.pdf (24.03.2010).

Frei U, Schober-Halstenberg HJ (2008) Nierenersatztherapie in Deutschland. Bericht über Dialysebehandlung und Nierentransplantation in Deutschland 2007/2008. Berlin: QuaSi-Niere gGmbH.

GEKID (2011) InstantAtlas™. http://www.ekr.med.uni-erlangen.de/GEKID/Atlas/CurrentVersion/Inzidenz/atlas.html (03.04.2012).

Goddard AF, McIntyre AS, Scott BB (2000) Guidelines for the management of iron deficiency anaemia. British Society of Gastroenterology. Gut 46 Suppl 3–4: IV1–IV5.

Hsu CY, McCulloch CE, Curhan GC (2002) Epidemiology of anemia associated with chronic renal insufficiency among adults in the United States: results from the Third National Health and Nutrition Examination Survey. J Am Soc Nephrol 13 (2): 504–510.

Ludwig H, Van Belle S, Barrett-Lee P et al. (2004) The European Cancer Anaemia Survey (ECAS): a large, multinational, prospective survey defining the prevalence, incidence, and treatment of anaemia in cancer patients. Eur J Cancer 40: 2293–2306.

Lusignan S de, Chan T, Stevens P et al. (2005) Identifying patients with chronic kidney disease from general practice computer records. Fam Pract 22: 234–241.

National Kidney Foundation (2002) K/DOQI Clinical practice guidelines for chronic kidney disease: evaluation, classification, and stratification. Kidney Disease Outcomes Quality Initiative (KDOQI). http://www.kidney.org/professionals/kdoqi/guidelines_ckd/toc.htm (15.06.2006).

Niederau C (1998) Screening for hemochromatosis and iron deficiency in employees and primary care patients in Western Germany. Ann Intern Med 128: 337–345.

NN (1999) European best practice guidelines for the management of anaemia in patients with chronic renal failure. Working Party for European Best Practice Guidelines for the Management of Anaemia in Patients with Chronic Renal Failure. Nephrol Dial Transplant 14 Suppl 5: 1–50.

Rahmenvorgaben (2010) Rahmenvorgaben nach § 84 Abs. 7 SGB V – Arzneimittel – für das Jahr 2011 vom 30. September 2010. Deutsches Ärzteblatt 107: A2465–A2468.

Rahmenvorgaben (2011) Rahmenvorgaben nach § 84 Abs. 7 SGB V – Arzneimittel – für das Jahr 2012 vom 30. September 2011. Deutsches Ärzteblatt 108: A2565–A2569.

Ratner M (2008) Shire dumps Dynepo. Nature Biotechnology 26: 1322–1323.

RKI, GEKID (Hrsg.) (2012) Krebs in Deutschland 2007/2008 8. überarbeitete Auflage, Berlin: Robert Koch-Institut, Gesellschaft der epidemiologischen Krebsregister in Deutschland e.V.

Singh AK, Szczech L, Tang KL et al. (2006) Correction of anemia with epoetin alfa in chronic kidney disease. N Engl J Med 355(20): 2085–98.

Zhang QL, Rothenbacher D (2008) Prevalence of chronic kidney disease in population-based studies: systematic review. BMC Public Health Apr 11; 8: 117.

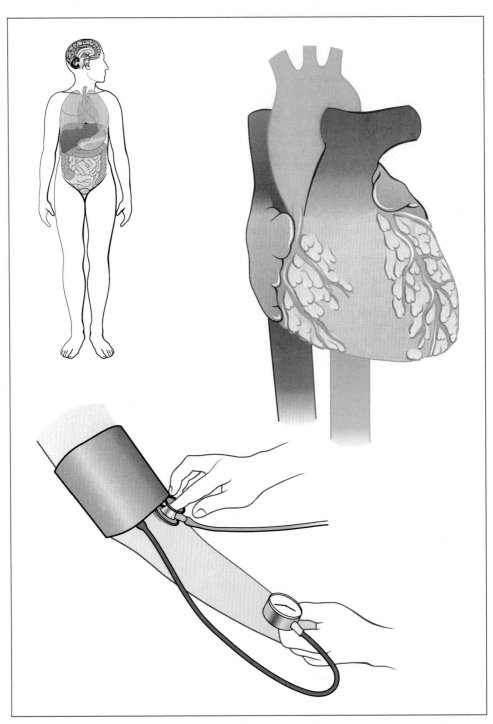

3.7.1 Entwicklung der Indikationsgruppe

Bei der Behandlung der arteriellen Hypertonie (Bluthochdruck) findet eine Reihe von Wirkstoffgruppen Verwendung. Abweichend von der im Arzneimittel-Atlas üblichen Definition von Indikations- und Teil-Indikationsgruppen umfasst die Indikationsgruppe der Mittel zur Behandlung der Hypertonie nicht nur eine, sondern mehrere therapeutische Untergruppen der ATC-Klassifikation. Die verschiedenen therapeutischen Untergruppen

- » C02 Antihypertonika
- » C03 Diuretika
- » C07 Beta-Adrenozeptor-Antagonisten (Betablocker)
- » C08 Calciumkanalblocker
- » C09 Mittel mit Wirkung auf das Renin-Angiotensin-System

werden im folgenden Abschnitt als Teil-Indikationsgruppen betrachtet.

Mit Ausnahme der Teil-Indikationsgruppe der Antihypertonika, die nahezu ausschließlich bei der Therapie der Hypertonie zum Einsatz kommt, haben alle anderen Teil-Indikationsgruppen zusätzliche Indikationen bei weiteren Erkrankungen des Herz-Kreislauf-Systems und in anderen Gebieten.

3.7.1.1 Teil-Indikationsgruppe der Antihypertonika (C02)

Die Antihypertonika enthalten einige der ältesten, aber auch einen der neuesten Therapieansätze zur Behandlung der Hypertonie.

Ein Vertreter der zentral wirkenden antiadrenergen Wirkstoffe (Antisympathotonika), das Alkaloid Reserpin, stand bereits 1952 als blutdrucksenkendes Mittel zur Verfügung. Von Bedeutung sind heute noch das 1960 entdeckte α-Methyldopa, das vor allem bei Hypertonie in der Schwangerschaft eingesetzt wird, sowie das ebenfalls in den 1960er Jahren synthetisierte Clonidin, das heute auch gegen Entzugserscheinungen bei Alkohol- oder Opioidabhängigkeit Verwendung findet.

In der Teil-Indikationsgruppe der Antihypertonika haben heute die Alphablocker die größte Bedeutung, als deren erster Vertreter zu Beginn der 1970er Jahre das Prazosin synthetisiert wurde. Ihm folgte 1989 das besser verträgliche Doxazosin. Alphablocker hemmen die Wirkung der Katecholamine Adrenalin und Noradrenalin an den Alpha-Rezeptoren, über welche an den Blutgefäßen eine vasokonstriktorische und damit blutdruckerhöhende Wirkung vermittelt wird. Die Patientengruppe, die am häufigsten Alphablocker zur Therapie der Hypertonie erhält, sind Männer mit benigner Prostatahyperplasie, weil die Symptome dieser Erkrankung durch Alphablocker ebenfalls positiv beeinflusst werden (siehe 3.9).

Die neueste Entwicklung unter den Antihypertonika stellen die Endothelin-Rezeptor-Antagonisten dar: 2002 wurde der Wirkstoff Bosentan eingeführt, 2006 folgte das Sitaxentan und 2008 das Ambrisentan (**Tabelle 3.19**). Diese Wirkstoffe werden zur Behandlung der pulmonalen arteriellen Hypertonie einge-

Tabelle 3.19: Neue Wirkstoffe in der Indikationsgruppe „C02, C03, C07, C08, C09" im Zeitraum von 2007 bis 2011.

Jahr (Markteinführung)	Wirkstoff	Teil-Indikationsgruppe	Therapieansatz
2007	Aliskiren	Mittel mit Wirkung auf das Renin-Angiotensin-System	Renin-Inhibitoren
2008	Ambrisentan	Pulmonale Hypertonie	Endothelin-Rezeptorantagonisten

Quelle: IGES

127

setzt. Die pulmonale arterielle Hypertonie ist eine Erkrankung der Lungengefäße und steht in keinem Zusammenhang mit der arteriellen Hypertonie, bei der alle übrigen Wirkstoffe dieser Teil-Indikationsgruppe eingesetzt werden.

3.7.1.2 Teil-Indikationsgruppe der Diuretika (C03)

Bei den Diuretika handelt es sich um Wirkstoffe, die zu einer erhöhten Harnproduktion (Diurese) der Niere führen. Die wichtigsten Therapieansätze in dieser Gruppe stellen die Thiaziddiuretika und die Schleifendiuretika dar.

Zur Behandlung der Hypertonie kommen hauptsächlich die Thiaziddiuretika zum Einsatz. Als deren erster Vertreter wurde 1959 das Chlorothiazid eingeführt. Einer der wichtigsten Vertreter der Thiaziddiuretika ist heute das Hydrochlorothiazid, das ebenfalls bereits 1959 synthetisiert wurde. Es wird fast ausschließlich in Form fixer Kombinationen mit anderen blutdrucksenkenden Mitteln eingesetzt. Ebenfalls 1959 wurde mit Furosemid das erste Schleifendiuretikum entwickelt. Es folgten Piretanid (1982), Azosemid (1986) und Torasemid (1992). Schleifendiuretika haben im Vergleich zu Thiaziddiuretika eine wesentlich stärkere diuretische Wirkung.

Weder für Thiazid noch für Schleifendiuretika ist vollständig bekannt, über welchen Mechanismus sie ihre blutdrucksenkende Wirkung entfalten. Weitere Indikationen für Diuretika sind neben der Hypertonie auch Ödeme, beispielsweise durch Herzinsuffizienz.

Als weiterer Therapieansatz sind die Aldosteron-Antagonisten zu nennen, deren erster Vertreter, das Spironolacton, in den 1960er Jahren entwickelt wurde. Im Jahr 2004 kam Eplerenon auf den Markt, das im Vergleich zu Spironolacton eine wesentlich spezifischere Wirkung aufweist. Die Aldosteron-Antagonisten gehören zwar zu den Diuretika, werden jedoch nicht zur Blutdrucksenkung eingesetzt, sondern beispielsweise zur Therapie der Herzinsuffizienz. Als Antagonist des Vasopressins (Antidiuretisches Hormon, ADH) kam 2009 der Wirkstoff Tolvaptan in der Indikationsgruppe neu auf den Markt. Es wird jedoch ebenfalls nicht bei Hypertonie eingesetzt, sondern bei Hyponatriämie, die durch einen Überschuss des Hormons ausgelöst wird.

3.7.1.3 Teil-Indikationsgruppe der Betablocker (C07)

Schon 1948 wurde von *Ahlquist* die Theorie der Alpha- und Beta-Rezeptoren formuliert: Über Alpha-Rezeptoren wird an den Blutgefäßen eine Vasokonstriktion und damit Blutdrucksteigerung bewirkt, die sich durch eine Alpha-Rezeptorblockade verhindern lässt (s. o.). Durch Blockade der Beta-Rezeptoren kommt es bei Patienten mit Bluthochdruck zu einer Blutdrucksenkung, woran verschiedene Mechanismen beteiligt sind, die bis heute nicht komplett aufgeklärt sind. Gezielt entwickelt wurden Betablocker zu Beginn der 1960er Jahre zunächst von dem späteren Nobelpreisträger *James Whyte Black*. Als Folge seiner Forschungsarbeiten kam 1964 das noch heute gebräuchliche Propranolol auf den Markt. Es hemmt sowohl $Beta_1$- als auch $Beta_2$-Rezeptoren. Zur Behandlung der Hypertonie werden heute sogenannte $beta_1$-selektive Rezeptorblocker bevorzugt. Der heute am häufigsten eingesetzte Vertreter dieser Gruppe, das Metoprolol, wurde in Deutschland 1976 eingeführt.

Weitere Indikationen für Betablocker sind neben der Hypertonie unter anderem koronare Herzkrankheit, tachykarde Herzrhythmusstörungen und Prophylaxe eines erneuten Herzinfarkts.

3.7.1.4 Teil-Indikationsgruppe der Calciumkanalblocker (C08)

Als erster Calciumkanalblocker wurde 1963 in Deutschland das Verapamil auf den Markt gebracht. Damals war seine koronardilatierende Wirkung – also eine Erweiterung der Herzkranzgefäße – bekannt, was zu seinem Einsatz bei Angina pectoris führte. Erst 1967 fand *Fleckenstein* heraus, dass Verapamil zu einer Verminderung der Konzentration von Calciumionen in Herzmuskelzellen führt, 1969 wurde der Begriff Calciumantagonisten eingeführt.

Relevante Therapieansätze sind die Phenylalkylamine, zu denen das Verapamil gehört, sowie das in der Wirkung verwandte Diltiazem – einziger Vertreter des Therapieansatzes der Benzothiazepin-Derivate. Die Hauptindikation dieser Therapieansätze ist weniger die Hypertonie, sondern vielmehr die symptomatische Therapie der Angina pectoris sowie bestimmte Herzrhythmusstörungen wie supraventrikuläre Tachykardien oder Vorhofflattern bzw. -flimmern. Von großer Bedeutung ist der Therapieansatz der Dihydropyridine, deren erster Vertreter Nifedipin bereits in den 1960er Jahren entwickelt wurde und zunächst zur Behandlung der Angina pectoris zum Einsatz kam. Nifedipin wirkt blutdrucksenkend, ist aber zur Behandlung der Hypertonie nur in retardierter Form geeignet, da es sonst zu einer reflektorischen Erhöhung der Herzschlagfrequenz kommen kann. Dies ist nicht nur unerwünscht, sondern kann auch schädlich sein, weshalb die Gabe von nicht retardiertem Nifedipin bei Bluthochdruck heute nicht mehr indiziert ist. Seit Mitte der 1980er Jahre wurde eine Reihe von Dihydropyridinen auf dem deutschen Markt eingeführt (1985 Nimodipin und Nitrendipin, 1990 Nisoldipin, Nicardipin und Isradipin, 1991 Felodipin, 1992 Nilvadipin, 1994 Amlodipin, 1998 Lacidipin, 2000 Lercanidipin, 2004 Manidipin). Amlodipin, Felodipin, Lacidipin, Lercanidipin, Nitrendipin und Nilvadipin haben den Vorteil, dass sie wegen ihres langsamen Wirkungseintritts sowie ihrer langen Wirkdauer nicht oder kaum zu einer reflektorischen Erhöhung der Herzschlagfrequenz führen.

3.7.1.5 Teil-Indikationsgruppe der Mittel mit Wirkung auf das Renin-Angiotensin-System (C09)

Das Renin-Angiotensin-System ist von zentraler Bedeutung für die Regulation des Blutdrucks. Bereits 1898 hat man in Nierenextrakten das Renin entdeckt. 1940 wurde erstmals das Angiotensinogen beschrieben, in den 50er Jahren das Angiotensin-Konversionsenzym (ACE). Renin führt zur Bildung von Angiotensin I aus Angiotensinogen, und ACE wandelt Angiotensin I in Angiotensin II (AT II) um, das über zahlreiche Mechanismen den Blutdruck erhöht und zu Umbauprozessen an Herz und Blutgefäßen führt, aber auch die Nierenfunktion beeinflusst.

Mit der Einführung von Wirkstoffen, die direkt in das Renin-Angiotensin-System eingreifen, begann in den späten 70er Jahren eine neue Ära in der Behandlung des Bluthochdrucks. Heute stehen drei verschiedene Wirkstoffgruppen zur Verfügung: die ACE-Hemmer, die Angiotensin-Rezeptor-Antagonisten (AT-II-Antagonisten) und die Renin-Inhibitoren.

ACE-Hemmer

Die Entwicklung der ACE-Hemmer ist auf die Entdeckung von Peptiden mit blutdrucksenkender Wirkung im Gift von brasilianischen Grubenottern zurückzuführen. Als wirksamstes unter ihnen erwies sich das Teprotid, das jedoch aufgrund seiner Eiweißstruktur nur intravenös verabreicht werden konnte. Nach gezielter Entwicklung von oral wirksamen ACE-Hemmern wurde 1977 der Wirkstoff Captopril vorgestellt: der erste therapeutisch anwendbare ACE-Hemmer, der in Deutschland seit 1981 verfügbar ist und heute noch als ein Standardwirkstoff unter den ACE-Hemmern gilt. In der Folgezeit wurden weitere ACE-Hemmer mit abgewandelter Struktur eingeführt. Seit der Veröffentlichung der CONSENSUS-Studie im Jahr 1987 (The CONSENSUS Trial Study Group) ist die Gabe von ACE-Hemmern bei Herzinsuffizienz unumstritten. ACE-Hemmer gehören zu den Mitteln der Wahl zur Behandlung fast aller Formen der Hypertonie. Zudem verzögern sie bei Diabetikern die Verschlechterung der Nierenfunktion (nephroprotektive Wirkung).

AT-II-Antagonisten

Während die ACE-Hemmer die Bildung von Angiotensin II (AT II) hemmen, blockieren die AT-II-Antagonisten die Wirkung von Angiotensin II am Rezeptor. Als erster Vertreter wurde 1995 das Losartan in Deutschland eingeführt, bereits 1996 und 1997 folgten weitere AT-II-Antagonisten.

Die Mittel mit Wirkung auf das Renin-Angiotensin-System werden oft in Kombination mit Diuretika verordnet. Daher stehen sowohl die ACE-Hemmer als auch die AT-II-Antagonisten zusätzlich in fixen Kombinationen mit Diuretika zur Verfügung.

Renin-Inhibitoren

Ein Renin-Inhibitor ist mit dem Wirkstoff Aliskiren erstmals seit 2007 verfügbar (**Tabelle 3.19**). Wie bereits beschrieben, steht Renin am Anfang der Kaskade des Renin-Angiotensin-Systems. Aliskiren hemmt das Renin, wodurch letztlich die Bildung von Angiotensin II gehemmt wird (*EMA* 2007).

3.7.2 Entwicklung des Verbrauchs

Mit gut 200 DDD, die durchschnittlich jedem Versicherten der GKV im Jahr 2010 verordnet wurden, sind die Mittel zur Behandlung der Hypertonie die am häufigsten verordnete Indikationsgruppe. Bezogen auf die Teil-Indikationsgruppen verbraucht jeder Versicherte im Mittel 108 DDD eines Mittels mit Wirkung auf das Renin-Angiotensin-System, 33 DDD eines Betablockers, 28 DDD eines Diuretikums, 28 DDD eines Calciumkanalblockers und rund 5 DDD eines Antihypertonikums.

Der Verbrauch in dieser Indikationsgruppe stieg seit 1996 von rund 6 Mrd. DDD auf gut 14 Mrd. DDD im Jahr 2011, hat sich also in diesem Zeitraum mehr als verdoppelt. Ab dem Jahr 2001 gab es ein relativ stetiges Wachstum, das in den Jahren 2005 bis 2008 mit rund 900 Mio. DDD pro Jahr besonders kräftig ausfiel. Seit dem Jahr 2009 hat sich der Verbrauchszuwachs deutlich abgeschwächt und lag 2011 nur noch bei gut 300 Mio. DDD, d. h. rund 2,4 % Mehrverbrauch im Vergleich zum Vorjahr (**Abbildung 3.43**). Dies deutet auf eine sich abzeichnende Bedarfssättigung hin. Die Gruppe mit dem stärksten Wachstum ist seit langem die der Mittel mit Wirkung auf das Renin-Angiotensin-System: Das Verbrauchswachstum fiel ab 1997 regelmäßig durch zweistellige Zuwachsraten auf, wurde jedoch seit 2009 deutlich gebremst und erreichte 2011 nur noch rund 4,5 % (**Tabelle 3.20**). Den größten Anteil am Verbrauch haben seit 1998 ebenfalls die Mittel mit Wirkung auf das Renin-Angiotensin-System; dieser betrug 2011 fast 54 %. Die Anteile der Betablocker, Diuretika und Calciumkanalblocker lagen jeweils etwa um 15 %. Eine untergeordnete Rolle spielen seit langem die Antihypertonika.

Der hohe Anteil der Mittel mit Wirkung auf das Renin-Angiotensin-System erklärt sich dadurch, dass sie zur initialen Monotherapie bei den meisten Patienten geeignet sind (*AkdÄ* 2009). Abgesehen vom sogenannten „ACE-Hemmer-Husten" und der Entwicklung von Hyperkaliämien sind unerwünschte Wirkungen bei ACE-Hemmern selten. Betablocker werden bevorzugt bei Hypertonie-Patienten mit koronarer Herzkrankheit und Herzinsuffizienz eingesetzt. Diuretika sind in niedriger Dosierung ebenfalls relativ nebenwirkungsarm und sie gehören – gemessen am Verbrauch – ebenfalls zu den erfolgreichsten Mitteln gegen Bluthochdruck, auch wenn dies aus **Abbildung 3.43** nicht so offensichtlich hervorgeht wie für die Mittel mit Wirkung auf das Renin-Angiotensin-System. Diuretika werden oft in fixen Kombinationen verordnet. Durch den Verbrauchsanstieg der

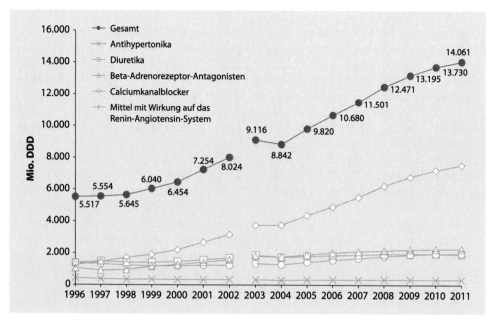

Abbildung 3.43: Verbrauch von Arzneimitteln aus der Indikationsgruppe „C02, C03, C07, C08, C09 Mittel zur Behandlung der Hypertonie" in Mio. DDD im Zeitraum von 1996 bis 2011.

Quelle: IGES nach AVR (1996 bis 2002) und NVI (INSIGHT Health) (ab 2003)

Tabelle 3.20: Übersicht der Menge der verordneten DDD in den Teil-Indikationsgruppen der Indikationsgruppe „C02, C03, C07, C08, C09" in den Jahren 2009 bis 2011.

Teil-Indikationsgruppe	DDD 2009 (Mio.)	DDD 2010 (Mio.)	DDD 2011 (Mio.)	Differenz 2009 vs. 2010 (%)	Differenz 2010 vs. 2011 (%)
C09 Mittel mit Wirkung auf das Renin-Angiotensin-System	6.788,2	7.221,2	7.542,4	6,38	4,45
C07 Beta-Adrenorezeptor-Antagonisten	2.219,2	2.255,3	2.265,2	1,63	0,44
C08 Calciumkanalblocker	1.902,0	1.961,0	1.979,0	3,10	0,92
C03 Diuretika	1.950,2	1.956,3	1.941,1	0,31	−0,78
C02 Antihypertonika	335,6	336,0	333,0	0,13	−0,88
Summe	**13.195,2**	**13.729,8**	**14.060,8**	**4,05**	**2,41**

Quelle: IGES-Berechnungen nach NVI (INSIGHT Health)

Mittel mit Wirkung auf das Renin-Angiotensin-System ist auch der Diuretikaverbrauch in der Vergangenheit angestiegen, 2011 stagnierte er jedoch im Vergleich zum Vorjahr, auch unter Berücksichtigung der Fixkombinationen. Der seit 2002 steigende Verbrauch der Calciumkanalblocker steht einerseits in Zusammenhang mit der Publikation der Ergebnisse der ALLHAT-Studie, die zeigte, dass sich bei Patienten mit Bluthochdruck die Gesamtsterblichkeit unter der Therapie mit einem Calciumkanalblocker (Amlodipin) oder einem ACE-Hemmer (Lisinopril) von der Gesamtsterblichkeit unter Therapie mit einem Diuretikum (Chlorthalidon) nicht unterscheidet (*The ALLHAT Officers and Coordinators for the ALLHAT Collaborative Research Group* 2002). Das Verbrauchswachstum hat sich bei den Calciumkanalblockern seit 2009 ebenfalls deutlich abgeschwächt und lag 2011 nur noch bei knapp 1 % im Vergleich zum Vorjahr. Das enorme Wachstum bei den Mitteln mit Wirkung auf das Renin-Angiotensin-System als auch bei der Gruppe der Calciumkanalblocker wurde sicher auch durch den Preisverfall gefördert: Zwischen 2005 und 2011 sank der mittlere Preis je DDD für die Mittel mit Wirkung auf das Renin-Angiotensin-System von 0,41 auf 0,28 Euro; der Preis für die Calciumkanalblocker ging von 0,35 auf 0,15 Euro zurück. Allerdings hat sich inzwischen der Preisverfall verlangsamt. Eine weitere Welle von Preisrückgängen ist jedoch zu erwarten, wenn größere Mengen von Generika der AT-II-Antagonisten auf den Markt kommen. Die Einführung der Losartan-Generika im Jahr 2010 führte zu einer Senkung des mittleren AVP für diesen Wirkstoff von 0,84 im Jahr 2009 auf 0,33 Euro je DDD 2011.

Bei den Mitteln mit Wirkung auf das Renin-Angiotensin-System zeigten sich zwischen 2009 und 2011 weitgehend stabile Verhältnisse. Den größten Anteil am Verbrauch stellten die ACE-Hemmer: Er betrug inklusive der fixen Kombinationen mit Diuretika

bzw. Calciumkanalblockern gut 72 %, während knapp 24 % auf die AT-II-Antagonisten einschließlich der fixen Kombinationen entfielen. Auffällig ist der sehr langsame Rückgang der Anteile von Fixkombinationen mit Diuretika. Der Therapieansatz der Renin-Inhibitoren – vertreten durch Aliskiren sowie der fixen Kombination Aliskiren plus Hydrochlorothiazid – erhöhte seinen Anteil auf 1,1 %. Die AT-II-Antagonisten werden vor allem bei Unverträglichkeit von ACE-Hemmern empfohlen (*AkdÄ* 2009), in anderen Leitlinien wird diese Einschränkung nicht so deutlich (*Deutsche Hochdruckliga* 2008). Ein therapieresistenter Husten tritt bei 5 bis 20 % der Patienten auf (*Jackson* 2001). Dem tragen auch die Arzneimittel-Vereinbarungen in einigen Kassenärztlichen Vereinigungen (KV) Rechnung (z. B. für 2011 in den KVen Bayerns, Baden-Württemberg, Sachsen und Thüringen), die für den Verbrauchsanteil der AT-II-Antagonisten Zielwerte zwischen 20 und 25 % festgelegt haben. In diesem Bereich liegen auch die beobachteten Anteile der AT-II-Antagonisten an den Mitteln mit Wirkung auf das Renin-Angiotensin-System (**Abbildung 3.44**). Mit der zu erwartenden Verfügbarkeit weiterer Sartan-Generika wird vermutlich diese Diskussion bald der Vergangenheit angehören.

Innerhalb der ACE-Hemmer setzte sich die Entwicklung der vergangenen Jahre weiterhin fort: Ramipril erhöhte seinen dominanten Anteil erneut und erreichte 2011 einen Verbrauchsanteil von 75 % (**Abbildung 3.45**). Der Erfolg von Ramipril ist einerseits dadurch begründet, dass mit der HOPE-Studie für Hochrisiko-Patienten (Patienten mit koronarer Herzkrankheit, Schlaganfall, Diabetes oder peripherer arterieller Verschlusskrankheit und mindestens einem weiteren Risikofaktor) eine signifikante Senkung der kardiovaskulären Mortalität und Morbidität gezeigt werden konnte (*Yusuf* et al. 2000). Ramipril ist seit 2004 generisch verfügbar und hatte unter den ACE-Hemmern 2010 mit 0,06

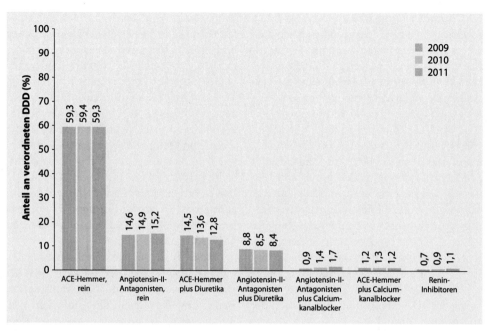

Abbildung 3.44: Anteile der Therapieansätze an den verordneten DDD in der Teil-Indikationsgruppe „C09 Mittel mit Wirkung auf das Renin-Angiotensin-System" für 2009 bis 2011.

Quelle: IGES-Berechnungen nach NVI (INSIGHT Health)

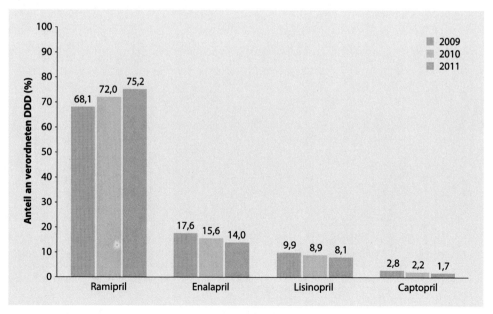

Abbildung 3.45: Anteile der verordneten DDD für die Wirkstoffe des Therapieansatzes „ACE-Hemmer, rein" für 2009 bis 2011. Dargestellt sind lediglich die Anteile von Wirkstoffen mit einem Anteil von mindestens 1 %.

Quelle: IGES-Berechnung nach NVI (INSIGHT Health)

Euro den niedrigsten mittleren AVP je DDD. Allerdings muss berücksichtigt werden, dass die mittlere Verordnungsmenge bei ACE-Hemmern von der festgelegten DDD abweichen kann. So wurden beispielsweise für Versicherte der AOK Mecklenburg-Vorpommern folgende mittlere tägliche Verordnungsmengen berechnet: Ramipril 3,5 DDD, Enalapril 1,87 DDD und Lisinopril 1,81 DDD (*Grimmsmann* und *Himmel* 2009). Im Vergleich mit den beiden anderen am häufigsten verordneten ACE-Hemmern lagen in Mecklenburg-Vorpommern die mittleren täglichen Verordnungskosten für Ramipril demnach nur um 0,7 bis 0,16 Cent (AVP) niedriger. In anderen Regionen Deutschlands können sich die täglichen Verordnungskosten geringfügig unterscheiden – abhängig von der mittleren verordneten DDD-Menge und den Preisen der abgegebenen Produkte.

Unter den Therapieansätzen der Betablocker gab es zwischen 2009 und 2011 ebenfalls kaum Veränderungen. Der Anteil der größten Gruppe, der selektiven Betablocker, stieg erneut geringfügig an und liegt nun bei nahezu 80 %. Der Anteil der fixen Kombinationen von Betablockern mit Diuretika lag bei etwa 12 % und zeigt langsam rückläufige Tendenzen (**Abbildung 3.46**). Innerhalb des Therapieansatzes der selektiven Betablocker lag der Anteil von Metoprolol bei etwa 50 %; die Anteile von Bisoprolol bzw. Nebivolol änderten sich ebenfalls kaum und lagen 2011 bei 37 bzw. 8 %. Damit entfiel auf die beiden Leitsubstanzen der Wirkstoffgruppe (Metoprolol und Bisoprolol) der Großteil des Verbrauchs. (**Abbildung 3.47**).

Ein Blick auf die Therapieansätze der Calciumkanalblocker zeigt, dass der Anteil der Dihydropyridine 2011 nochmals anstieg. Die Bedeutung der Calciumkanalblocker vom Verapamiltyp sowie von Diltiazem in der Therapie hat deutlich abgenommen: Für sie – ebenfalls wie für Diltiazem – sind in den

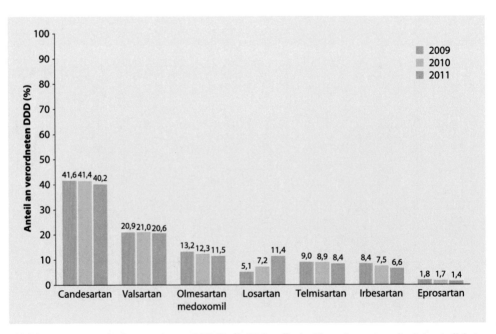

Abbildung 3.46: Anteile der verordneten DDD für die Wirkstoffe des Therapieansatzes „Angiotensin-II-Antagonisten, rein" für 2009 bis 2011.
Quelle: IGES-Berechnungen nach NVI (INSIGHT Health)

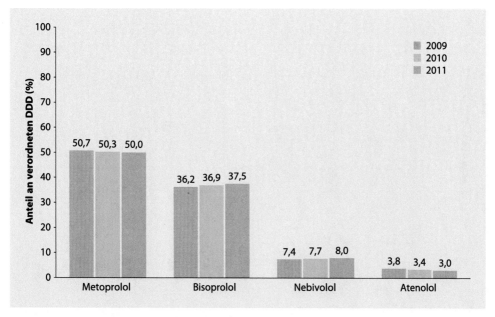

Abbildung 3.47: Anteile der verordneten DDD für die Wirkstoffe des Therapieansatzes „Betablocker, selektiv" für 2009 bis 2011. Dargestellt sind lediglich die Anteile von Wirkstoffen mit einem Anteil von mindestens 1 %.
Quelle: IGES-Berechnung nach NVI (INSIGHT Health)

vergangenen Jahren nicht nur die Anteile am Verbrauch, sondern auch die absoluten Mengen erheblich zurückgegangen, nämlich insgesamt von rund 263 Mio. auf 129 Mio. DDD von 2003 bis 2011, ohne dass ein Ende dieser Entwicklung absehbar ist. Der Verbrauch der Dihydropyridine hat sich in diesem Zeitraum dagegen von ca. 1,1 Mrd. auf über 1,8 Mrd. DDD erhöht. In diesem Therapieansatz erhöhte das Amlodipin erneut seinen Verbrauchsanteil auf nun fast 73 %, während die Anteile aller anderen Dihydropyridine zurückgingen (**Abbildung 3.48**). Entscheidend für den Einsatz eines Calciumkanalblockers bei Hypertonie ist in erster Linie seine Wirkdauer (s. o.). Amlodipin steht seit 2004 als Generikum zur Verfügung und gehört zu den Wirkstoffen mit der längsten Wirkdauer. Für diesen Wirkstoff liegen mittlerweile die meisten Erfahrungen aus Studien vor (*AKdÄ* 2009) und er ist in den Rahmenvorgaben nach § 84 Abs. 7 SGB V einer der beiden Leit-

substanzen in der Gruppe der Calciumantagonisten (*Rahmenvorgaben* 2011).

3.7.3 Regionale Unterschiede im Verbrauch

Der Verbrauch von Mitteln zur Behandlung der Hypertonie zeigte 2012 erhebliche regionale Differenzen: Wurden in der KV-Region Hamburg im Mittel nur 165 DDD je GKV-Versicherten verbraucht, so lag der Pro-Kopf-Verbrauch in Mecklenburg-Vorpommern mit 293 DDD um 76 % höher (**Abbildung 3.49**). Diese Unterschiede dürften durch Unterschiede in der Morbidität bedingt sein. Ein Indikator für die Herz-Kreislauf-Morbidität ist die Altersstruktur, da das Risiko für Bluthochdruck und kardiovaskuläre Erkrankungen wie Herzinsuffizienz und Herzinfarkt mit dem Alter steigt. Tatsächlich zeigt sich eine klare Korrelation ($R^2 = 0,89$) zwischen dem

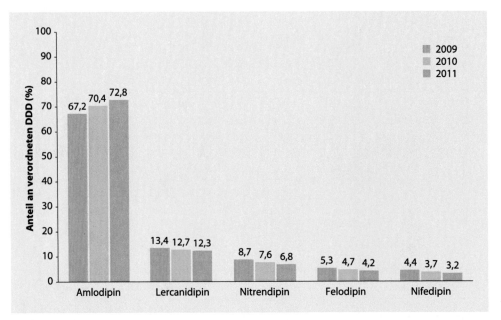

Abbildung 3.48: Anteile der verordneten DDD für die Wirkstoffe des Therapieansatzes „Dihydropyridine" für 2009 bis 2011. Dargestellt sind lediglich die Anteile von Wirkstoffen mit einem Anteil von mindestens 1 %.
Quelle: IGES-Berechnung nach NVI (INSIGHT Health)

Arzneimittelverbrauch der Indikationsgruppe und dem Anteil der über 55-Jährigen: Je höher dieser ist, desto höher ist auch der Verbrauch.

3.7.4 Epidemiologie, Bedarf und Angemessenheit der Versorgung

Mit Ausnahme der Indikationsgruppe der Antihypertensiva werden die Wirkstoffe der übrigen genannten Indikationsgruppen zwar überwiegend, aber nicht nur zur Behandlung der Hypertonie eingesetzt, wie beispielsweise ACE-Hemmer oder Betablocker zur Behandlung der Herzinsuffizienz, Diuretika bei Ödemen. Der durch diese Indikationen verursachte Bedarf wird hier nicht berücksichtigt.

Entsprechend einer Auswertung des Bundesgesundheitssurveys 1998 (*Thefeld* 2000, *Jahnsen* et al. 2008) ist von aktuell rund 27,4 Mio. GKV-Versicherten auszugehen, bei

denen eine Hypertonie diagnostiziert wurde. Aus den Daten des telefonisch durchgeführten GEDA (Gesundheit in Deutschland aktuell) kann eine 12-Monats-Prävalenz von 15,8 Mio. GKV-Versicherten berechnet werden. Allerdings zeigen diese Daten eher eine Unterschätzung an, da sie auf der Selbstauskunft zu einem bereits diagnostizierten Bluthochdruck beruhen (*RKI* 2011). Nach den aktualisierten Empfehlungen der Deutschen Hochdruckliga sollten bei allen Patienten mit einem Blutdruck über 140/90 mm Hg unabhängig von weiteren Risikofaktoren oder Komorbiditäten medikamentöse und nichtmedikamentöse blutdrucksenkende Maßnahmen erfolgen. Für niereninsuffiziente Patienten werden die Interventionsschwellen niedriger, für Patienten ab 80 Jahren höher angegeben (*DHL* 2011). Entsprechend den Angaben aus dem 1998 durchgeführten Bundesgesundheitssurvey (*Thefeld* 2000) wurden die Prävalenzen für Blutdruckwerte über 140/90 mm Hg

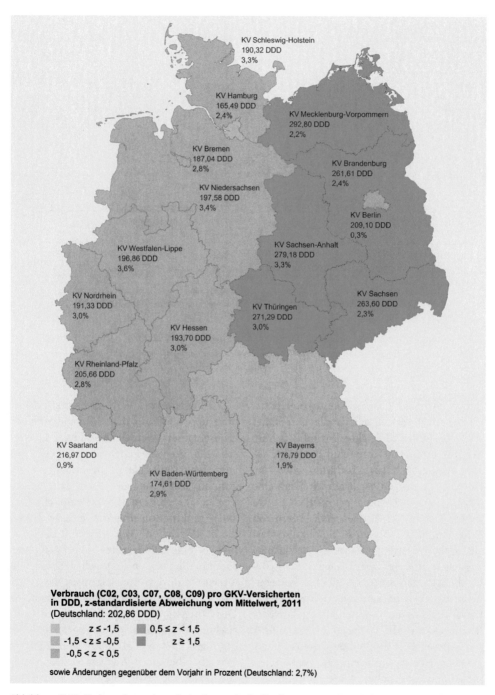

Verbrauch (C02, C03, C07, C08, C09) pro GKV-Versicherten
in DDD, z-standardisierte Abweichung vom Mittelwert, 2011
(Deutschland: 202,86 DDD)

■ z ≤ -1,5	■ 0,5 ≤ z < 1,5
■ -1,5 < z ≤ -0,5	■ z ≥ 1,5
■ -0,5 < z < 0,5	

sowie Änderungen gegenüber dem Vorjahr in Prozent (Deutschland: 2,7%)

Abbildung 3.49: Verbrauch von Arzneimitteln aus der Indikationsgruppe „C02, C03, C07, C08, C09 Mittel zur Behandlung der Hypertonie" in DDD je Versicherten im Jahr 2011 und Änderung gegenüber dem Vorjahr nach KV-Region.

Quelle: IGES-Berechnungen nach NVI (INSIGHT Health)

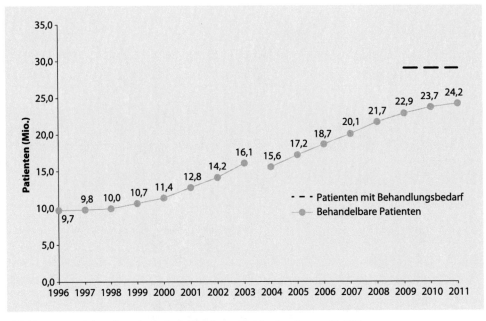

Abbildung 3.50: Behandlungsbedarf mit Mitteln zur Blutdrucksenkung C02–C09.
Quelle: IGES-Berechnungen nach Angaben AVR (1996 bis 2002) und NVI (INSIGHT Health) (2003 bis 2011)

in den unterschiedlichen Altersgruppen zugrunde gelegt. Auf dieser Grundlage errechnet sich, dass in der GKV aktuell rund 24,4 Mio. Versicherte unter 80 Jahren sind, die einer Therapie des Bluthochdrucks bedürfen, wobei vereinfachend davon ausgegangen wird, dass eine medikamentöse Therapie erforderlich ist. Da jedoch auch bei 80-Jährigen und Älteren von einem antihypertensiven Behandlungsbedarf auszugehen ist, werden für diese Altersgruppe zusätzlich rund 3,0 Mio. Versicherte mit Behandlungsbedarf vermutet. Ebenso ist anzunehmen, dass bereits antihypertensiv medikamentös behandelte Patienten mit erfolgreicher Blutdruckkontrolle (Werte unter 140/90 mmHg) weiterhin behandlungsbedürftig sind. Hier handelt es sich nach einer Auswertung aus dem Bundesgesundheitssurvey um 1,6 Mio. Versicherte mit täglicher Verwendung von Blutdrucksenkern. In der Summe kann man demnach 29,0 Mio. Versicherte mit medikamentösem Behandlungsbedarf annehmen.

Um anhand des Verbrauchs der Indikationsgruppen, die zur Behandlung der Hypertonie eingesetzt werden (**Abbildung 3.50**), zu schätzen, wie viele Patienten in der GKV wegen Hypertonie hätten behandelt werden können, wurde angenommen, dass für alle Versicherten, die eine Therapie mit einem fixen Kombinationspräparat erhalten, diese damit ausreichend versorgt sind, d. h. dass hier von einem Bedarf von 1 DDD einer fixen Kombination täglich auszugehen ist. Darüber hinaus wurde davon ausgegangen, dass Versicherte im Mittel 1,8 DDD täglich benötigen. Der Mittelwert von 1,8 DDD wurde empirisch auf der Grundlage einer großen Studie ermittelt (*Pittrow* et al. 2004): Hier wurde im Jahr 2001 bei einer Praxispopulation untersucht, wie hoch der Anteil der Patienten ist, die jeweils mit einem, zwei, drei oder vier und mehr unterschiedlichen Wirkstoffen behandelt wurden. Unter diesen Annahmen ist erkennbar, dass im Verlauf der vergangenen

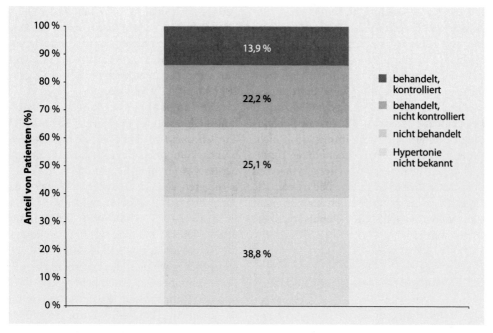

Abbildung 3.51: Versorgung von Patienten mit Hypertonie.
Quelle: IGES-Berechnungen nach *Löwel* et al. (2006)

Jahre eine deutliche Annäherung an den Bedarf zu verzeichnen war. 2011 konnten rund 24,2 Mio. Versicherte behandelt werden – bei einem geschätzten Bedarf von 29,0 Mio. Versicherten. Wie bereits erwähnt, ist von einem zusätzlichen Bedarf für Patienten mit Herzinsuffizienz oder Ödemen auszugehen.

Ein internationaler Vergleich (*Wolf-Meier* et al. 2003) zeigte, dass die mittleren Blutdruckwerte und die Rate der Hypertoniker in Deutschland höher liegen als in anderen europäischen Ländern (England, Finnland, Italien, Spanien, Schweden), den USA und Kanada. In einer Studie zur Hypertonieprävalenz und antihypertensiven Behandlung, die auf der Auswertung verfügbarer repräsentativer Querschnittsstudien in Deutschland basiert (MONICA-, KORA- und SHIP-Studien), wurde eine unzureichende Versorgung der Patienten mit Hypertonie festgestellt (*Löwel* et al. 2006): Fast 39 % der Patienten mit Hy-

pertonie wussten nicht, dass ihr Blutdruck zu hoch ist. Ein Viertel der Patienten mit erhöhtem Blutdruck wurde nicht behandelt. Insgesamt erhielten nur 36 % der Patienten mit erhöhtem Blutdruck eine medikamentöse Therapie (**Abbildung 3.51**). Die Daten für Deutschland stammen aus den Jahren 1998 bis 2001. Es ist zu vermuten, dass hier durch die Zunahme des Verbrauchs in den vergangenen Jahren Verbesserungen erreicht wurden. Die Studien wurden zur selben Zeit durchgeführt wie die von *Pittrow* et al. (2004) und daher ist anzunehmen, dass wahrscheinlich bei freier Kombination von blutdrucksenkenden Mitteln durchschnittlich 1,8 DDD täglich nicht ausreichen, um eine befriedigende Blutdruckkontrolle zu erreichen. Darüber hinaus muss davon ausgegangen werden, dass für einige Wirkstoffe üblicherweise deutlich mehr als eine DDD täglich verordnet wird, beispielsweise für ACE-Hemmer und hier insbesondere Ramipril (*Grimmsmann und Himmel* 2009; siehe 3.7.2). Da die ACE-Hemmer mit rund 50 % den größten Anteil am Verbrauch der Indikationsgruppe haben (**Tabelle 3.20**), muss man annehmen, dass trotz der enormen Ausweitung der Verordnungsmengen in den letzten Jahren der medizinisch begründbare Bedarf an Mitteln zur Behandlung des Bluthochdrucks immer noch nicht gedeckt ist. Neben den hier genannten Untersuchungen liegen keine weiteren Analysen zum tatsächlichen mittleren Bedarf vor. Die Ergebnisse klinischer Studien können nicht ohne Weiteres auf die GKV-Population übertragen werden.

3.7.5 Analyse der Ausgabendynamik

Die Indikationsgruppe mit den höchsten Ausgaben sind weiterhin die Mittel zur Behandlung der Hypertonie. Im Jahr 2011 betrug ihr Anteil an den Gesamtausgaben für Fertigarzneimittel 11,8 % (**Tabelle 3.21**). Im Vergleich zum Vorjahr 2010 sanken die Ausgaben für die Indikationsgruppe nochmals deutlich. Während sie 2010 um 44,2 Mio. Euro zurückgingen, betrug der Rückgang 2011 sogar 112,9 Mio. Euro.

Die Komponenten der Ausgabenentwicklung stellen sich für die Jahre 2010 und 2011 ähnlich dar: In beiden Jahren war die Verbrauchskomponente mit Abstand die prominenteste Komponente. Bedingt durch einen geringeren Verbrauchsanstieg erhöhte sie die Ausgaben 2011 jedoch weniger (95,0 Mio. Euro) als 2010 (153,9 Mio. Euro) (**Abbildung 3.52**). Diese Ausgabenerhöhung konnte durch andere Komponenten 2011 mehr als ausgeglichen werden. Hierbei ist vor allem die Preiskomponente hervorzuheben. Sie verhielt sich 2011 ähnlich wie 2010 und senkte die Ausgaben um 145,7 Mio. Euro. An diesem Effekt waren verschiedene gesetzliche Maßnahmen beteiligt, wobei insbesondere Individualrabatte zu nennen sind. Als weitere Kom-

Tabelle 3.21: Ausgabenentwicklung in der Indikationsgruppe „C02, C03, C07, C08, C09 Mittel zur Behandlung der Hypertonie" in den Jahren 2010 und 2011.

Indikations-/ Teil-Indikationsgruppe	Ausgaben (Mio. Euro)		Änderung gegenüber Vorjahr (Mio. Euro)		Prozentuale Veränderung gegenüber Vorjahr		Anteil an Gesamtausgaben (%)	
	2010	2011	2009 vs. 2010	2010 vs. 2011	2009 vs. 2010	2010 vs. 2011	2010	2011
C09 Mittel mit Wirkung auf das Renin-Angiotensin-System	1.911,40	1.866,69	24,36	−44,71	1,29	−2,34	6,83	6,94
C07 Beta-Adrenorezeptor-Antagonisten	523,15	492,82	−30,48	−30,33	−5,51	−5,80	1,87	1,83
C03 Diuretika	304,43	292,51	−19,82	−11,92	−6,11	−3,92	1,09	1,09
C02 Antihypertonika	267,25	260,47	4,92	−6,78	1,88	−2,54	0,95	0,97
C08 Calciumkanalblocker	240,70	221,57	−23,13	−19,13	−8,77	−7,95	0,86	0,82
Gesamt	**3.246,94**	**3.134,06**	**−44,16**	**−112,88**	**−1,34**	**−3,48**	**11,60**	**11,66**

Quelle: IGES-Berechnungen nach NVI (INSIGHT Health)

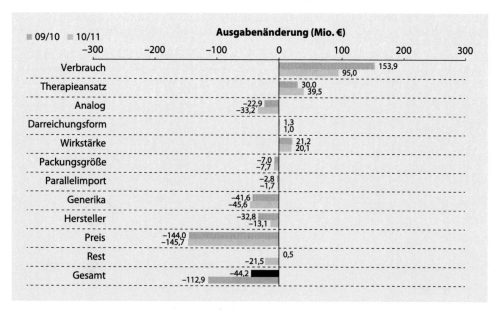

Abbildung 3.52: Komponenten der Ausgabenänderung im Jahr 2011 für die Indikationsgruppe „C02, C03, C07, C08, C09 Mittel zur Behandlung der Hypertonie".
Quelle: IGES-Berechnungen nach NVI (INSIGHT Health)

ponenten, die zu Einsparungen führten, sind die Analog- und die Generikakomponente zu nennen. Durch den vermehrten Einsatz von Generika wurden 2011 45,6 Mio. Euro gespart, die vermehrte Abgabe von günstigeren Analogwirkstoffen führte zu Einsparungen von 33,2 Mio. Euro. Erwähnenswert ist zudem, dass vergleichbar mit 2010 die Ausgaben durch einen höheren Anteil geringerer Wirkstärken stiegen. 2011 betrugen die Mehrausgaben dadurch 20,1 Mio. Euro.

Zu den Komponenten haben die einzelnen Teil-Indikationsgruppen in unterschiedlichem Maße beigetragen (**Tabelle 3.22**). Die Verbrauchskomponente war auch 2011 überwiegend durch die Mittel mit Wirkung auf das Renin-Angiotensin-System bedingt (82,2 Mio. Euro). Zu den Einsparungen durch Analog-Wettbewerb trugen, wie schon 2010, ebenfalls die Mittel mit Wirkung auf das Renin-Angiotensin-System sowie die Calciumkanalblocker bei: Hier stiegen die Verbrauchs-

anteile der Wirkstoffe Ramipril bzw. Amlodipin erneut an. Die höchsten Einsparungen durch Generikasubstitution bewirkten 2011 die Mittel mit Wirkung auf das Renin-Angiotensin-System: In dieser Gruppe kamen Generika für den Wirkstoff Losartan auf den Markt. Zu den Preissenkungen trugen die Mittel mit Wirkung auf das Renin-Angiotensin-System am stärksten bei, gefolgt von den Calciumkanalblockern und den Betablockern. Die Renin-Angiotensin-System-Hemmstoffe sorgten auch erneut für höhere Ausgaben durch Verschiebungen zwischen den Therapieansätzen (höhere Verbrauchsanteile von Renin-Inhibitoren, Fixkombinationen mit Calciumkanalblockern, AT-II-Antagonisten). Die positive Wirkstärkekomponente wurde durch die Betablocker, Diuretika und die Renin-Angiotensin-System-Hemmstoffe bewirkt: Der Anteil von niedrigen Wirkstärken stieg insbesondere für die Wirkstoffe Bisoprolol und Ramipril an.

Tabelle 3.22: Komponenten der Ausgabenänderung im Jahr 2011 für die Teil-Indikationsgruppen C02 Antihypertonika, C03 Diuretika, C07 Betablocker, C08 Calciumkanalblocker, C09 Mittel mit Wirkung auf das Renin-Angiontensin-System.

Komponente	C09 Mittel mit Wirkung auf das Renin-Angiotensin-System	C07 Beta-Adreno-rezeptor-Antagonisten	C08 Calcium-kanal-blocker	C03 Diuretika	C02 Antihyper-tonika	Gesamt (C02, C03, C07, C08, C09)
Verbrauch	82,2	2,2	2,1	−2,3	10,8	95,0
Therapieansatz	46,2	−3,6	−3,2	2,5	−2,5	39,5
Analog-Wettbewerb	−33,6	0,1	−6,2	4,9	1,6	−33,2
Darreichungsform	−6,5	0,5	0,5	−0,1	0,0	−5,7
Wirkstärke	9,0	7,3	1,3	2,1	0,4	20,1
Packungsgröße	−4,4	−1,1	−0,4	−1,6	−0,5	−7,8
Parallelimport	−1,3	0,0	0,0	−0,1	−0,1	−1,5
Generika	−23,1	−5,1	−1,4	−1,8	−0,3	−31,7
Hersteller	−5,4	−4,2	−2,1	−2,0	−0,9	−14,6
Preis	−90,5	−22,5	−5,8	−12,1	−14,7	−145,7
Rest	−17,4	−3,8	−3,9	−1,5	−0,7	−27,3
Ausgabenänderung gesamt	**−44,7**	**−30,3**	**−19,1**	**−11,9**	**−6,8**	**−112,9**

Quelle: IGES-Berechnungen nach NVI (INSIGHT Health)

Fazit zur Indikationsgruppe „C02, C03, C07, C08, C09 Mittel zur Behandlung der Hypertonie".

Ausgaben	Rückgang
Prominenteste Komponente(n)	Verbrauch, Preis, Therapieansatz, Analog-Wettbewerb, Generika
Verbrauch	Durchschnittliches Wachstum
Therapieansätze	Therapieoptimierung: Zunahme des Anteils von bestimmten Fixkombinationen und Renin-Inhibitoren bei den Mitteln mit Wirkung auf das Renin-Angiotensin-System
Analog-Wettbewerb	Wirtschaftlich motivierte Erhöhung der Anteile von Ramipril (ACE-Hemmer) und Amlodipin (Calciumkanalblocker)
Sonstiges	Ausgabenrückgang insbesondere durch Preiskomponente (Individualrabatte)

Literatur

Deutsche Hochdruckliga (DHL), Deutsche Gesellschaft für Hypertonie und Prävention (2011) Neue Entwicklungen in der Hochdrucktherapie. http://www.hochdruckliga.de/bluthochdruck-behandlung-leitlinien.html (03.04.2012).

EMA (2007) Rasilez. Scientific Discussion. http://www.ema.europa.eu/humandocs/PDFs/EPAR/rasilez/H-780-en6.pdf (12.05.2008).

Grimmsmann T, Himmel W (2009) Inwieweit bilden definierte Tagesdosen (DDD) die tatsächlich verordneten Tagesdosen ab? Eine Analyse ambulanter Verordnungsdaten. Gesundheitswesen 7: 1–7.

Jackson EK (2001) Renin and angiotensin. In: Hardman JG, Limbird LE (Hrsg.) Goodman & Gilman's The Pharmacological Basis of Therapeutics. New York: McGraw-Hill: 809–841.

Janhsen K, Strube H, Starker A (2008) Hypertonie. Gesundheitsberichterstattung des Bundes, Heft 43. Berlin: Robert Koch-Institut.

Löwel H, Meisinger C et al. (2006) Epidemiologie der arteriellen Hypertonie in Deutschland. Ausgewählte Ergebnisse bevölkerungsrepräsentativer Querschnittsstudien. Dtsch Med Wochenschr 131: 2586–2591.

Pittrow D, Kirch W, Bramlage P et al. (2004) Patterns of antihypertensive drug utilization in primary care. Eur J Clin Pharmacol 60: 135–142.

Rahmenvorgaben (2011) Rahmenvorgaben nach § 84 Abs. 7 SGB V – Arzneimittel – für das Jahr 2012 vom 30. September 2010. Deutsches Ärzteblatt 108: A2565–A2569.

Robert Koch-Institut (RKI) (2011) Beiträge zur Gesundheitsberichterstattung des Bundes Daten und Fakten: Ergebnisse der Studie Gesundheit in Deutschland aktuell 2009. http://www.gbe-bund.de (03.04.2012).

The ALLHAT Officers and Coordinators for the ALLHAT Collaborative Research Group (2002) Major outcomes in high-risk hypertensive patients randomized to angiotensin-converting enzyme inhibitor or calcium channel blocker vs diuretic. JAMA 288: 2981–2997.

The CONSENSUS Trial Study Group (1987) Effects of enalapril on mortality in severe congestive heart failure. Results of Cooperative North Scandinavian Enalapril Survival Study (CONSENSUS). N Engl J Med 316: 1429–1435.

Thefeld W (2000) Verbreitung der Herz-Kreislauf-Risikofaktoren Hypercholesterinämie, Übergewicht, Hypertonie und Rauchen in der Bevölkerung. Bundesgesundheitsblatt Gesundheitsforschung Gesundheitsschutz 43: 415–423.

Yusuf S, Sleight P, Pogue J et al. (2000) Effects of an angiotensin-converting-enzyme inhibitor, ramipril, on cardiovascular events in highrisk patients. The Heart Outcomes Prevention Evaluation Study Investigators. N Engl J Med 342: 145–153.

Wolf-Maier K, Cooper RS et al. (2003) Hypertension prevalence and blood pressure levels in 6 European countries, Canada, and the United States. JAMA 289: 2363–2369.

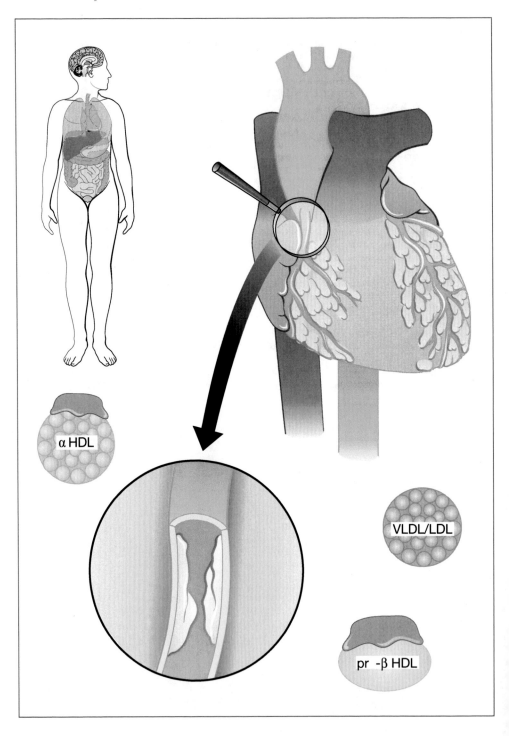

3.8.1 Entwicklung der Indikationsgruppe

Die pathogenetische Rolle erhöhter Lipidkonzentrationen im Blut wurde in den 1960er Jahren auf der Basis von großen epidemiologischen Studien entdeckt. Zur pharmakotherapeutischen Beeinflussung der Blutfette stehen seit langem die Wirkstoffe Colestyramin und Colestipol zur Verfügung. Beide sind Ionenaustauscher, die im Darm Gallensäuren binden. Deshalb müssen Gallensäuren von der Leber neu synthetisiert werden, wodurch es mit der Zeit zu einer Senkung des Blutcholesterins kommt. Da diese Wirkstoffe nicht resorbiert werden, sind sie sehr sicher, aber ihre Anwendung geht häufig mit subjektiv unangenehmen gastrointestinalen Störungen einher. Die Indikationsgruppe der lipidsenkenden Mittel wird heute dominiert von den Statinen.

Fibrate

Als erstes Fibrat wurde Clofibrat 1967 in den USA zugelassen. Über Jahre hinweg war es das am häufigsten eingesetzte Mittel zur Lipidsenkung. In Deutschland wurden 1978 die Wirkstoffe Bezafibrat und Fenofibrat eingeführt, denen 1984 das Gemfibrozil folgte. Wie die lipidsenkende Wirkung der Fibrate zustande kommt, ist noch weitgehend unklar.

Statine

Statine wurden ursprünglich aus einem Pilz isoliert, ihre hemmende Wirkung auf die Cholesterin-Biosynthese beschrieb man 1976. Der genaue Wirkmechanismus, die Hemmung des Enzyms HMG-CoA-Reduktase, wurde 1978 publiziert. Als erstes Statin wurde 1989 das Lovastatin eingeführt, gefolgt von Simvastatin (1990), Pravastatin (1991), Fluvastatin (1994) und Atorvastatin (1997). Das 1997 eingeführte Cerivastatin musste wegen gehäuft auftretender Muskelschäden (Rhabdomyolyse) 2001 wieder vom Markt genommen werden. 2009 und 2011 wurden mit Ro-suvastatin und Pitavastatin weitere Statine in Deutschland eingeführt (**Tabelle 3.23**). Der sehr gute cholesterinsenkende Effekt der Statine war von Beginn an unumstritten. Die 4S-Studie (*Scandinavian Simvastatin Survival Study Group* 1994) kann als Durchbruch für den Beleg der Wirksamkeit der Therapie mit Statinen für die Senkung von Herz-Kreislauf-Risiken bezeichnet werden. Erst die Entwicklung der Statine und ihre umfassende Untersuchung in klinischen Studien hat der Vorbeugung von Komplikationen bei atherosklerotischen Erkrankungen sowie der Sekundärprävention nach Herzinfarkt zu Effektivität und breiter Anwendung verholfen.

Andere Wirkstoffe zur Lipidsenkung

Als weiterer Therapieansatz zur Senkung von Blutfetten sind die Gallensäure-bindenden Mittel zu nennen. Zu ihnen gehören zwei der ältesten Lipidsenker überhaupt, Colestyramin und Colestipol, die erstmals in den 1960er und -70er Jahren in der Literatur erwähnt wurden. Im Jahr 2008 wurde dieser Therapieansatz durch den Wirkstoff Colesevelam ergänzt (**Tabelle 3.23**). 2002 wurde der Wirkstoff Ezetimib eingeführt, der zu einer Hemmung der Aufnahme von Cholesterin aus der Nahrung führt.

Andere Wirkstoffe, die zu einer Senkung der Blutfette führen, spielen nur eine untergeordnete Rolle. Zu nennen ist die Nicotinsäure (Niacin), deren lipidsenkende Eigenschaften seit Mitte der 50er Jahre bekannt sind. Seit 2009 steht Nicotinsäure in fixer Kombination mit dem Wirkstoff Laropripant zur Verfügung (**Tabelle 3.23**). Laropripant wirkt nicht auf die Blutfette, kann aber eine typische unerwünschte Wirkung der Nicotinsäure, die Flushsymptomatik, mindern.

Auch für Omega-3-Fettsäuren (Fischöl) wird angenommen, dass sie einen positiven Effekt auf die Blutfette haben.

Tabelle 3.23: Neue Wirkstoffe in der Indikationsgruppe C10 im Zeitraum von 2007 bis 2011.

Jahr (Markteinführung)	Wirkstoff	Therapieansatz
2008	Colesevelam	Gallensäure-bindende Mittel
2009	Rosuvastatin	Statine
2009	Laropripant (in Kombination mit Nicotinsäure)	Andere Wirkstoffe zur Lipidsenkung
2011	Pitavastatin	Statine

Quelle: IGES

3.8.2 Entwicklung des Verbrauchs

Von den Lipidsenkern wurden jedem GKV-Versicherten im Jahr 2011 durchschnittlich fast 25 DDD verordnet. Diese Arzneimittel gehören daher zu den besonders häufig verordneten Arzneimitteln. Bereits seit 1996 ist eine stetige Verbrauchszunahme zu beobachten (vgl. Arzneimittel-Atlas 2009). Besonders hohe Verbrauchssteigerungen waren zwischen 2006 und 2008 erkennbar, doch hat sich diese seit 2009 drastisch abgeschwächt: 2011 betrug der absolute Verbrauchszuwachs nur noch 71 Mio. DDD, die Steigerungsrate lag also bei 4 % (**Abbildung 3.53**). Seit April 2009 gilt die neu gefasste Arzneimittel-Richtlinie (AMRL) des G-BA, in der die Erstattungsfähigkeit von Arzneimitteln dargelegt ist: Entsprechend der Anlage 3 sind Lipidsenker nur noch unter bestimmten Bedingungen erstattungsfähig, nämlich nur bei bestehender vaskulärer Erkrankung oder wenn das Risiko für ein kardiovaskuläres Ereignis in den nächsten zehn Jahren voraussichtlich größer als 20 % ist (*G-BA* 2010). Diese Einschränkung hat allerdings nicht zu einem Einbruch im Verbrauch der Lipidsenker geführt – im Gegenteil: Der Verbrauch war im zweiten Halbjahr 2009 sogar höher als im Vergleichszeitraum 2008 (zum anzunehmenden Bedarf für eine lipidsenkende Therapie siehe Abschnitt 3.8.3). Es muss eher angenommen werden, dass der Nachholbedarf nicht mehr so stark wie in den

vergangenen Jahren ist und die Bedarfssättigung langsam erreicht wird.

Innerhalb der Therapieansätze der Indikationsgruppe waren im Zeitraum von 2009 bis 2011 keine großen Änderungen zu beobachten: Der größte Anteil des Verbrauchs entfiel mit etwa 90 % auf die Statine, bei immer noch leicht steigender Tendenz. Es folgten Ezetimib und die Fibrate, deren Anteil sich jeweils verringerte. Alle übrigen Therapieansätze waren praktisch ohne Bedeutung (**Abbildung 3.54**). Der Verbrauch von Ezetemib bzw. der Kombination mit Simvastatin ist bis 2008 kontinuierlich gestiegen, stagniert jedoch seither. Ein Grund dafür mag sein, dass man für die durch Ezetimib erreichte höhere Lipidsenkung bislang keine besseren Auswirkungen auf klinische Endpunkte nachweisen konnte (z. B. *NN* 2009). Zudem gilt seit März 2010 ein Therapiehinweis des G-BA (Anlage 4 der AM-RL), der die Anwendung, die als wirtschaftlich angesehen wird, auf eine kleine Patientengruppe eingrenzt (*G-BA* 2010).

Innerhalb des Therapieansatzes der Statine erhöhte sich der Verbrauchsanteil des dominierenden Simvastatin erneut und erreichte 2011 88 % (**Abbildung 3.55**). Die Anteile aller anderen Statine gingen zurück: Auch der Anteil des 2009 eingeführten Rosuvastatins, der 2009 noch 1 % erreichte, ging auf 0,2 % zurück. Das ist sicher darauf zurückzuführen, dass auch dieser Wirkstoff in die bestehende Festbetragsgruppe eingegliedert wurde, die

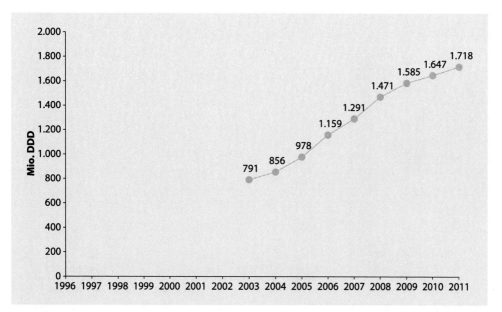

Abbildung 3.53: Verbrauch von Arzneimitteln aus der Indikationsgruppe „C10 Lipidsenkende Mittel" in Mio. DDD im Zeitraum von 2003 bis 2011*.

* Die Darstellung beschränkt sich auf die Jahre ab 2003, da nur für diesen Zeitraum eine Anwendung der geänderten DDD-Festlegungen möglich ist, die 2009 publiziert wurden (*Fricke* et al. 2009).

Quelle: IGES NVI (INSIGHT Health)

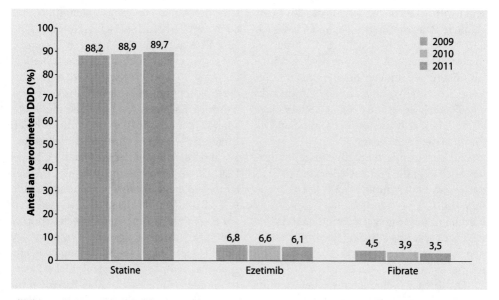

Abbildung 3.54: Anteile der Therapieansätze an den verordneten DDD in der Indikationsgruppe „C10 Lipidsenkende Mittel" für 2009 bis 2011. Dargestellt sind nur Therapieansätze mit einem Anteil von mindestens 1 %.

Quelle: IGES-Berechnungen nach NVI (INSIGHT Health)

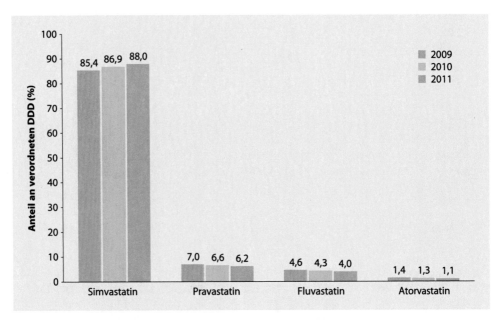

Abbildung 3.55: Anteile der verordneten DDD für die Analogwirkstoffe des Therapieansatzes „Statine" für 2009 bis 2011. Dargestellt sind nur Wirkstoffe mit einem Anteil von mindestens 1 % im Jahr 2011.
Quelle: IGES-Berechnungen nach NVI (INSIGHT Health)

Preise jedoch nicht auf Festbetragsniveau gesenkt wurden. Gleiches gilt für das 2011 eingeführte Pitavastatin, dessen Anteil lediglich 0,01 % betrug. Die absoluten Verbrauchsmengen steigen seit 2010 nur noch für Simvastatin, für alle anderen Statine gingen sie im Vergleich zum Vorjahr zurück. Simvastatin gilt allgemein aufgrund der guten Studienlage als der Standardwirkstoff der Statine und ist für diese die Leitsubstanz.

Für die Gruppe der Statine insgesamt gaben auch 2011 die Preise wieder um fast 11 % nach, sodass der mittlere AVP je DDD von 0,29 auf 0,26 Euro zurückging. Auch für die einzelnen Statine gingen die mittleren AVP je DDD zurück, was – außer für Simvastatin – dennoch mit einem Verbrauchsrückgang quittiert wurde.

Die in der Vergangenheit beobachtete Zunahme des Verbrauchsanteils von Darreichungsformen höherer Wirkstärke hatte sich bereits 2008 abgeschwächt und war auch 2009

nur noch gering ausgeprägt: Für Simvastatin stieg der Anteil der Wirkstärken 40, 60 und 80 mg am Verbrauch zwischen 2005 und 2007 von 48 % auf rund 57 %, in den Jahren bis 2011 stieg er nur noch auf 61 % an. Die Verordnung höherer Wirkstärken zeigt an, dass die Lipidsenkung teilweise aggressiver betrieben wird. So lautete das Ergebnis einer Metaanalyse, dass das Risiko für kardiovaskuläre Ereignisse einerseits vom individuellen Risiko, andererseits von der absoluten Höhe der LDL-Cholesterinsenkung abhänge (*Cholesterol Treatment Trialists' Collaborators* 2005 und 2010). Von der Deutschen Gesellschaft zur Bekämpfung von Fettstoffwechselstörungen und ihren Folgeerkrankungen e.V. (DGFF, Lipid-Liga) wurde Anfang 2006 eine Zielwert-Kampagne gestartet („LDL-Cholesterin unter Hundert"), um bei Patienten mit koronarer Herzkrankheit und Diabetikern eine Senkung des LDL-Cholesterins unter 100 mg/dl zu erreichen (*NN* 2006). Diese

Zielwert-Strategie („treat to target") wird allerdings kontrovers diskutiert, da bisher nicht sicher belegt werden konnte, dass sie einen Vorteil gegenüber der Gabe einer einmal festgesetzten Dosis („fire and forget") hat (*NN* 2011). Dennoch hat die Zielwert-Strategie Eingang in die auch von der Deutschen Gesellschaft für Kardiologie (DGK) unterstützten europäischen Leitlinien zum Dyslipidämie-Management gefunden (*ESC* 2011).

3.8.3 Regionale Unterschiede im Verbrauch

Für die Lipidsenker war 2011 der Verbrauch im regionalen Verbrauch in Hessen mit im Mittel 22 DDD je GKV-Versicherten am niedrigsten. Der höchste mittlere Pro-Kopf-Verbrauch war mit 36 DDD in Mecklenburg-Vorpommern zu beobachten (**Abbildung 3.56**). Für den Verbrauch von Lipidsenkern ist eine Korrelation mit der Herz-Kreislauf-Morbidität (insbesondere der koronaren Herzkrankheit) sowie mit der Prävalenz eines erhöhten Risikos für kardiovaskuläre Ereignisse anzunehmen, da nur dann eine Erstattung durch die GKV möglich ist (s. o.). Zu den Risikofaktoren gehören u. a. Rauchen, erhöhte Blutfettwerte, höheres Alter, Bluthochdruck und Diabetes. Die Altersstruktur der Bevölkerung und der Anteil der Bevölkerung mit einem BMI über 30 können daher als Indikatoren für das Morbiditätsrisiko gesehen werden, das den Verbrauch von Lipidsenkern begründet. Es findet sich tatsächlich sowohl eine Korrelation mit dem Anteil der über 55-Jährigen ($R^2 = 0{,}59$) und – in geringerem Ausmaß ($R^2 = 0{,}45$), aber dennoch signifikant – mit dem Anteil der Adipösen (siehe Kapitel 6).

3.8.4 Epidemiologie, Bedarf und Angemessenheit der Versorgung

Die Indikationsgruppe der lipidsenkenden Mittel wird eingesetzt bei therapiebedürftigen Fettstoffwechselstörungen, vor allem bei Hypercholesterinämie, sowie zur Prävention von kardiovaskulären Ereignissen bei Patienten mit koronarer Herzkrankheit oder Zustand nach Herzinfarkt. Für diese Patienten ist in jedem Fall eine Behandlungsindikation gegeben (*BÄK* et al. 2011).

Nach Ergebnissen der Gesundheitssurveys des Robert Koch-Instituts von 1998 und 2009 (*Wiesner* et al. 1999, *RKI* 2011) ist in der GKV von 1,6 Mio. Versicherten auszugehen, die in der Vergangenheit einen Herzinfarkt erlebt haben, sowie von rund 4,9 Mio. Versicherten, bei denen eine koronare Herzkrankheit bekannt ist.

Erhöhte Fettstoffwechselwerte allein sind noch keine ausreichende Indikation für eine medikamentöse Behandlung (*Leitliniengruppe Hessen* 2006), erst beim Vorliegen weiterer Risikofaktoren ist diese angezeigt. In der Leitlinie der Leitliniengruppe Hessen wird das 10-Jahres-Risiko für ein kardiovaskuläres Ereignis in vier Risikoklassen eingeteilt (niedrig; unter 10 %: moderat; 10–20 %: mäßig erhöht; über 20 %: hoch). Es wird eine Risikoabschätzung nach dem in Deutschland generierten PROCAM-Score empfohlen, welcher auf dem international gebräuchlichen SCORE (*Systemic Coronary Risk Estimation*) beruht (*ESC* 2011). Eine Therapie kann man ab einem moderaten Risiko erwägen, also beim Vorliegen von mindestens zwei Risikofaktoren. Ab einem Risiko von 20 % ist eine medikamentöse Therapie mit lipidsenkenden Mitteln in der Regel indiziert. Wie bereits erwähnt, spiegeln sich diese Empfehlungen auch in der Arzneimittel-Richtlinie nach § 92 des SGB V wider (*G-BA* 2011). Zur Bestimmung des Risikos werden Alter, Geschlecht, Gesamtcholesterin, systolischer Blutdruck und Raucherstatus herangezogen. An-

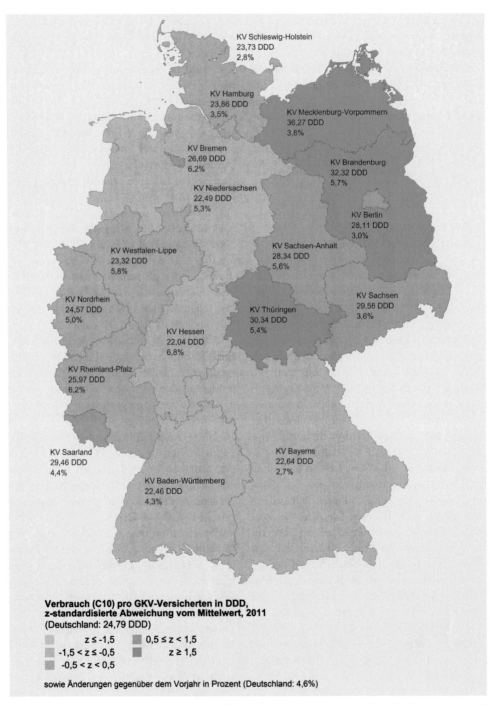

Verbrauch (C10) pro GKV-Versicherten in DDD, z-standardisierte Abweichung vom Mittelwert, 2011
(Deutschland: 24,79 DDD)

z ≤ -1,5   0,5 ≤ z < 1,5
-1,5 < z ≤ -0,5   z ≥ 1,5
-0,5 < z < 0,5

sowie Änderungen gegenüber dem Vorjahr in Prozent (Deutschland: 4,6%)

Abbildung 3.56: Verbrauch von Arzneimitteln aus der Indikationsgruppe „C10 Lipidsenkende Mittel" in DDD je Versicherten im Jahr 2011 und Änderung gegenüber dem Vorjahr nach KV-Region.

Quelle: IGES-Berechnungen nach NVI (INSIGHT Health)

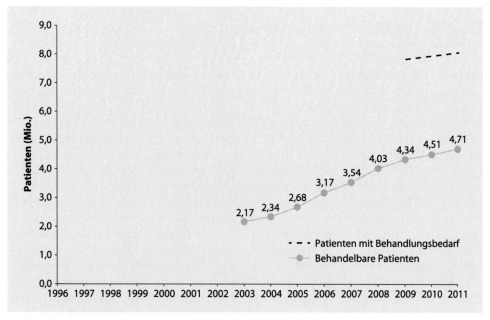

Abbildung 3.57: Behandlungsbedarf mit lipidsenkenden Mitteln (C10).
Quelle: IGES-Berechnungen nach NVI (INSIGHT Health) (ab 2003)

hand von Ergebnissen des Bundesgesundheits-surveys von 1998 (*Thefeld* 2000) bezüglich Cholesterin- und Blutdruckwerten sowie aus dem telefonischen Gesundheitssurvey von 2009 bezüglich des Raucherstatus (*RKI* 2011) wurde die Zahl von Patienten in der GKV mit Fettstoffwechselstörung (Hyperlipidämie) und einem 10-Jahres-Risiko über 20 % für ein kardiovaskuläres Ereignis auf 8,1 Mio. Personen im Jahr 2011 geschätzt.

Man geht davon aus, dass der Behandlungsbedarf der Anzahl der Patienten entspricht, bei denen eine Pharmakotherapie erforderlich ist. Da eine koronare Herzkrankheit in vielen Fällen mit einer Fettstoffwechselstörung assoziiert ist, wird vereinfachend angenommen, dass sich unter den Patienten mit behandlungsbedürftiger Fettstoffwechselstörung auch alle mit koronarer Herzkrankheit bzw. einem Zustand nach Herzinfarkt befinden. Zur Ermittlung der mit den verordneten DDD behandelbaren Patienten-

zahl wird in Bezug auf die Versorgungsdichte davon ausgegangen, dass für jeden Patienten täglich eine DDD verordnet werden muss. Demnach hätten im Jahr 2011 etwa 4,7 Mio. Patienten in der GKV mit lipidsenkenden Mitteln behandelt werden können (**Abbildung 3.57**).

Der Behandlungsbedarf von 8,1 Mio. Patienten ist nach der hier durchgeführten Schätzung bei Weitem noch nicht erreicht.[5] Inwieweit die gültigen DDD der üblichen Verordnungspraxis entsprechen, ist weitgehend unklar. Geht man davon aus, dass den

---

5 2009 wurde die DDD-Festlegung für Statine vom WHO Collaborating Centre for Drug Statistics Methodology geändert, sodass sie beispielsweise für Simvastatin von 15 auf 30 mg anstieg. Für die deutsche Version der ATC-Klassifikation wurde diese Änderung übernommen (Fricke et al. 2009). Daher weichen die hier berichteten Berechnungen erheblich von denen in früheren Ausgaben des Arzneimittel-Atlas ab.

151

Versicherten in der Regel Lipidsenker in der Wirkstärke verordnet werden, die der täglich einzunehmenden Dosis entspricht, die Tabletten also nicht geteilt werden müssen (was angesichts der in den letzten Jahren gesunkenen Preise insbesondere bei den Statinen die Regel sein dürfte), dann ist die hier berechnete Zahl behandelbarer Patienten nicht allzu weit von der Realität entfernt: Im Jahr 2011 wurden insgesamt rund 1,79 Mrd. Darreichungsformen von lipidsenkenden Mitteln in der GKV verordnet. Diese hätten ausgereicht, um 4,91 Mio. Patienten täglich mit einer Tablette irgendeines Lipidsenkers versorgen zu können, bzw. um 4,34 Mio. Patienten mit täglich einer Tablette eines Statins versorgen zu können. Selbst wenn man annimmt, dass die Medikamente nicht regelmäßig eingenommen werden und einige Patienten die verordneten Tabletten teilen, ist davon auszugehen, dass die verordnete Menge den errechneten Bedarf nicht hätte decken können.

3.8.5 Analyse der Ausgabendynamik

Die Ausgabenentwicklung der letzten beiden Jahre ist für die Lipidsenker in **Tabelle 3.24** zusammengefasst. Wie schon für 2010 konnte auch für das Jahr 2011 ein Ausgabenrückgang festgestellt werden. Dieser lag mit 45,8 Mio. Euro auf dem Niveau des Vorjahres (46,6 Mio. Euro). Auffällige Komponenten der Ausgabenentwicklung waren wie schon im Vorjahr die Verbrauchs- und die Preiskomponente (**Abbildung 3.58**). Im Gegensatz zu 2010 spielte zudem auch die Therapieansatzkomponente eine wichtige Rolle.

Der Ausgabenanstieg durch den höheren Verbrauch wurde 2010 und 2011 in erheblichem Maße durch andere Komponenten kompensiert, sodass es zu dem Ausgabenrückgang kam. Im Jahr 2011 wurden die Ausgabenrückgänge am stärksten von der Preiskomponente und der Therapieansatzkomponente getragen. Dabei führte die Preiskompo-

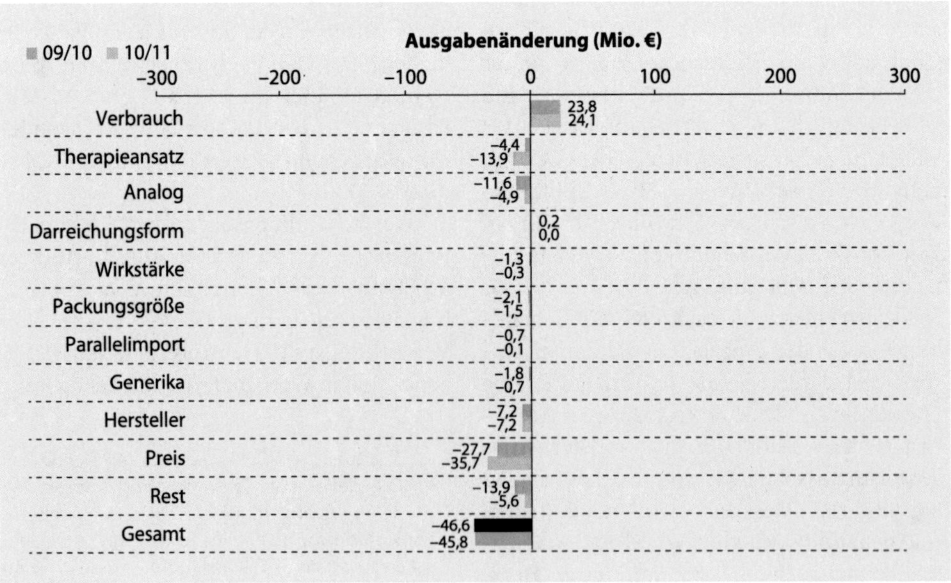

Abbildung 3.58: Komponenten der Ausgabenänderung im Jahr 2011 für die Indikationsgruppe „C10 Lipidsenkende Mittel".

Quelle: IGES-Berechnungen nach NVI (INSIGHT Health)

Tabelle 3.24: Ausgabenentwicklung in der Indikationsgruppe „C10 Lipidsenkende Mittel" in den Jahren 2010 und 2011.

Ausgaben (Mio. Euro)		Änderung gegenüber Vorjahr (Mio. Euro)		Prozentuale Veränderung gegenüber Vorjahr		Anteil an Gesamtausgaben (%)	
2010	2011	2009 vs. 2010	2010 vs. 2011	2009 vs. 2010	2010 vs. 2011	2010	2011
594,51	548,70	−46,57	−45,81	−7,26	−7,71	2,12	2,04

Quelle: IGES-Berechnungen nach NVI (INSIGHT Health)

Fazit zur Indikationsgruppe „C10 Lipidsenkende Mittel".

Ausgaben	Rückgang
Prominenteste Komponente(n)	Preis, Verbrauch, Therapieansatz
Verbrauch	Überdurchschnittliches Wachstum Kompensation von Unterversorgung: Bei Patienten mit einer Indikation zur Behandlung mit lipidsenkenden Mitteln nähert sich die Versorgung dem Bedarf an
Therapieansätze	Kompensation von Unterversorgung: Bedingt durch die absolute Zunahme des Statinverbrauchs geht der Anteil aller anderen Therapieansätze zurück
Analog-Wettbewerb	Einsparungen durch höheren Anteil von Simvastatin und sinkende Anteile höherpreisiger Wirkstoffe
Sonstiges	Ausgabenrückgang durch Preiskomponente

nente zu höheren Einsparungen (35,7 Mio. Euro) als die Therapieansatzkomponente (13,9 Mio. Euro). Die Einsparungen durch die Preiskomponente basieren vor allem auf den Verträgen zu Individualrabatten. Die negative Therapieansatzkomponente ist auf einen leichten Anstieg des Verbrauchsanteils der günstigen Statine zurückzuführen.

Literatur

BÄK, KBV, AWMF (Hrsg.) (2011) Nationale VersorgungsLeitlinie Chronische KHK. Version 1.11. http://www.versorgungsleitlinien.de (03.04.2012).

Cholesterol Treatment Trialists' (CTT) Collaborators (2005) Efficacy and safety of cholesterol-lowering treatment: prospective meta-analysis of data from 90 056 participants in 14 randomised trials of statins. Lancet 366: 1267–1278.

Cholesterol Treatment Trialists' (CTT) Collaborators (2010) Efficacy and safety of more intensive lowering of LDL cholesterol: a meta-analysis of data from 170 000 participants in 26 randomised trials. Lancet 376: 1670–1681.

European Society of Cardiology (ESC), European Atherosclerosis Society (EAS) (2011) ESC/EAS Guidelines for the management of dyslipidemias. European Heart Journal 32: 1769–1818.

Fricke U, Günther J, Zawinell A (2009) Anatomisch-chemisch-therapeutische Klassifikation mit Tagesdosen für den deutschen Arzneimittelmarkt. Herausgegeben vom Wissenschaftlichen Institut der Ortskrankenkassen (WIdO).

G-BA (Gemeinsamer Bundesausschuss) (2011) Anlage III – Übersicht über Verordnungseinschränkungen und -ausschlüsse in der Arzneimittelversorgung durch die Arzneimittel-Richtlinie und aufgrund anderer Vorschriften (§ 34 Abs. 1 Satz 6 und Abs. 3 SGB V). http://www.g-ba.de/downloads/83-691-242/AM-RL-III-Verordnungseinschr%C3%A4nkung-2011-04-01.pdf (09.05.2011).

G-BA (Gemeinsamer Bundesausschuss) (2010) Bekanntmachung eines Beschlusses des Gemeinsamen Bundesausschusses über eine Änderung der Arzneimittel-Richtlinie (AM-RL) in Anlage IV: Therapiehinweis zu Ezetimib. BAnz Nr. 45 vom 23.03.2010: 1090.

Leitliniengruppe Hessen (2006) Hausärztliche Leitlinie Fettstoffwechselstörung – Dyslipidämie. http://www.leitlinien.de/leitlinienanbieter/deutsch/pdf/hessendyslip (20.03.2009).

NN (2006) Initiative der Lipid-Liga soll Infarkt-Prävention stärken. Ärzte-Zeitung vom 20.02.2006. www.aerztezeitung.de/docs/2006/02/20/031a0403.asp?cat=/medizin/cholesterin (22.04.2010).

NN (2009) Lipidsenker Ezetimib enttäuscht in Endpunkt-Studie. Deutsches Ärzteblatt 105: A176.

NN (2011) Ist eine intensive Senkung des LDL-Cholesterins vorteilhaft? Arzneimittelbrief 2011, 45: 25–27.

RKI (2011) Daten und Fakten: Ergebnisse der Studie „Gesundheit in Deutschland aktuell 2009". Beiträge zur Gesundheitsberichterstattung des Bundes. Berlin.

Scandinavian Simvastatin Survival Study Group (1994) Randomised trial of cholesterol lowering in 4444 patients with coronary heart disease: The Scandinavian Simvastatin Survival Study (4S). Lancet 344: 1383–1389.

Thefeld W (2000) Verbreitung der Herz-Kreislauf-Risikofaktoren Hypercholesterinämie, Übergewicht, Hypertonie und Rauchen in der Bevölkerung. Bundesgesundheitsblatt Gesundheitsforschung Gesundheitsschutz 43: 415–423.

Walley T, Folino-Gallo P, Schwabe U, van Ganse E für die EuroMedStat group (2004) Variations and increase in use of statins across Europe: data from administrative databases. BMJ 328: 385–386.

WHO Collaborating Centre for Drug Statistics Methodology (2008) ATC/DDD Alterations and new ATC/DDDs. http://www.whocc.no/filearchive/word/alterations_2009_web.doc (20.03.2009).

Wiesner G, Grimm J, Bittner E (1999) Zum Herzinfarktgeschehen in der Bundesrepublik Deutschland: Prävalenz, Inzidenz, Trend, Ost-West-Vergleich. Das Gesundheitswesen 61: S72–S78.

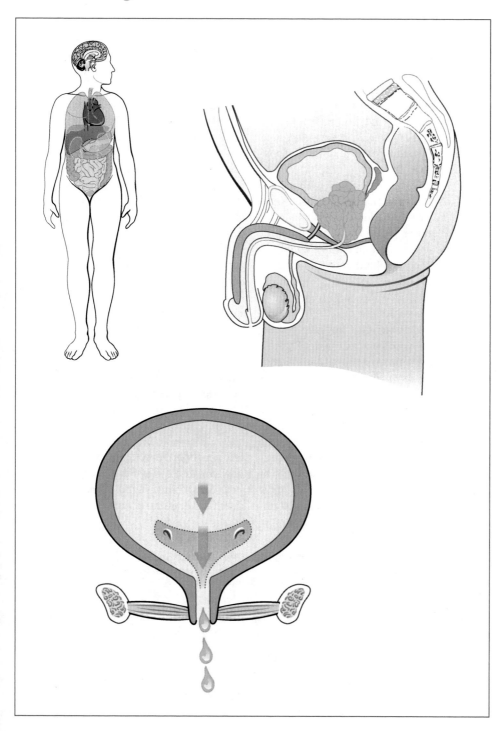

3.9.1 Entwicklung der Indikationsgruppe

Die Indikationsgruppe der Urologika besteht aus mehreren Teil-Indikationsgruppen, von denen als wichtigste die Mittel beim benignen Prostatasyndrom (BPS, auch benigne Prostatahyperplasie) sowie die urologischen Spasmolytika zu nennen sind. Von geringerer Bedeutung sind die Mittel zur Harnansäuerung und gegen Harnkonkremente sowie die sonstigen Urologika.

3.9.1.1 Mittel beim benignen Prostatasyndrom (BPS)

Alpha-Rezeptorenblocker, die aufgrund ihrer vasodilatierenden Wirkung seit Jahrzehnten zur Behandlung des Bluthochdrucks eingesetzt werden, in dieser Indikation jedoch zunehmend an Bedeutung verlieren, finden auch in der Behandlung des BPS Verwendung. Sie setzen über eine Blockade der Alpha-Rezeptoren die Kontraktion der Prostata herab. Derzeit zählen zu den $Alpha_1$-Blockern, die bei BPS eingesetzt werden, die Wirkstoffe Terazosin, Doxazosin und Alfuzosin. Terazosin und Doxazosin wurden 1985 und 1989 zunächst zur Behandlung des Bluthochdrucks eingeführt. Tamsulosin wurde 1996 als erster Wirkstoff eingeführt, der selektiv an $Alpha_{1A}$-Rezeptoren angreift, wodurch sich seine Wirkung weitgehend auf die Prostata beschränken soll. Auch das 2010 eingeführte Silodosin wirkt selektiv am $Alpha_{1A}$-Rezeptor (**Tabelle 3.25**).

Neben den Alpha-Rezeptorenblockern werden auch Testosteron-5α-Reduktasehemmer bei BPS eingesetzt. Hier sind die 1994 bzw. 2003 eingeführten Wirkstoffe Finasterid und Dutasterid zu nennen. Die 5α-Reduktasehemmer hemmen die Umwandlung von Testosteron in Dihydrotestosteron, wodurch das Prostatavolumen abnimmt.

3.9.1.2 Mittel bei Inkontinenz

Die Mittel bei Inkontinenz umfassen Wirkstoffe für drei Therapieansätze. Am längsten im Gebrauch sind die Anticholinergika, zu denen Wirkstoffe wie das 1987 eingeführte Oxybutynin gehören, welche die Muskarinrezeptoren blockieren. Durch eine Erschlaffung der Blasenmuskulatur soll der imperative Harndrang vermindert werden. Diese Wirkstoffe werden bei Dranginkontinenz eingesetzt. Nachteilig sind die atropinartigen Nebenwirkungen, wie beispielsweise eine Beschleunigung der Herzfrequenz, Mundtrockenheit und Obstipation. Daher wurden Wirkstoffe eingeführt, die spezifischer an den Muskarinrezeptoren der Blase angreifen und daher weniger Nebenwirkungen aufweisen sollen. Der erste dieser Wirkstoffe war Tolterodin (1998). Ihm folgten Solifenacin, Darifenacin (2005) und Fesoterodin (2008) (**Tabelle 3.25**). Ein weiterer Therapieansatz wird durch den 2004 eingeführten Serotonin-Wie-

Tabelle 3.25: Neue Wirkstoffe in der Indikationsgruppe G04 im Zeitraum von 2007 bis 2011.

Jahr (Markteinführung)	Wirkstoff	Teil-Indikationsgruppe	Therapieansatz
2008	Fesoterodin	Inkontinenz	Muskarinrezeptor-Antagonisten
2009	Dapoxetin	Ejaculatio praecox	–
2010	Silodosin	Mittel bei benignem Prostatasyndrom (BPS)	Alpha-Rezptorenblocker

Quelle: IGES

deraufnahmehemmer Duloxetin definiert, der sowohl zur Behandlung der Belastungsinkontinenz als auch der Depression eingesetzt wird (siehe 3.23).

3.9.1.3 Weitere Teil-Indikationsgruppen

Zu nennen ist hier die Teil-Indikationsgruppe der sonstigen Urologika, die vor allem eine Reihe von Phytopharmaka als Therapieansatz der homöopathischen und pflanzlichen Urologika zusammenfasst.

Eine weitere Teil-Indikationsgruppe stellen die Mittel dar, die bei Harnkonkrementen und Infektionen eingesetzt werden. Für die Teil-Indikationsgruppe der Mittel bei Spasmen und Blasenentleerungsstörungen sei hier beispielhaft das schon sehr lange verwendete Atropin genannt.

Unter den Wirkstoffen, die bei erektiler Dysfunktion eingesetzt werden, finden sich ältere Wirkstoffe wie Yohimbin und Apomorphin. Das Prostaglandin-Analogon Alprostadil wurde 1983 zunächst zur Behandlung von Neugeborenen mit angeborenen Herzfehlern eingeführt. Später fand es auch Anwendung bei erektiler Dysfunktion, wozu der Wirkstoff in den Schwellkörper injiziert werden muss. Ein Durchbruch in der Behandlung dieser Störung gelang 1998 mit Einführung von Sildenafil, welches das Enzym Phosphodiesterase Typ 5 hemmt. Dadurch steht der intrazelluläre Botenstoff cGMP vermehrt zur Verfügung und erleichtert die Erektion. Dem Sildenafil folgten 2003 die Wirkstoffe Tadalafil und Vardenafil; alle drei können als Tablette eingenommen werden. Mittel bei erektiler Dysfunktion werden von der GKV nicht erstattet.

Zur Teil-Indikationsgruppe der Mittel bei Ejaculatio praecox gehört allein der 2009 eingeführte Wirkstoff Dapoxetin, ein Serotonin-Wiederaufnahmehemmer (**Tabelle 3.25**).

3.9.2 Entwicklung des Verbrauchs

Aus der Indikationsgruppe der Urologika wurden jedem Versicherten der GKV 2011 acht DDD verordnet. Damit gehört diese Indikationsgruppe zu den häufig verordneten Arzneimitteln.

Die Verbrauchsentwicklung der Urologika seit 1996 zeigt keinen einheitlichen Verlauf (**Abbildung 3.59**). Geprägt wird das Bild vor allem durch den erheblichen Verbrauchsrückgang im Jahr 2004, der durch den Wegfall der nichtverschreibungspflichtigen Arzneimittel aus der Erstattungsfähigkeit der GKV bedingt ist. Abgesehen von diesem Rückgang ist seit 2001 ein ungebrochener Anstieg des Verbrauchs zu erkennen, der sich von 2007 bis 2009 verstärkte, seit 2010 jedoch wieder abnimmt. Verantwortlich für diesen Anstieg ist vor allem die Teil-Indikationsgruppe der Mittel bei BPS.

Die Mittel bei BPS hatten im Jahr 2011 weiterhin den größten Verbrauchsanteil, der unverändert bei 70 % lag. Das Verbrauchswachstum hat sich jedoch im Vergleich zum Vorjahr abgeschwächt und lag unter dem der Mittel bei Inkontinenz (**Tabelle 3.26**). Als zweite große Teil-Indikationsgruppe sind die Mittel bei Inkontinenz mit einem Verbrauchsanteil von rund 28 % zu nennen. Alle übrigen Teil-Indikationsgruppen sind von untergeordneter Bedeutung. Der steigende Verbrauch in den Teil-Indikationsgruppen der Mittel bei BPS sowie der Mittel bei Inkontinenz ist zum Teil auf den steigenden Bedarf einer alternden Bevölkerung zurückzuführen. Bei den BPS-Mitteln lief 2006 für Tamsulosin und Alfuzosin der Patentschutz aus, seit 2007 sehen die Rahmenvorgaben nach § 84 SGB V für die Alpha-Rezeptorenblocker eine Leitsubstanzregelung vor. Die mittleren AVP je DDD sind für diesen Therapieansatz insbesondere in den Jahren 2007 und 2008 – bedingt durch die Einführung der Generika – erheblich gesunken (2007 von 0,67 auf 0,41 Euro und 2008 auf 0,31 Euro; 2011 lag der

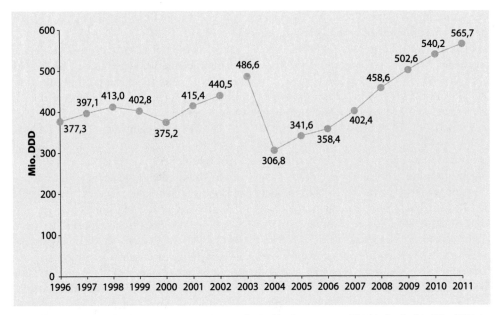

Abbildung 3.59: Verbrauch von Arzneimitteln aus der Indikationsgruppe „G04 Urologika" in Mio. DDD im Zeitraum von 1996 bis 2011.
Quelle: IGES nach AVR (1996 bis 2002), IGES-Berechnungen nach NVI (INSIGHT Health) (ab 2003)

Tabelle 3.26: Übersicht der Menge der verordneten DDD in den Teil-Indikationsgruppen der Indikationsgruppe G04 in den Jahren 2009 bis 2011.

Teil-Indikationsgruppe	DDD 2009 (Mio.)	DDD 2010 (Mio.)	DDD 2011 (Mio.)	Differenz 2009 vs. 2010 (%)	Differenz 2010 vs. 2011 (%)
Mittel bei benignem Prostata-syndrom (BPS)	351,48	378,82	395,51	7,78	4,41
Mittel bei Inkontinenz	140,39	150,92	160,25	7,50	6,18
Mittel bei Harnsteinen und Infektionen	5,52	5,55	5,63	0,63	1,33
Sonstige Urologika	4,65	4,30	3,76	−7,54	−12,63
Mittel bei Spasmen und Blasen-entleerungsstörungen	0,36	0,34	0,32	−5,22	−6,14
Mittel bei erektiler Dysfunktion	0,23	0,22	0,23	−3,06	3,30
Gesamt	**502,64**	**540,16**	**565,70**	**7,47**	**4,73**

Quelle: IGES-Berechnungen nach NVI (INSIGHT Health)

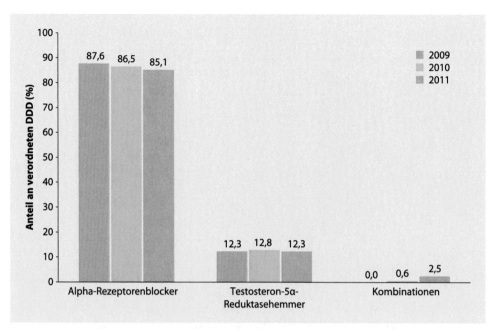

Abbildung 3.60: Anteile der verordneten DDD in der Indikationsgruppe G04 – Therapieansätze der Teil-Indikationsgruppe „Mittel bei benignem Prostatasyndrom" für 2009 bis 2011.
Quelle: IGES-Berechnungen nach NVI (INSIGHT Health)

mittlere AVP bei 0,27 Euro), was den steilen Verbrauchszuwachs zwischen 2007 und 2009 zumindest unterstützt, vermutlich sogar gefördert hat.

In der größten Teil-Indikationsgruppe, den Mitteln bei BPS, gab es zwischen 2009 und 2011 kaum nennenswerte Verschiebungen zwischen den Anteilen der Therapieansätze: Der Anteil der Alpha-Rezeptorenblocker ging weiterhin leicht zurück, während der Anteil der Testosteron-5α-Reduktasehemmer konstant bei etwa 12 % lag (**Abbildung 3.60**). Die Alpha-Rezeptorenblocker sind zur symptomatischen Therapie des BPS geeignet, die Testosteron-5α-Reduktasehemmer auch zur Progressionshemmung (*Berges* et al. 2009a). Auffällig ist der Anstieg der Kombination (Tamsulosin und Dutasterid), die seit 2010 zur Verfügung steht. Für die Kombinationstherapie wurde in mehreren Studien eine ergänzende Effektivität in Bezug auf Sympto-

matik und reduzierte Progression gefunden (*Gabeuv und Oelke* 2011).

Innerhalb des Therapieansatzes der Alpha-Rezeptorenblocker war für Tamsulosin im betrachteten Zeitraum weiterhin ein Anstieg des Verbrauchsanteils festzustellen, der fast 84 % erreichte, während die Anteile der anderen Wirkstoffe dieses Therapieansatzes entsprechend zurückgingen (**Abbildung 3.61**). Die Alpha-Rezeptorenblocker gelten hinsichtlich der Wirksamkeit als gleichwertig (*Berges* et al. 2009a). Für Tamsulosin wird wegen seiner Prostata-Selektivität (s. o.) eine besonders gute Verträglichkeit angenommen. Der Wirkstoff ist Leitsubstanz für die Alpha-Rezeptorenblocker, was insgesamt den hohen Anteil dieses Wirkstoffs erklärt.

Der Therapieansatz der Testosteron-5α-Reduktasehemmer wird von dem generisch verfügbaren Finasterid dominiert, dessen

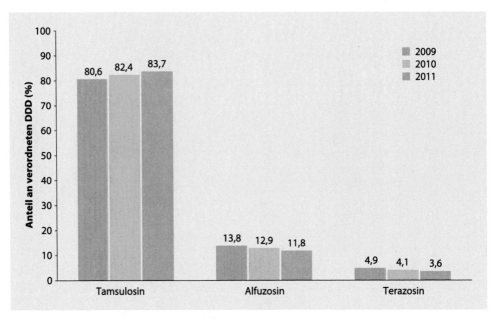

Abbildung 3.61: Anteile der verordneten DDD in der Indikationsgruppe G04 – Wirkstoffe der Teil-Indikationsgruppe „Mittel bei benignem Prostatasyndrom"/Therapieansatz „Alpha-Rezeptorenblocker" für 2009 bis 2011. Dargestellt sind nur Wirkstoffe mit einem Anteil von mindestens 1 %.
Quelle: IGES-Berechnungen nach NVI (INSIGHT Health)

Verbrauchsanteil zwischen 2009 und 2011 von knapp 83 auf 89 % stieg.

In der Teil-Indikationsgruppe „Mittel bei Inkontinenz" werden drei Therapieansätze unterschieden, deren Anteile sich zwischen 2009 und 2011 kaum veränderten. Der Verbrauch verteilte sich 2011 beinahe hälftig auf die Anticholinergika (49,9 %) und die Muskarinrezeptor-Antagonisten (48,0 %), die im Beobachtungszeitraum ihren Anteil leicht erhöhen konnten. Unter den Anticholinergika zeigten sich nur geringe Veränderungen. Der Anteil von Trospiumchlorid stieg leicht an und erreichte 2011 etwa 64 % des Verbrauchs, der übrige Verbrauch entfiel auf die entsprechend sinkenden Anteile von Propiverin (21 %) und Oxybutynin (16 %). Unter den Muskarinrezeptor-Antagonisten gab es dagegen zwischen 2009 und 2011 deutliche Verschiebungen zwischen den Verbrauchsanteilen (**Abbildung 3.62**). Am häufigsten verord-

net wurde Solifenacin, dessen Anteil 2011 nochmals leicht auf etwas mehr als die Hälfte des Verbrauchs der Gruppe anstieg. Der Anteil von Tolterodin ging zurück, der von Darifenacin blieb stabil. Das 2008 eingeführte Fesoterodin zeigte einen starken Zuwachs auf nunmehr 14 %. Hier spielt möglicherweise der Preis eine Rolle, denn Fesoterodin hatte im Beobachtungszeitraum im Vergleich zu den anderen Muskarinrezepor-Antagonisten jeweils den niedrigsten mittleren AVP je DDD.

Nach den aktuellen deutschen Leitlinien stellen die Wirkstoffe Darifenacin, Oxybutynin, Propiverin, Solifenacin, Tolterodin und Trospiumchlorid bei Beachtung der Kontraindikationen wirksame Therapieoptionen dar (*Deutsche Gesellschaft für Geriatrie* 2009). Probleme der genannten Wirkstoffe sind einerseits mögliche Nebenwirkungen auf die kognitive Funktion und das Herz-Kreislauf-

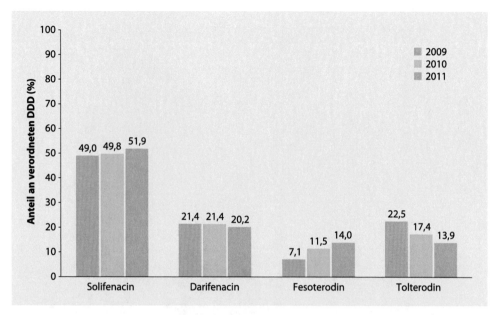

Abbildung 3.62: Anteile der verordneten DDD in der Indikationsgruppe G04 – Wirkstoffe der Teil-Indikationsgruppe „Mittel bei Inkontinenz"/Therapieansatz „Muskarinrezeptor-Antagonisten" für 2009 bis 2011.
Quelle: IGES-Berechnungen nach NVI (INSIGHT Health)

system sowie die subjektiv als störend empfundene Mundtrockenheit, die nicht selten ist. Von den neueren Wirkstoffen erhofft man sich in dieser Hinsicht eine bessere Verträglichkeit.

3.9.3 Regionale Unterschiede im Verbrauch

Der Verbrauch der Urologika variierte 2011 zwischen im Mittel 7,3 DDD je Versicherten in Hessen und 10,8 DDD je Versicherten in der Region Mecklenburg-Vorpommern (**Abbildung 3.63**). Die Urologika werden vorrangig bei BPS und bei Inkontinenz eingesetzt – Störungen, die vor allem ältere Menschen betreffen. Es ist daher ein Zusammenhang mit dem Anteil der über 55-Jährigen in der jeweiligen Region zu postulieren, der sich auch tatsächlich in der Regressionsanalyse nachweisen lässt ($R^2 = 0{,}60$).

3.9.4 Epidemiologie, Bedarf und Angemessenheit der Versorgung

Epidemiologie und Angemessenheit der Versorgung sollen im Folgenden für die größte Teil-Indikationsgruppe, die Mittel bei BPS, sowie für die Indikation Belastungs- und Dranginkontinenz diskutiert werden. Es ist anzunehmen, dass aufgrund der abzusehenden demographischen Entwicklung künftig die Inkontinenz von zunehmender Bedeutung sein wird und sich für diese Störung ein steigender medikamentöser Behandlungsbedarf entwickeln wird.

Nach der Diagnostik-Leitlinie zum BPS der deutschen Urologen (DGU und BDU) (*Berges* et al. 2009b) wird eine Indikation zur Behandlung in der Regel dann gesehen, wenn der Symptom-Index IPSS (International Prostate Symptoms Score) größer als 7 ist und ein Leidensdruck besteht. In einer Repräsentativuntersuchung bei deutschen Männern über

161

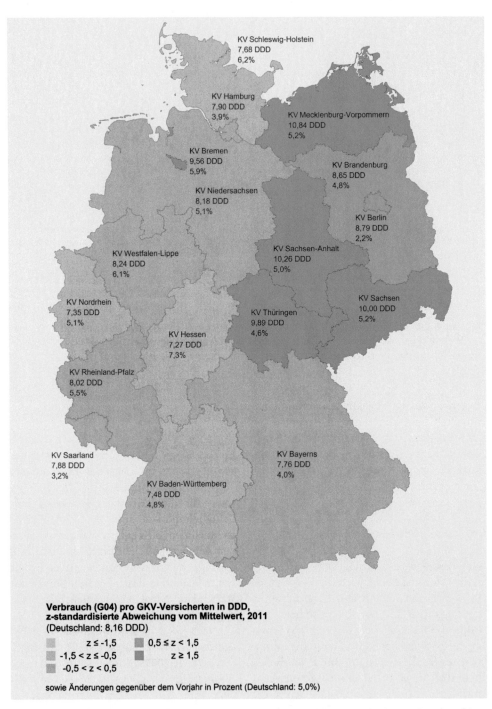

Abbildung 3.63: Verbrauch von Arzneimitteln aus der Indikationsgruppe „G04 Urologika" in DDD je Versicherten im Jahr 2011 und Änderung gegenüber dem Vorjahr nach KV-Region.

Quelle: IGES-Berechnungen nach NVI (INSIGHT Health)

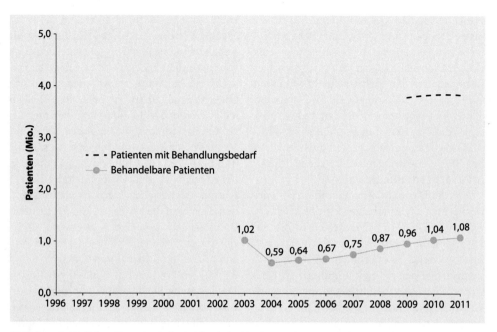

Abbildung 3.64: Behandlungsbedarf mit Mitteln bei benignem Prostatasyndrom (BPS) aus der Indikationsgruppe Urologika (G04).

Quelle: IGES-Berechnungen nach NVI (INSIGHT Health)

50 Jahren wurde festgestellt, dass man bei 40,5 % der Männer im Alter zwischen 50 und 80 Jahren von einem Symptom-Index IPSS über 7 ausgehen kann und 3,2 Mio. mit einer Prostatavergrößerung (> 25 ml) leben; bei 60 bis 90 % der Betroffenen herrscht ein deutlicher Leidensdruck (*Berges* 2008, *Berges* et al. 2001). Daraus errechnet sich für die Population der GKV eine Zahl von rund 5,2 Mio. Männern mit BPS und von ca. 3,9 Mio. mit deutlichem Leidensdruck, bei denen die Indikation für eine medikamentöse Therapie gestellt werden könnte. Eine vergleichbare Erhebung aus Dänemark, in der 8.700 Männer ab 50 Jahren zu der Symptomatik befragt wurden, ergab auf die GKV in Deutschland hochgerechnet geschätzte 3,8 Mio. Männer mit IPSS-Werten über 7 (*Norby* et al. 2005).

Zur Abschätzung der Anzahl der Patienten, die mit den verbrauchten Mengen an Urologika behandelt werden können, wurde davon ausgegangen, dass eine tägliche Therapie mit jeweils einer DDD pro Tag erforderlich ist. Die Schätzung der Zahl der Patienten, die mit der verbrauchten Menge an Mitteln gegen BPS hätten behandelt werden können, lag im Jahr 2004 bei etwa 0,6 Mio. Patienten, im Jahr 2011 bei über einer Mio. Patienten (**Abbildung 3.64**). Der mögliche Behandlungsbedarf wird durch den Verbrauch entsprechender Medikamente bei Weitem nicht erreicht. Zur Behandlung des BPS steht neben der medikamentösen Therapie auch eine Reihe von operativen Verfahren zur Verfügung (*Berges* et al. 2009a). Es kann vermutet werden, dass viele Männer die operativen Verfahren gegenüber der konservativen Therapie bevorzugen: Allein die transurethrale Prostataresektion, das Referenzverfahren zur operativen Therapie beim BPS, wird in Deutschland in rund 75.000 Fällen jährlich durchgeführt (*Berges* et al. 2009a). Man kann nicht ausschließen, dass viele Männer selbst bei einem IPSS von über 7 auf eine Behandlung ihrer Symptomatik verzichten oder auf eigene Kosten pflanzliche Präparate einnehmen. Der Rückgang der Zahl behandelbarer Patienten von 2003 bis 2004 von etwa 1 Mio. auf rund 600.000 ist sehr wahrscheinlich dadurch bedingt, dass seit dem 1. Januar 2004 die Wirkstoffe des Therapieansatzes „Sonstige Mittel bei BPS" (überwiegend pflanzliche Mittel) nicht mehr erstattungsfähig sind.

Bei der Harninkontinenz sind verschiedene Formen zu unterscheiden (*Niederstadt, Doering* 2004). Am bekanntesten ist die Belastungsinkontinenz, bei der es zu Harnverlust während körperlicher Anstrengung kommt. Bei der Dranginkontinenz tritt ein starkes Harndranggefühl zusammen mit unwillkürlichem Harnverlust auf. Die Lebensqualität ist bei allen Formen und in allen Schweregraden durch soziale, psychologische, häusliche, berufliche, körperliche und sexuelle Beeinträchtigungen stark eingeschränkt und die Situation wird von den Betroffenen als belastend empfunden (*Beutel* 2005). Mit zunehmendem Alter nimmt auch die Häufigkeit der Inkontinenzbeschwerden deutlich zu. Verlässliche Daten zur Prävalenz in der deutschen Bevölkerung zu erhalten, ist schwierig. Das liegt unter anderem daran, dass viele Betroffene keine Hilfe suchen und dass die Definition, ab wann Inkontinenz vorliegt, stark variiert (*Hampel* et al. 2010). Nur etwa 37 % der Betroffenen offenbaren sich ihrem Arzt (*Naumann* 2005). Bei Patienten mit Symptomen einer überreaktiven Blase wird nur in etwa der Hälfte der Fälle vom Arzt eine Diagnose gestellt und nur 27 % erhalten eine Behandlung (*Goepel* 2002).

Eine repräsentative Umfrage von 1999 ergab, dass durchschnittlich 12,6 % der Bevölkerung und 23 % der über 60-Jährigen unter Inkontinenz leiden. Frauen waren im Vergleich zu Männern etwa doppelt so häufig betroffen (*Beutel* 2005). Die internationale EPIC-Studie kam auf Punktprävalenzraten in Höhe von 13,1 % für Frauen und 5,4 % für Männer (*Irwin* et al. 2006). Dabei sind die Angaben unterschiedlich – je nach Definition von Inkontinenz: Beispielsweise liegt die Prävalenzrate bei Männern zwischen 5 und 15 % (*Hampel* et al. 2010). Im Laufe ihres Lebens leidet ca. ein Drittel aller Frauen unter Inkontinenzsymptomen (*Naumann* 2005). Bei Männern schwankt die Angabe zwischen 3 und 11 %. Von einer hohen Anzahl unbehandelter oder sich selbst behandelnder Patienten muss daher auch hier ausgegangen werden. Legt man die bei *Beutel* (2005) ermittelte Prävalenzrate von 12,6 % zugrunde, ergibt sich für die GKV eine Zahl von 8,8 Mio. Patienten mit Inkontinenz, von denen sich etwa 3,2 Mio. in ärztlicher Behandlung befinden. Da einerseits die Therapie von der Art der Inkontinenz abhängt und andererseits verschiedene auch nichtmedikamentöse Optionen zur Verfügung stehen (wie der häufig ausschließliche Gebrauch von aufsaugenden Inkontinenzmaterialien), kann die Zahl der Patienten mit einem medikamentösen Behandlungsbedarf nicht geschätzt werden. Unter der Annahme, dass jeder Patient zur Behandlung durchschnittlich mit einer DDD pro Tag versorgt werden müsste, hätte man im Jahr 2011 ca. 439.000 Patienten behandeln können.

3.9.5 Analyse der Ausgabendynamik

Die Ausgabenentwicklung für die Indikationsgruppe der Urologika zeigt **Tabelle 3.27** im Überblick. Im Jahr 2011 kam es insgesamt zu einem Ausgabenrückgang von 6,3 Mio. Euro. Ausgabensteigerungen wurden durch die Verbrauchskomponente verursacht, welche mit 15,3 Mio. Euro jedoch niedriger ausfiel als 2010 (21,3 Mio. Euro) (**Abbildung 3.65**). Wie schon 2010 wurde diese Komponente vor allem getragen durch die Mittel bei BPS sowie die Mittel bei Inkontinenz (siehe **Tabelle 3.26**). Im Jahr 2011 wurden die

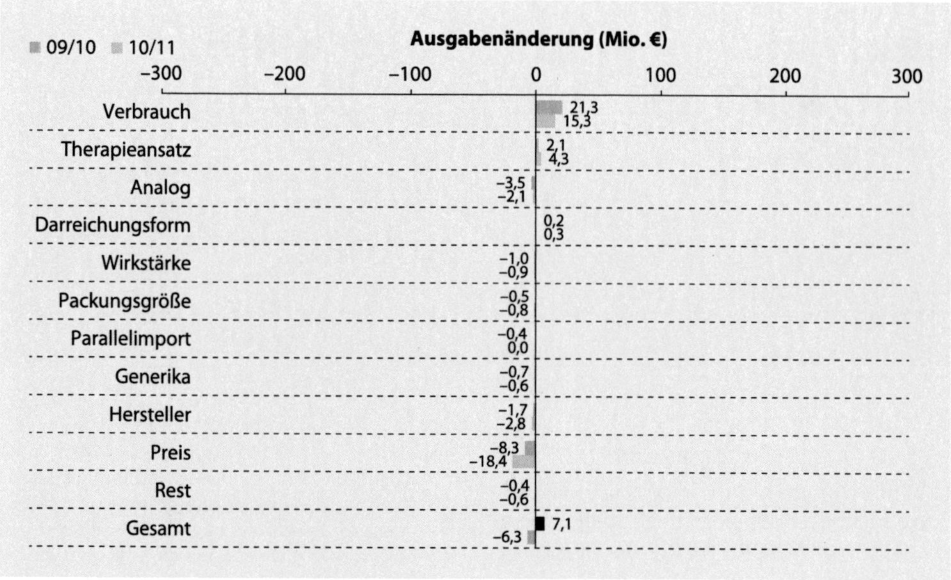

Ausgabenänderung (Mio. €)

■ 09/10 ■ 10/11						
−300	−200	−100	0	100	200	300

- Verbrauch: 21,3 / 15,3
- Therapieansatz: 2,1 / 4,3
- Analog: −3,5 / −2,1
- Darreichungsform: 0,2 / 0,3
- Wirkstärke: −1,0 / −0,9
- Packungsgröße: −0,5 / −0,8
- Parallelimport: −0,4 / 0,0
- Generika: −0,7 / −0,6
- Hersteller: −1,7 / −2,8
- Preis: −8,3 / −18,4
- Rest: −0,4 / −0,6
- Gesamt: −6,3 / 7,1

Abbildung 3.65: Komponenten der Ausgabenänderung im Jahr 2011 für die Indikationsgruppe „G04 Urologika".
Quelle: IGES-Berechnungen nach NVI (INSIGHT Health)

Tabelle 3.27: Ausgabenentwicklung in der Indikationsgruppe „G04 Urologika" in den Jahren 2010 und 2011.

Indikations-/ Teil-Indikationsgruppe	Ausgaben (Mio. Euro)		Änderung gegenüber Vorjahr (Mio. Euro)		Prozentuale Veränderung gegenüber Vorjahr		Anteil an Gesamtaus- gaben (%)	
	2010	2011	2009 vs. 2010	2010 vs. 2011	2009 vs. 2010	2010 vs. 2011	2010	2011
Mittel bei Inkontinenz	188,20	183,50	2,95	−4,70	1,59	−2,50	0,67	0,68
Mittel bei benignem Prostata- syndrom (BPS)	113,76	113,08	4,83	−0,68	4,43	−0,60	0,41	0,42
Sonstige Urologika	5,99	5,24	−0,38	−0,75	−5,97	−12,45	0,02	0,02
Mittel bei Harnsteinen und Infektionen	4,84	4,82	−0,13	−0,01	−2,56	−0,30	0,02	0,02
Mittel bei erektiler Dysfunktion	1,74	1,68	−0,06	−0,05	−3,51	−3,10	0,01	0,01
Mittel bei Spasmen und Blasen- entleerungsstörungen	1,60	1,52	−0,10	−0,08	−5,72	−4,98	0,01	0,01
Gesamt	**316,13**	**309,85**	**7,11**	**−6,27**	**2,30**	**−1,98**	**1,13**	**1,15**

Quelle: IGES-Berechnungen nach NVI (INSIGHT Health)

Fazit zur Indikationsgruppe „G04 Urologika".

Ausgaben	Rückgang
Prominenteste Komponente(n)	Verbrauch, Preis
Verbrauch	Überdurchschnittliches Wachstum Kompensation von Unterversorgung: Gestiegener Verbrauch durch Wirkstoffe zur symptomatischen Therapie der Inkontinenz
Therapieansätze	Ohne Bedeutung
Analog-Wettbewerb	Ohne Bedeutung
Sonstiges	Ausgabenrückgang durch Preiskomponente

höchsten Ausgabenrückgänge durch die Preiskomponente erzielt, welche mit –18,4 Mio. Euro mehr als doppelt so hoch ausfiel wie im Vorjahr (–8,3 Mio. Euro). Relevant für die negative Preiskomponente waren in nahezu gleichem Maße die erhöhten Herstellerabgaben und die zwischen verschiedenen Herstellern und Kassen geschlossenen Rabattverträge. Ein weiterer Ausgabenzuwachs ist auf die Therapieansatzkomponente zurückzuführen, welche 2011 mit 4,3 Mio. Euro einen deutlich höheren Wert als 2010 (2,1 Mio. Euro) aufwies. Dies ist auf einen höheren Verbrauchsanteil der Fixkombination aus Tamsulosin und Dutasterid zurückzuführen. Ohne größere Bedeutung war in beiden Jahren der Ausgabenrückgang durch Analog-Wettbewerb.

Literatur

Berges R (2008) Epidemiologie des benignen Prostatasyndroms. Assoziierte Risiken und Versorgungsdaten bei deutschen Männern über 50. Urologe 47: 141–148.

Berges R, Pientka L, Hoefner K et al. (2001) Male lower urinary tract symptoms and related health care seeking in Germany. Eur Urol 39: 682–687.

Berges R, Pientka L (1999) Management of the BPH syndrome in Germany: who is treated and how? Eur Urol 36, Suppl 3: 21–27.

Berges R et al. (2009a) Therapie des Benignen Prostata-Syndroms (BPS). http://www.awmf.org/uploads/tx_szleitlinien/043-035l_S2e_Benignes_Prostatasyndrom_Therapie_Leitlinientext.pdf (02.05.2011).

Berges R et al. (2009b) Diagnostik und Differentialdiagnostik des Benignen Prostata-Syndroms (BPS). http://www.awmf.org/uploads/tx_szleitlinien/043-034l_S2e_Benignes_Prostatasyndrom_Diagnostik_Differenzialdiagnostik_LL-Text.pdf (02.05.2011).

Beutel ME, Hessel A, Schwarz R, Brähler E (2005) Prävalenz der Urininkontinenz in der deutschen Bevölkerung. Urologe [A] 44: 232–238.

Deutsche Gesellschaft für Geriatrie (2009) Harninkontinenz. http://www.awmf.org/uploads/tx_szleitlinien/084-001_S2_Harninkontinenz_09-2009_09-2014.pdf (29.04.2011).

Gabeuv A, Oelke M (2011) Aktuelle Aspekte zur Epidemiologie, Diagnostik und Therapie des Benignen Prostatasyndroms. Aktuelle Urologie 42: 167–178.

Goepel M, Hoffmann JA, Piro M, Rübben H, Michel MC (2002) Prevalence and physician awareness of symptoms of urinary bladder dysfunction. Eur Urol 41(3): 234–239.

Irwin DE, Milsom I, Hunskaar S, Reilly K, Kopp Z, Herschorn S, Coyne K, Kelleher C, Hampel C, Artibani W, Abrams P (2006) Population-Based Survey of Urinary Incontinence, Overactive Bladder, and Other Lower Urinary Tract Symptoms in Five Countries: Results of the EPIC Study. Eur Urol 50: 1306–1315.

Naumann G, Koelbl H (2005) Pharmacotherapy of female urinary incontinence. J Br Menopause Soc. 11: 160–165.

Niederstadt C, Doering TJ (2004) DEGAM-Leitlinie Nr. 5: Harninkontinenz. (gekürzte Fassung für das Internet). www.degam.de/leitlinien/LL_Harninkontinenz.pdf (18.03.2008).

Norby B, Nordling J, Mortensen S (2005) Lower urinary tract symptoms in the danish population: A population-based study of symptom prevalence, health-care seeking behaviour and prevalence of treatment in elderly males and females. Eur Urol 47: 817–823.

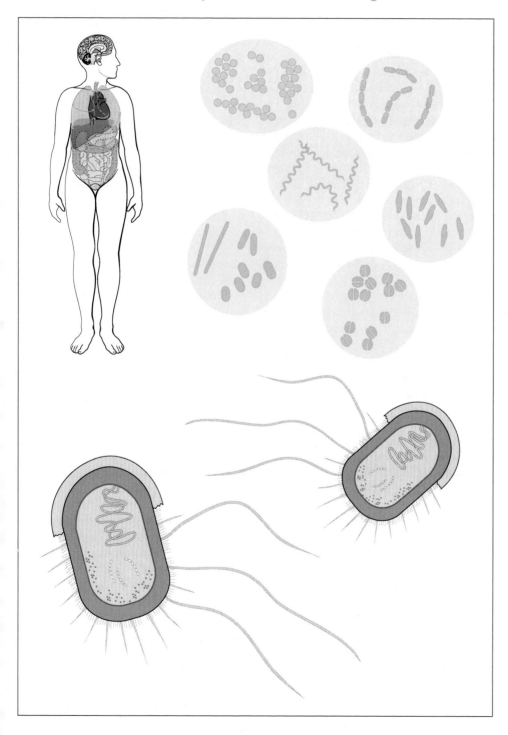

3.10.1 Entwicklung der Indikationsgruppe

Die Einführung von Antibiotika zählt zu den bedeutenden Fortschritten der Medizin des 20. Jahrhunderts. Als erste moderne Stoffe, die antibakteriell wirksam sind und auch heute noch eingesetzt werden, stehen seit 1935 die von *Domagk* erstmals synthetisch hergestellten Sulfonamide zur Verfügung, die zu den Chemotherapeutika gezählt werden. Als Antibiotika wurden ursprünglich nur antibakteriell wirksame Naturstoffe bezeichnet, die von Pilzen oder Bakterien produziert wurden. Als erster dieser Stoffe wurde Penicillin im Jahr 1929 von *Alexander Fleming* im Schimmelpilz *Penicillium notatum* entdeckt. Erst über zehn Jahre später konnte Penicillin isoliert werden, und 1941 wurde es erstmals erfolgreich zur Behandlung einer Sepsis eingesetzt. Bereits während des Zweiten Weltkriegs wurde die Suche nach weiteren antibakteriellen Naturstoffen fortgesetzt und es wurden weitere Antibiotika in anderen Pilzkulturen entdeckt. Als erstes Aminoglykosid wurde 1943 von *Waksman* und *Bugie* das Streptomycin isoliert, mit dem erstmals eine antibiotische Behandlung der Tuberkulose möglich wurde. 1947 folgte die Entdeckung des Chloramphenicols, ein Jahr später wurde mit Chlortetracyclin das erste Antibiotikum aus der Gruppe der Tetrazykline isoliert, 1952 folgte mit Erythromycin das erste Makrolid-Antibiotikum.

Die wichtigste Gruppe unter den Antibiotika sind die Betalaktam-Antibiotika. Zu dieser Gruppe gehören die Penicilline und die 1955 erstmals isolierten Cephalosporine. In den 70er Jahren wurde die Clavulansäure entdeckt, ebenfalls ein Betalaktam, mit der die Inaktivierung von Penicillinen durch bestimmte Bakterien verhindert werden kann. Weitere Betalaktam-Antibiotika sind die 1985 eingeführten Carbapeneme, deren jüngster Vertreter das Doripenem ist (**Tabelle 3.28**).

Eine wichtige Gruppe von Antibiotika stellen auch die synthetischen Chinolone oder Gyrasehemmer dar. Ihre Entwicklung begann 1962 mit Entdeckung der Nalidixinsäure, die jedoch wegen der raschen Resistenzentwicklung heute klinisch nicht mehr relevant ist. Erst mit Einführung des ersten fluorierten Chinolons, dem Norfloxacin, begann die Erfolgsgeschichte dieser Wirkstoffgruppe, als deren Standardwirkstoff heute das 1987 eingeführte Ciprofloxacin gilt.

Neue Entwicklungen

Der breite Einsatz von Antibiotika hat durch die Entwicklung von zahlreichen Resistenzen zu teilweise erheblichen Problemen geführt, sodass es heute insbesondere unter den Erregern der Tuberkulose und bei den Staphylokokken multiresistente Stämme gibt, die sehr schwer zu bekämpfen sind. Daher wird weiterhin nach neuen Antibiotika und antibakteriell wirksamen Stoffen gesucht. Als erster Vertreter der Gruppe der Ketolide wurde 2001 das Telithromycin eingeführt, ein halbsynthetisches Derivat des Erythromycins. Ebenfalls 2001 wurde Linezolid auf den Markt gebracht, der erste Vertreter aus der Gruppe der Oxazolidinone. Im Jahr 2006 kam mit dem Daptomycin ein „zyklisches Lipopeptid" auf den Markt, das bei komplizierten Haut- und Weichteilinfektionen Anwendung findet. Zur neuen Gruppe der aus den Tetrazyklinen entwickelten Glycylcycline gehört das 2006 eingeführte Tigecyclin.

Tabelle 3.28: Neue Wirkstoffe in der Indikationsgruppe J01 im Zeitraum von 2007 bis 2011.

Jahr (Markteinführung)	Wirkstoff	Therapieansatz
2008	Doripenem	Monobactame, Carbapeneme

Quelle: IGES

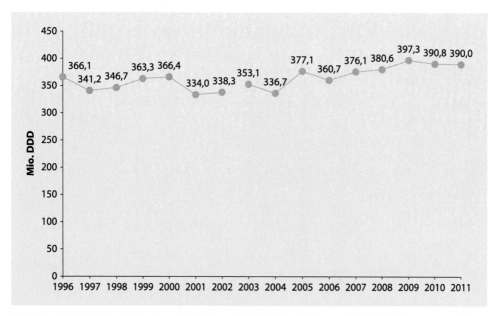

Abbildung 3.66: Verbrauch von Arzneimitteln aus der Indikationsgruppe „J01 Antibiotika zur systemischen Anwendung" in Mio. DDD im Zeitraum von 1996 bis 2011.
Quelle: IGES nach AVR (1996 bis 2002) und NVI (INSIGHT Health) (ab 2003)

3.10.2 Entwicklung des Verbrauchs

Im Jahr 2011 wurden jedem Versicherten der GKV durchschnittlich 5,6 DDD an Antibiotika verordnet. Diese Arzneimittelgruppe wird daher den häufig angewendeten Arzneimitteln zugerechnet.

Die Indikationsgruppe der Antibiotika zur systemischen Anwendung wird nur bei Bedarf, also bei Auftreten von bakteriellen Infektionen, für einen begrenzten Zeitraum eingesetzt. Der Verbrauch war bis 2006 weitgehend konstant geblieben und schwankte um einen Wert von jährlich 360 Mio. DDD. Bis 2009 zeigte sich eine ansteigende Entwicklung, die allerdings seit 2010 stagniert (**Abbildung 3.66**).

Die Schwankungen im Verbrauch wurden in der Vergangenheit in der Regel dadurch erklärt, dass insbesondere die Häufigkeit von Infektionen der Atemwege von Jahr zu Jahr unterschiedlich sein kann. Eine Rolle spielt bei der Häufigkeit von Atemwegsinfektionen die Stärke der Influenzaaktivität. Die Phase der stärksten Aktivität während der Influenzasaison beginnt üblicherweise in einem Zeitraum zwischen Ende Januar und Anfang Februar. Zur Charakterisierung der Stärke der Influenzaaktivität werden verschiedene Indikatoren betrachtet. Dazu gehört die Zahl der „Exzesskonsultationen", also der Zahl von Arztbesuchen, die über den erwarteten Wert hinausgeht. Insbesondere bei älteren Menschen und Kindern kann es bei einer Influenza zu bakteriellen Sekundärinfektionen kommen, die einer antibiotischen Behandlung bedürfen. Bei einer heftigen Influenzaaktivität ist daher auch immer von einem erhöhten Verbrauch an Antibiotika auszugehen. Die Schwankungen im Verbrauch korrelierten in der Vergangenheit in der Regel sehr gut mit der Influenzaaktivität, die in den Saisons 1999/2000, 2002/2003, 2004/2005 und 2008/ 2009 erhöht war (*Arbeitsgemeinschaft Influ-*

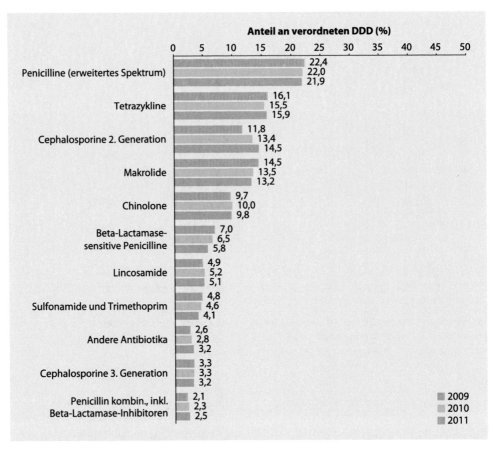

Abbildung 3.67: Anteile der Therapieansätze an den verordneten DDD in der Indikationsgruppe „J01 Antibiotika zur systemischen Anwendung" für 2009 bis 2011.

Quelle: IGES-Berechnungen nach NVI (INSIGHT Health)

enza 2004 und folgende). Lediglich in den Jahren 2007 und 2008 wurde ein steigender Antibiotikaverbrauch bei nur schwacher Influenzaaktivität beobachtet. In der Saison 2009/2010 wurde eine normale Influenzaaktiviät beobachtet, in der Saison 2010/11 war sie moderat. Dies führte jedoch nicht zu einem Rückgang des Antibiotikaverbrauchs. Insgesamt ist jedoch festzustellen, dass sich das Niveau des Antibiotikaverbrauchs seit 2005 leicht erhöht hat. Entsprechend einem Bericht zu Antibiotikaverbrauch und Resistenzentwicklung in Deutschland, der allerdings nur den Zeitraum bis 2007 betrachtet,

bewegt sich der Verbrauch in Deutschland im europäischen Vergleich im unteren Drittel (*Bundesamt für Verbraucherschutz und Lebensmittelsicherheit* et al. 2008).

Innerhalb der Fülle verschiedener Therapieansätze setzte sich auch 2011 die in der Vergangenheit beobachtete Entwicklung fort (**Abbildung 3.67**). Die Penicilline mit erweitertem Wirkspektrum hielten weiterhin mit rund einem Fünftel den höchsten, jedoch leicht rückläufigen Verbrauchsanteil. Insgesamt entfielen rund drei Viertel des Verbrauchs auf diese Gruppe sowie die Tetrazykline, Makrolide, Cephalosporine der 2. Generation und Chinolone. Ein durchgängiger Anstieg des Verbrauchsanteils war lediglich für Cephalosporine der 2. Generation sowie den Therapieansatz „Andere Antibiotika" zu beobachten.

Für alle häufig verordneten Therapieansätze gingen 2011 die mittleren Preise (AVP) je DDD – wie bereits in den letzten Jahren – zurück. Eine Ausnahme bildeten lediglich die Tetrazykline, der innerhalb der letzten drei Jahre stabil blieben. Die Gruppe der Tetrazykline wies jedoch mit 0,68 Euro ohnehin den niedrigsten Preis je DDD auf. Am stärksten gingen die Preise je DDD für die Therapieansätze der Chinolone sowie Cephalosporine der 2. Generation zurück, nämlich um rund 6 bzw. 7 %. Allerdings ist bei der Wahl eines Antibiotikums nicht allein der Preis entscheidend, da die Wirksamkeit von der Art des Erregers und der Resistenzlage abhängig ist.

Innerhalb der Therapieansätze gab es kaum Änderungen, weil manche der Ansätze von einem einzigen Wirkstoff dominiert werden: So lag 2011 der Verbrauchsanteil des Amoxicillins bei fast 100 % der Penicilline mit erweitertem Wirkspektrum; bei den Tetrazyklinen und den Beta-Lactamase-sensitiven Penicillinen erreichten Doxycyclin bzw. Phenoxymethylpenicillin einen Anteil von über 91 %.

Bei den Cephalosporinen der 2. Generation stieg der Anteil von Cefuroxim geringfügig von 73 auf 75 % an. Der übrige Verbrauch entfiel auf das Cefaclor. In Bezug auf ihre qualitativen Eigenschaften unterscheiden sich Cefuroxim und Cefaclor nur geringfügig. Bezogen auf den mittleren Preis je DDD ist Cefuroxim preisgünstiger als Cefaclor.

Bei den Makroliden gab es zwischen 2009 und 2011 geringfügige Veränderungen der Verbrauchsanteile. Der Anteil des am häufigsten verordneten Wirkstoffes Clarithromycin blieb stabil bei etwa 37 %. Die Verbrauchsanteile von Roxithromycin und Azithromycin waren mit jeweils rund ein Viertel fast identisch. Allerdings zeigte sich für Roxithromy-

cin eine fallende, für Azithromycin eine ansteigende Entwicklung. Der Anteil von Erythromycin bewegte sich bei etwa einem Zehntel (**Abbildung 3.68**). Erythromycin, das älteste der Makrolide, wird überwiegend für die Behandlung von Kindern eingesetzt, was sich aus dem hohen Anteil von Saftzubereitungen (56 % des Verbrauchs) ablesen lässt. Alle dargestellten Makrolide stehen in generischer Form zur Verfügung, und für 2011 waren sehr hohe Generikaquoten zu beobachten, die je nach Wirkstoff zwischen 92 % (Roxithromycin) und 99 % (Erythromycin) lagen. Auch bei den Makroliden spiegeln die Verbrauchsanteile die mittleren AVP je DDD wider. Für Clarithromycin lag der mittlere AVP je DDD mit 1,55 Euro 2011 am niedrigsten.

Innerhalb des Therapieansatzes der Chinolone gab es 2011 wenig Änderungen: Lediglich für das am häufigsten verordnete Ciprofloxacin stieg der Verbrauchsanteil geringfügig und lag 2011 ziemlich genau bei der Hälfte. In etwa stabil blieben die Anteile von Levofloxacin und Moxifloxacin. Die Anteile der übrigen Chinolone gingen 2011 erneut geringfügig zurück (**Abbildung 3.69**). Ciprofloxacin und Levofloxacin werden als Standardchinolone angesehen. Sowohl für Moxifloxacin als auch für Norfloxacin wurde 2008 die Indikation eingeschränkt (*EMA* 2008a, b).

3.10.3 Regionale Unterschiede im Verbrauch

Der Pro-Kopf-Verbrauch an Antibiotika war 2011 in den Regionen unterschiedlich und erreichte maximal 6,1 DDD in Westfalen-Lippe, während in Brandenburg nur 3,5 DDD je GKV-Versicherten beobachtet wurden. Auffällig ist, dass in allen Regionen des Nordwestens Deutschlands die höchsten mittleren Pro-Kopf-Verbräuche beobachtet wurden (**Abbildung 3.70**). Die Unterschiede können qualitativ kaum bewertet werden, da der Einsatz von Antibiotika von den verschiedensten

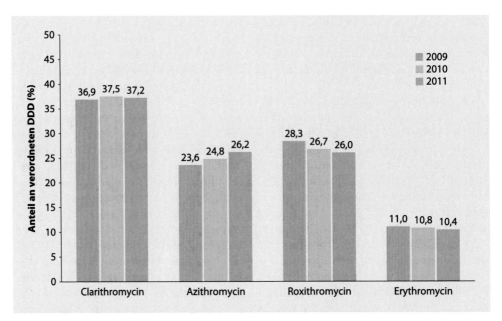

Abbildung 3.68: Anteile der verordneten DDD für die Analog-Wirkstoffe des Therapieansatzes „Makrolide" für 2009 bis 2011. Dargestellt sind lediglich die Anteile von Wirkstoffen mit einem Anteil von mindestens 1 %.
Quelle: IGES-Berechnungen nach NVI (INSIGHT Health)

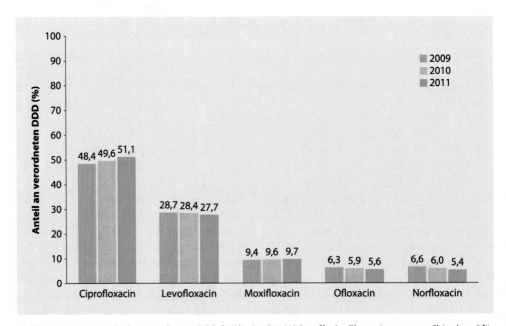

Abbildung 3.69: Anteile der verordneten DDD für die Analog-Wirkstoffe des Therapieansatzes „Chinolone" für 2009 bis 2011. Dargestellt sind lediglich die Anteile von Wirkstoffen mit einem Anteil von mindestens 1 %.
Quelle: IGES-Berechnungen nach NVI (INSIGHT Health)

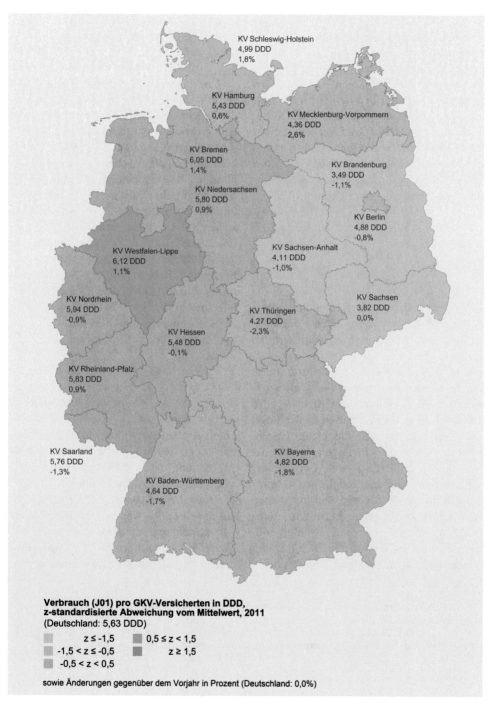

Abbildung 3.70: Verbrauch von Arzneimitteln aus der Indikationsgruppe „J01 Antibiotika zur systemischen Anwendung" in DDD je Versicherten im Jahr 2011 und Änderung gegenüber dem Vorjahr nach KV-Region.

Quelle: IGES-Berechnungen nach NVI (INSIGHT Health)

Faktoren abhängt. Dazu gehören zuerst die Prävalenz bakterieller Infektionen und das vorherrschende Erregerspektrum. Zwischen dem Antibiotikaverbrauch und dem Anteil der Kinder unter 15 Jahren lässt sich eine geringe Korrelation beobachten. Allerdings kann man daraus nicht schließen, dass in Regionen mit hohem Pro-Kopf-Verbrauch mehr Kinder mit Antibiotika behandelt werden, denn in diesen Regionen war der Anteil von Saftzubereitungen, die üblicherweise für Kinder verordnet werden, nicht erhöht.

3.10.4 Epidemiologie, Bedarf und Angemessenheit der Versorgung

Eine Schätzung des Bedarfs für ambulant angewendete Antibiotika im Bereich der GKV ist aufgrund der zahlreichen Unbekannten kaum möglich. Erforderlich wären dazu Daten zur Häufigkeit und Schwere zumindest der häufigsten Infektionen wie Harnwegsinfekte oder Infektionen der Atemwege. In Deutschland gibt es zu diesen in der Regel leicht verlaufenden Infektionen im Gegensatz zu den meldepflichtigen Infektionskrankheiten keine die gesamte Bevölkerung umfassenden epidemiologischen Daten. Kinder sind am häufigsten von infektiösen Atemwegserkrankungen betroffen. Nach dem Nationalen Kinder- und Jugendgesundheitssurvey (KiGGS) hatten 88,5 % aller Kinder und Jugendlichen zwischen 0 und 17

Jahren in den letzten zwölf Monaten mindestens einen grippalen Infekt (*Bergmann* et al. 2008). Allerdings besteht nur bei einem Teil dieser Infekte ein Behandlungsbedarf. Mangels bevölkerungsbezogener Daten haben wir uns daher darauf beschränkt, die Zahl der Patienten zu schätzen, die mit den ambulant verbrauchten Antibiotika zur systemischen Anwendung hätten behandelt werden können. Für diese Schätzung wurde angenommen, dass die Dauer der antibiotischen Behandlung einer Infektion zehn Tage dauert und für jeden Tag eine DDD zur Verfügung stehen muss. Da die häufigsten Infektionen (Harnwegsinfekte, Infektionen der Atemwege) nicht selten rezidivieren, nahm man außerdem an, dass im Mittel 1,5 Infektionen pro Jahr zu behandeln sind. Demnach konnten sowohl im Jahr 2010 als auch 2011 26 Mio. Patienten der GKV mit Antibiotika zur systemischen Anwendung behandelt werden.

3.10.5 Analyse der Ausgabendynamik

Die Ausgabenentwicklung für die Indikationsgruppe „J01 Antibiotika zur systemischen Anwendung" ist in **Tabelle 3.29** dargestellt. Wie schon im Jahr 2010 konnte ein Rückgang der Ausgaben festgestellt werden. Ein Blick auf die einzelnen Komponenten der Ausgabenentwicklung zeigt, dass insbesondere die Therapieansatzkomponente für Mehrausgaben in der Indikationsgruppe verantwortlich

Tabelle 3.29: Ausgabenentwicklung in der Indikationsgruppe „J01 Antibiotika zur systemischen Anwendung" in den Jahren 2010 und 2011.

Ausgaben (Mio. Euro)		Änderung gegenüber Vorjahr (Mio. Euro)		Prozentuale Veränderung gegenüber Vorjahr		Anteil an Gesamtausgaben (%)	
2010	2011	2009 vs. 2010	2010 vs. 2011	2009 vs. 2010	2010 vs. 2011	2010	2011
652,47	611,33	−42,07	−41,14	−6,06	−6,31	2,33	2,27

Quelle: IGES-Berechnungen nach NVI (INSIGHT Health)

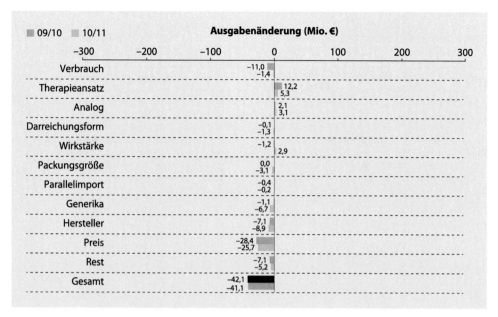

Abbildung 3.71: Komponenten der Ausgabenänderung im Jahr 2011 für die Indikationsgruppe „J01 Antibiotika zur systemischen Anwendung".

Quelle: IGES-Berechnungen nach NVI (INSIGHT Health)

war, wenn auch in erheblich geringerem Ausmaß als im Vorjahr. (**Abbildung 3.71**). Diese ist, vergleichbar mit 2010, durch den höheren Verbrauchsanteil der Cephalosporine bedingt. Während die Verbrauchskomponente 2010 einen großen Anteil am Ausgabenrückgang hatte (–11,0 Mio. Euro), verminderte sie 2011 die Ausgaben nur noch geringfügig (–1,4 Mio. Euro). Ein Ausgabenrückgang wurde 2011 vor allem durch die Preiskomponente erzielt. Grund hierfür waren Rabatte aus individuellen Rabattverträgen nach § 130a SGB V. Neben der Preiskomponente wurden durch den vermehrten Einsatz von Generika (–6,7 Mio. Euro) Einsparungen erreicht. Zudem wurden die Ausgaben durch einen Wechsel auf günstigere Hersteller um weitere 8,9 Mio. Euro gesenkt.

Fazit zur Indikationsgruppe „J01 Antibiotika zur systemischen Anwendung".

Ausgaben	Rückgang
Prominenteste Komponente(n)	Preis, Therapieansatz, Generika, Hersteller
Verbrauch	Verbrauchsrückgang
Therapieansätze	Therapieoptimierung und wirtschaftliche Motivation: Erhöhung der Anteile vor allem von Cephalosporinen der 2. Generation
Analog-Wettbewerb	Ohne Bedeutung
Sonstiges	Ausgabenrückgang durch Preiskomponente

Literatur

Arbeitsgemeinschaft Influenza (2004 und folgende) Saisonberichte. http://influenza.rki.de/Saisonbericht.aspx.

Bergmann E, Eis D, Ellert U et al. (2008) Lebensphasenspezifische Gesundheit von Kindern und Jugendlichen in Deutschland. Ergebnisse des Nationalen Kinder- und Jugendgesundheitssurveys (KiGGS). Beiträge zur Gesundheitsberichterstattung des Bundes. Berlin: RKI.

Bundesamt für Verbraucherschutz und Lebensmittelsicherheit, Paul-Ehrlich-Gesellschaft für Chemotherapie e.V., Infektiologie Freiburg (Hrsg.) (2008) GERMAP 2008 – Antibiotika-Resistenz und -Verbrauch. Antiinfectives Intelligence Gesellschaft, für klinisch-mikrobiologische Forschung und Kommunikation mbH, Rheinbach.

EMA (2008a) European Medicines Agency recommends restricting the use of oral moxifloxacin-containing medicines. Pressemitteilung. http://www.ema.europa.eu/pdfs/human/press/pr/38292708en.pdf (12.05.2010).

EMA (2008b) EMEA recommends restricted use of oral norfloxacin-containing medicines in urinary infections. Pressemitteilung. http://www.ema.europa.eu/pdfs/human/press/pr/38026008en.pdf (12.05.2010).

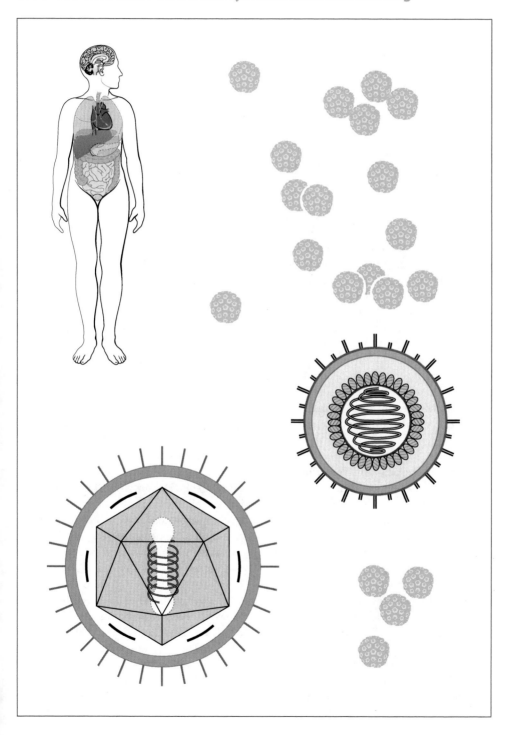

3.11.1 Entwicklung der Indikationsgruppe

Viren bestehen im Wesentlichen aus einem „Bauplan" für sich selbst, einer Hülle sowie einigen wenigen „Werkzeugen" in Form von Proteinen. Diese Werkzeuge sorgen dafür, dass die infizierten Zellen eines Organismus oder einer Zellkultur neue Viruspartikel synthetisieren und freisetzen. Nur mithilfe von Zellen können Viren sich vermehren.

Daher sind Infektionen durch Viren erheblich schwieriger zu bekämpfen, ohne den Wirtsorganismus zu schädigen, als Infektionen durch Bakterien. Erfolge einer antiviralen Therapie gelangen erstmals in den 1960er Jahren mit sogenannten Antimetaboliten. Antimetabolite hemmen die Synthese von Stoffen, die für die Vermehrung der Viren essenziell sind, beispielsweise Nukleinsäuren. Das antimetabolitische Wirkprinzip wurde erstmals mit den antibakteriell wirkenden Sulfonamiden entdeckt. Die meisten antiviralen Wirkstoffe sind Antimetaboliten. Die Indikationsgruppe der antiviralen Mittel zur systemischen Anwendung wird entsprechend dem Wirkspektrum dieser Arzneimittel in verschiedene Teil-Indikationsgruppen unterteilt.

Mittel gegen Herpes- und Varizellenviren
Zu den Herpesviren gehört u. a. das Herpessimplex-Virus, das für den harmlosen Lippenherpes verantwortlich ist, bei immunsupprimierten Patienten jedoch zu schweren Infektionen führen kann. Ebenfalls ein Herpesvirus ist das Varizella-zoster-Virus, das einerseits die Windpocken verursacht, andererseits den Herpes zoster (Gürtelrose). Im Jahr 1962 wurde das Idoxuridin erstmals bei einer durch Herpesviren hervorgerufenen Keratitis (Infektion der Hornhaut des Auges) erfolgreich eingesetzt. 1968 folgte die Synthese von Vidarabin und 1974 von Aciclovir, das auch heute noch als Standard in dieser Teil-Indikationsgruppe gilt. Ebenfalls seit den

1970er Jahren wurde in der damaligen DDR das Brivudin hergestellt. Als Derivate des Aciclovir kamen 1995 Valaciclovir und Famciclovir auf den Markt, die im Vergleich zum Aciclovir weniger häufig eingenommen werden müssen.

Mittel gegen Cytomegalieviren (CMV)
Das CMV ist ebenfalls ein Herpesvirus. Als erster Wirkstoff, der bei CMV-Infektionen wirksam ist, kam 1989 Ganciclovir auf den Markt. Ihm folgten 1990 und 1997 die in ihrer chemischen Struktur anderen Wirkstoffe Foscarnet und Cidofovir. Im Jahr 2002 wurde das Valganciclovir eingeführt, ein oral anwendbares Derivat von Ganciclovir.

Mittel gegen Hepatitis-B-Viren (HBV)
Das 2006 eingeführte Entecavir gehört laut ATC-Klassifikation zu den nukleosidischen Hemmstoffen der reversen Transkriptase (NRTI), die ursprünglich zur Behandlung von HIV-Infektionen entwickelt wurden (s. u.). Entecavir ist jedoch nur für die Behandlung der Hepatitis B zugelassen und wird daher im Arzneimittel-Atlas als erster Wirkstoff der neuen Teil-Indikationsgruppe der Mittel gegen HBV klassifiziert. Auch das 2007 eingeführte Telbivudin gehört zu den NRTI (**Tabelle 3.30**).

Mittel gegen Hepatitis-C-Viren (HCV)
Diese Teil-Indikationsgruppe umfasst nur zwei Therapieansätze: Zum ersten Therapieansatz, den Nukleosiden gegen HCV, gehört nur das 1992 eingeführte Ribavirin. Es ist ein Antimetabolit. Bei Hepatitis C wird es in Kombinationen mit Interferon alfa (siehe 3.15) eingesetzt. Außer bei Hepatitis C findet Ribavirin auch Anwendung bei Infektionen durch das Respiratory-Syncytial-Virus. Den zweiten Therapieansatz bilden die Proteasehemmer gegen HCV. Dazu zählen die 2011 eingeführten Wirkstoffe Boceprevir und Telaprevir. Mit ihnen wurden erstmals zwei Wirkstoffe eingeführt, die gezielt zur Behand-

Tabelle 3.30: Neue Wirkstoffe in der Indikationsgruppe J05 im Zeitraum von 2007 bis 2011.

Jahr (Markteinführung)	Wirkstoff	Teil-Indikationsgruppe	Therapieansatz
2007	Darunavir	Antiretrovirale Mittel	Proteasehemmer
2007	Telbivudin	Mittel gegen Hepatitis-B-Viren	Nukleoside
2007	Maraviroc	Antiretrovirale Mittel	CCR5-Antagonisten
2008	Raltegravir	Antiretrovirale Mittel	Integrasehemmer
2008	Etravirin	Antiretrovirale Mittel	NNRTI
2011	Boceprevir	Mittel gegen Hepatitis-C-Viren	Proteasehemmer
2011	Telaprevir	Mittel gegen Hepatitis-C-Viren	Proteasehemmer

Quelle: IGES

lung der Hepatitis C entwickelt wurden. Sie werden in Kombination mit Interferon alfa und Ribavirin eingesetzt. Unter dieser Dreifachkombination sind die Heilungsraten bei Patienten mit HCV des Genotyps 1 deutlich höher als bei Behandlung mit der bisher üblichen Zweifachkombination.

Mittel gegen Influenzaviren
Bereits im Jahr 1963 wurde das Amantadin synthetisiert, das ursprünglich als Sprengstoff dienen sollte. Nachdem man entdeckt hatte, dass es die Vermehrung von Influenzaviren hemmt, wurde es für diese Indikation 1966 in den USA zugelassen. Heute hat es allenfalls noch als Antiparkinsonmittel Bedeutung. Im Jahr 1999 wurde mit Zanamivir der erste Neuraminidasehemmer eingeführt. Zanamivir muss inhaliert werden, während das 2002 auf den Markt gebrachte Oseltamivir als Tablette eingenommen werden kann. Die Neuraminidase ist ein Enzym des Influenzavirus, das für die weitere Verbreitung der Influenzaviren aus infizierten Zellen notwendig ist.

Antiretrovirale Mittel (Mittel gegen HIV)
Als erster Wirkstoff gegen HIV (Humanes Immundefizienz-Virus) wurde 1987 das Zidovudin eingeführt, dem bis heute eine Viel-

zahl von Wirkstoffen folgte. Ursprünglich war es zur Anwendung bei Krebserkrankungen entwickelt worden. Zidovudin gehört zu den nukleosidischen Hemmstoffen der reversen Transkriptase (NRTI). Die reverse Transkriptase spielt eine zentrale Rolle bei der Virusvermehrung. Ein weiterer Meilenstein waren die Proteasehemmer, als deren erster Vertreter 1996 das Indinavir in den Handel kam. Nun war es möglich, durch die kombinierte Gabe von in der Regel drei Wirkstoffen die Resistenzentwicklung bei den Viren zu verzögern. Die Kombinationstherapie wird als hochaktive antiretrovirale Therapie (HAART) bezeichnet. Weitere Proteasehemmer wurden inzwischen eingeführt, zuletzt 2007 das Darunavir (**Tabelle 3.30**). Mit Nevirapin wurde 1998 der erste nichtnukleosidische Hemmstoff der reversen Transkriptase (NNRTI) zur Verfügung gestellt, dem weitere folgten, zuletzt das Etravirin im Jahr 2008. Ein völlig neues Wirkprinzip kam 2002 mit Enfuvirtid in den Handel. Der sogenannte Fusionshemmer verhindert das Eindringen des Virus in die Zelle und damit dessen Vermehrung. Ein weiteres neues Wirkprinzip begründet seit 2007 der Wirkstoff Maraviroc, der zu den CCR5-Hemmern gehört. Der CCR5-Rezeptor ist eine der Bindungsstellen, über die bestimmte HI-Viren (CCR5-trope

179

HI-Viren) in die Zellen eindringen. Daher sind CCR5-Hemmer nur bei Patienten geeignet, bei denen ausschließlich CCR5-trope HI-Viren nachgewiesen werden können. Ein weiteres neues Wirkprinzip verkörpert das 2008 eingeführte Raltegravir, ein sogenannter Integrasehemmer. Eine Besonderheit der HI-Viren ist, dass sie ihren genetischen „Bauplan" dauerhaft in das Genom der befallenen Zelle einfügen. Dazu benötigen sie das Enzym Integrase, dessen Wirkung durch Raltegravir gehemmt wird.

Derzeit stehen mehr als 20 Wirkstoffe zur Behandlung der HIV-Infektion zur Verfügung. Die Verträglichkeit und Praktikabilität von neueren Medikamenten konnte gegenüber den älteren teilweise erheblich verbessert, wodurch die Anwendung erleichtert wurde. Einige der antiretroviralen Mittel werden auch zur Behandlung der Hepatitis B eingesetzt, beispielsweise der NRTI Lamivudin.

3.11.2 Entwicklung des Verbrauchs

Die antiviralen Mittel zur systemischen Anwendung gehören zu den sehr selten verordneten Arzneimitteln, von denen jedem Versicherten der GKV 2011 im Durchschnitt 0,6 DDD verordnet wurden.

Der Verbrauch von antiviralen Mitteln zur systemischen Anwendung hat sich zwischen 1996 und 2011 versechsfacht (**Abbildung 3.72**). Bisher waren drei Phasen der Verbrauchsentwicklung zu beobachten: Von 1996 bis 2001 war der Verbrauchsanstieg relativ steil mit einem Zuwachs von rund 3 Mio. DDD jährlich. Bis 2006 verlief der Verbrauchsanstieg dann erheblich flacher, um anschließend erneut einen ähnlich steilen Verlauf wie bis 2001 zu nehmen.

Vom Verbrauch der antiviralen Mittel entfiel der größte Teil (rund 77 %) auf die Teil-Indikationsgruppe der antiretroviralen Mittel. Nennenswerte Anteile am Verbrauch

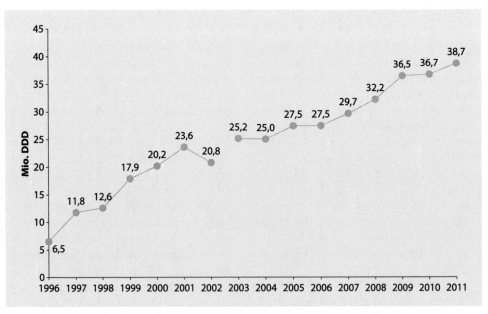

Abbildung 3.72: Verbrauch von Arzneimitteln aus der Indikationsgruppe „J05 Antivirale Mittel zur systemischen Anwendung" in Mio. DDD im Zeitraum von 1996 bis 2011.
Quelle: IGES nach AVR (1996 bis 2002), IGES-Berechnungen nach NVI (INSIGHT Health) (ab 2003)

Tabelle 3.31: Übersicht der Menge der verordneten DDD in den Teil-Indikationsgruppen der Indikationsgruppe J05 in den Jahren 2009 bis 2011.

Teil-Indikationsgruppe	DDD 2009 (Mio.)	DDD 2010 (Mio.)	DDD 2011 (Mio.)	Differenz 2009 vs. 2010 (%)	Differenz 2010 vs. 2011 (%)
Antiretrovirale Mittel	26,40	28,28	29,81	7,12	5,41
Mittel gegen Herpes- und Varizellenviren	4,10	4,23	4,44	3,29	4,96
Mittel gegen Hepatitis-B-Viren	1,68	1,90	2,05	12,79	8,20
Mittel gegen Hepatitis-C-Viren	2,12	1,87	1,71	−11,89	−8,45
Mittel gegen Cytomegalieviren (CMV)	0,33	0,36	0,37	11,16	3,28
Mittel gegen Influenzaviren	1,84	0,09	0,31	−95,16	248,79
Summe	36,47	36,73	38,70	0,72	5,37

Quelle: IGES-Berechnungen nach NVI (INSIGHT Health)

hatten außerdem die Mittel gegen Herpes- und Varizellenviren sowie die Mittel gegen Hepatitis-Viren (**Tabelle 3.31**). Der Verbrauchsanstieg in der gesamten Indikationsgruppe wird – absolut betrachtet – fast ausschließlich von den antiretroviralen Mitteln getragen. Es ist anzunehmen, dass die Verbrauchszunahme auf eine gestiegene Zahl der behandelten Patienten hinweist. Möglicherweise erklärt sich die Verbrauchszunahme auch zumindest teilweise durch einen höheren Verbrauch bei den bereits behandelten Patienten, z. B. weil sich die Anzahl der je Patient notwendigen Wirkstoffe erhöht hat. Auffällig ist der drastische Verbrauchsrückgang bei den Mitteln gegen Influenzaviren im Jahr 2010, was darauf zurückzuführen ist, dass in diesem Jahr die Influenzaaktivität erheblich niedriger war als im Vorjahr (siehe 3.10).

Zwischen 2009 und 2011 gab es nur geringfügige Verschiebungen in Bezug auf die Anteile innerhalb der Therapieansätze in der Teil-Indikationsgruppe der antiretroviralen Mittel. Der Anteil der NRTI blieb mit knapp 58 % sehr stabil. Auch der Anteil der Proteasehemmer umfasste im Beobachtungszeitraum etwa ein Viertel des Verbrauchs, zeigte jedoch eine rückläufige Tendenz. Auffällig ist der Anstieg der Integrasehemmer von 2,5 % des Verbrauchs im Jahr 2009 auf 5,6 % im Jahr 2011 (**Abbildung 3.73**). Als klassische Kombination für die Ersttherapie bei Patienten mit HIV-Infektion bzw. AIDS gilt derzeit die Gabe von zwei NRTI und einem Proteasehemmer bzw. von zwei NRTI und einem NNRTI (Leitlinie der *DAIG* und *ÖAG* 2010). Die Kombination aus NRTI und einem Proteasehemmer führt zu weniger Resistenzentwicklung bei etwas geringerer Wirksamkeit. In Einzelfällen können Kombinationen von bis zu acht verschiedenen Wirkstoffen erforderlich sein (*Stille* et al. 2005). Die beobachteten Anteile der Therapieansätze in der Teil-Indikationsgruppe der antiretroviralen Mittel spiegeln die Empfehlungen für die anzuwendenden Kombinationen gut wider: Auf die genannten Therapieansätze entfielen rund 95 % des Verbrauchs. Der Integrasehemmer Raltegravir (derzeit einziger Vertreter des Therapieansatzes) wird wegen der guten Verträglichkeit ebenfalls für die Primärtherapie empfohlen.

Bedingt durch die Vielzahl der Wirkstoffe und fixen Kombinationen innerhalb des The-

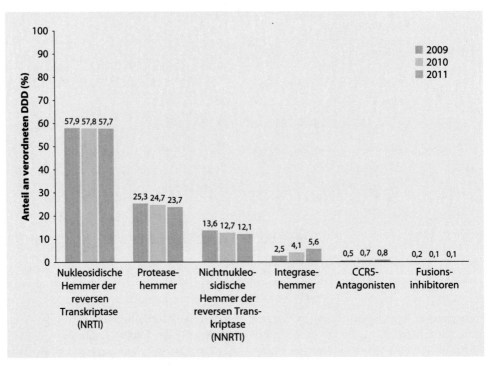

Abbildung 3.73: Anteile der verordneten DDD in der Indikationsgruppe J05 – Therapieansätze der Teil-Indikationsgruppe „Antiretrovirale Mittel" für 2009 bis 2011.
Quelle: IGES-Berechnungen nach NVI (INSIGHT Health)

rapieansatzes der NRTI bietet sich ein recht unübersichtliches Bild der Verbrauchsanteile (**Abbildung 3.74**). Zunächst fällt der hohe Anteil von Fixkombinationen auf, deren Anteil insgesamt im Beobachtungszeitraum von rund 81 auf 88 % angestiegen ist: Die aktuelle Leitlinie empfiehlt ausdrücklich die Anwendung von Fixkombinationen. Laut Leitlinie sollten Emtricitabin und Lamivudin Bestandteil jeder primären Kombination sein. Tatsächlich erreichten die Verbrauchsanteile dieser Wirkstoffe (einzeln oder in Kombination) im Jahr 2011 stattliche 53 bzw. 24 %. In der Leitlinie werden auch verschiedene Kombinationen empfohlen, beispielsweise Tenofovir und Emtricitabin. Der Verbrauchsanteil entsprechender Fixkombinationen erhöhte sich zwischen 2009 und 2011 von 44 auf rund 53 %. Die Entwicklung der Verbrauchsanteile

spiegelt demnach die Leitlinienempfehlungen sehr gut wider.

Erstaunlich ist die Entwicklung in der Teil-Indikationgruppe der Mittel zur Behandlung der Hepatitis C. Der neue Therapieansatz der Proteasehemmer gegen HCV steht erst seit Herbst 2011 zur Verfügung. Dennoch erlangte er für 2011 bereits einen Verbrauchsanteil von 8 % (**Abbildung 3.75**). Dies entspricht einem absoluten Verbrauch von fast 0,14 Mio. DDD. Der Verbrauch des zweiten Therapieansatzes der Nukleoside gegen HCV (Ribavirin) ging dagegen von 1,87 auf 1,57 Mio. DDD zurück. Der Rückgang des Ribavirin-Verbrauchs kann als Indikator für eine Sättigung des Behandlungsbedarfs mit der bei einer Infektion mit dem Genotyp 1 des HCV nur unbefriedigend wirksamen Zweierkombination aus Interferon alfa und Ribavirin angesehen werden.

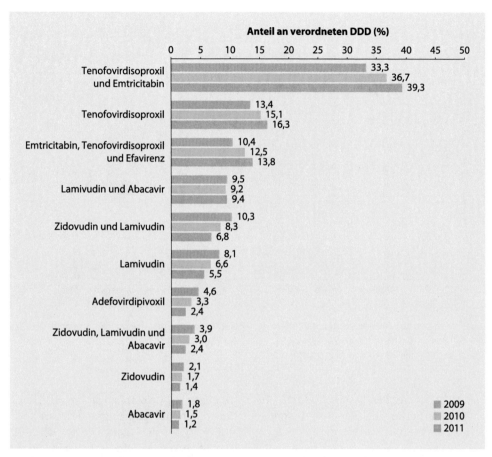

Abbildung 3.74: Anteile der verordneten DDD in der Indikationsgruppe J05 – Wirkstoffe der Teil-Indikationsgruppe „Antiretrovirale Mittel"/Therapieansatz „Nukleosidische Hemmer der reversen Transkriptase (NRTI)" für 2009 bis 2011. Dargestellt sind nur Wirkstoffe mit einem Anteil von mindestens 1 % in allen Beobachtungsjahren.
Quelle: IGES-Berechnungen nach NVI (INSIGHT Health)

Die wirksamere Option der Dreifachkombination (Interferon alfa, Ribavirin und ein Proteasehemmer) ist offenbar auf einen hohen Bedarf gestoßen (siehe Abschnitt 3.11.4).

3.11.3 Regionale Unterschiede im Verbrauch

Hinsichtlich des Verbrauchs von antiviralen Mitteln zeigen sich extreme regionale Unterschiede: Spitzenreiter sind die Regionen

Berlin und Hamburg mit einem mittleren Pro-Kopf-Verbrauch von 2,43 bzw. 1,86 DDD im Jahr 2011. In Brandenburg wurde dagegen noch nicht einmal ein Zehntel dieses Wertes erreicht (**Abbildung 3.76**). Der Pro-Kopf-Verbrauch korreliert ($R^2 = 0,99$) mit der vom RKI geschätzten Zahl von Menschen, die in der jeweiligen Region Ende 2011 mit HIV/AIDS gelebt haben (*RKI* 2011d) und ist damit allein abhängig von der Prävalenz. Die Prävalenz ist vermutlich auch durch die Versorgungsmöglichkeiten bedingt. Das

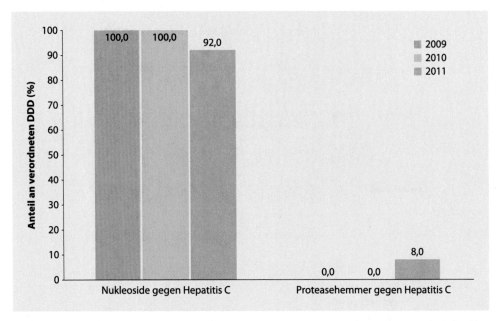

Abbildung 3.75: Anteile der verordneten DDD in der Indikationsgruppe J05 – Therapieansätze der Teil-Indikationsgruppe „Hepatitis C" für 2009 bis 2011.
Quelle: IGES-Berechnungen nach NVI (INSIGHT Health)

heißt, für Menschen mit HIV/AIDS sind Städte wie Berlin und Hamburg besonders attraktiv.

3.11.4 Epidemiologie, Bedarf und Angemessenheit der Versorgung

Gemessen am beobachteten Verbrauch werden die antiviralen Mittel zur systemischen Anwendung am häufigsten zur Behandlung von AIDS bzw. einer HIV-Infektion sowie von Herpes zoster (Gürtelrose) eingesetzt. Daher soll die Betrachtung der Zahl der mit den verordneten DDD behandelbaren Patienten für diese Indikationen erfolgen. Daneben werden Epidemiologie, Bedarf und Angemessenheit der Versorgung für Mittel gegen Hepatiden beschrieben, welche durch das Hepatitis B(HBV)- und Hepatitis C-Virus (HCV) ausgelöst wurden.

Daten zur Epidemiologie von HIV-Infektionen werden regelmäßig vom Robert Koch-Institut (RKI) publiziert. Für das Jahr 2011 berichtete das RKI, dass ungefähr 73.000 Menschen in Deutschland mit dem HIV infiziert sind (*RKI* 2011c). Davon standen Ende 2010 ca. 50.000 unter antiretroviraler Therapie (*RKI* 2011a). Für die GKV ergeben sich daraus für das Jahr 2011 rund 62.000 Menschen mit einer HIV-Infektion und ungefähr 42.500 Menschen mit antiretroviraler Therapie.

Die HIV-Infektion ist nicht mit der Erkrankung AIDS gleichzusetzen. Von AIDS spricht man dann, wenn sich die durch die Immunschwäche bedingten typischen Symptome klinisch manifestieren. Die Erkrankung folgt der Infektion mit einer Latenzzeit von mehreren Jahren. Die Behandlungsindikation wird in Abhängigkeit von verschiedenen Parametern gestellt: der klinischen Symptomatik, der Zahl der $CD4^+$-Lymphozyten sowie der „Viruslast", also der Anzahl der nach-

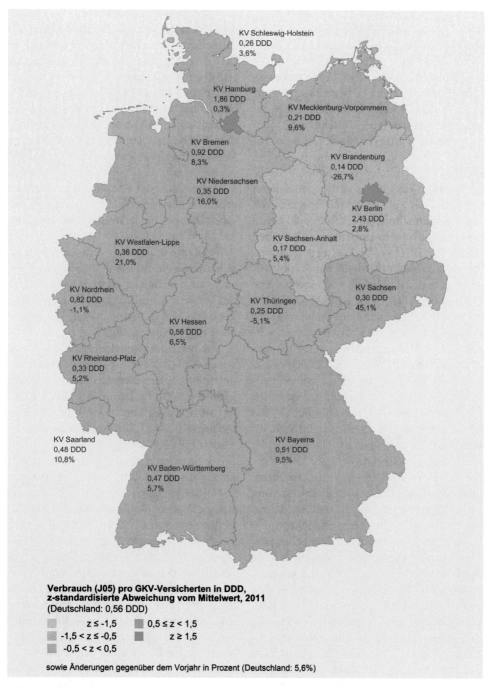

KV Schleswig-Holstein
0,26 DDD
3,6%

KV Hamburg
1,86 DDD
0,3%

KV Mecklenburg-Vorpommern
0,21 DDD
9,6%

KV Bremen
0,92 DDD
8,3%

KV Brandenburg
0,14 DDD
-26,7%

KV Niedersachsen
0,35 DDD
16,0%

KV Berlin
2,43 DDD
2,8%

KV Westfalen-Lippe
0,36 DDD
21,0%

KV Sachsen-Anhalt
0,17 DDD
5,4%

KV Nordrhein
0,82 DDD
-1,1%

KV Sachsen
0,30 DDD
45,1%

KV Thüringen
0,25 DDD
-5,1%

KV Hessen
0,56 DDD
6,5%

KV Rheinland-Pfalz
0,33 DDD
5,2%

KV Saarland
0,48 DDD
10,8%

KV Bayerns
0,51 DDD
9,5%

KV Baden-Württemberg
0,47 DDD
5,7%

**Verbrauch (J05) pro GKV-Versicherten in DDD,
z-standardisierte Abweichung vom Mittelwert, 2011**
(Deutschland: 0,56 DDD)

	$z \leq -1,5$		$0,5 \leq z < 1,5$
	$-1,5 < z \leq -0,5$		$z \geq 1,5$
	$-0,5 < z < 0,5$		

sowie Änderungen gegenüber dem Vorjahr in Prozent (Deutschland: 5,6%)

Abbildung 3.76: Verbrauch von Arzneimitteln aus der Indikationsgruppe „J05 Antivirale Mittel zur systemischen Anwendung" in DDD je Versicherten im Jahr 2011 und Änderung gegenüber dem Vorjahr nach KV-Region.

Quelle: IGES-Berechnungen nach NVI (INSIGHT Health)

weisbaren Viruskopien (*DAIG* und *ÖAG* 2010). Daten dazu, in welcher Häufigkeit die entsprechenden Ausprägungen dieser Parameter unter HIV-infizierten Patienten in Deutschland vertreten sind, liegen nicht vor, sodass der tatsächliche Behandlungsbedarf nicht modelliert werden kann. Es wurde daher geschätzt, wie viele Patienten mit dem bisher beobachteten Verbrauch von antiretroviralen Mitteln hätten behandelt werden können. Es muss mindestens eine Dreifachkombination verabreicht werden, doch kann angesichts des hohen Verbrauchsanteils von fixen Kombinationen nicht einfach davon ausgegangen werden, dass für jeden Patienten täglich drei DDD zur Verfügung gestellt werden müssen, denn von den fixen Kombinationen ist in der Regel täglich weniger als eine DDD erforderlich. Legt man die Daten der NVI (INSIGHT Health) zugrunde, so ist die Zahl der Patienten, die hätten behandelt werden können, zwischen den Jahren 2003 und 2011 von rund 22.000 auf rund 41.000 gestiegen. Diese Zahlen ähneln den vom RKI publizierten Angaben zur Anzahl der Patienten unter antiretroviraler Therapie (s. o.). Der kontinuierliche Anstieg spiegelt die ebenfalls kontinuierliche Verbrauchssteigerung wider und ist auf die steigende Zahl der Menschen, die mit HIV/AIDS leben, zurückzuführen. Dass die Anzahl dieser Menschen zunimmt, ist auch eine Folge der erfolgreichen Therapie, die das lange Überleben ermöglicht.

Relevant in Bezug auf den Behandlungsbedarf mit antiviralen Mitteln sind außerdem die durch das Hepatitis B (HBV)- und Hepatitis C-Virus (HCV) ausgelösten Hepatitiden. Eine akute Infektion mit einem dieser Viren kann chronifizieren und unbehandelt langfristig progredient verlaufen, sodass das Risiko für die Entwicklung einer Leberzirrhose und das Auftreten von hepatozellulären Karzinomen bei den Betroffenen deutlich erhöht ist. Gegen die Hepatitis B ist eine Schutzimpfung verfügbar (siehe 3.12). Anti-HBc-Antikörper – als Indikator für durchgemachte oder bestehende Infektion mit HBV – weisen ca. 7 % der deutschen Bevölkerung auf (Seroprävalenz), die Inzidenzraten sind seit Jahren rückläufig. Bei ca. 0,6 % liegt eine aktuelle Erkrankung vor (HBsAg-positiv), die in 95 bis 99 % spontan und folgenlos ausheilt (*RKI* 2011b), weiterhin besteht bei fulminanten Neuinfektionen (ca. 1 % der akuten Fälle) eine Behandlungsindikation. Die Behandlung der HBV-Infektion erfolgt mit Interferon alfa zum Teil (siehe 3.15) oder mit antiviralen Wirkstoffen wie Entecavir, Lamivudin oder Tenofovir u. a. (*Cornberg* et al. 2011). Basierend auf den genannten Angaben lässt sich für die Infektion mit HBV eine Zahl von ca. 13.000 GKV-Versicherten mit Behandlungsindikation berechnen. Da die zur Behandlung indizierten antiviralen Mittel auch zur Behandlung anderer Virusinfektionen verwendet werden (beispielsweise HIV), kann die Angemessenheit der Versorgung nicht eingeschätzt werden.

Für Infektionen mit dem HCV ist – gemessen an der Seroprävalenz – mit 0,4 bis 0,6 % in der deutschen Bevölkerung zu rechnen (*Thierfelder* et al. 2001, *Palitzsch* et al. 1999). Am häufigsten tritt der Genotyp 1 mit ca. 62 % auf (*Hüppe* et al. 2008). Die Behandlung einer Infektion mit HCV erfolgt standardgemäß mit (PEG-)Interferon alfa, kombiniert mit dem antiviralen Wirkstoff Ribavirin (*Sarrazin* et al. 2011). Seit kurzem stehen neue Wirkstoffe zur Behandlung zur Verfügung (siehe 3.11.2). Da in den vergangenen Jahren aufgrund der vergleichsweise geringen Ansprechraten viele Patienten mit einer HCV-Infektion nicht erfolgreich behandelt werden konnten, wurde in der Leitlinie die Empfehlung gegeben, die Einführung der neuen Wirkstoffklasse abzuwarten und dann eine erneute Therapie durchzuführen (*Craxi* 2011, *Sarrazin* et al. 2011). Dies hatte zur Folge, dass sich ein „Nachholbedarf" für behandlungsbedürftige Patienten ergeben hat, der voraussichtlich sukzessive abgebaut werden wird. Für die Infektion mit HCV ist unter Annahme einer Seroprävalenz von 0,5 % derzeit von insgesamt bis zu 348.000 prävalenten

Patienten auszugehen, die allerdings nur zum Teil auch diagnostiziert sind. Darunter ist mit ca. 117.000 Patienten mit einer Behandlungsindikation für die neuen Wirkstoffe (siehe 3.11.1) zu rechnen, die gegebenenfalls schon seit längerem auf diese Optionen warten und bei denen nun eine Behandlung (erneut) begonnen werden kann (*IQWiG* 2011). Mit den seit Einführung der neuen Wirkstoffe im Herbst 2011 verbrauchten Mengen hätten rund 1.500 Patienten behandelt werden können.

Ein weiteres Indikationsgebiet ist die Behandlung von Herpesvirus-Infektionen, wobei hier die Behandlung des Herpes zoster (Gürtelrose) im Vordergrund stehen dürfte. Daten zur Häufigkeit des Herpes zoster liegen vor. Die Inzidenz des Herpes zoster bei Betroffenen über 50 Jahren wird in Deutschland mit 9,60 pro 1.000 Personen angegeben (*Ultsch* et al. 2011). Eine Behandlungsindikation besteht nur unter bestimmten Voraussetzungen, beispielsweise bei Patienten ab einem Alter von 50 Jahren oder bei Lokalisation des Zosters im Kopf-Hals-Bereich, und die antivirale Behandlung dauert in der Regel sieben Tage (*Arbeitsgemeinschaft Dermatologische Infektiologie der Deutschen Dermatologischen Gesellschaft* 2000). Unter der Annahme, dass bei Patienten mit Herpes zoster in den meisten Fällen nur eine Episode auftritt, ist für die Population der GKV davon auszugehen, dass täglich rund 5.400 GKV-Versicherte mit einer DDD aus der Teil-Indikationsgruppe der Mittel gegen Herpes- und Varizellenviren behandelt werden müssen. Bei Berücksichtigung des Verbrauchs entsprechend den Angaben der NVI hätten im Jahr 2011 rund 12.200 Patienten täglich behandelt werden können. Der Behandlungsbedarf für den Herpes zoster hätte also durch den beobachteten Verbrauch mehr als gedeckt werden können. Wirkstoffe aus der Teil-Indikationsgruppe der Mittel gegen Herpes- und Varizellenviren werden außer zur Therapie des Herpes zoster auch zur Behandlung von Infektionen durch das Herpes-simplex-Virus (HSV) eingesetzt. Vorliegende Angaben zur Seroprävalenz dieser Infektion reichen nicht aus, um einen Behandlungsbedarf zu schätzen.

3.11.5 Analyse der Ausgabendynamik

An den Ausgaben der systemischen antiviralen Mittel hatten die antiretroviralen Medikamente mit 81,0 % den höchsten Anteil, gefolgt von den Mitteln gegen Hepatitis-C-Viren mit einem Anteil von 8,7 % (**Tabelle 3.32**).

In den Jahren 2010 und 2011 konnten die Ausgabensteigerungen bei den antiviralen Mitteln jeweils auf die gleichen Komponenten zurückgeführt werden (**Abbildung 3.77**). So wurde in beiden Jahren der größte Ausgabenzuwachs durch einen höheren Verbrauch (31,4 Mio. Euro 2010 vs. 68,4 Mio. Euro 2011) verursacht. Führend war, wie schon in den vorherigen Jahren, die Teil-Indikationsgruppe der antiretroviralen Mittel. Wie im Vorjahr stand an zweiter Stelle der Analog-Wettbewerb, der ausschließlich auf die Teil-Indikationsgruppe der antiretroviralen Mittel zurückzuführen war. Wichtigste Ursache für die positive Analogkomponente war erneut die Erhöhung des Anteils der fixen Kombinationen, insbesondere der Zweifachkombination Tenofovirdisoproxil und Emtricitabin und der Dreifachkombination Emtricitabin, Tenofovirdisoproxil und Efavirenz. An dieser Stelle sei nochmals darauf hingewiesen, dass zwar der AVP je DDD einer fixen Kombination über dem Preis für eine DDD eines Einzelwirkstoffes liegt. Doch hier findet kein Analog-Wettbewerb statt, denn die Anteile der in den Kombinationen enthaltenen Einzelwirkstoffe sind zurückgegangen. Zu berücksichtigen ist außerdem, dass – bedingt durch das Berechnungsverfahren (*WHO Collaborating Centre for Drug Statistics Methodology* 2007) – der Verbrauch einer DDD eines Kombinationspräparates in der Regel gleichzusetzen ist mit dem Verbrauch von zwei oder

Tabelle 3.32: Ausgabenentwicklung in der Indikationsgruppe „J05 Antivirale Mittel zur systemischen Anwendung" in den Jahren 2010 und 2011.

Indikations-/ Teil-Indikationsgruppe	Ausgaben (Mio. Euro)		Änderung gegenüber Vorjahr (Mio. Euro)		Prozentuale Veränderung gegenüber Vorjahr		Anteil an Gesamtausgaben (%)	
	2010	2011	2009 vs. 2010	2010 vs. 2011	2009 vs. 2010	2010 vs. 2011	2010	2011
Antiretrovirale Mittel	656,35	658,98	44,76	2,63	7,32	0,40	2,35	2,45
Mittel gegen Hepatitis-C-Viren	48,93	70,64	-9,35	21,71	-16,04	44,36	0,17	0,26
Mittel gegen Hepatitis-B-Viren	28,67	30,30	2,95	1,63	11,49	5,69	0,10	0,11
Mittel gegen Herpes- und Varizellenviren	28,18	27,66	-1,27	-0,52	-4,30	-1,83	0,10	0,10
Mittel gegen Cytomegalieviren (CMV)	24,80	23,67	2,16	-1,13	9,56	-4,56	0,09	0,09
Mittel gegen Influenzaviren	0,61	1,98	-12,25	1,38	-95,28	226,82	0,00	0,01
Gesamt	**787,53**	**813,23**	**27,02**	**25,69**	**3,55**	**3,26**	**2,81**	**3,02**

Quelle: IGES-Berechnungen nach NVI (INSIGHT Health)

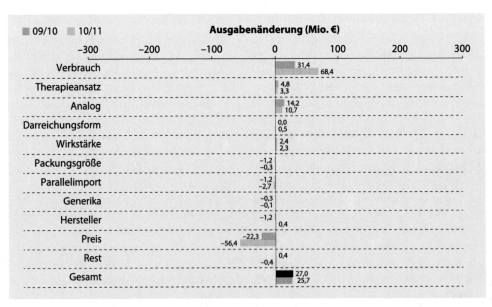

Abbildung 3.77: Komponenten der Ausgabenänderung im Jahr 2011 für die Indikationsgruppe „J05 Antiretrovirale Mittel zur systemischen Anwendung".
Quelle: IGES-Berechnungen nach NVI (INSIGHT Health)

Fazit zur Indikationsgruppe „J05 Antiretrovirale Mittel zur systemischen Anwendung".

Ausgaben	Zuwachs
Prominenteste Komponente(n)	Verbrauch, Preis, Analog-Wettbwerb
Verbrauch	Überdurchschnittliches Wachstum
Therapieansätze	Ohne Bedeutung
Analog-Wettbewerb	Anstieg höherpreisiger Wirkstoffe, insbesondere von fixen Kombinationen der nukleosidischen Hemmstoffe der reversen Transkriptase, Darunavir und Raltegravir
Sonstiges	Ausgabenrückgang durch Preiskomponente

drei DDD bei Einzelanwendung der enthaltenen Wirkstoffe. Auch die Therapieansatzkomponente führte zu nennenswerten Ausgabenerhöhungen (3,8 Mio. Euro), welche jedoch geringer ausfielen als im Vorjahr (4,8 Mio. Euro). Bei den antiretroviralen Mitteln erhöhten sich die Verbrauchsanteile der höherpreisigen Therapieansätze, insbesondere die der Integrasehemmer. 2011 war die Preiskomponente erneut negativ. Sie nahm jedoch einen mehr als doppelt so hohen Wert wie im Vorjahr an. Ursächlich sind hier vor allem die gesetzlich bedingten höheren Herstellerabgaben zu nennen, die zu einem Ausgabenrückgang von 56,4 Mio. Euro führten. Hierbei leisteten wieder die antiretroviralen Mittel den größten Beitrag.

Literatur

Arbeitsgemeinschaft Dermatologische Infektiologie der Deutschen Dermatologischen Gesellschaft (2000) Zoster und Zosterschmerzen http://www.awmf.org/uploads/tx_szleitlinien/013-023l_S1_Zoster_Zosterschmerz_01.pdf (03.05.2011).

Cornberg M, Protzer U, Petersen J et al. (2011) Aktualisierung der S3-Leitlinie zur Prophylaxe, Diagnostik und Therapie der Hepatitis-B-Virusinfektion. Z Gastroenterol 49: 871–930.

Craxi A (2011) EASL Clinical Practice Guidelines: Management of hepatitis C virus infection. J Hepatol 55: 245–64.

DAIG, ÖAG (2010) Deutsch-Österreichische Leitlinien zur antiretroviralen Therapie der HIV-1-Infektion. http://www.daignet.de/site-content/hiv-therapie/leitlinien-1/Leitlinien_28-05-2010_V_late.pdf (06.05.2011).

Hüppe D, Zehnter E, Mauss S (2008) Epidemiologie der chronischen Hepatitis C in Deutschland. Z Gastroenterol 46: 34–44.

IQWiG (2011) Telaprevir-Nutzenbewertung gemäß §35a SGB V. IQWiG Berichte Nr. 115. https://www.iqwig.de/download/A11-25_Telaprevir_Nutzenbewertung_35a_SGB_V.PDF (05.04.2012).

Palitzsch K, Hottenträger B, Schlottmann K et al. (1999) Prevalence of antibodies against hepatitis C virus in the adult German population. Eur J Gastroenterol Hepatol 11: 1215–20.

RKI (2011a) HIV-Infektionen und AIDS-Erkrankungen in Deutschland. Epidemiologisches Bulletin Nr. 21.

RKI (2011b) Virushepatitis B, C und D im Jahr 2010. Epidemiologisches Bulletin Nr. 29.

RKI (2011c) Zum Welt-AIDS-Tag 2011. Epidemiologisches Bulletin Nr. 46.

RKI (2011d) HIV/AIDS-Eckdaten in Deutschland und den Bundesländern. http://www.rki.de/DE/Content/InfAZ/H/HIVAIDS/Epidemiologie/Daten_und_Berichte/Eckdaten.html (11.06.2012).

Sarrazin C, Berg T, Ross R et al. (2010) Update der S3-Leitlinie Prophylaxe, Diagnostik und Therapie der Hepatitis-C-Virus(HCV)-Infektion. Z Gastroenterol 48: 289–351.

Stille W, Brodt Hr, Groll AH, Just-Nübling G (2005) Antibiotika-Therapie. Stuttgart: Schattauer.

Thierfelder W, Hellenbrand W, Meisel H et al. (2001) Prevalence of markers for hepatitis A, B, and C in the German population. Eur J Epidemiol 17: 429–35.

Ultsch B, Siedler A, Rieck T. et al. (2011) Herpes zoster in Germany: Quantifying the burden of disease. Infectious Diseases 2011, 11:173.

WHO Collaborating Centre for Drug Statistics Methodology (2007) DDDs for combined products 2006. www.whocc.no/atcddd/ (14.02.2008).

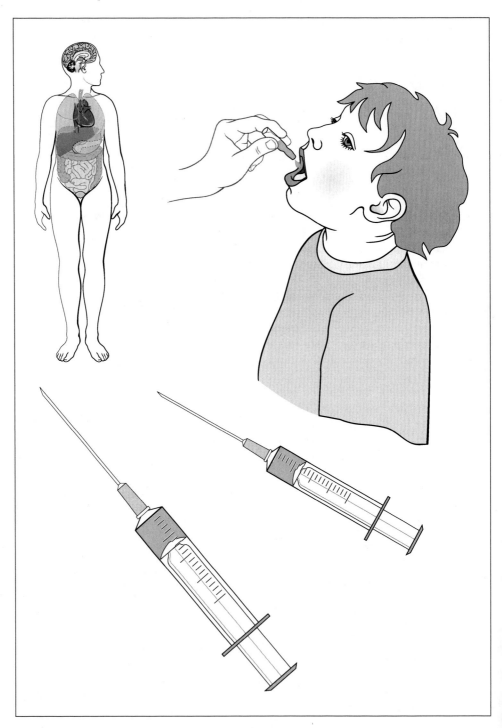

3.12.1 Entwicklung der Indikationsgruppe

Die Entdeckung der Impfstoffe hat ihren Ursprung in der Entwicklung der Pockenschutzimpfung, die bereits im Jahr 1796 ohne Kenntnis der immunologischen Vorgänge umgesetzt wurde: In diesem Jahr führte *Edward Jenner* erstmals erfolgreich Immunisierungen mit einem Sekret aus den Bläschen der Kuhpocken beim Menschen durch. Diese eher zufällig entdeckte, aber dennoch von *Jenner* konsequent angewandte Methode bildete die Grundlage für die bis weit in das 20. Jahrhundert durchgeführte Pockenschutzimpfung, für die in Deutschland Impfpflicht bestand.

Erst nachdem um 1880 von *Louis Pasteur* die Prinzipien der aktiven Immunisierung aufgeklärt wurden und *Robert Koch* den Nachweis von Tuberkelbazillen und Choleraerregern erbrachte, konnten Impfstoffe wie die aktiven Schutzimpfungen gegen Milzbrand (1881) und Tollwut (1885) entwickelt werden. Bis 1885 waren nur Lebendimpfstoffe entwickelt worden, bei dem abgeschwächte Erreger eingesetzt wurden. Ein Impfstoff mit abgetöteten Erregern wurde erstmals in Form eines Cholera-Impfstoffs im Jahr 1896 eingeführt. Weitere wichtige Impfungen, die auch heute noch von Bedeutung sind, wurden bald eingeführt: 1897 wurde von *Paul Ehrlich* die Tetanusimpfung entwickelt, 1913 von *Emil von Behring* die Impfung gegen Diphtherie. Im Jahr 1941 wurde erstmals ein Impfstoff gegen Influenza zugelassen. Nach dem zweiten Weltkrieg entwickelte man Impfstoffe gegen verschiedene Viruserkrankungen, insbesondere gegen die sogenannten „Kinderkrankheiten", beispielsweise Mitte der 1950er Jahre die Impfung gegen Poliomyelitis (Kinderlähmung), gefolgt von Impfungen gegen Masern (1964), Mumps (1967) und Röteln (1970). Ein wichtiger Meilenstein war die Entwicklung eines Impfstoffs gegen den Erreger der Hepatitis B. Seit Beginn der 1990er Jahre kamen verschiedene neue Impfstoffe

gegen bakterielle Infektionen auf den Markt, beispielsweise gegen Pneumokokken (1985), Haemophilus influenzae B (1990) und Meningokokken (1991). 2006 wurden Impfstoffe gegen Rotaviren und 2006 bzw. 2007 gegen verschiedene Typen des humanen Papillom-Virus eingeführt. Seit 2009 steht ein Impfstoff gegen die in Asien und Australien verbreitete Japanische Enzephalitis zur Verfügung. Veränderungen gab es bei den Pneumokokken-Impfstoffen für Säuglinge und Kleinkinder: Ein Impfstoff gegen zehn Pneumokokken-Serotypen wurde neu eingeführt, der bislang zur Verfügung stehende 7-valente Impfstoff wurde durch eine 13-valente Variante ersetzt. Im Spätherbst 2009 stand ein Impfstoff gegen die Neue Influenza H1N1 zur Verfügung (**Tabelle 3.33**). Außerdem wurde die hochdosierte Variante eines Varizellen-Impfstoffs auf den Markt gebracht, der Personen ab 50 Jahren vor Gürtelrose schützen soll.

Trotz der zahlreichen Erfolge steht die Impfstofforschung immer noch vor großen Herausforderungen. Dazu gehört u. a. die Entwicklung von Impfstoffen gegen HIV, Malaria, Tuberkulose und Hepatitis C.

Besonderheiten der Indikationsgruppe

Da heute mehr als 25 Infektionskrankheiten mit Impfstoffen vorgebeugt werden kann, umfassen die Impfstoffe sehr viele Teil-Indikationsgruppen (**Tabelle 3.34**). Die Zusammenfassung mehrerer Impfstoffe zu einer Teil-Indikationsgruppe ist in den meisten Fällen nicht möglich, da beispielsweise ein Kombinationsimpfstoff gegen Masern, Mumps und Röteln nur durch die drei Einzelimpfstoffe gegen die genannten Erkrankungen, nicht aber nur durch einen einzigen Einzelimpfstoff, etwa gegen Masern, substituierbar ist.

Impfungen werden entsprechend den Empfehlungen der ständigen Impfkommission (STIKO) am Robert Koch-Institut (*RKI* 2011a) eingeteilt in Standardimpfungen, Auffrischimpfungen, Indikationsimpfungen und weitere Impfungen.

Tabelle 3.33: Neue Wirkstoffe in der Indikationsgruppe J07 im Zeitraum von 2007 bis 2011.*

Jahr (Markteinführung)	Wirkstoff	Teil-Indikationsgruppe
2007	Humaner Papillomvirus-Impfstoff (Typen 16, 18)	Impfstoff gegen HPV
2009	Japanische-Enzephalitis-Virus, inaktiviert	Impfung gegen Japanische Enzephalitis

* Im Jahr 2009 wurden weitere neue Impfstoffe eingeführt, die jedoch nicht als neue Wirkstoffe anzusehen sind, weil sie entweder durch den gleichen ATC-Kode klassifiziert werden wie bereits eingeführte Impfstoffe (Pneumokokken-Konjugat-Impfstoffe gegen 10 bzw. 13 Pneumokokken-Serotypen, Influenza-Impfstoff gegen pandemische Influenza H1N1) oder weil sie Varianten bereits eingeführter Impfstoffe sind (Varizellen-Impfstoff zur Prophylaxe der Gürtelrose).
Quelle: IGES

Tabelle 3.34: Übersicht der Menge der verordneten Impfdosen in den Teil-Indikationsgruppen der Indikationsgruppe J07 in den Jahren 2009 bis 2011. Genannt sind nur Impfstoffe mit einem Verbrauch von mind. 1.000 Impfdosen.

Teil-Indikationsgruppe: Impfstoff gegen	DDD 2009 (Tsd.)	DDD 2010 (Tsd.)	DDD 2011 (Tsd.)	Differenz 2009 vs. 2010 (%)	Differenz 2010 vs. 2011 (%)
Influenza*	18.721,2	16.055,7	15.120,6	−14,24	−5,82
FSME	4.256,8	3.020,0	3.498,7	−29,05	15,85
Pneumokokken	3.255,0	2.976,2	2.982,2	−8,56	0,20
Diphtherie-Pertussis-Poliomyelitis-Tetanus	1.453,3	1.937,0	2.115,2	33,29	9,20
Diphtherie-HIB-Pertussis-Poliomyelitis-Tetanus-Hepatitis B	2.149,3	2.170,7	2.109,5	1,00	−2,82
Pertussis, Kombinationen mit Toxoiden	998,7	1.337,6	1.443,0	33,93	7,89
Masern, Mumps, Röteln, Varizellen	1.002,8	1.014,5	991,6	1,16	−2,26
Tetanus-Toxoid, Kombinationen mit Diphtherie-Toxoid	1.903,1	1.139,8	922,3	−40,11	−19,08
Meningitis	1.378,0	1.026,2	917,1	−25,53	−10,63
Diphtherie-Poliomyelitis-Tetanus	1.109,8	686,5	584,4	−38,14	−14,87
Masern, Mumps, Röteln	471,9	427,5	581,0	−9,41	35,90
HPV	608,2	390,2	520,8	−35,85	33,47
Varizellen	581,9	568,1	438,3	−2,37	−22,85
Kombinationen Hepatitis A, B	536,1	462,1	431,0	−13,81	−6,71
Tetanus-Toxoid	596,7	464,4	428,5	−22,19	−7,73
Hepatitis B	546,8	501,9	426,7	−8,20	−14,98

Tabelle 3.34 (Fortsetzung)

Teil-Indikationsgruppe: Impfstoff gegen	DDD 2009 (Tsd.)	DDD 2010 (Tsd.)	DDD 2011 (Tsd.)	Differenz 2009 vs. 2010 (%)	Differenz 2010 vs. 2011 (%)
Poliomyelitis	577,1	475,8	408,0	−17,55	−14,26
Diphtherie-HIB-Pertussis-Poliomyelitis-Tetanus	214,0	241,2	192,1	12,70	−20,38
Hepatitis A	151,4	129,8	120,7	−14,30	−7,02
Diphtherie-Toxoid	193,4	109,5	106,9	−43,39	−2,34
Rotaviren	22,9	58,6	91,1	155,17	55,56
Röteln	35,6	30,2	35,8	−15,05	18,41
Tollwut	16,2	20,9	18,7	29,25	−10,61
Masern, lebend abgeschwächt	8,3	7,2	11,7	−13,16	63,03
Typhus	9,8	9,9	10,9	0,63	10,37
HIB, gereinigtes Antigen konjugiert	2,7	3,5	4,1	29,38	14,59
Lactobazillus	5,7	4,6	3,7	−19,18	−18,19
Cholera	2,4	2,7	3,5	12,15	30,02
Gelbfieber	1,1	1,3	1,3	13,99	1,99
Japanische Enzephalitis	0,4	0,8	1,2	110,22	37,60
Gesamt	**40.811,2**	**35.275,1**	**34.520,9**	**−13,57**	**−2,14**

* Angaben für Influenza-Impfstoffe ohne Pandemie-Impfstoff (2009/2010).
HIB: Haemophilus influenzae B
HPV: Humanes Papillomavirus
FSME: Frühsommer-Meningoenzephalitis
Quelle: IGES-Berechnungen nach NVI (INSIGHT Health)

Standardimpfungen

Für diese Impfungen wird empfohlen, die Grundimmunisierung im Kindesalter durchzuführen (Diphtherie, Haemophilus influenzae B, Hepatitis B, Masern, Mumps, Pertussis, Poliomyelitis, Röteln, Tetanus, Windpocken). Seit dem Sommer 2006 wird auch eine Impfung gegen Meningokokken der Serogruppe C und Pneumokokken im Säuglingsalter empfohlen (*RKI* 2006). Seit dem Frühjahr 2007 wird eine Impfung gegen das humane Papillomavirus (HPV) für alle Mädchen zwischen 12 und 17 Jahren empfohlen (*RKI* 2007a). Die persistierende Infektion mit HPV gilt als Hauptrisikofaktor für die Entstehung des Gebärmutterhalskrebses. Zu den empfohlenen Impfungen gehören ferner die jährliche Impfung gegen die saisonale Influenza und eine Impfung gegen Pneumokokken bei Personen ab 60 Jahren.

Auffrischimpfungen

Nach erfolgter Grundimmunisierung und den im Impfkalender genannten Auffrischimpfungen bei Kindern und Jugendlichen sollten im Erwachsenenalter die Impfungen gegen Diphtherie und Tetanus regelmäßig aufgefrischt werden. Seit 2009 wird empfohlen, dass diese Impfung bei Indikation mit einer Auffrischung gegen Pertussis kombiniert wird (*RKI* 2011a).

Indikationsimpfungen
Diese Impfungen werden nur für bestimmte Personenkreise mit höherem Risiko für die jeweiligen Erkrankungen empfohlen, beispielsweise eine Impfung gegen Hepatitis B bei Dialysepatienten oder gegen Röteln bei Frauen mit Kinderwunsch ohne Nachweis von Röteln-Antikörpern. Zu den Indikationsimpfungen gehören auch verschiedene Standardimpfungen sowie Impfungen gegen FSME (Frühsommer-Meningoenzephalitis), Hepatitis A und Meningokokken (tetravalenter Impfstoff).

Weitere Impfungen
Sonderformen der Indikationsimpfung sind solche, die bei Personen mit erhöhtem Risiko empfohlen werden, das durch berufliche Exposition oder durch Reisen hervorgerufen wird. Diese Impfungen werden in der Regel nicht von der GKV erstattet, sondern müssen vom Arbeitgeber bzw. Impfling selbst bezahlt werden. Hierzu gehören beispielsweise Impfungen gegen Tollwut oder Typhus. Zu erwähnen sind außerdem die postexpositionellen Impfungen, die nach Erregerexposition zur Prävention der Erkrankung durchgeführt werden, wie beispielsweise eine Tollwutimpfung.

3.12.2 Entwicklung des Verbrauchs

Im Jahr 2011 erhielt jeder Versicherte der GKV im Mittel rund 0,5 Impfdosen. Damit gehören Impfstoffe zu den selten angewendeten Arzneimitteln. In Anbetracht der Tatsache, dass lediglich die Influenza-Impfung

jährlich durchgeführt werden sollte und für die meisten Impfungen nur wenige Impfdosen im Leben erforderlich sind, werden Impfstoffe jedoch eher häufig angewendet.

In der NVI (INSIGHT Health) wird der Verbrauch von Impfstoffen detailliert erfasst, unabhängig davon, ob eine Impfdosis aus dem Sprechstundenbedarf entnommen wurde oder eine individuelle Verordnung erfolgte. Eine Besonderheit stellte jedoch 2010 der Impfstoff gegen die pandemische Neue Influenza H1N1 dar, der über eigens für diese Impfaktion eingerichtete Vertriebswege zu beziehen war (z. B. *Senatsverwaltung für Gesundheit, Umwelt und Verbraucherschutz Berlin* 2009). Dessen Kosten wurden nur zur Hälfte von der GKV übernommen (*Korzilius* 2009).[6]

Der Verbrauch von Impfdosen stieg zwischen 2004 und 2007 stark an und ging bis 2011 fast spiegelbildlich zurück, sodass das Niveau von 2004 wieder erreicht wurde (**Abbildung 3.78**). Ein besonders starkes Wachstum war 2007 zu beobachten, das vor allem bedingt war durch einen vermehrten Verbrauch von FSME-Impfungen (+4 Mio. Impfdosen) sowie für Meningitis- (+1,7 Mio. Impfdosen), Pneumokokken- (+1,4 Mio. Impfdosen) sowie HPV-Impfungen (+1,0 Mio. Impfdosen), für die 2006 bzw. 2007 eine erstmalige oder erweiterte Impfempfehlung gegeben wurde (*RKI* 2006, *RKI* 2007b). Für den sinkenden Verbrauch war 2009 vor allem der Rückgang bei den Impfungen gegen FSME

---

6 Tatsächlich enthält die NVI für 2009 Angaben zu insgesamt 6.852 Verordnungen des Pandemie-Impfstoffs (davon 3.305 des Impfstoffs mit Adjuvanz), jedoch keinen Umsatz. Diese in der NVI erfassten Verordnungen des Pandemie-Impfstoffs entsprechen ca. 1,6 Mio. Impfdosen und liegen damit weit unter der tatsächlich verimpften Menge. Zwar ist die genaue Zahl der verbrauchten Impfdosen noch nicht bekannt, doch gehen Schätzungen von ca. 4,6 Mio. Dosen aus (PEI 2010). Aus diesem Grund und wegen der Besonderheiten bzgl. Vertrieb und Kostenerstattung werden diese Impfstoffe an dieser Stelle nicht berücksichtigt.

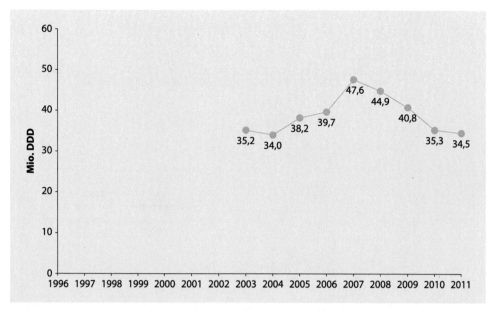

Abbildung 3.78: Verbrauch von Arzneimitteln aus der Indikationsgruppe „J07 Impfstoffe" in Mio. Impfdosen im Zeitraum von 2003 bis 2011.
Quelle: IGES-Berechnungen nach NVI (INSIGHT Health)

und HPV ausschlaggebend, 2010 der Rückgang der Impfungen gegen Influenza sowie FSME. 2011 war im Wesentlichen die verminderte Inanspruchnahme der Influenza-Impfung verantwortlich (siehe **Tabelle 3.34**).

Bezogen auf die Anteile am Verbrauch fällt vor allem auf, dass der Anteil des Influenza-Impfstoffs zwischen 2009 und 2011 von rund 46 auf 44 % zurückging (**Abbildung 3.79**). Für den Rückgang war der absolute Verbrauchsrückgang dieses Impfstoffs verantwortlich. In Bezug auf den erhofften Effekt der Influenza-Impfung, d. h. Schutz vor der Erkrankung und vor allem Minderung einer erhöhten Letalität durch die Influenza, ist anzumerken, dass dieser möglicherweise geringer ist als angenommen (*NN* 2012).

Impfstoffe gegen FSME nehmen den zweiten Rang beim Verbrauch ein. Der Verbrauch ging 2010 zurück, stieg 2011 jedoch wieder an. Die FSME wird von Zecken übertragen, insbesondere in den Risikogebieten in

Süddeutschland. Der Durchimpfungsgrad der Bevölkerung in den Risikogebieten hat sich in der Vergangenheit verbessert (*RKI* 2009a), muss aber weiterhin – insbesondere bei Erwachsenen – als niedrig eingestuft werden. Die Nachfrage nach dem Impfstoff war 2007 so groß, dass es Engpässe bei der Versorgung gab (*RKI* 2007a). Ob sich der Impfschutz inzwischen verbessert hat, kann anhand der vorliegenden Daten nicht beurteilt werden.

Die Impfung gegen Pneumokokken wird seit Sommer des Jahres 2006 von der STIKO für Kinder bis 24 Monate als Standardimpfung empfohlen (*RKI* 2006). Diese Änderung der Impfempfehlung war die Ursache für den starken Anstieg des Verbrauchs der entsprechenden Impfstoffe im Jahr 2007 auf 3,7 Mio. Impfdosen. Bis 2010 ging der Verbrauch wieder zurück und stagnierte 2011 auf einem Niveau von knapp 3 Mio. Impfdosen. Bei den Pneumokokken-Impfstoffen sind die Konju-

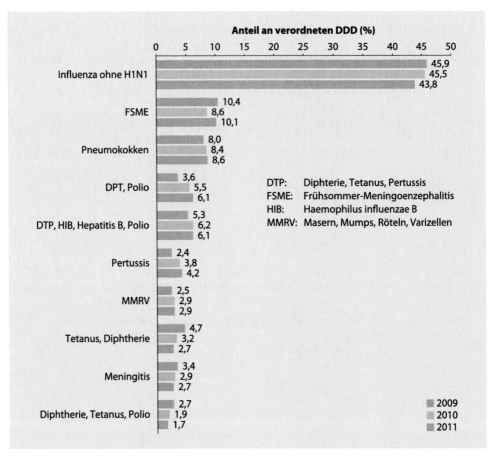

Abbildung 3.79: Anteile der Teil-Indikationsgruppen an den verordneten DDD in der Indikationsgruppe „J07 Impfstoffe" für 2009 bis 2011. Dargestellt sind nur die Teil-Indikationsgruppen mit Anteilen von mindestens 1 % in einem der Beobachtungsjahre.

Quelle: IGES-Berechnungen nach NVI (INSIGHT Health)

gat-Impfstoffe (zur Immunisierung von Kindern unter zwei Jahren) und die Polysaccharid-Impfstoffe zu unterscheiden. Für die Polysaccharid-Impfstoffe war 2009 und 2010 ein Verbrauchsrückgang zu beobachten, der im Zusammenhang mit der geänderten Impfempfehlung der STIKO gesehen werden kann. Danach soll bei Personen ab 60 Jahren standardmäßig nur noch eine Impfung erfolgen; die Wiederholungsimpfung wird (unabhängig vom Alter) nur noch als Indikationsimpfung bei Personen mit erhöhtem gesundheitlichen Risiko (*RKI* 2009c) empfohlen. Für

eine Impfung gegen Meningitis-Erreger der Serogruppe C sprach die STIKO 2006 eine Empfehlung für Kinder bis 24 Monate aus (*RKI* 2006). Für diesen Impfstoff verzehnfachte sich der Verbrauch 2007 im Vergleich zu 2001. Der Verbrauch halbierte sich bis 2010 annähernd und stagnierte 2011.

Seit dem Frühjahr 2007 wird die Impfung gegen HPV von der STIKO empfohlen. Daraufhin schnellte der Verbrauch 2007 auf fast 1 Mio. Impfdosen hoch, erhöhte sich 2008 nochmals um rund 0,5 Mio., brach jedoch 2009 und 2010 drastisch ein. 2011 zeigte sich eine gewisse Erholung des Verbrauchs, der nun bei 0,5 Mio. Impfdosen lag. Es ist nicht auszuschließen, dass die kontroverse öffentliche Diskussion um den Impfstoff ursprünglich mit zu dem Verbrauchsrückgang beigetragen hat (z. B. *Gerhardus* 2009, *Löwer und Stöcker* 2009). Vom G-BA wurde die STIKO aufgefordert, eine Neubewertung der Impfung vorzulegen (*NN* 2009). Auch nach dieser Neubewertung hält die STIKO an ihrer Empfehlung fest (*RKI* 2009b). Die geringe Inanspruchnahme dürfte inzwischen eher damit zusammenhängen, dass in der Altersgruppe, in der die Impfung indiziert ist, empfohlene Impfungen nicht mehr so konsequent durchgeführt werden wie bei Säuglingen und Kleinkindern.

Zu den Teil-Indikationsgruppen, die in den Jahren 2009 bis 2011 jeweils einen Anteil von mindestens 2 % hatten, gehören vor allem verschiedene Kombinationsimpfstoffe, die zur Grundimmunisierung bei Kindern, teilweise aber auch zur Auffrischung des Impfschutzes bei Erwachsenen eingesetzt werden; außerdem Einzelimpfstoffe gegen Tetanus, Poliomyelitis und Hepatitis B. Für die Dreifachkombination gegen Masern, Mumps und Röteln war im Beobachtungszeitraum ein Rückgang des Verbrauchs zu beobachten, der allerdings durch die 2006 eingeführte Vierfachkombination gegen Masern, Mumps, Röteln und Varizellen kompensiert wurde. Dennoch ist der Verbrauch aller Impfstoffe, die eine Komponente zum Schutz gegen Masern enthalten, zwischen 2005 und 2001 von 1,8 auf 1,5 Mio. Impfdosen zurückgegangen. Erfreulich ist lediglich, dass 2011 der Verbrauch gegenüber dem Vorjahr um 0,1 Mio. Impfdosen anstieg. In Bezug auf die Varizellen-Impfung gab es 2010 eine Änderung der STIKO-Impfempfehlung (*RKI* 2010a): Inzwischen wird auch gegen Varizellen eine zweimalige Impfung empfohlen. Dies erklärt den Verbrauchsanstieg um über 60 % im Jahr 2009 bei den monovalenten Varizellen-Impfstoffen, denn eine zweite Impfung soll auch bei

älteren Kindern und Jugendlichen durchgeführt werden, die bislang nur einmal gegen Varizellen geimpft worden sind (*RKI* 2009g).

3.12.3 Regionale Unterschiede im Verbrauch

Der Pro-Kopf-Verbrauch war mit 0,56 bis 0,70 Impfdosen je Versicherten in den östlichen Bundesländern deutlich höher als in den westlichen Ländern, wo maximal 0,48 Impfdosen je Versicherten erreicht wurden (**Abbildung 3.80**). Bestimmend dafür war hauptsächlich die unterschiedliche Inanspruchnahme der Influenza-Impfung. Hier mag der höhere Anteil von älteren Menschen in den östlichen Ländern eine gewisse Rolle gespielt haben, da eine jährliche Impfung als Standardimpfung bei Personen ab 60 Jahren empfohlen wird. Dadurch kann jedoch nicht erklärt werden, weshalb in den östlichen Ländern der Verbrauch an Influenza-Impfstoff bei mindestens 0,30 Impfdosen je Versicherten liegt und lediglich Berlin mit einem Pro-Kopf-Wert von 0,28 Impfdosen knapp darunter liegt, in den westlichen Ländern dagegen zwischen 0,16 und 0,22 Impfdosen je Versicherten variiert. Eine mögliche Erklärung ist, dass in den östlichen Ländern die Impfbereitschaft generell höher ist als im Westen des Landes. Zu diesem Schluss kommt auch ein Bericht des Robert Koch-Instituts (*RKI* 2009).

3.12.4 Bedarfsgerechtigkeit der Versorgung

Zur Ermittlung des Bedarfs wurden die Impfempfehlungen der STIKO (*RKI* 2011a) zugrunde gelegt. Dabei hat man nicht Personen gezählt, sondern die empfohlenen Standardimpfungen in der jeweiligen Altersgruppe. Dazu wurde jeweils die Anzahl an GKV-Versicherten in der jeweiligen Altersgruppe mit der Anzahl der für diese Altersgruppe emp-

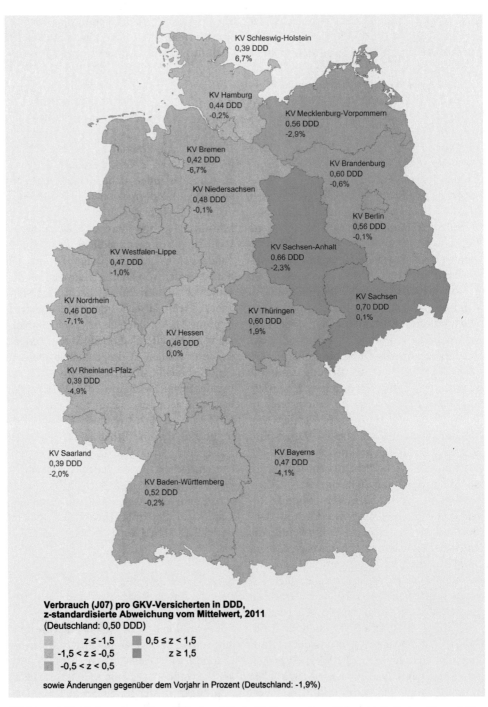

Abbildung 3.80: Verbrauch von Arzneimitteln aus der Indikationsgruppe „J07 Impfstoffe" in Impfdosen je Versicherten im Jahr 2011 und Änderung gegenüber dem Vorjahr nach KV-Region.

Quelle: IGES-Berechnungen nach NVI (INSIGHT Health)

fohlenen Impfdosen multipliziert. Bei Impfungen, die in mehrjährigen Abständen empfohlen werden, wurde die Anzahl der im Mittel im Jahr notwendigen Impfungen zugrunde gelegt. Beispielsweise ist die Impfung gegen Tetanus und Diphtherie ab einem Alter von 18 Jahren alle zehn Jahre indiziert. So wurde der Bedarf an jährlichen Impfdosen ermittelt, indem man die Anzahl der GKV-Versicherten ab 18 Jahren durch zehn teilte. In Bezug auf Impfstoffkombinationen wurde angenommen, dass diese wann immer möglich eingesetzt werden, um die Anzahl der erforderlichen Injektionen so niedrig wie möglich zu halten.

Überprüfen lässt sich lediglich, ob der Impfbedarf rein quantitativ gedeckt werden kann, wenn man exakt nach den Empfehlungen der STIKO impfen würde. Es ist jedoch zu vermuten, dass dies nicht der Fall ist, d. h. dass Impfungen einerseits bei Personen erfolgen, bei denen sie nicht unbedingt indiziert sind (beispielsweise Influenza-Impfung bei gesunden Menschen unter 60 Jahren), und andererseits Personen, bei denen eine Impfung indiziert wäre, nicht geimpft werden. Eine qualitative Beurteilung der Bedarfsgerechtigkeit der Versorgung ist daher im Arzneimittel-Atlas auf Grundlage der vorliegenden Informationen nicht möglich. Im Folgenden werden der angenommene Bedarf und der tatsächliche Bedarf für die am häufigsten verordneten Impfstoffe gegenübergestellt.

Für die saisonale Influenza-Impfung, die in der GKV-Population bei Personen ab 60 Jahren in jeder Saison und für Schwangere seit 2010 als Standardimpfung indiziert ist, ergab sich ein Bedarf von rund 19,9 Mio. Impfdosen im Jahr 2011. Im Jahr 2011 wurden 15,1 Mio. Impfdosen verbraucht; dies entsprach rein quantitativ weniger als dem Bedarf (siehe **Tabelle 3.34**). Wie bereits erwähnt, ist nicht bekannt, ob die Impfdosen auch tatsächlich nur von Personen ab 60 Jahren und schwangeren Frauen verbraucht wurden oder ob auch jüngere Personen geimpft

wurden und daher der Bedarf der eigentlichen Zielgruppe in höherem Maße nicht gedeckt werden konnte. In der Grippe-Saison 2007/2008 lag die Impfquote unter Erwachsenen bei 31 %. Unter den Personen über 60 Jahren waren 57 % geimpft; bei Personen ab 70 Jahren sogar 65 % (*Böhmer und Walter* 2011).

Eine Impfung gegen FSME ist indiziert bei Personen, bei denen die Gefahr besteht, dass sie in den Risikogebieten für FSME Zeckenbisse erleiden könnten. Die Anzahl der Personen, für die ein entsprechender Bedarf besteht, ist jedoch nicht bekannt. 2008 lag die Impfquote bei den Schuleingangsuntersuchungen in den Risikogebieten in Baden-Württemberg und Bayern im Median (der Landkreise) bei etwa 36 und 39 % und in Thüringen bei 57 % (*RKI* 2010b). In der Allgemeinbevölkerung betrug die Impfquote in Risikogebieten 2009 in Baden-Württemberg rund 27 %, in Bayern und Thüringen 35 % und in Hessen und Rheinland-Pfalz 25 % (*RKI* 2010b).

Für die Pneumokokken-Impfstoffe besteht ein Bedarf für die Standardimpfung bei 553.000 GKV-Versicherten im Alter bis zu zwei Jahren sowie bei etwa 940.000 Personen im Alter ab 60 Jahren, was insgesamt rund 3,2 Mio. Impfdosen entspricht. Tatsächlich wurden knapp 3,0 Mio. Impfdosen verbraucht. Für den Kinderimpfstoff entsprach der Verbrauch 2011 sehr gut dem geschätzten Bedarf. Für den bei älteren Versicherten anzuwendenden Polysaccharid-Impfstoff lag der Verbrauch etwas niedriger.

Für die Auffrischimpfungen gegen Diphtherie, Pertussis, Tetanus und Poliomyelitis bei Kindern und Jugendlichen belief sich 2011 der Bedarf auf 1,2 Mio. Impfdosen. Verbraucht wurden rund 2,1 Mio. Impfdosen, sodass auch hier der Bedarf rein rechnerisch sehr gut gedeckt war.

Für die Impfung gegen Tetanus und Diphtherie und ggf. Pertussis wurde bei den GKV-Versicherten ab 18 Jahren ein Bedarf von 5,9 Mio. Impfdosen ermittelt. Unter der Annahme, dass in dieser Indikation Tetanus-Einzelimpfstoffe, Diphtherie-Einzelimpfstoffe sowie Kombinationen gegen Tetanus und Diphtherie sowie Tetanus, Diphtherie und Pertussis zum Einsatz gekommen sind, lag der Verbrauch 2011 bei 2,9 Mio. Impfdosen und war erneut rückläufig: 2010 betrug der Verbrauch 3,1 Mio. Impfdosen, 2009 3,7 Mio. Impfdosen und 2008 knapp 4 Mio. Impfdosen. Für die Impfung gegen Tetanus, Diphtherie und Pertussis wird der Verbrauch dem Bedarf nicht gerecht. 2008/2009 wiesen 75 % aller Erwachsenen in Deutschland Impfschutz gegen Tetanus auf (Impfung innerhalb der letzten zehn Jahre; *RKI* 2011b).

Für die Impfungen gegen Masern, Mumps, Röteln (MMR) und Varizellen lag der Bedarf entsprechend Impfkalender 2011 bei insgesamt 1,1 Mio. Impfdosen. Dem stand ein Verbrauch von gut 1,6 Mio. Impfdosen gegenüber (Kombinationsimpfstoffe gegen MMR bzw. MMR und Varizellen sowie Einzelimpfstoffe gegen Masern). Dies ist zwar gegenüber 2010 (1,4 Mio.) ein Zuwachs, aber dennoch entspricht der Verbrauch des Kombinationsimpfstoffs gegen MMR und Varizellen mit 992.000 Impfdosen 2011 nicht mehr dem erwarteten Bedarf. Laut Impfkalender soll die Immunisierung gegen MMR und Varizellen bei Säuglingen bis 14 Monaten erfolgen. Es ist zu vermuten, dass der insgesamt über dem Bedarf liegende Verbrauch an Impfstoffen gegen Masern, Mumps, Röteln und Varizellen auf Nachholimpfungen bei älteren Kindern zurückzuführen ist. Möglicherweise spielt auch eine Rolle, dass sich Eltern gegen die Varizellen-Komponente und für den Masern-Einzelimpfstoff entscheiden.

Die Impfung gegen humane Papillomaviren (HPV) bei Mädchen zur Verhinderung bzw. Reduktion des Risikos, im späteren Leben an Gebärmutterhalskrebs zu erkranken, soll bei Mädchen bzw. jungen Frauen im Alter von 12 bis 17 Jahren vor dem ersten Geschlechtsverkehr durchgeführt werden, wobei jeweils drei Impfdosen erforderlich sind.

Unter der Annahme, dass alle Mädchen, die 2011 das 12. Lebensjahr vollendet haben, geimpft werden sollten, läge der Bedarf bei etwa 955.000 Impfdosen. Tatsächlich verbraucht wurden 2011 jedoch nur etwa 521.000 Impfdosen, also deutlich weniger als der ermittelte Bedarf. Hier ist als Ursache die kontroverse Diskussion um den Impfstoff zu vermuten (siehe 3.12.2).

Der Impfschutz gegen Diphtherie, Tetanus, Pertussis, Poliomyelitis und Haemophilus influenzae Typ B – gemessen bei Kindern anlässlich der Schuleingangsuntersuchungen im Jahr 2010 – ist als hervorragend einzustufen. Unzureichend war der Impfschutz gegen Hepatitis B und Masern. Für die erste Masernimpfung wurde eine Impfquote von 96,4 %, für die zweite Impfung von 91,5 % festgestellt (*RKI* 2012). Die Impfquote für die Masernimpfung stiegen in den letzten Jahren zwar an, die erforderliche Durchimpfungsrate von 95 % wurde bisher allerdings nur in Mecklenburg-Vorpommern erreicht. Auch gegen Mumps und Röteln sind die Impfquoten bislang unzureichend. Die genannten Impfquoten sind vermutlich niedriger als angegeben, da nur 92,5 % ein Impfbuch vorlegten, anhand dessen der Impfstatus bestimmt werden konnte. Zudem gelten die Impfquoten nur für die Altersjahrgänge der Schulanfänger und liegen bei älteren Kindern und Jugendlichen vermutlich niedriger, für jüngere Kinder aber möglicherweise höher. Die unzureichende Herdenimmunität ist insbesondere bei den Masern ein Problem. Sie wird belegt durch die immer wieder vorkommenden Ausbrüche und entsprechend hohe Anzahl gemeldeter Fälle nach Infektionsschutzgesetz insbesondere in Bundesländern mit geringer Durchimpfung (Bayern und Baden-Württemberg).

Zusammenfassend kann gesagt werden, dass der Verbrauch von Impfstoffen im Jahr 2011 zwar für eine Reihe von Indikationen quantitativ in etwa dem erwarteten Bedarf entsprach oder sogar darüber lag, für andere

Impfungen jedoch deutlich niedriger war. Es ist anzunehmen, dass bei Säuglingen und Kleinkindern gute bis sehr gute Impfquoten erzielt werden. Mit zunehmendem Alter geht die Inanspruchnahme von Impfungen jedoch zurück, sodass für bestimmte Impfungen – z. B. der Masernimpfung – von relevanten Impflücken auszugehen ist. Die Inanspruchnahme von Impfungen wird außerdem erheblich von der öffentlichen Diskussion beeinflusst und kann durch diese in kürzester Zeit drastisch verändert werden.

3.12.5 Analyse der Ausgabendynamik

Die Teil-Indikationsgruppe mit den höchsten Ausgaben war 2011 wie schon 2010 die der Influenza-Impfstoffe, auf die knapp 15 % der Ausgaben für Impfstoffe entfielen (**Tabelle 3.35**). Ausgabenanteile über 10 % wurden 2011 nur für die Impfstoffe gegen Pneumokokken und eine Sechsfachkombination beobachtet.

Da es bei den Impfstoffen nur wenige Teil-Indikationsgruppen gibt, in denen mehr als zwei Impfstoffe zur Verfügung stehen, werden die Ausgabenänderungen hauptsächlich durch die Verbrauchs- und die Preiskomponente bestimmt (**Abbildung 3.81**). Im Vergleich zum Vorjahr (–133,5 Mio. Euro) wies die Verbrauchskomponente 2011 einen leicht positiven Wert (6,6 Mio. Euro) auf. Die einzelnen Teil-Indikationsgruppen trugen in unterschiedlichem Ausmaß zu der beobachteten Verbrauchskomponente bei. Der deutliche Ausgabenzuwachs ist vor allem auf eine erhöhte Inanspruchnahme von FSME- und HPV-Impfungen sowie durch eine Zunahme von Mehrfachimpfungen gegen Diphtherie-Pertussis-Poliomyelitis-Tetanus zurückzuführen.

Die Preiskomponente war 2011 hauptverantwortlich für den starken Ausgabenrückgang bei den Impfstoffen. Sie minderte die Ausgaben im Jahr 2011 um fast 95 Mio. Euro und damit erheblich stärker als im Vorjahr.

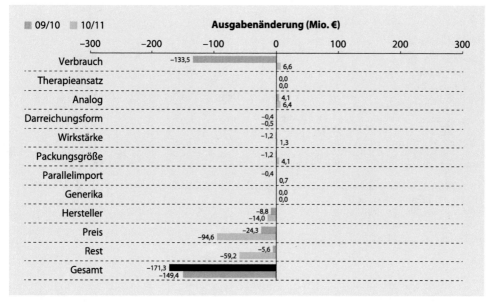

Abbildung 3.81: Komponenten der Ausgabenänderung im Jahr 2011 für die Indikationsgruppe „J07 Impfstoffe".
Quelle: IGES-Berechnungen nach NVI (INSIGHT Health)

Tabelle 3.35: Ausgabenentwicklung in der Indikationsgruppe „J07 Impfstoffe" in den Jahren 2010 und 2011. Aus Gründen der Übersichtlichkeit werden nur die Teil-Indikationsgruppen dargestellt, auf die 95 % der Ausgaben entfallen.

Indikations-/ Teil-Indikations- gruppe: Impfung gegen	Ausgaben (Mio. Euro)		Änderung gegen- über Vorjahr (Mio. Euro)		Prozentuale Veränderung gegenüber Vorjahr		Anteil an Gesamtaus- gaben (%)	
	2010	2011	2009 vs. 2010	2010 vs. 2011	2009 vs. 2010	2010 vs. 2011	2010	2011
Influenza*	267,87	158,49	−61,43	−109,38	−18,65	−40,83	0,96	0,59
Pneumokokken	139,06	131,06	−14,56	−8,00	−9,48	−5,75	0,50	0,49
Diphtherie-HIB-Pertus-sis-Poliomyelitis-Tetanus-Hepatitis B	133,61	123,06	−2,91	−10,55	−2,13	−7,89	0,48	0,46
FSME	87,50	95,59	−35,90	8,09	−29,09	9,25	0,31	0,36
Masern, Mumps, Röteln, Varizellen	77,96	72,47	−1,59	−5,49	−1,99	−7,04	0,28	0,27
HPV	53,87	64,80	−33,88	10,92	−38,61	20,27	0,19	0,24
Diphtherie-Pertussis-Poliomyelitis-Tetanus	56,97	59,01	12,68	2,04	28,62	3,57	0,20	0,22
Meningitis	34,75	27,57	−13,94	−7,18	−28,63	−20,67	0,12	0,10
Pertussis, Kombinationen mit Toxoiden	22,09	22,63	4,80	0,53	27,76	2,42	0,08	0,08
Kombinationen Hepatitis A, B	26,22	20,41	−5,36	−5,81	−16,98	−22,14	0,09	0,08
Varizellen	24,44	17,97	−1,46	−6,47	−5,63	−26,48	0,09	0,07
Hepatitis B	21,70	13,05	−4,42	−8,65	−16,92	−39,87	0,08	0,05
Masern, Mumps, Röteln	14,97	12,39	−2,01	−2,58	−11,81	−17,21	0,05	0,05
Gesamt (alle Gruppen)	**1.177,85**	**1.007,02**	**−168,54**	**−170,83**	**−12,52**	**−14,50**	**4,21**	**3,58**

* Pandemie-Impfstoffe sind in den genannten Ausgaben für 2010 nicht enthalten.
HIB: Haemophilus influenzae B
HPV: Humanes Papillomavirus
FSME: Frühsommer-Meningoenzephalitis
Quelle: IGES-Berechnungen nach NVI (INSIGHT Health)

Fazit zur Indikationsgruppe „J07 Impfstoffe".

Ausgaben	Rückgang
Prominenteste Komponente(n)	Preis
Verbrauch	Rückgang vor allem bei Impfungen gegen Influenza
Therapieansätze	Ohne Bedeutung
Analog-Wettbewerb	Ohne Bedeutung
Sonstiges	Ausgabenrückgang durch Preiskomponente

Der berechnete Ausgabenrückgang von insgesamt fast 150 Mio. Euro im Jahr 2011 ist damit überwiegend auf die mit dem AMNOG eingeführten gesetzlichen Rabatte nach § 130a Abs. 2 SGB V zurückzuführen: Danach sollten die Hersteller für alle abgegebenen Impfstoffe entsprechend § 20d Abs. 1 SGB V einen Abschlag an die Kassen leisten, der die Differenz zu geringeren Preisen in vier europäischen Ländern ausgleicht. Impfungen nach § 20d Abs. 1 SGB V umfassen Impfungen nach dem Infektionsschutzgesetz, jedoch nicht Impfungen im Rahmen von Satzungsleistungen der Kassen. Der berechnete Ausgabenrückgang durch die Preiskomponente ist allerdings nur eine Annahme, da Satzungsleistungen und Impfstoffe entsprechend § 20d Abs. 1 SGB V in zur Verfügung stehenden Daten nicht unterschieden werden können. Somit konnte für eine einzelne Verordnung nicht bestimmt werden, ob ein Abschlag bezahlt wurde. Bei der Bewertung der genannten Preiskomponente muss dies berücksichtigt werden.

Die Restkomponente war im Jahr 2011 deutlich höher als im Vorjahr. Sie ist zu einem Großteil durch die Influenza-Impfstoffe bedingt. Die Eigenschaften der verschiedenen Impfstoffpräparate können durch die definierten Strukturkomponenten nicht hinreichend berücksichtigt werden. Beispielsweise sind bei den Influenza-Impfstoffen in der Regel in jedem Jahr die Impfstoffe für jeweils zwei Impfsaisons im Handel (2011 für die Saisons 2010/2011 und 2011/2012); bei anderen Impfstoffen stehen Impfstoffzubereitungen für Erwachsene und Kinder zur Verfügung, die durch die ATC-Klassifikation nicht abgebildet werden. Veränderungen der Verbrauchsanteile, die durch diese Merkmale bedingt sind, schlagen sich daher in der Restkomponente nieder. Der Beitrag aller übrigen Komponenten kann, wie schon in den Vorjahren, vernachlässigt werden.

Literatur

Gerhardus A (2009) Gebärmutterhalskrebs – Wie wirksam ist die HPV-Impfung? Deutsches Ärzteblatt 106: A330–334.

Korzilius H (2009) Schweinegrippe-Impfung – Finanzierung ist geklärt. Deutsches Ärzteblatt 106: A1641.

Löwer J, Stöcker S (2009) Paul-Ehrlich-Institut – Wie wirksam ist die HPV-Impfung? Deutsches Ärzteblatt 106: 336–388.

NN (2005) Hexavac vom Markt. arznei-telegramm 36: 91.

NN (2007) Zur FSME-Impfung. Arznei-Telegramm 38: 70–71.

NN (2009) Bundesausschuss drängt Impfkommission zur erneuten Prüfung der HPV-Impfung. Ärztezeitung vom 22.12.2008. http://www.aerztezeitung.de/politik_gesellschaft/arzneimittelpolitik/article/526984/bundesausschuss-draengt-impfkommission-erneuten-pruefung-hpv-impfung.html (29.03.2010).

NN (2012) Wirksamkeit von Grippeimpfstoffen geringer als bisher angenommen. Arzneimittelbrief 46: 9–10.

PEI (2010) Information zu Verdachtsfallberichten von Nebenwirkungen und Impfkomplikationen nach Anwendung der in Deutschland zugelassenen Schweinegrippe (H1N1)-Impfstoffe vom 19.01. 2010. http://www.pei.de/nn_1721690/ SharedDocs/Downloads/fachkreise/uaw/berichte/verdachtsfallbericht-7,templateId=raw,property=publicationFile.pdf/verdachtsfallbericht-7. pdf (21.04.2010).

Richter-Kuhlmann E (2009) Neue Grippe – Rasante Ausbreitung. Deutsches Ärzteblatt 106: A1541.

RKI (2006) Mitteilung der Ständigen Impfkommission am Robert Koch-Institut: Empfehlungen der Ständigen Impfkommission (STIKO) am Robert Koch-Institut/Stand: Juli 2006. Epidemiologisches Bulletin Nr. 30.

RKI (2007a) Ergänzende Hinweise zu den FSME-Impfempfehlungen (Saison 2007). Epidemiologisches Bulletin Nr. 22: 185.

RKI (2007b) FSME: Risikogebiete in Deutschland. Epidemiologisches Bulletin Nr. 15: 129–132.

RKI (Hrsg.) (2009) 20 Jahre nach dem Fall der Mauer: Wie hat sich die Gesundheit in Deutschland entwickelt? Beiträge zur Gesundheitsberichterstattung des Bundes. http://www.rki.de/DE/Content/ Gesundheitsmonitoring/Gesundheitsberichterstattung/GBEDownloadsB/Mauerfall.pdf?__ blob=publicationFile (23.07.2012).

RKI (2011a) Mitteilung der Ständigen Impfkommission am Robert Koch-Institut: Empfehlungen der Ständigen Impfkommission (STIKO) am Robert Koch-Institut/Stand: Juli 2011. Epidemiologisches Bulletin Nr. 30.

RKI (2011b) Daten und Fakten: Ergebnisse der Studie „Gesundheit in Deutschland aktuell 2009". Beitrage zur Gesundheitsberichterstattung des Bundes. Berlin.

Böhmer M, Walter D (2011) Grippeschutzimpfung in Deutschland: Ergebnisse des telefonischen Gesundheitssurveys GEDA 2009. GBE kompakt (RKI) 2(1).

RKI (2010a) Mitteilung der Ständigen Impfkommission am Robert Koch-Institut: Empfehlungen der Ständigen Impfkommission (STIKO) am Robert Koch-Institut/Stand: Juli 2010. Epidemiologisches Bulletin Nr. 30.

RKI (2010b) FSME: Risikogebiete in Deutschland (Stand: April 2010). Bewertung des örtlichen Erkrankungsrisikos. Epidemiologisches Bulletin Nr. 17.

RKI (2009a) FSME: Risikogebiete in Deutschland. Epidemiologisches Bulletin Nr. 18: 165–172.

RKI (2009b) Impfung gegen HPV – Aktuelle Bewertung der STIKO. Epidemiologisches Bulletin Nr. 32: 320–328.

RKI (2009c) Pneumokokken-Polysaccharid-Impfung – Anpassung der Empfehlung und Begründung. Epidemiologisches Bulletin Nr. 32: 337–338.

RKI (2012) Impfquoten bei den Schuleingangsuntersuchungen in Deutschland 2010. Epidemiologisches Bulletin Nr. 16: 135–139.

Senatsverwaltung für Gesundheit, Umwelt und Verbraucherschutz Berlin (2009) Logistik der Impfstoffversorgung. http://www.berlin.de/imperia/md/content/sen-gesundheit/notfallvorsorge/ pande-mie/impfen/infoblatt_logistik.pdf?start&ts=1259840117&file=infoblatt_logistik.pdf (29.03.2010).

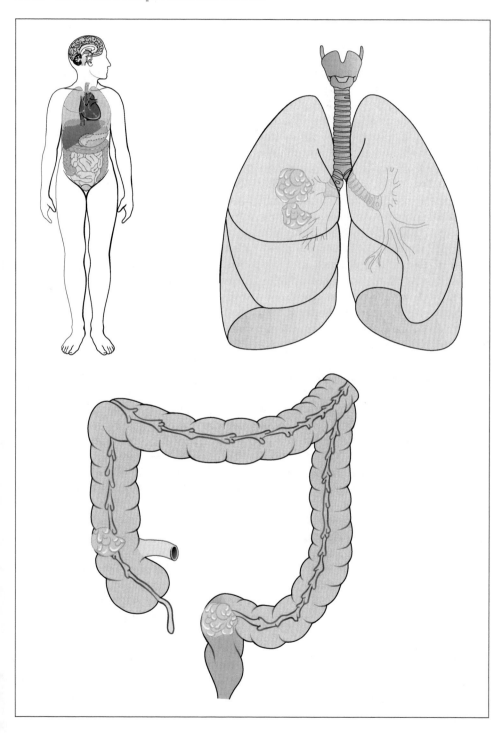

3.13.1 Entwicklung der Indikationsgruppe

Die Indikationsgruppe der antineoplastischen Mittel umfasst Arzneimittel zur Behandlung von Krebserkrankungen (u. a. Zytostatika, monoklonale Antikörper und Proteinkinase-Hemmer). Die Entwicklung dieser Indikationsgruppe ist eine Geschichte der Spezialisierung, d. h. ausgehend von zunächst sehr unspezifisch wirkenden Arzneimitteln wurden Wirkstoffe entwickelt, die immer gezielter das Wachstum nur von Krebszellen hemmen, während die ersten Zytostatika im Prinzip jede wachsende Zelle schädigten. Heute stehen dagegen Antikörper zur Verfügung, die nur auf das Wachstum ganz bestimmter Zelllinien wirken. Zytostatika werden häufig in Kombination eingesetzt. Manche Wirkstoffe werden bei mehreren unterschiedlichen Krebserkrankungen verwendet, andere sind dagegen nur bei ganz speziellen Formen einer Krebserkrankungen wirksam. Die Zytostatika können daher nicht nach ihrer Anwendung bei verschiedenen Erkrankungen in unterschiedliche Teil-Indikationsgruppen klassifiziert werden. Man kann sie aber nach dem Behandlungskonzept in die Teil-Indikationsgruppe „Chemisch definierte Antineoplastika" sowie in die Teil-Indikationsgruppe „Komplementäre Therapie bei Krebserkrankungen" einteilen.

3.13.1.1 Teil-Indikationsgruppe „Chemisch definierte Antineoplastika"

Entsprechend dem Wirkmechanismus der Arzneimittel werden verschiedene Therapieansätze unterschieden, die nachfolgend kurz skizziert werden sollen.

Alkylanzien und platinhaltige Verbindungen

Alkylanzien interagieren mit der DNA der Zelle und unterbinden dadurch deren Vermehrung. Sie wirken auf alle teilungsaktiven Zellen, auch auf solche, die nicht krebsartig verändert sind. Die Entwicklung der Alkylanzien nahm ihren Ausgang von dem bereits 1845 synthetisierten Senfgas (auch Lost genannt), das im 1. Weltkrieg zu Kampfzwecken eingesetzt wurde. Während des 2. Weltkriegs wurden in den USA klinische Studien mit diesem Wirkstoff durchgeführt. Aus dem sehr toxischen Senfgas wurden für die therapeutische Anwendung besser verträgliche N-Lost-Derivate entwickelt, wie das Chlorambucil (1953) und das Cyclophosphamid (1958). Ähnlich den N-Lost-Derivaten wirken Carmustin, Lomustin und Estramustin sowie die in den 1970er Jahren entwickelten Platinverbindungen, z. B. Cisplatin.

Antimetabolite

Antimetabolite hemmen als „falsche" Bausteine bestimmte Prozesse im Zellstoffwechsel. Als einer der ersten Antimetaboliten, der auch heute noch eine große Bedeutung hat, wurde 1955 der Folsäureantagonist Methotrexat entwickelt. Ihm folgte 1957 das 5-Fluorouracil. Antimetaboliten, die in jüngster Zeit auf den Markt kamen, sind Gemcitabin (1996) und Capecitabin (2001) sowie das Tegafur (2002). Capecitabin ist ein Prodrug von 5-Fluorouracil. Es wird bevorzugt in Tumorzellen zu 5-Fluorouracil umgewandelt und reichert sich daher in diesen stärker an als in den meisten gesunden Zellen. Capecitabin kann – im Gegensatz zu 5-Fluorouracil – als Tablette angewendet werden. Ähnlich wie Capecitabin wirkt Tegafur, ebenfalls ein Prodrug von 5-Fluorouracil. Tegafur wird in fixer Kombination mit dem Wirkstoff Uracil gegeben. In den Jahren 2004 bis 2007 kamen die Wirkstoffe Pemetrexed, Clofarabin bzw. Nelarabin hinzu; 2009 wurde Azacitidin zugelassen (**Tabelle 3.36**).

Antibiotika

Zytostatische Antibiotika sind Stoffe aus Bakterien, die eine zytostatische Wirkung zeigen. Mitte der 1950er Jahre wurden die Wirkstoffe Actinomycin D und C erforscht, 1966 wurde das Bleomycin entwickelt. Daunorubicin und Doxorubicin wurden 1963 und 1967 eingeführt, 1984 folgte das Epirubicin.

Naturstoffe aus Pflanzen

Zu den Naturstoffen gehören aus Pflanzen isolierte und ggf. synthetisch veränderte Wirkstoffe der Therapieansätze Vincaalkaloide, Podophyllotoxine, Taxane und Camptothecine. Die zytostatische Wirkung der Vincaalkaloide wurde 1958 entdeckt. Heute stehen die Wirkstoffe Vinblastin, Vincristin, Vindesin, Vinorelbin und seit 2009 das Vinflunin zur Verfügung. Die Vincaalkaloide gehören wie die Taxane zu den sogenannten Spindelgiften und hemmen die Zellteilung. Die Erforschung der Taxane begann bereits in den 1960er Jahren und wurde Ende der 70er Jahre intensi-

viert. Die Wirkstoffe Paclitaxel und Docetaxel sind seit 1994 bzw. 1996 in Deutschland verfügbar, 2011 kam das Cabazitaxel hinzu (**Tabelle 3.36**). Die Podophyllotoxine und Camptothecine hemmen die Enzyme Topoisomerase I bzw. II, deren Funktion für die Duplikation der DNA relevant ist. Das erste Podophyllotoxin war das 1959 isolierte Teniposid. Ihm folgte das 1973 entdeckte Etoposid. Die Camptothecine Topotecan und Irinotecan wurden 1997 bzw. 1998 eingeführt.

Monoklonale Antikörper

Sehr spezifisch wirken monoklonale Antikörper, die gegen ganz bestimmte Strukturen auf der Oberfläche von Tumorzellen gerichtet sind. Der erste monoklonale Antikörper war das 1995 eingeführte Edrecolomab zur Be-

Tabelle 3.36: Neue Wirkstoffe in der Indikationsgruppe L01 in der Teil-Indikationsgruppe „Chemisch definierte Antineoplastika" im Zeitraum von 2007 bis 2011.

Jahr (Markteinführung)	Wirkstoff	Therapieansatz
2007	Nelarabin	Antimetabolite
2007	Trabectedin	Andere antineoplastische Mittel
2007	Temsirolimus	mTOR-Hemmer
2008	Nilotinib	Proteinkinase-Hemmer
2008	Panitumumab	Monoklonale Antikörper: EGFR-Expression
2008	Lapatinib	Proteinkinase-Hemmer
2009	Azacitidin	Antimetabolite
2009	Catumaxomab	Monoklonale Antikörper: Adhäsion CD3, EpCAM
2009	Gefitinib	Proteinkinase-Hemmer
2009	Vinflunin	Vincaalkaloide
2010	Ofatumumab	Monoklonale Antikörper: CD20
2010	Pazopanib	Proteinkinase-Hemmer
2011	Cabazitaxel	Taxole
2011	Eribulin	Andere antineoplastische Mittel
2011	Ipilimumab	Monoklonale Antikörper: CTLA-4

Quelle: IGES

handlung kolorektaler Karzinome. Es wurde im Jahr 2000 allerdings aus dem Handel genommen, weil es in einer Studie weniger wirksam war als die Chemotherapie (*NN* 2000). In den folgenden Jahren wurde jedoch eine Reihe von wirksamen Antikörpern auf den Markt gebracht. Gegen das Oberflächenantigen CD20 richten sich sowohl das bei Non-Hodgkin-Lymphom eingesetzte Rituximab (1998) als auch das zur Behandlung der chronisch lymphatischen Leukämie zugelassene Ofatumumab (2010). Als weitere Antikörper sind zu nennen: das bei bestimmten Formen des Brustkrebses verwendete Trastuzumab (2000), Alemtuzumab für die Behandlung von Leukämien (2002) und das beim Non-Hodgkin-Lymphom angewendete Ibritumomabtiuxetan. Einige der monoklonalen Antikörper richten sich gegen die Bindungsstelle des Wachstumsfaktors, den epithelialen Wachstumsfaktor-Rezeptor EGFR, und hemmen so das Tumorwachstum. Dies sind Cetuximab (2004) und Panitumumab (2008). Ein neues Wirkprinzip weist das 2005 eingeführte Bevacizumab auf: Als Angiogenese-Hemmer hemmt es das Wachstum von Blutgefäßen und damit auch das Tumorwachstum. Seit 2009 steht mit Catumaxomab ein neuer Therapieansatz zur Behandlung des malignen Aszites zur Verfügung, wenn die auslösenden Tumorzellen das Oberflächenmolekül EpCAM tragen. 2011 wurde das Ipilimumab zur Behandlung des fortgeschrittenen malignen Melanoms eingeführt (**Tabelle 3.36**).

Proteinkinase-Hemmer

Die Gruppe der Proteinkinase-Hemmer wurde 2001 mit der Einführung von Imatinib begründet. Imatinib hemmt sehr spezifisch eine bestimmte Proteinkinase (Tyrosinkinase), die nur in bestimmten Krebszellen aktiv ist. Tyrosinkinasen spielen eine wichtige Rolle bei den Wachstumsprozessen in Krebszellen. Inzwischen wurden weitere Proteinkinase-Hemmer zur Behandlung verschiedener anderer Krebserkrankungen eingeführt: 2005 derer Krebserkrankungen eingeführt: 2005

das Erlotinib, 2006 Dasatinib, Sorafenib und Sunitinib; 2008 folgten Lapatinib, und Nilotinib, 2009 das Gefitinib, 2010 das Pazopanib (**Tabelle 3.36**).

Weitere Wirkstoffe

Darüber hinaus stehen Wirkstoffe mit teilweise völlig neuen Wirkprinzipien zur Verfügung. Bortezomib (2004) ist ein Proteasom-Hemmstoff und greift ebenfalls in die Regulation des Wachstums von Krebszellen ein. Proteasome sind am intrazellulären Abbau von Proteinen beteiligt, die bei der Regulation des Zellzyklus mitwirken. Anagrelid (2005) hemmt die Vermehrung der Megakaryozyten, der Vorläuferzellen der Blutplättchen im Knochenmark und ist indiziert bei Patienten mit einer essenziellen Thrombozythämie. Bei Temsirolimus (2007) handelt es sich um den ersten onkologisch verwendeten mTOR-Inhibitor („mammalian target of rapamycin"). Die mit dem mTOR in Verbindung stehenden Abläufe beispielsweise des Zellwachstums sind bei Krebszellen oft gestört. Vorbild für das Trabectedin (2007) war ein Stoff aus einer im Meer lebenden Seescheide. Trabectedin bindet an die DNA und verhindert verschiedene für die Zellteilung notwendige Prozesse im Zellkern. Das 2011 eingeführte Eribulin ist ein Analogon des Halichondrin B aus einem Meeresschwamm. Eribulin hemmt die Ausbildung des Spindelapparats und damit die Zellteilung (**Tabelle 3.36**).

3.13.1.2 Teil-Indikationsgruppe „Komplementäre Therapie bei Krebserkrankungen"

Hier sind vor allem Mistelpräparate zu nennen, die im Rahmen der anthroposophischen Medizin erstmals 1917 eingesetzt wurden.

3.13.2 Entwicklung des Verbrauchs

Arzneimittel aus der Indikationsgruppe der antineoplastischen Mittel gehören zu den

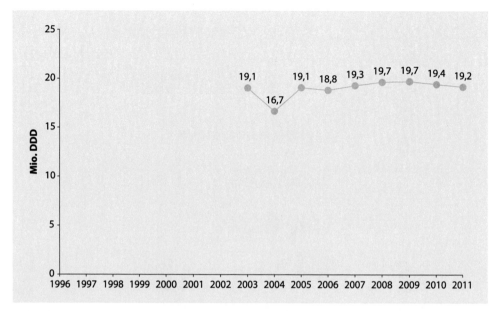

Abbildung 3.82: Verbrauch von Arzneimitteln aus der Indikationsgruppe „L01 Antineoplastische Mittel"
in Mio. DDD im Zeitraum von 2003 bis 2011.
Quelle: IGES-Berechnungen nach NVI (INSIGHT Health)

sehr selten verordneten Mitteln. Jedem Versicherten der GKV wurden 2011 im Durchschnitt 0,3 DDD verordnet. Dabei muss man jedoch bedenken, dass von der NVI (INSIGHT Health) nur der Verbrauch ambulant verordneter Zytostatika in Form von Fertigarzneimitteln erfasst wird (siehe 3.13.6).

Es fällt auf, dass der Verbrauch von antineoplastischen Arzneimitteln im Jahr 2004 im Vergleich zum Vorjahr erheblich zurückging und sich im Jahr 2005 erholte. Dieser Einbruch betraf vor allem die Teil-Indikationsgruppe der komplementären Therapie und fällt zusammen mit dem 2004 in Kraft getretenen Gesundheitsmodernisierungsgesetz (GMG). Seitdem ist ein sehr stabiler Verbrauch zu beobachten (**Abbildung 3.82**). Die scheinbare Stagnation des Verbrauchs in der Indikationsgruppe täuscht: Tatsächlich ist der Verbrauch der in der Teil-Indikationsgruppe der chemisch definierten Antineoplastika – auf diese entfielen 2011 über 81 % des Ver-

brauchs von Krebsmitteln – zwischen 2005 und 2011 jährlich im Mittel um fast 5 % gestiegen. Der Verbrauch der Teil-Indikationsgruppe der komplementären Therapie ging dagegen zurück (**Tabelle 3.37**; zu Rezepturen siehe 3.13.6).

Innerhalb der Teil-Indikationsgruppe der chemisch definierten Antineoplastika dominierten 2011 drei Therapieansätze, die etwa drei Viertel des Verbrauchs auf sich vereinten (**Abbildung 3.83**). Wie in den vergangenen Jahren stieg erneut der Verbrauchsanteil der Proteinkinase-Hemmer am stärksten an, sodass auf diese Gruppe inzwischen fast ein Drittel des Verbrauchsanteils entfällt. Ein Anstieg des Verbrauchsanteils – allerdings in sehr viel geringerem Maße – war 2011 nur noch für den Therapieansatz „Andere antineoplastische Mittel" sowie für mTOR-Hemmer zu beobachten. Für den zunehmenden Verbrauch der Proteinkinase-Hemmer bedeutsam ist die gute Wirksamkeit von Imati-

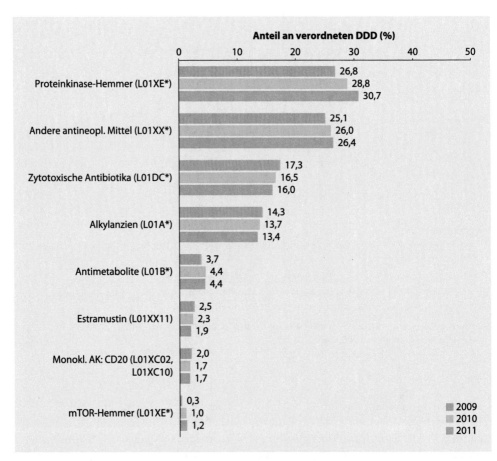

Abbildung 3.83: Anteile der Therapieansätze an den verordneten DDD in der Indikationsgruppe „L01 Antineoplastische Mittel" für 2009 bis 2011. Zur Verdeutlichung der zugrunde liegenden ATC-Klassifikation sind die ATC-Kodes genannt. Dargestellt sind nur die Anteile von Wirkstoffen, die in einem der drei Beobachtungsjahre mindestens 1 % erreichten.

Quelle: IGES-Berechnungen nach NVI (INSIGHT Health)

Tabelle 3.37: Übersicht der Menge der verordneten DDD in den Teil-Indikationsgruppen der Indikationsgruppe L01 in den Jahren 2009 bis 2011.

Teil-Indikationsgruppe	DDD 2009 (Mio.)	DDD 2010 (Mio.)	DDD 2011 (Mio.)	Differenz 2009 vs. 2010 (%)	Differenz 2010 vs. 2011 (%)
Chemisch definierte Antineoplastika	14,95	15,16	15,58	1,42	2,79
Komplementäre Therapie bei Krebserkrankungen	4,78	4,28	3,59	−10,42	−16,09
Summe	**19,73**	**19,44**	**19,18**	**−1,44**	**−1,36**

Quelle: IGES-Berechnungen nach NVI (INSIGHT Health)

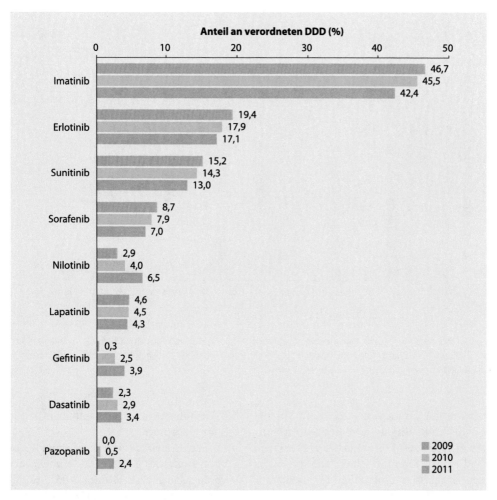

Abbildung 3.84: Anteile der verordneten DDD für die Analog-Wirkstoffe des Therapieansatzes „Proteinkinase-Hemmer" für 2009 bis 2011.

Quelle: IGES-Berechnungen nach NVI (INSIGHT Health)

nib, dem wichtigsten Wirkstoff in diesem Ansatz, insbesondere bei chronisch myeloischer Leukämie.

Innerhalb der Proteinkinase-Hemmer ist der Anteil von Imatinib zwischen 2009 und 2011 zurückgegangen, lag aber 2011 immer noch bei über 40 % des Verbrauchs (**Abbildung 3.84**). Verbrauchsanteile von über 10 % fanden sich lediglich für Erlotinib und Sunitinib, wobei diese Anteile im Beobachtungszeitraum ebenfalls zurückgingen. Der höchs-

te Zuwachs des Verbrauchsanteils war für das 2010 neu eingeführte Pazopanib zu beobachten, das bei Nierenzellkarzinom eingesetzt wird. Die absoluten Verbräuche fast aller genannten Wirkstoffe sind 2010 erneut angestiegen; absolut am stärksten für Lapatinib, Pazopanib und Dasatinib. Insbesondere für Imatinib war der Verbrauchsanstieg mit 2 % aber deutlich niedriger als in den Vorjahren, in denen es noch Wachstumsraten von bis zu 10 % erreicht hatte. Für Sorafenib und Suniti-

211

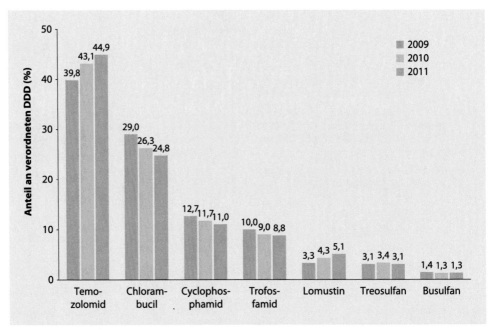

Abbildung 3.85: Anteile der verordneten DDD für die Analog-Wirkstoffe des Therapieansatzes „Alkylanzien" für 2009 bis 2011. Dargestellt sind lediglich die Anteile von Wirkstoffen mit einem Anteil von mindestens 1 %. Quelle: IGES-Berechnungen nach NVI (INSIGHT Health)

nib war der Zuwachs wie schon im Vorjahr stagnierend. Wirkstoffe dieses Therapieansatzes haben zwar ein ähnliches Wirkprinzip, sind jedoch für unterschiedliche Indikationen zugelassen und daher untereinander nicht substituierbar.

Bei den anderen antineoplastischen Mitteln zeigten sich absolut stabile Verhältnisse mit einem Anteil von rund 80 % für das Hydroxycarbamid und rund 20 % für das Anagrelid. Verordnungsrelevant für den drittgrößten Therapieansatz, zytotoxische Antibiotika, ist nahezu ausschließlich das Mitomycin.

Bei den Antimetaboliten dominieren die vier Wirkstoffe Capecitabin, Methotrexat, Mercaptopurin und Fluorouracil, die zusammen 98 % des Verbrauchs umfassen. Zwischen 2009 und 2011 erhöhte sich insbesondere der Anteil von Capecitabin. Im Jahr 2011 wurden die folgenden Verbrauchsanteile beobachtet: 65 % für Capecitabin, jeweils 13 % für Methotrexat und Mercaptopurin sowie 7 % für Fluorouracil.

Bei den Alkylanzien fanden sich im Beobachtungszeitraum größere Änderungen der Verbrauchsanteile (**Abbildung 3.85**): Auffällig war der Anstieg des Temozolomids von rund 40 % auf 45 %. Dafür gingen insbesondere der Anteil von Chlorambucil zurück. Temozolomid wird vor allem beim Gliomen eingesetzt und gilt als Teil der Standardtherapie beim Glioblastom (*DGN* 2008). Für diesen Wirkstoff stehen seit April 2010 Generika zur Verfügung. Der Verbrauchsanteil der Generika erreichte 2010 jedoch nur einen Wert von 16 % und stieg 2011 auf 33 %. Allerdings lag der mittlere AVP je DDD für Generika auch nur um 14 % unter dem des Originalprodukts.

3.13.3 Regionale Unterschiede im Verbrauch

Die regionalen Unterschiede im mittleren Pro-Kopf-Verbrauch von ambulant abgegebenen Fertigarzneimitteln zur Krebsbehandlung zeigt **Abbildung 3.86**. 2011 lag die Spanne zwischen 0,24 DDD je GKV-Versicherten in der Region Brandenburg und 0,36 DDD je Versicherten in Berlin. Der Pro-Kopf-Verbrauch in den Bundesländern korreliert signifikant ($R^2 = 0,49$) mit der Zahl der Krankenhausfälle wegen bösartiger Erkrankungen (ICD-10 C00–C97), die vom *Statistischen Bundesamt* (Stand Mai 2012) für das Jahr 2010 ermittelt wurde.

3.13.4 Epidemiologie, Bedarf und Angemessenheit der Versorgung

2010 wurden in Deutschland 450.000 inzidente Krebsfälle erwartet (*RKI* und *GEKID* 2010); für 2012 werden 486.000 prognostiziert (*RKI* und *GEKID* 2012). Für das Jahr 2011 liegt keine Schätzung seitens des RKI vor. Den RKI-Schätzungen zufolge wurden im Jahr 2010 rund 246.000 Fälle bei Männern und 204.000 Fälle bei Frauen erwartet (*RKI* und *GEKID* 2010). Nur ein Teil der Krebserkrankungen spielt in der ambulanten Versorgung eine Rolle. Brust- und Prostatakrebs sind die häufigsten Krebserkrankungen, die über längere Zeit ambulant behandelt werden (siehe 3.14).

Der Bedarf an antineoplastischen Mitteln für den ambulanten Verbrauch kann aus verschiedenen Gründen nicht geschätzt werden. Die Behandlung mit Zytostatika erfolgt zwar in der Regel nach erprobten Schemata, trotzdem hängt die Therapie von zahlreichen individuell variablen Faktoren ab. Dies sind vor allem Stadium und Progression der Erkrankung, das Ansprechen auf die Therapie, die Präferenz einer bestimmten Therapie im Fal-

le verschiedener Optionen oder die Verträglichkeit einer Therapie. Zudem sehen zytostatische Regime häufig keine Dauertherapie, sondern eine intermittierende Gabe von Medikamenten vor. Zu berücksichtigen ist außerdem, dass viele Zytostatika nicht als Fertigarzneimittel, sondern in Form von Rezepturen abgegeben werden (siehe 3.13.6). Andererseits ist zu bedenken, dass einige Zytostatika – insbesondere Methotrexat (siehe 3.16 und 3.17) und das Alkylans Cyclophosphamid – auch als Immunsuppressiva eingesetzt werden, z. B. bei rheumatoider Arthritis. Angesichts der zahlreichen unerwünschten Wirkungen von Zytostatika ist jedoch kaum anzunehmen, dass der beobachtete Verbrauch über den bestehenden Bedarf hinausgeht. Umgekehrt gibt es auch keine Anhaltspunkte dafür, dass in Deutschland der Verbrauch an antineoplastischen Mitteln nicht mit dem Bedarf Schritt halten würde.

3.13.5 Analyse der Ausgabendynamik

Für Fertigarzneimittel aus der Indikationsgruppe der antineoplastischen Mittel betrugen die Ausgaben 2011 rund 865 Mio. Euro (**Tabelle 3.38**), von denen fast 98 % auf die Teil-Indikationsgruppe der chemisch definierten Antineoplastika entfielen.

Dazu kamen weitere rund 1,6 Mio. Euro für Zubereitungen aus der Indikationsgruppe der neoplastischen Mittel. Zubereitungen werden jedoch nicht in der Komponentenzerlegung berücksichtigt. Details zur Ausgabenentwicklung der Rezepturen sind im Abschnitt 3.13.6 dargestellt.

Der Beitrag der einzelnen Komponenten zur Ausgabenänderung unterscheidet sich in den Jahren 2010 und 2011 vor allem in Bezug auf Verbrauchs,- Analog-, Therapieansatz- und Preiskomponente (**Abbildung 3.87**).

Die Verbrauchskomponente war 2011 mit 19,7 Mio. Euro mehr als doppelt so hoch wie im Vorjahr. Dieser Anstieg ist alleinig auf ei-

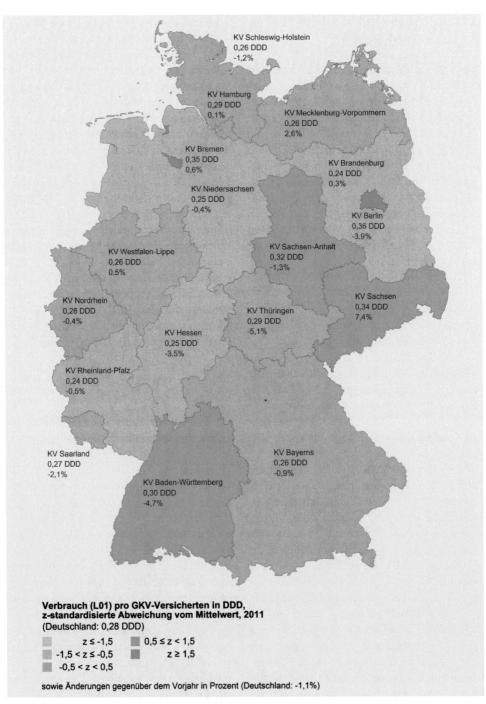

Abbildung 3.86: Verbrauch von Arzneimitteln aus der Indikationsgruppe „L01 Antineoplastische Mittel" in DDD je Versicherten im Jahr 2011 und Änderung gegenüber dem Vorjahr nach KV-Region.

Quelle: IGES-Berechnungen nach NVI (INSIGHT Health)

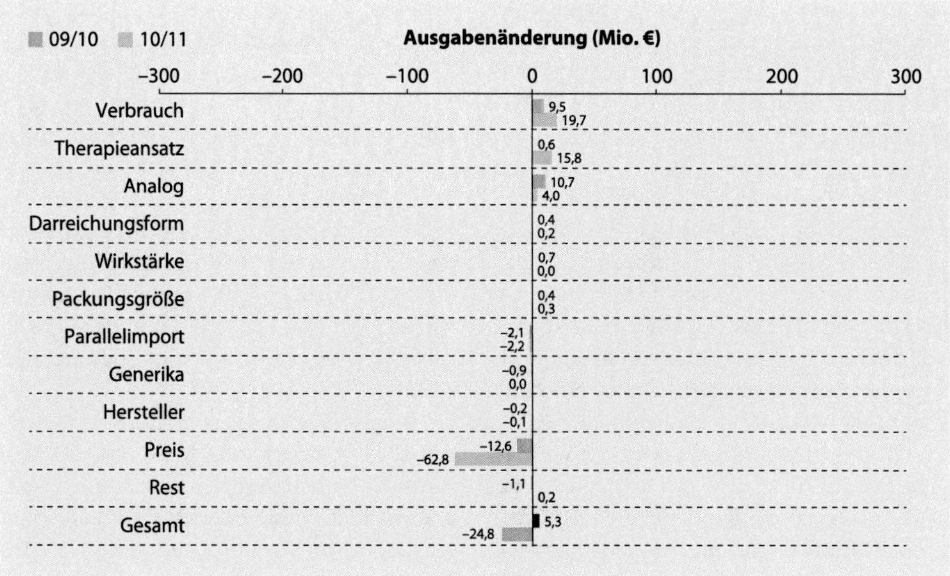

■ 09/10   ■ 10/11   **Ausgabenänderung (Mio. €)**

| | -300 | -200 | -100 | 0 | 100 | 200 | 300 |

Verbrauch 9,5 / 19,7
Therapieansatz 0,6 / 15,8
Analog 10,7 / 4,0
Darreichungsform 0,4 / 0,2
Wirkstärke 0,7 / 0,0
Packungsgröße 0,4 / 0,3
Parallelimport -2,1 / -2,2
Generika -0,9 / 0,0
Hersteller -0,2 / -0,1
Preis -12,6 / -62,8
Rest -1,1 / 0,2
Gesamt -24,8 / 5,3

Abbildung 3.87: Komponenten der Ausgabenänderung im Jahr 2011 für die Indikationsgruppe „L01 Antineoplastische Mittel".

Quelle: IGES-Berechnungen nach NVI (INSIGHT Health)

Tabelle 3.38: Ausgabenentwicklung in der Indikationsgruppe „L01 Antineoplastische Mittel" in den Jahren 2010 und 2011.

Indikations-/ Teil-Indikationsgruppe	Ausgaben (Mio. Euro)		Änderung gegenüber Vorjahr (Mio. Euro)		Prozentuale Veränderung gegenüber Vorjahr		Anteil an Gesamtausgaben (%)	
	2010	2011	2009 vs. 2010	2010 vs. 2011	2009 vs. 2010	2010 vs. 2011	2010	2011
Chemisch definierte Antineoplastika	865,65	844,71	6,76	-20,94	0,79	-2,42	3,09	3,14
Komplementäre Therapie bei Krebserkrankungen	23,92	20,23	-1,42	-3,70	-5,59	-15,46	0,09	0,08
Gesamt	889,58	864,94	5,35	-24,64	0,60	-2,77	3,18	3,22

Quelle: IGES-Berechnungen nach NVI (INSIGHT Health)

nen gestiegenen Verbrauch im Bereich der chemisch definierten Antineoplastika zurückzuführen. Während Veränderungen zwischen den Therapieansätzen im Jahr 2010 in Summe zu einer ausgabenneutralen Therapieansatzkomponente führten, erhöhte der erneut gestiegene Verbrauchsanteil der Proteinkinase-Hemmer die Ausgaben im Jahr 2011 um 15,8 Mio. Euro. Der Einfluss der Analogkomponente ging hingegen im Vergleich zum Vorjahr von 10,7 auf 4,0 Mio. Euro zurück. Für das Jahr 2011 sind hier vor allem die gestiegenen Verbrauchsanteile von Nilotinib, Pazopanib und Gefitinib zu nennen.

Die Preiskomponente wies im vorherigen Berichtsjahr den größten Effekt aus (−12,6 Mio. Euro). Sie hatte auch 2011 den größten Einfluss auf die Ausgabenentwicklung. Hier zeigten sich erneut die gesetzliche Maßnahmen zur Ausgabendämpfung (GKV-ÄndG). Insbesondere sind die damit verbundenen höheren Herstellerabgaben zu nennen. Diese minderten die Ausgabensteigerung um 62,8 Mio. Euro, sodass insgesamt die Ausgaben 2011 um 24,8 Mio. Euro zurückgingen.

3.13.6 Verbrauch und Ausgaben von Zubereitungen

Arzneimittelzubereitungen unterscheiden sich von den Fertigarzneimitteln, welche hauptsächlich im Arzneimittel-Atlas betrachtet werden. Im Gegensatz zu Fertigarzneimitteln werden Zubereitungen – auch Rezepturen genannt – in Apotheken individuell für einen Patienten hergestellt. Zubereitungen werden entweder auf der Basis von Fertigarzneimitteln oder unter Verwendung geeigneter Rohstoffe angefertigt.

Der folgende Abschnitt gibt eine Übersicht über die Entwicklung der Zubereitungen bzw. Rezepturen. Die erstmalige Verfügbarkeit von entsprechenden Ausgaben- und Verbrauchsdaten in der NVI, beginnend mit dem zweiten Quartal Jahr 2010, ermöglicht dies. Es stehen detaillierte Angaben zu solchen Zubereitungen zur Verfügung, die aus Fertigarzneimitteln bereitet wurden, nicht jedoch für Zubereitungen aus Rohstoffen. Der überwiegende Teil der Zubereitungen ist der Indikationsgruppe der antineoplastischen Mittel zuzuordnen, weshalb dieser Bereich des GKV-Arzneimittelmarkts an dieser Stelle diskutiert wird. Für die folgende Darstellung wurden die Daten aus den drei verfügbaren Quartalen 2010 auf vier Quartale hochgerechnet.

Insgesamt gaben gesetzliche Krankenkassen 2011 basierend auf Taxwerten 1,9 Mrd. Euro für Zubereitungen, welche auf Fertigarzneimitteln basieren, aus. Dies stellt einen Anstieg zum Vorjahreswert von 1,6 Mrd. Euro um 17,8 % dar. Parallel dazu gab es eine erhebliche Steigerung der abgegebenen Mengen, die sich von 47,2 Mio. DDD im Jahr 2010 auf 66,9 Mio. DDD im Jahr 2011 erhöhten. Dies stellt eine Steigerung von 41,7 % dar.

Der Hauptteil der Ausgaben entfiel auf Altoriginale bzw. patentgeschützte Arzneimittel (2010: 81,2 % bzw. 2011: 81,7 %). Generika im Bereich der Zubereitungen spielten somit, bezogen auf die Ausgaben, eine untergeordnete Rolle. Dieses Muster bestätigt sich nicht für den Verbrauch. So wiesen Zubereitungen basierend auf generischen Fertigarzneimitteln 2011 einen Verbrauchsanteil von 55,2 % auf. Dies stellt einen leichten Rückgang zum Vorjahreswert von 56,2 % dar.

Gemäß **Tabelle 3.39** entfiel der Hauptteil der Ausgaben für Zubereitungen, nämlich 85,2 %, auf die Indikationsgruppe der antineoplastischen Mittel (L01). Diese betrugen 2010 1,4 Mrd. Euro und stiegen 2011 um 13,6 % auf 1,6 Mrd. Euro an.

Der Vergleich mit den Ausgaben für Fertigarzneimittel im Bereich der antineoplastischen Mittel (889,6 Mio. Euro 2010 bzw. 864,9 Mio. Euro 2011) zeigt die Bedeutung der Zubereitungen in dieser Indikationsgruppe: Nahezu zwei Drittel der Gesamtausgaben für

Tabelle 3.39: Ausgabengabenentwicklung für die zehn ausgabenstärksten Indikationsgruppen innerhalb der Zubereitungen in den Jahren 2010 und 2011.

Indikationsgebiete	Ausgaben Rezepturen 2010 (Mio. Euro)	Ausgaben Rezepturen 2011 (Mio. Euro)	Änderung gegenüber Vorjahr (Mio. Euro)	Prozentuale Veränderung gegenüber Vorjahr
Antineoplastische Mittel	1.408,5	1.600,2	191,7	13,6 %
Immunsuppressiva	41,1	82,7	41,6	101,1 %
Blutersatzmittel und Perfusionslösungen	32,9	36,1	3,1	9,4 %
Mittel zur Behandlung von Knochen-erkrankungen	9,4	24,5	15,2	162, 1%
Andere Mittel für das alimentäre System und den Stoffwechsel	7,7	16,8	9,1	116,4 %
Muskelrelaxanzien	2,6	11,1	8,6	334,4 %
Immunsera und Immunglobuline	1,1	7,5	6,4	617,2 %
Antibiotika zur systemischen Anwendung	6,8	6,1	–0,7	–9,6 %
Immunstimulanzien	1,8	5,6	3,9	216,3 %
Alle übrigen therapeutischen Mittel	57,1	50,6	–6,5	–11,4 %

Quelle: NVI

die Indikationsgruppe der antineoplastischen Arzneimittel entfiel auf Zubereitungen (61,3 % im Jahr 2010 bzw. 64,9 % im Jahr 2011).

Für alle weiteren Indikationsgruppen lagen die Ausgaben für Zubereitungen erheblich niedriger und erreichten 2011 maximal 82,7 Mio. für die Immunsupressiva (L04) (**Tabelle 3.39**).

Die verbrauchsstärksten Indikationsgruppen der Zubereitungen sind in **Tabelle 3.40** abgebildet. Wie schon bei der Betrachtung der Ausgaben für Zubereitungen nehmen die antineoplastischen Mittel (L01) eine Sonderstellung ein. Die Summe der abgebenden DDD für dieses Indikationsgebiet erhöhte sich von 32,8 Mio. im Jahr 2010 um 13,1 % auf 37,1 Mio. im Jahr 2011. Der Anteil der abgegebenen DDD für antineoplastische Mittel an der Gesamtmenge betrug 2010 69,5 %, im Jahr 2011 sank er auf 55,5 %.

Die 2011 im Vergleich zum Vorjahr beobachteten Verbrauchssteigerungen sind vor allem durch drei Indikationsgruppen bedingt (**Tabelle 3.40**): Besonders drastisch war die Entwicklung für die Indikationsgruppe der Corticosteroide zur systemischen Anwendung. Hier stiegen die abgegebenen Mengen von 0,5 Mio. DDD im Jahr 2010 auf 6,6 Mio. DDD im Jahr 2011. Dieser Anstieg ist hauptsächlich durch den vermehrten Verbrauch von einigen Großpackungen bedingt. Vermutlich handelt es sich dabei um die Abrechnung ambulant versorgender Krankenhausapotheken nach § 129a SGB V. Der Verbrauchsanstieg von 2 auf 7,8 Mio. DDD, der für die Indikationsgruppe der Muskelrelaxanzien beobachtet wurde, ist auf ein einziges Produkt mit dem Wirkstoff Botulismustoxin Typ A zurückzuführen und möglicherweise zufallsbedingt. An dritter Stelle standen die

Tabelle 3.40: Verbrauchsentwicklung für die zehn verbrauchsstärksten Indikationsgruppen innerhalb der Zubereitungen in den Jahren 2010 und 2011.

Indikationsgebiete	DDD 2010 (Mio.)	DDD 2011 (Mio.)	Änderung gegenüber Vorjahr (Mio. DDD)	Prozentuale Veränderung gegenüber Vorjahr
Antineoplastische Mittel (L01)	32,8	37,1	4,3	13,1 %
Muskelrelaxanzien (M03)	2,0	7,8	5,8	287,4 %
Corticosteroide zur systemischen Anwendung (H02)	0,5	6,6	6,1	1.229,5 %
Blutersatzmittel und Perfusionslösungen (B05)	5,4	5,3	−0,1	−1,7 %
Analgetika (N02)	1,5	1,5	0,02	1,6 %
Immunsuppressiva (L04)	0,6	1,4	0,8	150,3 %
Mineralstoffe (A12)	0,5	0,7	0,2	56,5 %
Andere Mittel für das Nervensystem (N07)	0,1	0,4	0,3	296,7 %
Alle übrigen therapeutischen Mittel (V03)	2,8	3,1	0,3	11,4 %
Alle übrigen nichttherapeutischen Mittel	0,3	0,3	0,006	2,5 %

Quelle: NVI

Zubereitungen antineoplastischer Mittel, für die 2011 der Verbrauch um 4,3 Mio. DDD von 32,8 auf 37,1 Mio. DDD anstieg.

Die Konzentration der Ausgaben für Zubereitungen auf die Gruppe der antineoplastischen Mittel (L01) rückt diese Indikationsgruppe ins Zentrum der Darstellung.

Die Veränderungen der Verbrauchsanteile für die Therapieansätze ist in **Abbildung 3.88** dargestellt. Im Vergleich zum Vorjahr gab es nur geringe Veränderungen. Am auffälligsten ist der Rückgang des Anteils an Antimetaboliten von 42,9 auf 39,8 %. Für einige andere Therapieansätze stieg der Verbrauchsanteil jeweils geringfügig an. Die absolut höchsten Verbrauchsanstiege waren zu beobachten für

platinhaltige Verbindungen (um 0,79 Mio. DDD), für Trastuzumab (um 0,76 Mio. DDD), für Taxole (um 0,6 Mio. DDD) und für Antimetabolite (um 0,53 Mio. DDD).

Die Therapieansätze mit den höchsten Ausgaben im Jahr 2011 sind in **Tabelle 3.41** dargestellt. Führend waren hier mit über 329 Mio. Euro monoklonale Antikörper gegen HER (humaner epidermaler Wachstumsfaktor-Rezeptor) wie Trastuzumab, die mit 28,7 % auch den höchsten Ausgabenanstieg aufwiesen. Es folgten die Taxole mit Ausgaben von 233,8 Mio. Euro und angiogenesehemmende monoklonale Antikörper (Bevacizumab) mit 224,8 Mio. Euro.

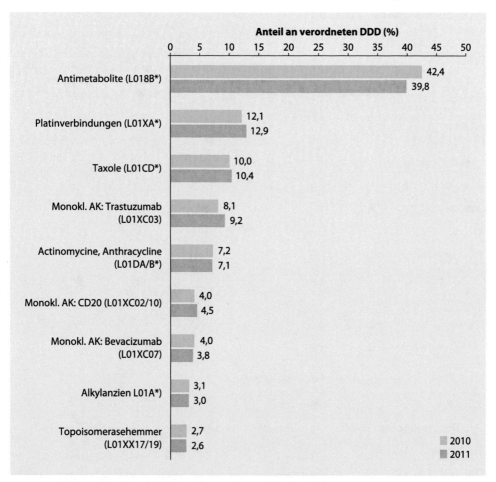

Abbildung 3.88: Anteile der Therapieansätze an den verordneten DDD der Zubereitungen in der Indikationsgruppe „L01 Antineoplastische Mittel" für 2010 und 2011. Zur Verdeutlichung der zugrunde liegenden ATC-Klassifikation sind die ATC-Kodes genannt. Dargestellt sind nur die Anteile von Wirkstoffen, die 2011 mindestens 2 % erreichten.

Quelle: IGES-Berechnungen nach NVI (INSIGHT Health)

Tabelle 3.41: Ausgabenentwicklung für die zehn ausgabenstärksten Therapieansätze innerhalb der Zubereitungen der Indikationsgruppe L01 in den Jahren 2010 und 2011.

Therapieansatz	Ausgaben 2010 (Mio. Euro)	Ausgaben 2011 (Mio. Euro)	Änderung gegenüber Vorjahr (Mio. Euro)	Prozentuale Veränderung gegenüber Vorjahr
Monokl. AK: Trastuzumab (L01XC03)	255,9	329,5	73.,6	28,7 %
Taxole (L01CD*)	220,5	233,8	13,3	6,0 %
Monokl. AK: Bevacizumab (L01XC07)	215,8	224,8	9,0	4,2 %
Monokl. AK: CD20 (L01XC02, L01XC10)	143,5	184,5	41,0	28,6 %
Antimetabolite (L01B*)	151,6	158,1	6,5	4,3 %
Monokl. AK: EGFR (L01XC06, L01XC08)	78,2	96,4	18,2	23,3 %
Platinverbindungen (L01XA*)	94,5	91,2	−3,3	−3,5 %
Actinomycine, Anthracycline (L01DA/B*)	68,2	68,4	0,2	0,4 %
Proteasominhibitoren (L01XX32)	54,8	66,4	11,6	21,1 %
Topoisomerasehemmer (L01XX17, L01XX19)	56,7	54,8	−1,9	−3,3 %

Quelle: IGES-Berechnungen nach NVI (INSIGHT Health

Fazit zur Indikationsgruppe „L01 Antineoplastische Mittel".

Ausgaben	Rückgang
Prominenteste Komponente(n)	Preis, Verbrauch, Therapieansatz
Verbrauch	Unterdurchschnittliches Wachstum
Therapieansätze	Therapieoptimierung: Höhere Anteile der Proteinkinase-Hemmer
Analog-Wettbewerb	Therapieoptimierung: Höhere Anteile von verschiedenen Proteinkinase-Hemmern
Sonstiges	Ausgabenrückgang durch Preiskomponente

Literatur

DGN (Deutsche Gesellschaft für Neurologie) (2008) Leitlinien der DGN – Gliome. http://www.dgn. org/inhalte-a-z/484-leitlinien-der-dgn-gliome. html (09.05.2011).

GEKID (2011) InstantAtlas™. http://www.ekr.med. uni-erlangen.de/GEKID/Atlas/CurrentVersion/ Inzidenz/atlas.html (07.05.2011).

Muss HB, Berry DB, Cirrincione CT, Theodoulou M et al. (2009) Adjuvant chemotherapy in older women with early-stage breast cancer. N Engl J Med 360: 2055–2065.

NN (2000) Vertrieb von Edrecolomab eingestellt. Beitrag der PZ-Redaktion, Govi-Verlag. http:// www.apotheker-zeitung.de/fileadmin/pza/2000-31/Pharm3.htm (16.08.2006).

RKI, GEKID (Hrsg.) (2010) Krebs in Deutschland 2005–2006. Häufigkeiten und Trends. 7. überarbeitete Auflage, Berlin: Robert Koch-Institut.

RKI, GEKID (Hrsg.) (2012) Krebs in Deutschland 2007–2008. 8. überarbeitete Auflage, Berlin: Robert Koch-Institut.

Statistisches Bundesamt (Destatis) (Stand Mai 2012) Krankenhausdiagnosestatistik.

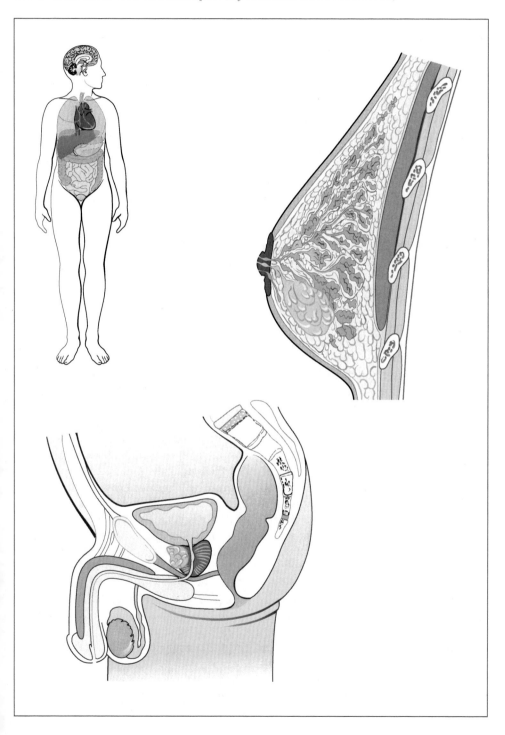

3.14.1 Entwicklung der Indikationsgruppe

Ein hormonabhängiges Wachstum findet sich vor allem bei drei Krebserkrankungen: dem Mamma- und dem Endometriumkarzinom bei Frauen und dem Prostatakarzinom bei Männern. Wirkstoffe zur Behandlung dieser Erkrankungen stellen daher auch die Teil-Indikationsgruppen unter den zytostatischen Hormonen dar. Einer der ersten Hinweise auf den Zusammenhang von Hormonen und Krebswachstum wurde im Jahr 1893 von *Beatson* beschrieben, der nach einer Ovarektomie eine Regression bei Brustkrebs beobachtete. *Beatson* war es auch, der 1896 feststellte, dass eine Kastration bei Männern zum Rückgang einer bestehenden Prostatahypertrophie führt.

Mittel zur Behandlung des Brustkrebses
In der endokrinen Therapie des Brustkrebses werden die Therapieansätze der Antiöstrogene und Aromatasehemmer unterschieden. Tamoxifen wurde 1962 als Antiöstrogen entwickelt und 1976 in Deutschland zugelassen. Heute wird Tamoxifen zu den sogenannten SERM (selektive Östrogenrezeptor-Modulatoren) gezählt, zu denen auch Raloxifen und Toremifen gehören. SERM hemmen nicht generell die Wirkung von Östrogen an Östrogenrezeptoren, sondern wirken abhängig vom Gewebe agonistisch, antagonistisch oder zeigen gar keine Aktivität. Ein wirkliches Antiöstrogen ist das 2004 eingeführte Fulvestrant.

Eine antiöstrogene Wirkung kann auch durch Hemmung der Biosynthese von Östrogen erreicht werden. Dazu werden Enzyminhibitoren, die Aromatasehemmer, eingesetzt. Aminoglutethimid ist ein solcher Aromatasehemmer, der 1960 ursprünglich als Antiepileptikum eingeführt wurde. Neuere Aromatasehemmer (Aromatasehemmer der dritten Generation) sind potenter und wirken spezifischer als das Aminoglutethimid. Dazu gehören das 1996 eingeführte Anastrozol sowie Letrozol (1997) und Exemestan (2000).

Mittel aus dem Therapieansatz der Gestagene kommen bei der Behandlung des Endometriumkarzinoms zum Einsatz, spielen jedoch in Bezug auf die verbrauchten Mengen praktisch keine Rolle.

Mittel zur Behandlung des Prostatakrebses
Zur endokrinen Therapie des Prostatakrebses werden Östrogene heute kaum noch eingesetzt. Zu einer „chemischen Kastration" führen die Therapieansätze der Gonadotropin-Releasing-Hormon-Analoga (GnRH-Analoga) und der Antiandrogene. Als erstes GnRH-Analogon wurde 1984 das Buserelin eingeführt, gefolgt von Leuprorelin (1984), Triptorelin (1986) und Goserelin (1988). Buserelin und Goserelin werden auch bei Frauen mit Brustkrebs eingesetzt. Die GnRH-Analoga führen durch Beeinflussung hormonaler Regelkreise zu einer verminderten Ausschüttung von Testosteron. Zu Beginn der Therapie kommt es jedoch zu einem Anstieg des Testosterons, sodass in der Regel zumindest vorübergehend eine Kombination mit Antiandrogenen durchgeführt wird. Diese wurden parallel zu den GnRH-Analoga mit den Wirkstoffen Flutamid und Bicalutamid in den Jahren 1984 bzw. 1996 eingeführt. Die Antiandrogene blockieren den Testosteronrezeptor und unterbinden so die Wirkung von Testosteron. Seit 2008 gibt es den Therapieansatz der GnRH-Antagonisten, die nicht zu einer initialen Erhöhung der Testosteronausschüttung führen. Hier stehen die Wirkstoffe Abarelix (2008) und Degarelix (2009) zur Verfügung. 2011 wurde mit Abirateronacetat der Therapieansatz der CYP17-Inhibitoren begründet. Durch Hemmung des Enzyms CYP17 wird die Testosteronsynthese komplett blockiert (**Tabelle 3.42**).

3.14.2 Entwicklung des Verbrauchs

Die zytostatischen Hormone gehören zu den selten verordneten Arzneimitteln. Bezogen auf die GKV-Versicherten wurden 2011 je-

Tabelle 3.42: Neue Wirkstoffe in der Indikationsgruppe L02 im Zeitraum von 2007 bis 2011.

Jahr (Markteinführung)	Wirkstoff	Teil-Indikationsgruppe	Therapieansatz
2008	Abarelix	Mittel zur Behandlung des Prostatakrebses	GnRH-Antagonisten
2009	Degarelix	Mittel zur Behandlung des Prostatakrebses	GnRH-Antagonisten
2011	Abirateronacetat	Mittel zur Behandlung des Prostatakrebses	CYP17-Inhibitoren

Quelle: IGES

dem Versicherten umgerechnet 2 DDD verordnet. Der Verbrauch der zytostatischen Hormone hat sich seit 1996 beinahe verdreifacht. Insgesamt zeigt die Verbrauchsentwicklung bis 2009 einen weitgehend stetigen Verlauf in zwei Phasen. Zwischen 1996 und 2003 verlief die Verbrauchsentwicklung mit einem mittleren jährlichen Zuwachs von rund 9 Mio. DDD jährlich steiler als in den nachfolgenden Jahren, in denen der jährliche Zuwachs im Mittel auf knapp 4 Mio. DDD abflachte. Seit 2009 stagniert der Verbrauch (**Abbildung 3.89**).

Knapp 60 % Anteil am Verbrauch hatte die Teil-Indikationsgruppe der Mittel zur Behandlung des Brustkrebses. Für diese war 2010 im Vergleich zum Vorjahr noch eine Wachstumsrate von fast 3 % zu beobachten,

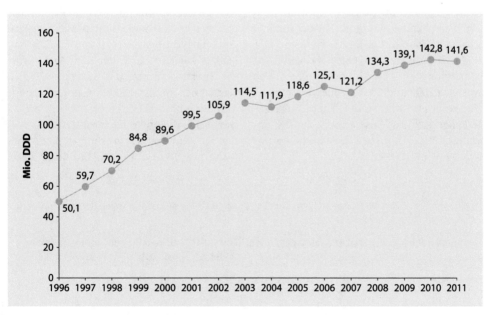

Abbildung 3.89: Verbrauch von Arzneimitteln aus der Indikationsgruppe „L02 Zytostatische Hormone" in Mio. DDD im Zeitraum von 1996 bis 2011.

Quelle: IGES nach AVR (1996 bis 2002), IGES-Berechnungen nach NVI (INSIGHT Health) (ab 2003)

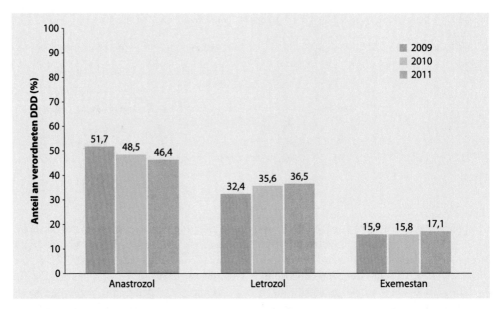

Abbildung 3.90: Anteile der verordneten DDD in der Indikationsgruppe L02 – Wirkstoffe der Teil-Indikations-gruppe „Mittel zur Behandlung des Brustkrebses"/Therapieansatz „Enzyminhibitoren" für 2009 bis 2011.
Quelle: IGES-Berechnungen nach NVI (INSIGHT Health)

2011 ging der Verbrauch jedoch um gut 2 % zurück. Für die Mittel gegen Prostatakrebs war 2011 ebenfalls kaum noch Wachstum zu erkennen (**Tabelle 3.43**).

Im Teil-Indikationsgebiet der Mittel zur Behandlung des Brustkrebses zeigten sich zwischen 2009 und 2011 stabile Verhältnisse: Die Verbrauchsanteile der Therapieansätze verteilten sich im Wesentlichen auf die Enzyminhibitoren mit etwa 60 % und die Anti-östrogene mit etwa 40 %.

Innerhalb des Therapieansatzes der Anti-östrogene dominiert der Wirkstoff Tamoxi-fen, dessen Verbrauchsanteil allerdings zu Gunsten von Fulvestrant von 97,5 % auf 96,3 % zurückging. Unter den Wirkstoffen des Therapieansatzes der Enzyminhibitoren zeigten sich im betrachteten Zeitraum geringe Veränderungen: Der Anteil von Anastrozol war rückläufig und erreichte 2011 rund 46 %, Letrozol und Exemestan erhöhten ihre Antei-le auf fast 37 bzw. 17 % (**Abbildung 3.90**).

Tabelle 3.43: Übersicht der Menge der verordneten DDD in den Teil-Indikationsgruppen der Indikationsgrup-pe L02 in den Jahren 2009 bis 2011.

Teil-Indikationsgruppe	DDD 2009 (Mio.)	DDD 2010 (Mio.)	DDD 2011 (Mio.)	Differenz 2009 vs. 2010 (%)	Differenz 2010 vs. 2011 (%)
Brustkrebs	81,96	84,27	82,49	2,82	−2,12
Prostatakarzinom	57,14	58,48	59,12	2,35	1,09
Summe	**139,10**	**142,75**	**141,61**	**2,63**	**−0,80**

Quelle: IGES-Berechnungen nach NVI (INSIGHT Health)

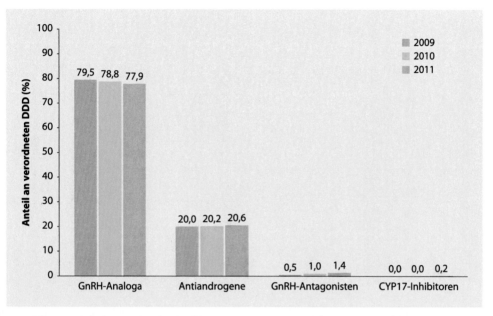

Abbildung 3.91: Anteile der verordneten DDD in der Indikationsgruppe L02 – Therapieansätze der Teil-Indikationsgruppe „Mittel zur Behandlung des Prostatakrebses" für 2009 bis 2011.
Quelle: IGES-Berechnungen nach NVI (INSIGHT Health)

Für alle drei Aromatasehemmer kamen im Februar 2011 (Anastrozol) und Juli 2011 (Exemestan und Letrozol) Generika auf den Markt. Die Verbrauchsanteile der Generika erreichten 61 % bei Anastrozol und jeweils rund 26 % bei Exemestan und Letrozol. Die mittleren Preise (AVP) je DDD der Generika lagen zwischen rund 26 und 37 % der Preise der Originale.

In der aktuell verfügbaren interdisziplinären S3-Leitlinie der Deutschen Krebsgesellschaft e.V. und der Deutschen Gesellschaft für Gynäkologie und Geburtshilfe zur Behandlung des Brustkrebses (*Kreienberg* et al. 2008) wird die endokrine Therapie als adjuvante Therapie abhängig von Alter der Frau, Menopausestatus, Tumorgröße und Ausbreitung des Karzinoms empfohlen. Als Standard gilt dabei eine fünfjährige Therapie mit Tamoxifen. Bei sicher postmenopausalen Frauen gilt die Behandlung mit Aromatasehemmern der dritten Generation als über-

legen. Ein Aromatasehemmer wird entweder primär fünf Jahre lang gegeben, oder zwei bis drei Jahre im Anschluss an eine zwei- bis dreijährige Tamoxifen-Therapie, oder fünf Jahre im Anschluss an eine fünfjährige Tamoxifen-Therapie. Diese Empfehlungen spiegeln sich in den Verbrauchsanteilen gut wider.

In der Teil-Indikationsgruppe der Mittel zur Behandlung des Prostatakrebses zeigten die Anteile der Therapieansätze zwischen 2009 und 2011 nur wenig Änderung (**Abbildung 3.91**). Der Verbrauchsanteil der GnRH-Analoga lag bei knapp 80 % und war gering rückläufig, der Anteil der Antiandrogene lag bei 20 %. Die neuen Therapieansätze der GnRH-Antagonisten und CYP17-Inhibitoren erreichten lediglich 1,4% bzw. 0,2%. Die Verbrauchsanteile der Wirkstoffe bei den GnRH-Analoga veränderten sich geringfügig: Das am häufigsten verordnete Leuprorelin steigerte 2011 seinen Anteil auf 72 % des Ver-

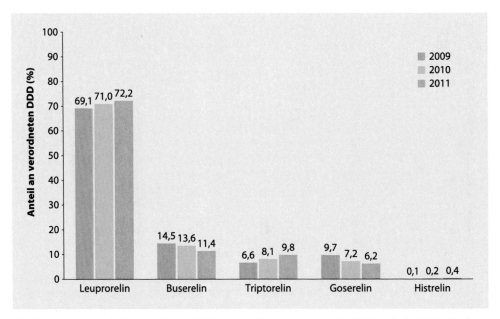

Abbildung 3.92: Anteile der verordneten DDD in der Indikationsgruppe L02 – Wirkstoffe der Teil-Indikationsgruppe „Mittel zur Behandlung des Prostatakrebses"/Therapieansatz „GnRH-Analoga" für 2009 bis 2011.
Quelle: IGES-Berechnungen nach NVI (INSIGHT Health)

brauchs. Auch das Triptorelin erhöhte seinen Anteil wieder, während die Anteile von Buserelin und Goserelin zurückgingen. Das 2009 eingeführte Histrelin erreichte nur einen Marktanteil von 0,4 % (**Abbildung 3.92**). Interessant ist außerdem die Entwicklung in der neuen Gruppe der GnRH-Antagonisten: Das 2009 neu eingeführte Degarelix erreichte 2010 einen Verbrauchsanteil von fast 85 % und drängte das 2008 eingeführte Abarelix zurück. Ein möglicher Grund für diese Entwicklung könnte der geringere mittlere AVP je DDD für Degarelix im Vergleich zu Abarelix sein. Sicher spielt auch eine Rolle, dass unter Degarelix seltener anaphylaktoide Reaktionen auftreten als unter Abarelix (*Pfister* et al. 2009).

Die Empfehlungen für eine Hormontherapie beim Prostatakarzinom sind nicht so eindeutig wie beim Brustkrebs der Frau. Sie wird vor allem bei lokal fortgeschrittenem Prostatakrebs als adjuvante Behandlung, evtl. mit zusätzlicher neoadjuvanter Therapie

nach einer Bestrahlung für die Dauer von mindestens zwei Jahren empfohlen. Die Hormontherapie kann außerdem als Primärtherapie durchgeführt werden, wenn ein kurativer Therapieansatz nicht erwünscht ist, und sie kann beim metastasierten Prostatakarzinom als Androgendeprivation vorgenommen werden (*DGU* 2009). Dazu werden vor allem GnRH-Analoga bzw. GnRH-Antagonisten genannt. Antiandrogene kommen als Alternative infrage und sind in Bezug auf das Outcome teilweise als gleichwertig anzusehen.

3.14.3 Regionale Unterschiede im Verbrauch

Für den mittleren Verbrauch von Arzneimitteln zur endokrinen Therapie bei Krebs wurden für 2011 Pro-Kopf-Werte zwischen 1,78 DDD in Bayern und 2,57 DDD in Sachsen beobachtet (**Abbildung 3.93**). Die zu der In-

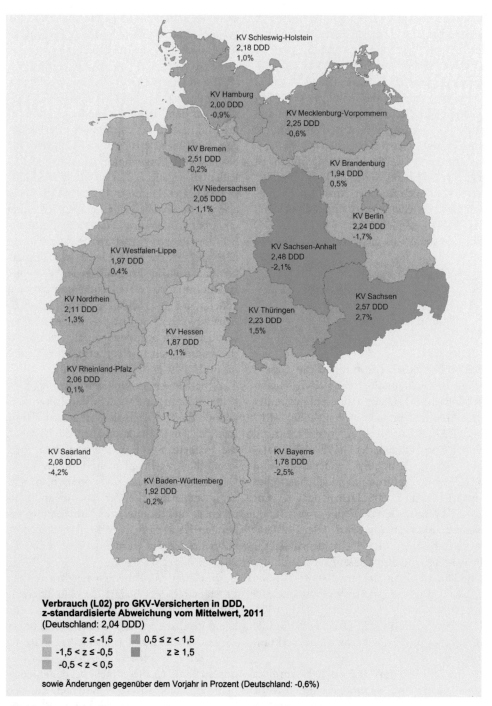

Verbrauch (L02) pro GKV-Versicherten in DDD,
z-standardisierte Abweichung vom Mittelwert, 2011
(Deutschland: 2,04 DDD)

z ≤ -1,5   0,5 ≤ z < 1,5
-1,5 < z ≤ -0,5   z ≥ 1,5
-0,5 < z < 0,5

sowie Änderungen gegenüber dem Vorjahr in Prozent (Deutschland: -0,6%)

Abbildung 3.93: Verbrauch von Arzneimitteln aus der Indikationsgruppe „L02 Zytostatische Hormone" in DDD je Versicherten im Jahr 2011 und Änderung gegenüber dem Vorjahr nach KV-Region.
Quelle: IGES-Berechnungen nach NVI (INSIGHT Health)

dikationsgruppe gehörenden Arzneimittel werden bei Brust- bzw. Prostatakrebs eingesetzt. Beide Erkrankungen treten überwiegend bei älteren Menschen auf. Es ist daher zu vermuten, dass der Verbrauch mit dem Anteil älterer Menschen in der jeweiligen GKV-Population korreliert. Tatsächlich kann eine signifikante, wenn auch nicht stark ausgeprägte Korrelation ($R^2 = 0{,}34$) zwischen beiden Parametern gezeigt werden. Nicht signifikant ist dagegen die Korrelation zwischen dem mittleren Verbrauch und der Anzahl der Krankenhausfälle (*Statistisches Bundesamt* Stand Mai 2012) wegen Brustkrebs (ICD-10: C50) bzw. Prostatakrebs (ICD-10: C61) im Jahr 2010.

3.14.4 Epidemiologie, Bedarf und Angemessenheit der Versorgung

Das Robert Koch-Institut und die Gesellschaft der epidemiologischen Krebsregister in Deutschland schätzen die Zahl inzidenter Brustkrebsfälle im Jahr 2012 auf 75.000 (*RKI* und *GEKID* 2012). Dies entspricht rund 64.000 Erkrankten in der GKV. Für Prostatakrebs wird für 2012 eine Inzidenz von rund 67.600 Fällen in Deutschland geschätzt, dies entspricht rund 57.600 Fällen in der GKV. Für 2012 ist also in der GKV mit etwa 121.500 Neuerkrankungen von Brust- oder Prostatakrebs zu rechnen. Aktuelle Inzidenzdaten für Brustkrebs und Prostatakrebs sind für das Jahr 2008 verfügbar. Im Jahr 2008 erkrankten ca. 72.000 Personen an Brustkrebs und 63.500 an Prostatakrebs (*RKI* und *GEKID* 2012). Dies entspricht in der GKV etwa 61.000 Brustkrebs-und 54.000 Prostatakrebserkrankungen.

Im Zeitraum von 2005 bis 2008 wurde in Deutschland ein Mammographiescreening eingeführt. Alle Frauen zwischen 50 und 69 Jahren werden im Intervall von zwei Jahren angeschrieben und aktiv zu einer Mammo-

graphie-Früherkennungsuntersuchung eingeladen. Mit Einführung dieses Screeningprogramms stieg die Inzidenz für Brustkrebs in den darauffolgenden Jahren deutlich an (*RKI* und *GEKID* 2010). Auf der Datenbasis der Krebserkrankungen aus dem Jahr 2006 – noch vor dem flächendeckenden Screeningprogramm – wurde ursprünglich eine niedrigere Inzidenzschätzung von Brustkrebs für das Jahr 2010 vorgenommen und von 59.510 Fällen ausgegangen. Die steigende Inzidenz in den letzten Jahren in Deutschland dürfte also v. a. durch das Mammographiescreening erklärbar sein. Während dadurch offensichtlich die Diagnose Brustkrebs häufiger als in den Jahren zuvor gestellt wird, ist anzumerken, dass nach den Ergebnissen der Womens's Health Initiative (WHI)-Studie international zunehmend eine rückläufige Brustkrebsinzidenz zu verzeichnen ist, welcher mit einem Rückgang von postmenopausalen Hormontherapien korreliert (*Knopf* et al. 2008, *Katalinic* et al. 2009, *Hentschel* et al. 2010).

Schätzungen zur Inzidenz ermöglichen keine Aussage zur Prävalenz der Erkrankungen, da die Sterblichkeit geringer ist als die Inzidenz: Für Prostata- und Brustkrebs haben die Inzidenzen aufgrund verbesserter und vermutlich regelmäßiger bzw. breiter angewendeter Diagnostik zugenommen, gleichzeitig sanken das Alter der Patienten mit Erstdiagnose und die altersstandardisierten Sterberaten, da auch frühere Krankheitsstadien vermehrt erkannt wurden (*RKI* und *GEKID* 2012, *Rohde* et al. 2009).

Inwieweit bei Patienten mit Brust- oder Prostatakrebs ein Bedarf für eine Therapie mit zytostatischen Hormonen besteht, kann kaum geschätzt werden, da es zu viele unbekannte Variablen gibt, insbesondere in Bezug auf die Progression der Erkrankung bei Diagnosestellung. An dieser Stelle sei daher lediglich dargestellt, wie viele Patienten mit den zytostatischen Hormonen ambulant hätten behandelt werden können. Es wurde angenommen, dass für die Therapie an jedem Tag des Jahres je eine DDD eines zytostatischen Hormons erforderlich ist. Im Jahr 2011 hätten demnach rund 390.000 Patienten behandelt werden können, und damit bleibt die Anzahl behandelbarer Patienten verglichen mit dem Vorjahr weitgehend konstant. Sie übersteigt die Zahl der Neuerkrankungen bei Weitem, allerdings ist die Zahl der Neuerkrankten nicht identisch mit der Prävalenz (s. o.). Es ist nicht auszuschließen, dass die Leuprorelin- und Goserelinpräparate, die zur Behandlung von Prostata- und Brustkrebs zugelassen sind, auch zur Behandlung der Endometriose oder des Uterus myomatosus genutzt wurden, denn die verschiedenen Präparate unterscheiden sich nur geringfügig im Präparatenamen, aber nicht in der Dosierung. Auch unter dieser Annahme bietet der bisher beobachtete Verbrauch keinen Hinweis darauf, dass der bestehende Bedarf für die Behandlung des Brust- und Prostatakrebses nicht gedeckt werden würde.

3.14.5 Analyse der Ausgabendynamik

Von den Ausgaben für zytostatische Hormone entfielen 2010 und 2011 jeweils etwa die Hälfte auf die beiden Teil-Indikationsgrup-pen der Mittel zur Behandlung des Prostatakarzinoms und der Mittel zur Behandlung des Brustkrebses (**Tabelle 3.44**). Für die Mittel bei Prostatakrebs stiegen die Ausgaben an, während sie für Mittel gegen Brustkrebs erheblich zurückgingen.

Die Komponenten der Ausgabenänderung zeigen, dass 2011 die Ausgaben im Vergleich zum Vorjahr deutlich gesunken sind (**Abbildung 3.94**). Während es 2010 noch zu einem Ausgabenanstieg von 3,3 Mio. Euro kam, sanken die Ausgaben in 2011 um 98,1 Mio. Euro. Dazu trugen vor allem die Generika- und die Preiskomponente bei. In Bezug auf die verschiedenen Komponenten war das Bild 2010 und 2011 nicht einheitlich. Die Verbrauchskomponente war 2011, im Gegensatz zum Vorjahr, leicht negativ (−2,8 Mio. Euro). Vergleichbar waren in beiden Jahren die Therapieansatz- und Analogkomponente, die die Ausgaben erhöhten. Für die positive Therapieansatzkomponente (11,9 Mio. Euro) war 2011 allein die Teil-Indikationsgruppe der Mittel zur Behandlung von Prostatakrebs verantwortlich: Hier sind vor allem der gestiegene Anteil der GnRH-Antagonisten und die Markteinführung der CYP17-Inhibitoren zu nennen. Die Analogkomponente war 2011 hauptsächlich durch

Tabelle 3.44: Ausgabenentwicklung in der Indikationsgruppe „L02 Zytostatische Hormone" in den Jahren 2010 und 2011.

Indikations-/ Teil-Indikations-gruppe	Ausgaben (Mio. Euro)		Ausgabenände-rung gegenüber Vorjahr (Mio. Euro)		Prozentuale Veränderung gegenüber Vorjahr		Anteil an Gesamtaus-gaben (%)	
	2010	2011	2009 vs. 2010	2010 vs. 2011	2009 vs. 2010	2010 vs. 2011	2010	2011
Prostatakarzinom	253,25	254,45	−5,18	1,20	−2,00	0,47	0,90	0,95
Brustkrebs	313,19	213,88	8,52	−99,31	2,80	−31,71	1,12	0,80
Gesamt	**566,44**	**468,33**	**3,34**	**−98,11**	**0,59**	**−17,32**	**2,02**	**1,74**

Quelle: IGES-Berechnungen nach NVI (INSIGHT Health)

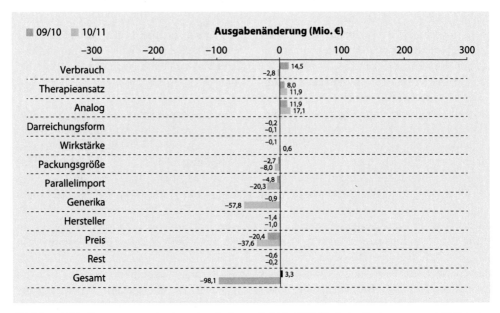

Abbildung 3.94: Komponenten der Ausgabenänderung im Jahr 2011 für die Indikationsgruppe „L02 Zytostatische Hormone".
Quelle: IGES-Berechnungen nach NVI (INSIGHT Health)

Mittel gegen Brustkrebs bedingt und erhöhte die Ausgaben um 17,1 Mio. Euro. Ursächlich zu nennen ist hier vor allem der Anstieg des Verbrauchsanteils von Fulvestrant. Der stärkste Ausgabenrückgang wurde durch die Generikakomponente in Höhe von –57,8 Mio. Euro bewirkt. Dies ist ausschließlich auf die Teil-Indikationsgruppe der Mittel gegen Brustkrebs zurückzuführen: Hier sind 2011 alle Aromatase-Hemmer (Anastrozol, Exemestan und Letrozol) generisch geworden. Durch den höheren Anteil dieser Generika führte auch die Parallelimportkomponente zu einem erheblichen Ausgabenrückgang von 20,3 Mio. Euro. Dieser Effekt ist dadurch zu erklären, dass weniger reimportierte Produkte der Aromatasehemmer abgegeben wurden. Weil der mittlere Preis der Generika niedriger

Fazit zur Indikationsgruppe „L02 Zytostatische Hormone".

Ausgaben	Rückgang
Prominenteste Komponente(n)	Preis, Generika, Parallelimport, Therapieansatz
Verbrauch	Stabil
Therapieansätze	Höherer Anteil von CYP17-Inhibitoren
Analog-Wettbewerb	Therapieoptimierung: Höherer Anteil von Fulvestrant
Sonstiges	Ausgabenrückgang durch Preiskomponente sowie durch Aromatasehemmer-Generika

ist als der Preis der Reimporte der Originale, schlägt sich der gesunkene Anteil von Importen als Ausgabenrückgang nieder. Die Preiskomponente trug 2011 mit −37,6 Mio. Euro ebenfalls deutlich zur Minderung der Ausgaben bei. Ursächlich sind hier in erster Linie die höheren Herstellerabgaben inklusive Preismoratorium zu nennen.

Literatur

GBE-Bund – Gesundheitsberichterstattung des Bundes (1998) Prostatakrebs. Kapitel 5.8 des Gesundheitsbericht für Deutschland. http://www.gbe-bund.de/ (16.08.2006).

DGU (2009) Interdisziplinäre Leitlinie der Qualität S3 zur Früherkennung, Diagnose und Therapie der verschiedenen Stadien des Prostatakarzinoms. Version 1.01 herausgegeben von der Deutschen Gesellschaft für Urologie e.V. http://www.urologenportal.de/fileadmin/MDB/PDF/S3LLP-Ca_091002.pdf (07.04.2010).

Hentschel S, Heinz J, Schmid-Hopfner S, Obi N, Vettorazzi E, Chang-Claude J, Flesch-Janys D (2010) The impact of menopausal hormone therapy on the incidence of different breast cancer types – data from the Cancer Registry Hamburg 1991-2006. Cancer Epidemiol.34(5): 639–643.

Katalinic A, Lemmer A, Zawinell A, Rawal R, Waldmann A (2009) Trends in hormone therapy and breast cancer incidence – Results from the German network of cancer registries. Pathobiology 76: 90–97.

Knopf H, Du Y, Scheidt-Nave C, Dören M (2008) Anwendungsprävalenz und Anwenderinnenprofile in Deutschland vor und nach WHI. In: Beiträge zur Gesundheitsberichterstattung des Bundes: Hormontherapie bei (post-) menopausalen Frauen in Deutschland 2007. Studienergebnisse zu Nutzen, Risiken und Versorgungsrealität. Berlin: Robert Koch-Institut: 23–30.

Kreienberg R, Kopp I, Albert U et al. (2008) Interdisziplinäre S3-Leitlinie für die Diagnostik, Therapie und Nachsorge des Mammakarzinoms. München: Zuckschwerdt.

Pfister D, Thüer D und Heidenreich A (2009) Degarelix in der Therapie des Prostatakarzinoms. AMT Heft 11. http://www.arzneimitteltherapie.de/archiv/verzeichnis.html?tx_crondavartikel_pi%5Bmonth%5D=11&tx_crondavartikel_pi%5Byear%5D=2009&cHash=524a78caeb (06.04.2010).

RKI, GEKID (2006) Krebs in Deutschland. Häufigkeiten und Trends. Herausgegeben von der Gesellschaft der epidemiologischen Krebsregister in Deutschland e.V. (GEKID) in Zusammenarbeit mit dem Robert Koch-Institut. Berlin: Robert Koch-Institut.

RKI, GEKID (Hrsg.) (2008) Krebs in Deutschland 2003–2004. Häufigkeiten und Trends. 6. überarbeitete Auflage. Berlin: Robert Koch-Institut.

RKI, GEKID (Hrsg.) (2010) Krebs in Deutschland 2005–2006. Häufigkeiten und Trends. 7. überarbeitete Auflage, Berlin: Robert Koch-Institut.

RKI, GEKID (Hrsg.) (2012) Krebs in Deutschland 2007–2008. 8. überarbeitete Auflage, Berlin: Robert Koch-Institut.

Rohde V, Weidener W, Katalinic A (2009) Decrease in MProstate Cander Incidence and Mortality in Germany – Effects of Opportunistic PSA Screening or More? Urol Int 83: 134–140.

Siegmund-Schultze N, Zylka-Menhorn V, Leinmüller R, Meyer R (2008) Hormontherapie und Brustkrebs. Ein Blick auf die aktuelle Datenlage. Dtsch Ärztebl 105: A260–A266.

Statistisches Bundesamt (Destatis) (Stand Mai 2012) Krankenhausdiagnosestatistik.

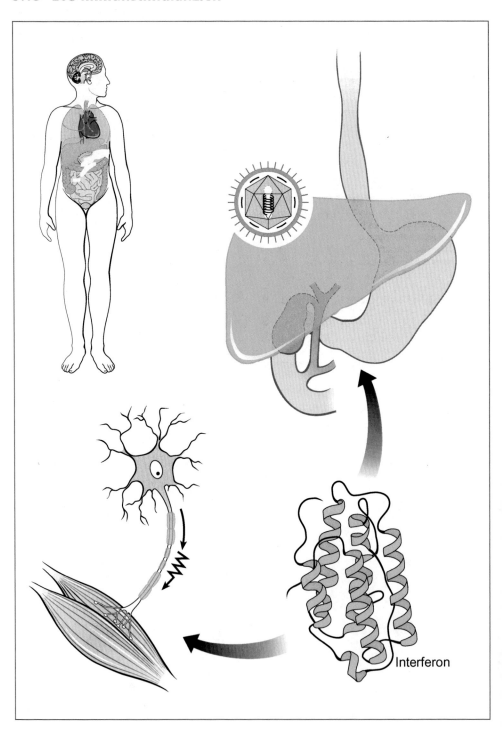

3.15.1 Entwicklung der Indikationsgruppe

Zahlreiche Stoffe werden zur Verbesserung der immunologischen Abwehr eingesetzt. Einerseits handelt es sich um Extrakte aus Pflanzen oder Mikroben, aus denen auch Einzelstoffe isoliert werden. Andererseits kommen chemisch hergestellte Substanzen oder körpereigene Stoffe wie die immunmodulierenden Interferone zum Einsatz. Die antivirale Eigenschaft der Interferone wurde 1957 im Rahmen von Untersuchungen an Zellkulturen beobachtet. Die Substanz wurde schnell zum Hoffnungsträger für die Heilung von Virusinfektionen oder Krebs, konnte jedoch nicht in großen Mengen gewonnen werden. Seit 1986 können Interferone gentechnisch hergestellt werden und stehen als Option für die Therapie von Multipler Sklerose, Hepatitis oder Krebs zur Verfügung. Entsprechend der unterschiedlichen Anwendung von Immunstimulanzien werden verschiedene Teil-Indikationsgruppen unterschieden.

Mittel bei Multipler Sklerose

Die Multiple Sklerose ist eine demyelinisierende Erkrankung des Nervensystems. Bedingt durch immunologische Prozesse kommt es zur Zerstörung der Nervenumhüllungen (Myelinscheiden), wodurch die Signalweiterleitung durch die Nervenzelle gestört wird. Zur Behandlung der Multiplen Sklerose werden die Interferone beta-1b und beta-1a eingesetzt, die 1996 bzw. 1997 in Deutschland eingeführt wurden. Wie Interferon beta bei Multipler Sklerose wirkt, ist nicht genau bekannt. Glatirameracetat ist seit 2001 in Deutschland zur Behandlung der schubförmigen Multiplen Sklerose zugelassen. Die Substanz war bereits in den 1960er Jahren entdeckt worden. Auch der Wirkmechanismus von Glatirameracetat bei Multipler Sklerose ist unklar.

Interferone alfa

Die Interferone alfa werden überwiegend zur Behandlung von Hepatitis B und C eingesetzt. Darüber hinaus kommen sie bei verschiedenen Krebserkrankungen zum Einsatz, insbesondere bei Leukämien und Lymphomen. Interferon alfa-2a und Interferon alfa-2b wurden 1987 in Deutschland eingeführt, das Interferon alfacon-1 im Jahr 1999. Die Interferone müssen dreimal wöchentlich gespritzt werden. Eine Verbesserung in der Anwendung stellen daher die pegylierten Interferone Peginterferon alfa-2b und Peginterferon alfa-2a dar, die seit 2000 bzw. 2002 zur Verfügung stehen. Sie müssen nur einmal wöchentlich angewendet werden.

Koloniestimulierende Faktoren

Viele Zytostatika führen zur verminderten Bildung weißer Blutkörperchen (Neutropenie), wodurch die körpereigene Abwehr beeinträchtigt wird. Die koloniestimulierenden Faktoren für Granulozyten (G-CSF) bzw. Granulozyten und Makrophagen (GM-CSF) fördern die Bildung und Reifung bestimmter weißer Blutkörperchen, sodass die Abwehrschwäche überwunden werden kann. Die gentechnisch hergestellten G-CSF Filgrastim und Lenograstim wurden 1991 bzw. 1993 in Deutschland eingeführt. Pegfilgrastim steht seit 2003 zur Verfügung. Dieses pegylierte Filgrastim muss nur ein einziges Mal während eines Zytostatikazyklus gegeben werden, während Filgrastim über ein bis zwei Wochen täglich gespritzt werden muss. Molgramostim ist ein GM-CSF und kam 1993 auf den Markt. 2008 wurde für Filgrastim das erste Biosimilar eingeführt.

Weitere Teil-Indikationsgruppen

Einige weitere Teil-Indikationsgruppen spielen in der ambulanten Versorgung nur eine untergeordnete Rolle. Zu den TBC-Immunstimulatoren gehört der bereits in den 1920er Jahren als Tuberkulose-Impfstoff entwickelte BCG-Impfstoff. Er wird als Immunstimulator

233

Tabelle 3.45: Neue Wirkstoffe in der Indikationsgruppe L03 im Zeitraum von 2007 bis 2011.

Jahr (Markteinführung)	Wirkstoff	Teil-Indikationsgruppe	Therapieansatz
2009	Plerixafor	Mittel zur Stammzell-mobilisierung	CXCR4-Antagonisten
2010	Mifamurtid	TBC-Immunmodulatoren	Muramyldipeptid-Analoga

Quelle: IGES

bei Blasenkrebs direkt in die Blase appliziert. 2010 wurde das bei Osteosarkom als Immunstimulator eingesetzte Mifamurtid eingeführt (**Tabelle 3.45**). Mifamurtid ist ein synthetischer Abkömmling des Muramyldipeptids. Das Muramyldipeptid ist ein Bestandteil der Zellwand von Mykobakterien, zu denen auch die Tuberkulose-Erreger gehören. Das natürliche Interferon beta, welches nicht identisch ist mit den Interferonen beta, die bei Multipler Sklerose eingesetzt werden, wurde 1984 auf den Markt gebracht und wird bei schweren Verläufen von Virusinfektionen, beispielsweise einer Virusenzephalitis, angewendet. Interleukin, seit 1990 auf dem Markt, kommt beim Nierenzellkarzinom zum Einsatz. Das seit 1993 erhältliche Interferon gamma dient der Therapie der chronischen Granulomatose, einem seltenen Immundefekt. Bei Immunschwäche werden außerdem Leukozyten eingesetzt. 2009 wurde Plerixafor als Mittel zur Stammzellmobilisation eingeführt. Damit lässt sich die Stammzellgewinnung verbessern, die zur autologen Transplantation bei bestimmten Blutkrebsarten durchgeführt wird.

Als weitere Teil-Indikationsgruppe sind die Umstimmungsmittel zu nennen. Dazu gehören verschiedene Bakterien, häufig solche, die im Darm heimisch sind. Umstimmungsmittel wie auch die pflanzlichen und komplementären Immunstimulanzien und -modulatoren werden unter der Vorstellung angewendet, dass sie das Immunsystem stärken.

3.15.2 Entwicklung des Verbrauchs

Von den Immunstimulanzien wurden im Jahr 2011 unverändert jedem GKV-Versicherten im Mittel 0,4 DDD verordnet. Diese Arzneimittel gehören daher zu den sehr selten verordneten Arzneimitteln.

Der Verbrauch in dieser Indikationsgruppe ging im Zeitraum 1996 bis 2004 kontinuierlich zurück, sodass 2004 im Vergleich zu 1996 der Verbrauch um drei Viertel reduziert war (**Abbildung 3.95**). Der Rückgang des Verbrauchs in den Jahren von 2002 bis 2004 ist auf die verminderte Verordnung von pflanzlichen Immunstimulanzien und Umstimmungsmitteln zurückzuführen.[7] Im Zeitraum von 2004 bis 2008 ist der Verbrauch nur geringfügig angestiegen, seitdem blieb er konstant.

Unter den verschiedenen Teil-Indikationsgruppen hatten die Mittel gegen Multiple Sklerose den höchsten Anteil am Verbrauch, der im Beobachtungszeitraum von rund 62 auf 69 % anstieg (**Tabelle 3.46**). Der Verbrauchsanstieg der Mittel gegen Multiple Sklerose dürfte einerseits darauf zurückzuführen sein, dass die entsprechenden Arzneimittel inzwischen früher im Verlauf der Erkrankung eingesetzt werden. Andererseits gibt es Hinweise darauf, dass die Prävalenz steigt (siehe 3.15.4). Koloniestimulierende Faktoren werden im Zusammenhang mit der Krebstherapie eingesetzt. Der steigende Verbrauch könnte eine Folge der vermehrten am-

---

7 Diese Wirkstoffe sind bei Erwachsenen von der Erstattung durch die GKV ausgeschlossen.

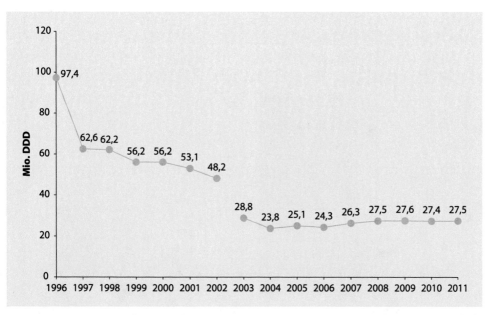

Abbildung 3.95: Verbrauch von Arzneimitteln aus der Indikationsgruppe „L03 Immunstimulanzien" in Mio. DDD im Zeitraum von 1996 bis 2011.

Quelle: IGES nach AVR (1996 bis 2002), IGES-Berechnungen nach NVI (INSIGHT Health) (ab 2003)

Tabelle 3.46: Übersicht der Menge der verordneten DDD in den Teil-Indikationsgruppen der Indikationsgruppe L03 in den Jahren 2009 bis 2011. Dargestellt sind nur Teil-Indikationsgruppen mit einem Verbrauch von mindestens 10.000 DDD 2011.

Teil-Indikationsgruppe	DDD 2009 (Mio.)	DDD 2010 (Mio.)	DDD 2011 (Mio.)	Differenz 2009 vs. 2010 (%)	Differenz 2010 vs. 2011 (%)
Mittel gegen Multiple Sklerose	17,19	18,16	19,03	5,62	4,79
Interferone alfa	3,50	3,11	2,73	−10,98	−12,30
Koloniestimulierende Faktoren	1,34	1,51	1,75	12,39	15,79
Umstimmungsmittel	3,06	2,18	1,68	−28,70	−22,92
TBC-Immunmodulatoren	1,37	1,58	1,59	15,02	0,43
Pflanzliche und komplementäre Immunstimulanzien, -modulatoren	0,96	0,76	0,67	−21,14	−11,15
Interferon gamma	0,01	0,01	0,01	15,07	1,66
Summe	**27,55**	**27,36**	**27,45**	**−0,71**	**0,36**

Quelle: IGES-Berechnungen nach NVI (INSIGHT Health)

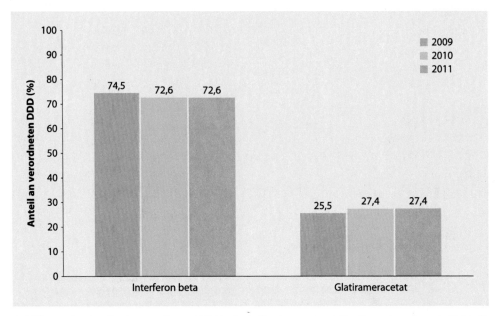

Abbildung 3.96: Anteile der verordneten DDD in der Indikationsgruppe L03 – Therapieansätze der Teil-Indikationsgruppe „Mittel bei Multipler Sklerose" für 2009 bis 2011.
Quelle: IGES-Berechnungen nach NVI (INSIGHT Health)

bulanten Therapie von Krebserkrankungen sein. Der Verbrauch von Interferon alfa ging im Beoachtungszeitraum deutlich zurück. Da die Therapie von Virushepatitiden mit Interferon alfa zeitlich begrenzt ist, muss von einer Sättigung des Behandlungsbedarfs ausgegangen werden.

Bei der Teil-Indikationsgruppe mit dem größten Verbrauch, den Mitteln bei Multipler Sklerose, gab es zwischen 2009 und 2011 nur geringe Veränderungen in Bezug auf die Verbrauchsanteile der beiden Therapieansätze (**Abbildung 3.96**). Die Interferone beta umfassten knapp drei Viertel des Verbrauchs. Der Rest entfiel auf den Wirkstoff Glatirameracetat. Der absolute Verbrauch ist 2011 erneut für beide Therapieansätze gestiegen, für Glatirameracetat mit einer Wachstumsrate von rund 6 % jedoch etwas stärker als für die Interferone beta mit 4 %.

Innerhalb des Therapieansatzes der Interferone beta waren sehr stabile Verhältnisse zu beobachten (**Abbildung 3.97**). Zwischen 2009 und 2011 lag der Anteil von Interferon beta-1a bei 60 % mit leicht steigender Tendenz, der von Interferon beta-1b entsprechend bei 40 %. Eine Bevorzugung erklärt sich möglicherweise aus den Präferenzen für unterschiedliche Applikationsformen (subkutan bzw. intramuskulär) und Dosierungsintervalle. Unter Interferon beta-1a soll es weniger häufig zur Bildung neutralisierender Antikörper kommen (*Wiendl* und *Kieseier* 2010).

Innerhalb der zweiten bedeutenden Teil-Indikationsgruppe, den Interferonen alfa, gibt es keine unterschiedlichen Therapieansätze. Die auffälligste Veränderung innerhalb dieser Teil-Indikationsgruppe ist, dass der Anteil der pegylierten Interferone zwischen 2009 und 2011 anstieg und 2011 rund 65 % des Verbrauchs umfasste (**Abbildung 3.98**). Die hier erkennbare Bevorzugung der pegylierten Interferone alfa spiegelt die Leitlinien-

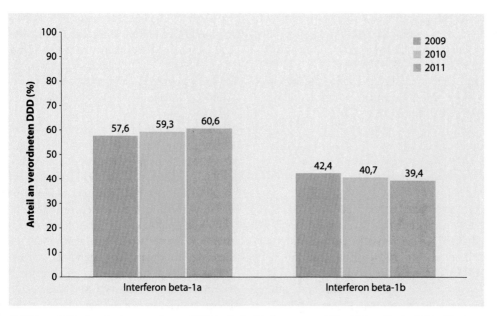

Abbildung 3.97: Anteile der verordneten DDD in der Indikationsgruppe L03 – Wirkstoffe der Teil-Indikationsgruppe „Mittel bei Multipler Sklerose"/Therapieansatz „Interferone beta" für 2009 bis 2011.
Quelle: IGES-Berechnungen nach NVI (INSIGHT Health)

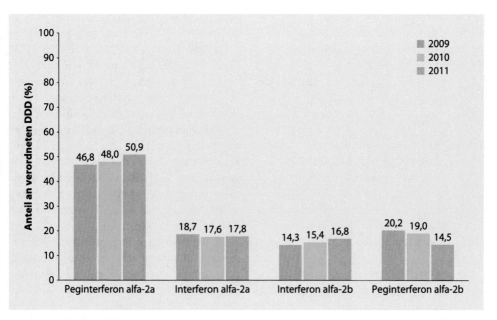

Abbildung 3.98: Anteile der verordneten DDD in der Indikationsgruppe L03 – Wirkstoffe der Teil-Indikationsgruppe „Interferone alfa" für 2009 bis 2011.
Quelle: IGES-Berechnungen nach NVI (INSIGHT Health)

empfehlung wider: Für Hepatitis B lautet diese, dass pegylierte Interferone wegen der patientenfreundlicheren Anwendung zu bevorzugen seien (*Cornberg* et al. 2011), für Hepatitis C gilt pegyliertes Interferon (in Kombination mit Ribavirin) als Standardtherapie (*Sarrazin* et al. 2010).

3.15.3 Regionale Unterschiede im Verbrauch

Die regionalen Unterschiede im Verbrauch der Immunstimulanzien zeigt **Abbildung 3.99**. Mit 0,35 DDD je Versicherten war er in Sachsen-Anhalt am niedrigsten und mit 0,49 DDD in Berlin am höchsten. Bestimmend für den Verbrauch sind vor allem Arzneimittel aus der Teil-Indikationsgruppe der Mittel zur Behandlung der Multiplen Sklerose (**Tabelle 3.46**). Da weder regionale Daten zur Prävalenz der Multiplen Sklerose noch Daten zum Behandlungsbedarf mit Immunstimulanzien vorliegen, können die Verbrauchsunterschiede kaum interpretiert werden. Es ist kein eindeutiges geographisches Verteilungsmuster zu erkennen. Dass in Berlin der höchste Pro-Kopf-Verbrauch beobachtet wird, hängt möglicherweise damit zusammen, dass hier das spezialärztliche Versorgungsangebot höher ist.

3.15.4 Epidemiologie, Bedarf und Angemessenheit der Versorgung

Epidemiologie und Bedarf seien hier beispielhaft vor allem für die Indikation mit dem höchsten Verbrauch betrachtet, der Multiplen Sklerose.

Eine aktuelle internationale Datenanalyse zeigt, dass die Häufigkeit der Multiplen Sklerose ansteigt, wobei insgesamt die Erkrankung häufiger bei Frauen als bei Männern auftritt. Die Prävalenz ist in Westeuropa und Nordamerika am höchsten und liegt bei ca. 15 bis 225 pro 100.000. Eine niedrigere Prävalenz besteht in Mittel- und Südeuropa, den Balkanländern, Australien und Neuseeland (ca. 25 bis 120 pro 100.000). Die geringste Prävalenz zeigt sich in Asien, dem mittleren Osten und Afrika (< 40 pro 100.000) (*Koch-Hendriksen* et al. 2010).

Die Anzahl der an Multipler Sklerose erkrankten Patienten in Deutschland wurde auf rund 122.000 geschätzt (*Hein* und *Hopfenmüller* 2000), sodass sich eine Zahl von knapp 104.000 Patienten mit Multipler Sklerose in der GKV annehmen lässt. Neuere Daten zur Erkrankungshäufigkeit in Deutschland liegen seit 2000 nicht vor; weshalb bei steigender Prävalenz der Multiplen Sklerose in Mitteleuropa für Deutschland ebenfalls von einer Zunahme der Erkrankung auszugehen ist. Demnach ist die berechnete Anzahl der Erkrankten in der GKV vermutlich deutlich unterschätzt.

Nach Ergebnissen des deutschen MS-Registers sind die verschiedenen Verlaufsformen der Multiplen Sklerose mit folgender Häufigkeit anzunehmen: schubförmig remittierend 55 %, sekundär chronisch-progredient 32 %, primär chronisch-progredient 9 % (*Flachenecker* et al. 2008). Seit der Pilotphase ist der Anteil chronisch-progredienter Verlaufsformen gestiegen, was *Flachenecker* et al. (2008) vorrangig auf eine veränderte Rekrutierung der Patienten zurückführen.

Die immunmodulierende Therapie ist bei schubförmigem Verlauf der Multiplen Sklerose mit schlechter Remissionstendenz angezeigt (*Diener* et al. 2005). Die Registerauswertung enthält keine Angaben zur Häufigkeit von Patienten mit schubförmigem Verlauf und schlechter Remissionstendenz, und es wird nicht bei allen Patienten mit schubförmigem Verlauf eine schlechte Remissionstendenz anzunehmen sein. Bei einer sekundärprogredienten Verlaufsform kann die Behandlung mit Interferonen beta erfolgreich sein, für den primär-progredienten Verlauf ist keine gesicherte verlaufsmodifizierende Therapie bekannt (*Diener* et al. 2005). Eine valide

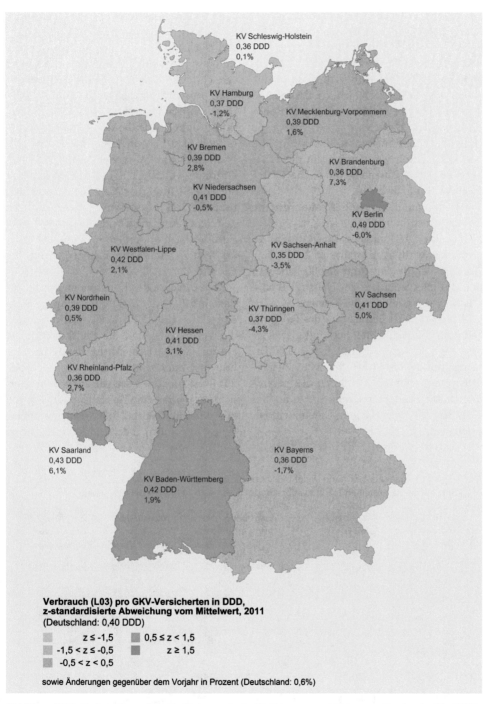

Abbildung 3.99: Verbrauch von Arzneimitteln aus der Indikationsgruppe „L03 Immunstimulanzien" in DDD je Versicherten im Jahr 2011 und Änderung gegenüber dem Vorjahr nach KV-Region.

Quelle: IGES-Berechnungen nach NVI (INSIGHT Health)

Modellierung des Behandlungsbedarfs mit Interferon beta oder Glatirameracetat bei Patienten der GKV mit Multipler Sklerose ist also auf Grundlage der vorliegenden Daten nicht möglich. Die Auswertung des deutschen MS-Registers zeigt jedoch, dass 69,5 % der Patienten eine immunmodulierende Therapie erhalten (*Stuke* et al. 2009). Wenn die Registerpopulation repräsentativ für die GKV-Population wäre, müsste in der GKV bei etwa 72.000 Patienten eine solche Therapie durchgeführt werden.

Nimmt man für die Indikationsgruppe der Immunstimulanzien insgesamt an, dass jeweils eine DDD an allen Tagen des Jahres verbraucht wird, dann ergibt sich für das Jahr 2011, dass insgesamt rund 83.000 Patienten mit Multipler Sklerose oder Hepatitis B bzw. C hätten behandelt werden können.

Die gesonderte Betrachtung der Teil-Indikationsgruppe der Mittel bei Multipler Sklerose zeigt, dass im Jahr 2011 etwa 50.000 Patienten mit diesen Wirkstoffen hätten behandelt werden können. Ob durch diesen Verbrauch der Bedarf gedeckt ist, kann auf Grundlage der vorliegenden Daten nicht beurteilt werden.

3.15.5 Analyse der Ausgabendynamik

Den höchsten Anteil an den Ausgaben für die Indikationsgruppe der Immunstimulanzien erreichte 2011 mit 78,3 % die Teil-Indikationsgruppe der Mittel gegen Multiple Sklerose. Insgesamt machten diese Teil-Indikationsgruppe sowie die der koloniestimulierenden Faktoren und der Interferone alfa über 99 % der Ausgaben aus. Damit bestimmten diese Teil-Indikationsgruppen auch die Richtung der Ausgabenentwicklung (**Tabelle 3.47**). Insgesamt konnte 2011 ein deutlicher Ausgabenrückgang um 46,7 Mio. Euro beobachtet werden. Im Vorjahr kam es dagegen zu einer Ausgabensteigerung von 9,9 Mio. Euro.

Die Analyse der Komponenten zeigt für die Jahre 2010 und 2011 nur geringe qualitative Unterschiede. In beiden Jahren waren die Verbrauchs- und die Preiskomponente am auffälligsten (**Abbildung 3.100**). Die Verbrauchskomponente erhöhte die Ausgaben 2011 fast genauso stark wie 2010. Den deutlichsten Beitrag zum Ausgabenrückgang von 46,7 Mio. Euro leistete die Preiskomponente (−92,2 Mio. Euro), indem sie den verbrauchs-

Tabelle 3.47: Ausgabenentwicklung in der Indikationsgruppe „L03 Immunstimulanzien" in den Jahren 2010 und 2011. Auf die dargestellten Teil-Indikationsgruppen entfielen 2011 99 % der Ausgaben.

Indikations-/ Teil-Indikationsgruppe	Ausgaben (Mio. Euro)		Ausgabenänderung gegenüber Vorjahr (Mio. Euro)		Prozentuale Veränderung gegenüber Vorjahr		Anteil an Gesamtausgaben (%)	
	2010	2011	2009 vs. 2010	2010 vs. 2011	2009 vs. 2010	2010 vs. 2011	2010	2011
Multiple Sklerose	917,08	888,59	12,33	−28,49	1,36	−3,11	3,28	3,30
Koloniestimulierende Faktoren	150,69	155,88	13,80	5,18	10,08	3,44	0,54	0,58
Interferone alfa	103,16	81,29	−15,52	−21,88	−13,08	−21,21	0,37	0,30
Gesamt (alle Gruppen)	**1.182,10**	**1.135,36**	**9,87**	**−46,74**	**0,84**	**−3,95**	**4,22**	**4,22**

Quelle: IGES-Berechnungen nach NVI (INSIGHT Health)

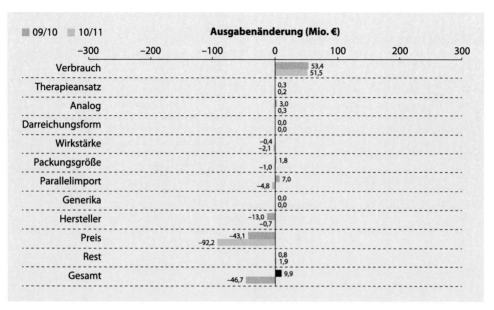

Abbildung 3.100: Komponenten der Ausgabenänderung im Jahr 2011 für die Indikationsgruppe „L03 Immunstimulanzien".
Quelle: IGES-Berechnungen nach NVI (INSIGHT Health)

Fazit zur Indikationsgruppe „L03 Immunstimulanzien".

Ausgaben	Rückgang
Prominenteste Komponente(n)	Preis, Verbrauch
Verbrauch	Insgesamt kein Wachstum Neue Behandlungsmöglichkeit: Überdurchschnittliches Wachstum von Mitteln bei Multipler Sklerose (Interferone)
Therapieansätze	Ohne Bedeutung
Analog-Wettbewerb	Ohne Bedeutung
Sonstiges	Ausgabenrückgang durch Preiskomponente

bedingten Anstieg mehr als kompensierte. Hierzu trugen sowohl die höheren Herstellerabgaben, als auch das Preismoratorium bei. Anders als 2010 spielten 2011 Marktanteilsverschiebungen zu günstigeren Herstellern keine Rolle.

241

Literatur

Cornberg M, Protzer U, Dollinger MM et al. (2011) Aktualisierung der S3-Leitlinie zur Prophylaxe, Diagnostik und Therapie der Hepatitis-B-Virusinfektion. Z Gastroenterol 49: 871–930.

Diener HC, Putzki N, Berlit P et al. (2005) Diagnostik und Therapie der Multiplen Sklerose. Leitlinien der Deutschen Gesellschaft für Neurologie. Leitlinien für Diagnostik und Therapie in der Neurologie. Stuttgart: Thieme.

Flachenecker P, Stuke K, Elias W et al. (2008) Multiple-Sklerose-Register in Deutschland. Ausweitung des Projektes 2005/2006. Dtsch Ärztebl 105(7): 113–119.

Hein T, Hopfenmüller W (2000) Hochrechnung der Zahl der an Multiple Sklerose erkrankten Patienten in Deutschland. Nervenarzt 71: 288–294.

Koch-Henriksen N, Soelberg Sørensen P (2010) The changing demographic pattern of multiple sclerosis epidemiology. Lancet Neurol 9: 520–532.

Sarrazin C, Berg T, Ross RS, Schirmacher P, Wedemeyer H et al. (2011) Update der S3-Leitlinie Prophylaxe, Diagnostik und Therapie der Hepatitis-C-Virus(HCV)-Infektion, AWMF-Register-Nr.: 021/012. Z Gastroenterol 2010; 48: 289–351.

Stuke K, Flachenecker P, Zettl UK, Elias WG, Freidel M et al. (2009) Symptomatology of MS: results from the German MS Registry. J Neurol 256: 1932–1935.

Wiendl H, Kieseier BC (2011) Multiple Sklerose. Aus der Reihe Klinische Neurologie hrsg. von Brandt Th, Hohlfeld R, Noth J und Reichmann H. Kohlhammer, Stuttgart.

Zeuzem S (2004) Standardtherapie der akuten und chronischen Hepatitis C. Z Gastroenterol 42: 714–719.

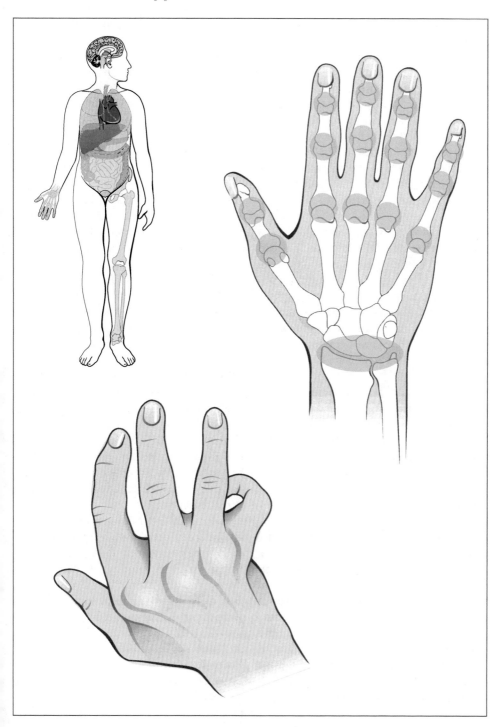

3.16.1 Entwicklung der Indikationsgruppe

Die Entwicklung der Immunsuppressiva hat in den letzten 20 Jahren erhebliche Fortschritte gemacht. Ursprünglich standen lediglich die beiden Wirkstoffe Methotrexat und Azathioprin zur Verfügung, die als Antimetabolite einst zur Behandlung von Krebserkrankungen entwickelt worden waren (siehe 3.13). Die neueren Wirkstoffe greifen wesentlich gezielter in gestörte Immunprozesse ein. Es werden verschiedene Teil-Indikationsgruppen unterschieden.

Unspezifische Immunsuppressiva
Methotrexat wurde 1955 entwickelt (siehe 3.13), Azathioprin erstmals 1957 synthetisiert. Methotrexat wird als Immunsuppressivum vor allem bei rheumatoider Arthritis, Psoriasis und Psoriasisarthritis verwendet. Azathioprin kommt zur Immunsuppression bei Transplantationen und bei verschiedenen Autoimmunerkrankungen zum Einsatz.

Immunsuppressiva bei Transplantation
In der Indikationsgruppe der Immunsuppressiva bei Transplantation werden folgende Therapieansätze unterschieden: selektive Immunsuppressiva, Calcineurin-Inhibitoren und Interleukin-Rezeptorinhibitoren.

Immunsuppressiva werden nach Transplantationen zur Verhinderung der Abstoßung des Spenderorgans eingesetzt. Zunächst verwendete man Azathioprin. Abgelöst wurde Azathioprin von Ciclosporin, das 1983 in Deutschland auf den Markt kam. Ciclosporin wurde aus einer speziellen Schlauchpilzart isoliert und hemmt selektiv die Aktivierung der an der Abstoßungsreaktion beteiligten T-Lymphozyten, während Azathioprin die Bildung aller Leukozyten im Knochenmark hemmt. Ciclosporin wird auch bei anderen schwer verlaufenden Immunerkrankungen (beispielsweise Psoriasis) eingesetzt.

Einen ähnlichen Wirkmechanismus wie Ciclosporin hat der 1995 eingeführte Wirkstoff Tacrolimus, der seit 2002 auch zur Behandlung der atopischen Dermatitis zugelassen ist. Ciclosporin und Tacrolimus gehören zur Gruppe der Calcineurin-Inhibitoren. Durch Calcineurin werden Gene reguliert, die relevant für die Synthese von Interleukinen sind. Das Interleukin-2 spielt eine wichtige Rolle bei der Transplantatabstoßung.

Zur Gruppe der Interleukin-Rezeptorinhibitoren gehören die Antikörper Basiliximab (1998) und Daclizumab (1999 eingeführt, 2009 Zulassung zurückgezogen: *EMA* 2009). Sie binden an den Interleukin-2-Rezeptor und hemmen so die Wirkung von Interleukin-2.

Alle übrigen Wirkstoffe dieser Teil-Indikationsgruppe werden zu den selektiven Immunsuppressiva gezählt. Sirolimus (eingeführt 2001) und Everolimus (eingeführt 2004; **Tabelle 3.48**) haben zwar ähnliche Namen wie das Tacrolimus, aber einen anderen Wirkmechanismus. Die Wirkstoffe binden an das Protein mTOR und hemmen so die Proliferation von Zellen, welche an der Transplantatabstoßung beteiligt sind. Im Gegensatz zu Ciclosporin und Tacrolimus sind Sirolimus und Everolimus nicht nierentoxisch, verstärken jedoch diese Nebenwirkung von Ciclosporin. Weitere Wirkstoffe zur Unterdrückung der Transplantatabstoßung sind der monoklonale Antikörper Muromonab-CD3 (1987) sowie der Antimetabolit Mycophenolatmofetil (Mycophenolat, seit 1996), die ebenfalls Immunprozesse hemmen, welche an der Transplantatabstoßung beteiligt sind. Das 2011 eingeführte Belatacept hemmt die Aktivierung von T-Lymphozyten.

Immunsuppressiva bei immunologischen Erkrankungen
Unter den Immunsuppressiva bei immunologischen Erkrankungen lassen sich die Therapieansätze selektive Immunsuppressiva, TNF-

Tabelle 3.48: Neue Wirkstoffe in der Indikationsgruppe L04 im Zeitraum von 2007 bis 2011.

Jahr (Markt-einführung)	Wirkstoff	Teil-Indikationsgruppe: Immunsuppressiva bei	Therapieansatz
2007	Abatacept	Immunologische Erkrankungen	Selektive Immunsuppressiva bei RA
2007	Lenalidomid	Multiples Myelom	Thalidomid-Analoga
2007	Eculizumab	Paroxysmale nächtliche Hämoglobinurie	Selektive Immunsuppressiva bei PNH
2009	Ustekinumab	Psoriasis	Interleukin-Rezeptorinhibitoren
2009	Tocilizumab	Immunologische Erkrankungen	Interleukin-Rezeptorinhibitoren
2009	Certolizumab-pegol	Immunologische Erkrankungen	TNF-alpha-Inhibitoren
2009	Golimumab	Immunologische Erkrankungen	TNF-alpha-Inhibitoren
2009	Canakinumab	Cryopyrin-assoziierte periodische Syndrome (CAPS)	Interleukin-Rezeptorinhibitoren
2011	Fingolimod	Multiple Sklerose	S1P-Rezeptor-Modulatoren
2011	Belatacept	Transplantation	T-Zell-Aktivierungs-Inhibitoren
2011	Belimumab	Systemischer Lupus erythematodes (SLE)	Selektive Immunsuppressiva bei SLE
2011	Pirfenidon	Idiopathische Lungenfibrose	TGF-beta-Inhibitoren

Quelle: IGES

alpha-Inhibitoren und Interleukin-Rezeptorinhibitoren unterscheiden.

Die Immunsuppressiva zur Behandlung von immunologischen Erkrankungen werden überwiegend bei rheumatoider Arthritis (RA) eingesetzt und gehören hier zu den Remissionsinduktoren oder DMARD ("disease modifying anti-rheumatic drugs"). Im Gegensatz zu den nichtsteroidalen Antirheumatika (NSAR, siehe 3.17) hemmen sie bei rheumatoider Arthritis nicht nur symptomatisch die Entzündungsreaktion und lindern die Schmerzen, sondern können auch zu einer Remission der pathologischen Veränderungen am Gelenkknorpel führen. Zu den Remissionsinduktoren gehören weitere Wirkstoffe wie Methotrexat (unspezifisches Immunsuppressivum, s. o.) oder Sulfa-

salazin.[8] Einige der Wirkstoffe dieser Teil-Indikationsgruppe kommen auch bei anderen immunologischen Erkrankungen zur Anwendung, insbesondere im Rahmen der Behandlung von Colitis ulcerosa, Morbus Bechterew, Morbus Crohn, Psoriasisarthritis und Plaque-Psoriasis.

Zur Gruppe der TNF-alpha-Inhibitoren gehören verschiedene monoklonale Antikörper und ein Fusionsprotein. Sie hemmen die Wirkung des Tumornekrosefaktors-alpha

---

8 Methotrexat findet sich in der Systematik der ATC-Klassifikation in den Indikationsgruppen „L01 Antineoplastische Mittel", „L04 Immunsuppressiva" sowie „M01 Antiphlogistika und Antirheumatika". Das Sulfasalazin zur systemischen Anwendung gehört zur Indikationsgruppe „M01 Antiphlogistika und Antirheumatika".

(TNF-alpha), welcher an der Entzündungsreaktion bei rheumatoider Arthritis beteiligt ist. Es handelt sich hierbei um den 1999 eingeführten Wirkstoff Infliximab, um Etanercept (2000), Adalimumab (2003) sowie Certolizumabpegol (2009) und Golimumab (2009). Die TNF-alpha-Inhibitoren gehören zu den Biologicals und werden im Rahmen der Behandlung der RA bei unzureichender Wirkung von Remissionsinduktoren wie Methotrexat oder Sulfasalazin eingesetzt.

Weitere Biologicals umfasst der Therapieansatz der Interleukin-Rezeptorinhibitoren. Als Botenstoffe sind verschiedene Interleukine an der Regulation von Entzündungsvorgängen beteiligt. Die Wirkung des Interleukin-1 wird von dem 2002 eingeführten Wirkstoff Anakinra gehemmt, während sich Tocilizumab (2009) gegen die Wirkung des Interleukin-6 richtet.

Zur Gruppe der selektiven Immunsuppressiva gehört der seit 1999 zur Verfügung stehende Wirkstoff Leflunomid, welcher neben Methotrexat den Antimetaboliten (siehe 3.13) zuzurechnen ist. Er wirkt relativ spezifisch in aktivierten Lymphozyten. Seit 2007 gehört zudem Abatacept zu den selektiven Immunsuppressiva. Dieser Wirkstoff hemmt die Aktivierung von T-Lymphozyten und damit die Entzündungsprozesse bei RA.

Weitere Teil-Indikationsgruppen

Zur Teil-Indikationsgruppe der *Immunsuppressiva bei Psoriasis* ist derzeit nur der 2009 eingeführte monoklonale Antikörper Ustekinumab im Einsatz, nachdem Efalizumab im Juli 2009 u. a. wegen aufgetretener Fälle von progressiver multifokaler Leukenzephalopathie (PML) EU-weit zurückgerufen wurde. Ustekinumab hemmt die Wirkungen der Interleukine-6 und -23, die bei Psoriasis-Patienten vermehrt gebildet werden und dazu beitragen, den für die Psoriasis spezifischen Entzündungsprozess in Gang zu halten.

Die Teil-Indikationsgruppe der *Immunsuppressiva bei MS* umfasst den monoklona-

len Antikörper Natalizumab (2006) und das Fingolimod zur Behandlung der hochaktiven schubförmigen MS (2011), die auf unterschiedliche Weise die Entzündungsreaktionen im Gehirn hemmen sollen: Natalizumab wirkt durch die Bindung an bestimmte Zelladhäsionsmoleküle (sogenannte Integrine) auf Leukozyten und Fingolimod hemmt die Einwanderung von Entzündungszellen in das Gehirn.

Die Teil-Indikationsgruppe von *Immunsuppressiva bei Multiplem Myelom* wurde 2007 durch Einführung von Lenalidomid (2007), einem Analogon von Thalidomid, begründet. Der genaue Wirkmechanismus ist unbekannt. Es hemmt die Vermehrung bestimmter Tumorzellen des blutbildenden Systems. Seit 2009 steht in Deutschland auch wieder Thalidomid selbst in dieser Teil-Indikationsgruppe zur Verfügung.[9] Beide Wirkstoffe dürfen nur unter strengen Sicherheitsauflagen angewendet werden und müssen auf einem speziellen T-Rezept verordnet werden (*BfArM* 2008).

Zur Teil-Indikationsgruppe *Immunsuppressiva bei paroxysmaler nächtlicher Hämoglobinurie* (PNH) gehört der monoklonale Antikörper Eculizumab, das als Orphan Drug zur Therapie bei paroxysmaler nächtlicher Hämoglobinurie (PNH) zugelassen ist. Die PNH ist mit 13 Fällen je 1 Million Einwohner eine sehr seltene Erkrankung, für die zuvor keine spezifische Therapie zur Verfügung stand.

Ebenfalls selten sind Cryopyrin-assoziierte periodische Syndrome (CAPS) mit einer geschätzten Häufigkeit von 1 Fall je 200.000 Einwohner. Zur Behandlung steht seit 2009 das Orphan Drug Canakinumab in der ent-

---

9 Thalidomid erlangte in den 1960er Jahren traurige Berühmtheit durch den Contergan-Skandal und war bis 2009 in Deutschland nicht mehr erhältlich. Bereits in den 1960er Jahren wurde die Wirksamkeit von Thalidomid bei Lepra entdeckt. Thalidomid wirkt entzündungshemmend und hemmt das Wachstum von Tumoren sowie die Gefäßneubildung (Angiogenese).

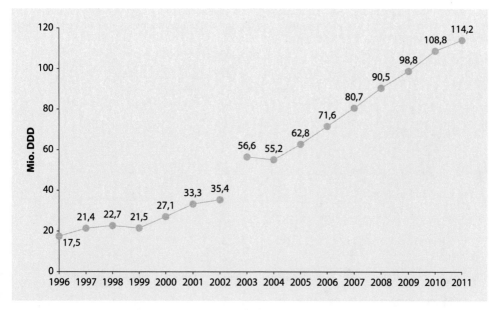

Abbildung 3.101: Verbrauch von Arzneimitteln aus der Indikationsgruppe „L04 Immunsuppressiva" in Mio. DDD im Zeitraum von 1996 bis 2011.*
* Für die Jahre 2003 und 2004 gibt der AVR einen Verbrauch von ca. 46 bzw. 55 Mio. DDD an, sodass der sprunghafte Anstieg im Jahr 2003 kein Artefakt durch den Wechsel der Datenquelle darstellt.
Quelle: IGES nach AVR (1996 bis 2002), IGES-Berechnungen nach NVI (INSIGHT Health) (ab 2003)

sprechenden Teil-Indikationsgruppe zur Verfügung.

Mit Pirfenidon wurde 2011 die Teil-Indikationsgruppe der *Immunsuppressiva bei idiopathischer Lungenfibrose* begründet.

3.16.2 Entwicklung des Verbrauchs

Die Immunsuppressiva gehören zu den selten angewendeten Arzneimitteln, von denen jeder Versicherte der GKV 2011 im Mittel 1,6 DDD erhielt.

Der Verbrauch von Immunsuppressiva hat sich zwischen 1996 und 2011 mehr als versechsfacht. Das Verbrauchswachstum zeigt einen zweiphasigen Verlauf (**Abbildung 3.101**). Bis 2002 war ein kontinuierliches, aber langsames Wachstum zu beobachten, dem 2003 ein sprunghafter Anstieg folgte. Zwischen 2005 und 2010 war das Wachstum stetig und

lag im Mittel bei 9 Mio. DDD pro Jahr. 2011 ist eine Abschwächung des Verbrauchswachstums zu erkennen.

Den Verbrauch dominieren die drei Teil-Indikationsgruppen der unspezifischen Immunsuppressiva (46 %), Immunsuppressiva bei immunologischen Erkrankungen (33 %) und Immunsuppressiva bei Transplantation (19 %). Das stärkste absolute Wachstum zeigte im Jahr 2010 der Verbrauch der Immunsuppressiva bei immunologischen Erkrankungen mit 3,7 Mio. DDD, während das relative Wachstum mit 74 % für die Immunsuppressiva bei Psoriasis am höchsten war (**Tabelle 3.49**). Hier stieg der Verbrauch um rund 4 Mio. DDD, was 70 % des Gesamtwachstums der Indikationsgruppe entsprach. Offensichtlich etablieren sich die Immunsuppressiva zunehmend bei immunologischen Erkrankungen, insbesondere in der Behandlung der rheumatoiden Arthritis.

Tabelle 3.49: Übersicht der Menge der verordneten DDD in den Teil-Indikationsgruppen der Indikationsgruppe L04 in den Jahren 2009 bis 2011. Dargestellt sind nur Teil-Indikationsgruppen mit einem Verbrauch von mindestens 0,1 Mio. DDD.

Teil-Indikationsgruppen	DDD 2009 (Mio.)	DDD 2010 (Mio.)	DDD 2011 (Mio.)	Differenz 2009 vs. 2010 (%)	Differenz 2010 vs. 2011 (%)
Unspezifische Immunsuppressiva	48,35	52,65	52,64	8,90	−0,01
Immunsuppressiva bei immunologischen Erkrankungen	29,03	33,40	37,14	15,07	11,19
Immunsuppressiva bei Transplantation	19,68	20,61	21,22	4,68	2,98
Immunsuppressiva bei MS	1,31	1,35	1,96	2,81	45,45
Immunsuppressiva bei Psoriasis	0,21	0,40	0,69	90,98	74,13
Immunsuppressiva bei Multiplem Myelom	0,26	0,37	0,43	44,39	14,50
Summe	98,83	108,77	114,07	98,83	108,77

Quelle: IGES-Berechnungen nach NVI (INSIGHT Health)

In der Teil-Indikationsgruppe der unspezifischen Immunsuppressiva gibt es keine unterschiedlichen Therapieansätze. Die Verbrauchsanteile der Wirkstoffe veränderten sich zwischen 2009 und 2011 nicht substanziell. Der Anteil von Methotrexat sank im genannten Zeitraum von 61,0 % auf 59,2 %, der restliche Verbrauch entfiel jeweils auf Azathioprin.

In der Teil-Indikationsgruppe der Immunsuppressiva bei immunologischen Erkrankungen fällt die stetige Erhöhung des Anteils an TNF-alpha-Inhibitoren auf, der 2011 knapp 60 % erreichte (**Abbildung 3.102**). Von untergeordneter Bedeutung ist der Therapieansatz der Interleukin-Rezeptorantagonisten mit den Wirkstoffen Anakinra und Tocilizumab. Allein die Neueinführung von Tocilizumab hat dazu geführt, dass sich der Anteil dieses Therapieansatzes in den Jahren 2009 und 2011 auf über 3 % erhöhte. Innerhalb der TNF-alpha-Inhibitoren blieben die Anteile von Adalimumab und Infliximab mit rund 40 bzw. 22 % stabil, während der Etanercept-Anteil zurückging (**Abbildung 3.103**).

Einen deutlichen Zuwachs verzeichneten dagegen die Verbrauchsanteile der 2009 eingeführten Wirkstoffe Certolizumabpegol und insbesondere Golimumab. Der relativ rasche Verbrauchsanstieg bei diesen beiden neuen Wirkstoffen erklärt sich möglicherweise aus dem etwas geringeren Preis je DDD; für Golimumab ist außerdem anzunehmen, dass die monatliche Anwendung als Fertigspritze als Vorteil angesehen wird.

Der absolute Verbrauch stieg jedoch 2011 für alle TNF-alpha-Inhibitoren geringer als im Vorjahr mit Ausnahme von Adalimumab. Für diesen Wirkstoff war auch 2011 mit einem Verbrauchszuwachs von rund 1,2 Mio. DDD die stärkste Zunahme zu beobachten. Der aktuellen Leitlinie der Deutschen Gesellschaft für Rheumatologie (DGRH) ist kein Grund für die Bevorzugung von Adalimumab zu entnehmen (*Schneider* et al. 2011). Studien mit Vergleichen der einzelnen TNF-alpha-Inhibitoren gibt es nicht. Möglicherweise wird Adalimumab als verträglicher angesehen, weil es sich um einen humanen Antikörper handelt, oder es wird als einfacher in der

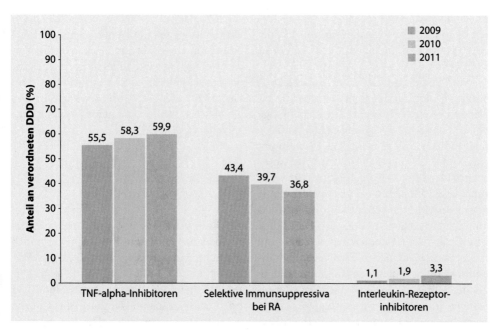

Abbildung 3.102: Anteile der verordneten DDD in der Indikationsgruppe L04 – Therapieansätze der Teil-Indikationsgruppe „Immunsuppressiva bei immunologischen Erkrankungen" für 2009 bis 2011.

Quelle: IGES-Berechnungen nach NVI (INSIGHT Health)

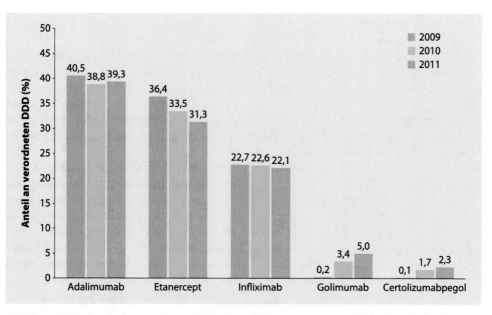

Abbildung 3.103: Anteile der verordneten DDD in der Indikationsgruppe L04 – Wirkstoffe der Teil-Indikationsgruppe „Immunsuppressiva bei immunologischen Erkrankungen"/Therapieansatz „TNF-alpha-Inhibitoren" für 2009 bis 2011.

Quelle: IGES-Berechnungen nach NVI (INSIGHT Health)

Anwendbarkeit empfunden. Bei den selektiven Immunsuppressiva dominierte im Jahr 2010 Leflunomid mit einem Anteil von rund 98 %.

Die Therapieansätze in der Teil-Indikationsgruppe der Immunsuppressiva bei Transplantation zeigten ebenfalls nur geringfügige Verschiebungen: Der Anteil des größten Therapieansatzes, der Calcineurin-Inhibitoren, ging von 56,8 auf 54,5 % zurück, entsprechend stieg der Anteil der selektiven Immunsuppressiva. Innerhalb der Gruppe der Calcineurin-Inhibitoren setzte sich die Entwicklung der vergangenen Jahre fort: Der Anteil von Ciclosporin sank zwischen 2009 und 2011 von 52,9 auf 48,6 %. Demgegenüber erhöhte sich der Anteil von Tacrolimus, dem zweiten Wirkstoff. Im Therapieansatz der selektiven Immunsuppressiva zeigten sich im betrachteten Zeitraum stabile Verhältnisse. Es dominierte Mycophenolatmofetil, dessen Anteil von 82,4 auf 79,9 % zurückging. Der Anteil von Everolimus stieg von 11,0 auf 14,3 %, der Anteil von Sirolimus sank auf 5,8 %. Die beobachteten Verordnungsanteile spiegeln recht gut das derzeit übliche Vorgehen zur Immunsuppression nach Organtransplantation wider. So empfiehlt die KDIGO-Leitlinie für Patienten nach Nierentransplantation zur Immunsuppression eine kombinierte Therapie, zu der ein Calcineurin-Inhibitor und ein Proliferationshemmer gehören sollten. Als Mittel der ersten Wahl werden dazu Tacrolimus bzw. Mycophenolat vorgeschlagen (*Türk* et al. 2010).

Tacrolimus und Mycophenolatmofetil stehen seit 2010, Ciclosporin bereits seit 2001 generisch zur Verfügung. Der Generikaanteil am Verbrauch erreichte jedoch 2011 etwas mehr als 4 %. Die Zurückhaltung bei der Verordnung von Generika ist verständlich, da bei Patienten, die bereits auf ein bestimmtes Präparat eingestellt sind, nicht auszuschließen ist, dass der Wechsel zu einem wirkstoffgleichen Präparat eines anderen Anbieters das Risiko einer Transplantatabstoßung erhöht.

Auch für das seit 2001 generische Ciclosporin wurde bisher für die Generika nur ein Verbrauchsanteil von knapp 25 % erreicht. Von den Herstellern wird offenbar auch eine große Zurückhaltung in der Anwendung von Generika dieser Wirkstoffe erwartet, denn es gibt jeweils weniger als zehn Anbieter entsprechender Generika.

3.16.3 Regionale Unterschiede im Verbrauch

Abbildung 3.104 zeigt die regionalen Unterschiede im mittleren Pro-Kopf-Verbrauch der Immunsuppressiva. Der niedrigste Verbrauch war 2011 mit 1,22 DDD je Versicherten in Rheinland-Pfalz zu beobachten, der höchste in Berlin und Hamburg mit 2,26 bzw. 2,23 DDD je Versicherten. Der Verbrauch in der Indikationsgruppe wird dominiert von unspezifischen Immunsuppressiva und Immunsuppressiva bei immunologischen Erkrankungen. Da keine regionalen Angaben zur Prävalenz der mit diesen Arzneimitteln behandelten Erkrankungen zur Verfügung stehen, können die beobachteten Unterschiede kaum bewertet werden. Da die Immunsuppressiva der Spezialversorgung zuzuordnen sind, lässt der hohe Verbrauch, der den KVen Berlin und Hamburg zuzuordnen ist, die Vermutung zu, dass hier das Angebot an spezialärztlicher Versorgung ein treibender Faktor ist. Hier ist davon auszugehen, dass es in gewissem Maße eine Mitversorgung des Umlands gibt, wofür auch die entsprechend niedrigen Verbrauchswerte in den Regionen Brandenburg und Schleswig-Holstein sprechen. Berlin und Hamburg sind auch die einzigen KV-Regionen, in denen der Verbrauch im Vergleich zum Vorjahr stabil ist. In allen anderen Regionen ist eine Steigerung zu beobachten, die mit 2,6 % in der KV-Region Nordrhein am niedrigsten ist und mit über 16 % in Sachsen einen auffällig hohen Wert erreichte.

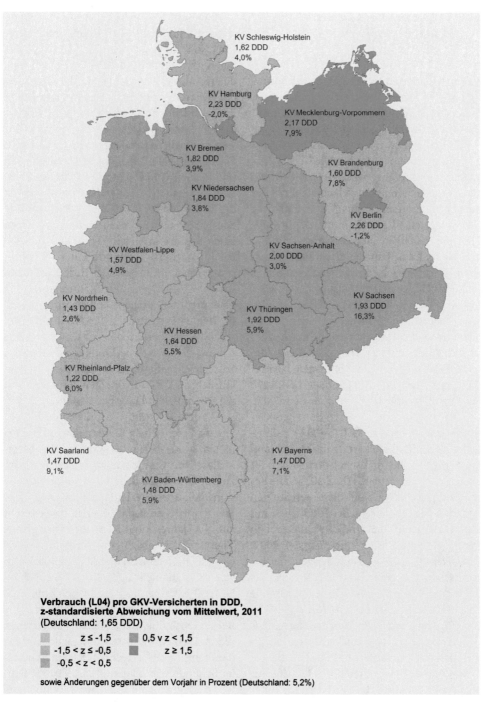

Abbildung 3.104: Verbrauch von Arzneimitteln aus der Indikationsgruppe „L04 Immunsuppressiva" in DDD je Versicherten im Jahr 2011 und Änderung gegenüber dem Vorjahr nach KV-Region.
Quelle: IGES-Berechnungen nach NVI (INSIGHT Health)

3.16.4 Epidemiologie, Bedarf und Angemessenheit der Versorgung

Zu den wichtigsten Indikationen für Immunsuppressiva zählen Organtransplantationen, rheumatoide Arthritis, chronisch entzündliche Darmerkrankungen und Psoriasis.

Im Jahr 2009 wurden in deutschen Transplantationszentren insgesamt 5.067 Transplantationen durchgeführt (*DSO* 2011). Die Anzahl der Transplantationen ist jedoch nicht mit der Zahl der lebenden Transplantatempfänger gleichzusetzen, die eine immunsuppressive Therapie benötigen. Beispielsweise sind von den Nierentransplantaten nach fünf Jahren noch 71 % bzw. nach einer Lebendspende 85 % funktionsfähig, von den transplantierten Herzen noch 67 % (*DSO* 2011). Es lässt sich also abschätzen, dass die Zahl der mit einem Transplantat lebenden Patienten ein Mehrfaches der jährlich durchgeführten Transplantationen beträgt. So lag die Anzahl der mit einem Nierentransplantat Lebenden im Jahr 2006 bei 25.210 Personen (*Frei* und *Schober-Halstenberg* 2008).

Den Ergebnissen des telefonischen Gesundheitssurveys des RKI (GEDA) zufolge leidet 5,6 % der Bevölkerung in Deutschland an Arthritis, rheumatischer Arthritis oder chronischer Polyarthritis (*RKI* 2011). Die bevölkerungsweite Prävalenz der rheumatoiden Arthritis wird in verschiedenen Quellen mit Raten zwischen 0,5 und 1 % angegeben (*Sangha* 2000, *Silman* und *Pearson* 2002, *Schneider* et al. 2011). Das RKI geht bei Erwachsenen von einer Prävalenz von 0,5 bis 0,8 % aus (*Zink* et al. 2010). Eine umfassende Untersuchung von *Kobelt* und *Kasteng* (2009) hat für europäische Regionen unterschiedliche Prävalenzen getrennt nach drei Altersgruppen und Geschlecht ermittelt, die für Deutschland zwischen 0,07 % für 20- bis 44-jährige Männer und 1,30 % für über 65-jährige Frauen liegen. Hieraus resultiert für die GKV-Bevölkerung eine Zahl von ca. 307.000 Patienten.

Eine auf den Krankheitsverlauf zielende Arzneimitteltherapie mit Remissionsinduktoren soll frühzeitig innerhalb von sechs Monaten nach Beschwerdebeginn gegeben werden (*Schneider* et al. 2011). Für die Schätzung des Behandlungsbedarfs ist daher zum einen die Anzahl der inzidenten Patienten maßgeblich. In einer Übersichtsarbeit (*Sangha* 2000) werden jährliche Inzidenzen von 0,14 bis 0,20 Fällen pro 1.000 Personenjahre bei Männern und 0,36 bis 0,50 Fällen pro 1.000 Personenjahre bei Frauen berichtet. Hervorzuheben ist die Studie von *Symmons* et al. (1994), weil sie alle Fälle bei den 15-Jährigen und Älteren eines Bezirks in Großbritannien (Norwich Health Authority) in Form einer Registrierung erfasste. Auf Basis der dort ermittelten Inzidenz (0,127 pro 1.000 Männer und 0,343 Fälle pro 1.000 Frauen) ließ sich die Anzahl inzidenter Patienten in der GKV auf rund 15.000 Versicherte schätzen. Unter der Annahme, dass die Neuerkrankungen über das Jahr gleichmäßig verteilt auftreten, ist von jährlich ca. 7.400 inzidenten Patienten mit täglichem Behandlungsbedarf auszugehen.

Andererseits müssen prävalente Patienten, die bereits einen Remissionsinduktor erhalten, weiter behandelt werden. Eine Metaanalyse von Studien zur Fortsetzung bzw. zum Abbruch von Behandlungen mit Remissionsinduktoren bei Patienten mit rheumatoider Arthritis zeigt, dass über einen Zeitraum von fünf Jahren rund 30 % der Patienten die Therapie nicht abgebrochen haben (*Maetzel* et al. 2000). Legt man diesen Anteil den prävalenten Patienten zugrunde (30 % von rund 307.000 Patienten), so ergibt sich eine Zahl von rund 92.000 prävalenten Patienten, die Remissionsinduktoren erhalten. Addiert man die inzidenten Patienten mit täglichem Behandlungsbedarf, errechnet sich ein minimaler Behandlungsbedarf von ca. 99.000 Patienten, die täglich eine DDD eines Remissionsinduktors benötigen.

Für Morbus Crohn und für Colitis ulcerosa wird eine Prävalenz von 0,1 bis 0,25 % der

Bevölkerung angegeben (*Stange* et al. 2003, *Dignass* et al. 2011, *Montgomery* et al. 1998, *Ehlin* et al. 2003). Legt man konservativ eine Rate von 160 Fälle pro 100.000 Personen – entsprechend einer Prävalenz von rund 0,16 % (nach *Dignass* et al. 2011) – für die Colitis ulcerosa und eine Prävalenz von rund 120 Fälle pro 100.000 (0,12 %) für Morbus Crohn (nach *Hoffmann* et al. 2008) zugrunde, dann kann man von rund 111.000 Patienten mit Colitis ulcerosa sowie von rund 84.000 Patienten mit Morbus Crohn in der GKV ausgehen. Insgesamt handelt es sich demnach um etwa 195.000 Patienten. Eine immunsuppressive Behandlung von Morbus Crohn wie auch von Colitis ulcerosa ist nur bei einem chronisch aktiven Krankheitsverlauf indiziert. In einer Langzeitstudie an 273 Patienten (*Etienney* et al. 2004) wurde nach einer Beobachtungsdauer von mehr als 20 Jahren der Anteil an Morbus-Crohn-Patienten mit chronisch aktivem Verlauf auf rund 25 % geschätzt. In einer 18-monatigen Studie an 60 Patienten (*Mittermaier* et al. 2004) mit Colitis ulcerosa (22 % der Patienten) oder Morbus Crohn (78 % der Patienten) betrug der Anteil an Patienten mit chronisch aktivem Verlauf 8 %. Ausgehend von der konservativen Annahme, dass es somit bei 8 % der Patienten zu einem chronisch aktiven Verlauf kommt, ergibt sich eine Zahl von rund 15.600 Patienten mit chronisch entzündlichen Darmerkrankungen und täglichem immunsuppressivem Behandlungsbedarf in der GKV.

Fasst man den Behandlungsbedarf für Patienten mit rheumatoider Arthritis und chronisch entzündlichen Darmerkrankungen zusammen, ist in der GKV jährlich mit ca. 115.000 Patienten zu rechnen, für die der Verbrauch von täglich einer DDD eines Immunsuppressivums angenommen werden kann.

Die Wirkstoffe der Immunsuppressiva sind in Bezug auf das Indikationsgebiet teilweise relativ unspezifisch. Beispielsweise wird Methotrexat bei rheumatoider Arthritis, aber auch bei schwerem Verlauf einer Psoriasis verordnet. Andererseits gehören Immunsuppressiva wie Methotrexat, die zur Behandlung der RA und der Psoriasis verwendet werden, in der ATC-Klassifikation sowohl zur Indikationsgruppe der Immunsuppressiva (L04) als auch zu den Antiphlogistika und Antirheumatika (M01).

Für die Teil-Indikationsgruppe der spezifischen Immunsuppressiva bei immunologischen Erkrankungen ergibt sich, dass im Jahr 2011 in der GKV rund 102.000 Patienten täglich mit einer DDD hätten behandelt werden können (gegenüber rund 92.000 im Vorjahr). Dies entspricht rund 90 % der geschätzten minimalen Patientenzahl mit Behandlungsbedarf. Die seit Jahren stark steigende Zahl der behandelbaren Patienten kann als Indikator dafür gewertet werden, dass ein erheblicher Bedarf für diese Wirkstoffe besteht, deren Einsatz sich nun zu etablieren scheint. Ob in Bezug auf Wirkstoffe wie Methotrexat der Behandlungsbedarf gedeckt ist, kann hier nicht genauer analysiert werden, da diese Wirkstoffe nicht ausschließlich für die genannten Indikationen eingesetzt werden.

Bei Transplantatempfängern werden in der Regel zwei bis drei Wirkstoffe kombiniert und die Dosierung wird individuell angepasst, um eine Balance zu finden, die einerseits die Nebenwirkungen so gering wie möglich hält, andererseits eine Transplantatabstoßung verhindert. Auf eine Schätzung der Zahl der behandelbaren Patienten soll wegen der genannten Unsicherheiten verzichtet werden. Es ist kaum anzunehmen, dass bei Transplantatempfängern der Bedarf der notwendigen Therapie mit Immunsuppressiva nicht gedeckt wird.

Die Prävalenz der Psoriasis wird in der deutschen Bevölkerung auf rund 2,5 % geschätzt (*Augustin* et al. 2010), sodass mit rund 1,8 Mio. Psoriasis-Patienten in der GKV zu rechnen ist. Eine Behandlungsindikation für eine systemische Therapie besteht bei schwerer Psoriasis vulgaris und ggf. bei mittelschwerer Psoriasis vulgaris (*Leitlinien der Deutschen Dermatologischen Gesellschaft* 2011). Die Behandlungsdauer ist nicht genau bestimmt, jedoch wird in der Regel nach drei Monaten eine Entscheidung über die Fortsetzung der Therapie empfohlen. Geht man – konservativ – davon aus, dass lediglich Patienten mit einer schweren Form der Psoriasis (nach *Augustin* et al. 2008 11,6 % der Patienten) für eine immunsuppressive Behandlung infrage kommen, so entspräche dies etwa 204.000 GKV-Patienten. Die Zahl der mit Psoriasis-spezifischen Immunsuppressiva (Ustekinumab) behandelbaren Patienten beträgt, unter der Annahme einer dreimonatigen Behandlung, 7.600 Patienten. Dies kann jedoch nicht als mangelnde Bedarfsdeckung ausgelegt werden, da einerseits diese Wirkstoffe nur bei einem kleinen Teil der Patienten mit Psoriasis indiziert sind, anderseits eine Reihe anderer immunsuppressiver Wirkstoffe aus der Indikationsgruppe „L04 Immunsuppressiva" (Adalimumab, Ciclosporin, Etanercept, Infliximab und Methotrexat) sowie Wirkstoffe aus der Indikationsgruppe „D05 Antipsoriatika" ebenfalls systemisch bei schwerer Psoriasis eingesetzt werden und nicht bekannt ist, welcher Anteil der Patienten mit anderen Therapieoptionen als ausreichend versorgt gelten kann.

3.16.5 Analyse der Ausgabendynamik

Die ausgabenstärksten Teil-Indikationsgruppen waren 2011 unspezifische Immunsuppressiva (46,1 %), Immunsuppressiva bei immunologischen Erkrankungen (32,6 %) sowie Immunsuppressiva bei Transplantation (18,6 %). Die Ausgabenentwicklung war in den verschiedenen Teil-Indikationsgruppen sehr unterschiedlich (**Tabelle 3.50**). Überwiegend gab es jedoch eine Steigerung der Ausgaben im Vergleich zum Vorjahr.

In der Gruppe der Immunsuppressiva waren 2009 die Ausgaben gegenüber dem Vor-

jahr um fast 20 % gestiegen, 2010 lag die Rate nur noch bei etwa 12 % und auch das absolute Ausgabenwachstum war niedriger. 2011 stiegen die Ausgaben weiterhin an (82,6 Mio. Euro), aber die Rate erreichte nur noch knapp 12 %. 2010 und 2011 waren auch nahezu die gleichen Komponenten an der Ausgabenentwicklung beteiligt, wenn auch in jeweils unterschiedlicher Ausprägung (**Abbildung 3.105**). Am stärksten wurden die Ausgaben in beiden Jahren durch die Verbrauchskomponente erhöht. Sie blieb 2011 im Vergleich zum Vorjahr auf einem ähnlichen Niveau (206,4 Mio. Euro vs. 214,4 Mio. Euro). An zweiter Stelle stand in beiden Jahren die Therapieansatzkomponente: Diese war durch die Teil-Indikationsgruppe der Immunsuppressiva bei immunologischen Erkrankungen bedingt und zeigt den in beiden Jahren gestiegenen Verbrauchsanteil der TNF-Antagonisten sowie der Interleukin-Rezeptorinhibitoren an.

Die Analogkomponente führte 2011 im Gegensatz zu 2010 in der Summe über alle Teil-Indikationsgruppen zu einer Erhöhung der Ausgaben um 15,4 Mio. Euro. Dieser Effekt ist vor allem durch die Teil-Indikationsgruppe der Mittel bei multiplem Myelom bedingt und darauf zurückzuführen, dass seit 2009 neben Lenalidomid auch Thalidomid in Deutschland zur Verfügung steht (siehe 3.16.1). Thalidomid wird allerdings nicht anstelle von Lenalidomid verordnet, sondern stellt eine zusätzliche Therapieoption dar: In Kombination mit Melphalan und Prednisolon ist es auch zur Erstlinientherapie des multiplen Myeloms zugelassen, Lenalidomid (in Kombination mit Dexamethason) dagegen nur zur Anwendung bei bereits vorbehandelten Patienten.

Thalidomid erreichte in der Teil-Indikationsgruppe 2010 einen Verbrauchsanteil von knapp 25 %; der mittlere AVP je DDD lag deutlich unter dem von Lenalidomid. 2011 sank der Verbrauchsanteil des günstigeren Thalidomid wieder auf knapp 19 %, entsprechend erhöhte sich der des deutlich höher-

Tabelle 3.50: Ausgabenentwicklung in der Indikationsgruppe „L04 Immunsuppressiva" in den Jahren 2010 und 2011. Genannt sind nur Indikationsgruppen mit Ausgaben von mindestens 10 Mio. Euro.

Indikations-/ Teil-Indikationsgruppe	Ausgaben (Mio. Euro)		Ausgabenänderung (Mio. Euro)		Prozentuale Veränderung gegenüber Vorjahr		Anteil an Gesamtausgaben (%)	
	2010	2011	2009 vs. 2010	2010 vs. 2011	2009 vs. 2010	2010 vs. 2011	2010	2011
Immunsuppressiva bei immunologischen Erkrankungen	1.091,86	1.119,31	150,30	27,45	15,96	2,51	3,90	4,16
Immunsuppressiva bei Transplantation	329,70	312,98	-5,56	-16,72	-1,66	-5,07	1,18	1,16
Immunsuppressiva bei Multipler Sklerose	99,91	138,39	-0,49	38,48	-0,49	38,52	0,36	0,51
Immunsuppressiva bei Multiplem Myelom	103,92	124,59	24,56	20,67	30,95	19,89	0,37	0,46
Unspezifische Immunsuppressiva	33,73	31,84	-1,60	-1,89	-4,53	-5,61	0,12	0,12
Immunsuppressiva bei Psoriasis	17,62	25,40	6,71	7,78	61,54	44,18	0,06	0,09
Immunsuppressiva bei paroxysmaler nächtlicher Hämoglobinurie	16,59	17,02	4,47	0,43	36,92	2,60	0,06	0,06
Gesamt	**1.697,13**	**1.779,72**	**182,10**	**82,59**	**12,02**	**4,87**	**6,06**	**6,62**

Quelle: IGES-Berechnungen nach NVI (INSIGHT Health)

Fazit zur Indikationsgruppe „L04 Immunsuppressiva".

Ausgaben	Zuwachs
Prominenteste Komponente(n)	Verbrauch, Preis, Therapieansatz, Parallelimport
Verbrauch	Überdurchschnittliches Wachstum Neue Behandlungsmöglichkeit: Gestiegener Verbrauch von Immunsuppressiva bei immunologischen Erkrankungen (vor allem Biologicals) zeigt Etablierung des Therapieprinzips an
Therapieansätze	Therapieoptimierung: Höherer Anteil der TNF-Inhibitoren (Immunsuppressiva bei immunologischen Erkrankungen)
Analog-Wettbewerb	Therapieoptimierung: Höherer Anteil insbesondere von Lenalidomid (Mittel bei multiplem Myelom) sowie Adalimumab (TNF-Inhibitoren)
Sonstiges	Ausgabenrückgang durch Preiskomponente

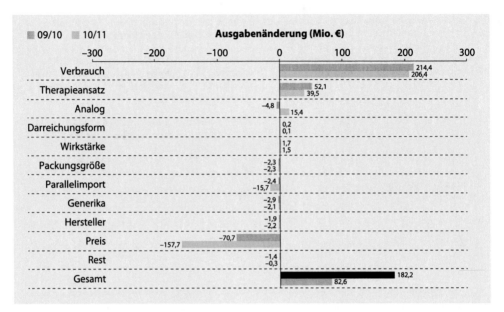

Abbildung 3.105: Komponenten der Ausgabenänderung im Jahr 2011 für die Indikationsgruppe „L04 Immunsuppressiva".

Quelle: IGES-Berechnungen nach NVI (INSIGHT Health)

preisigen Lenalidomids wieder von 75 auf 81 %. Dies führte zu einer Umkehrung des im Vorjahr beobachteten Effekts eines Ausgabenrückgangs durch diese Komponente.

Im Vergleich zum Vorjahr weist die Parallelimportkomponente 2011 einen deutlich negativen Wert (−15,7 Mio. Euro) aus. Dieser Einspareffekt ist ganz überwiegend durch die Teil-Indikationsgruppe der Mittel bei immunologischen Erkrankungen bedingt.

Die Preiskomponente senkte die Ausgaben in 2011 wie schon im Vorjahr deutlich. Grund für die negative Preiskomponente waren insbesondere die höheren Herstellerabschläge sowie das weiterhin existierende Preismoratorium.

Literatur

Augustin M, Reich K, Reich C et al. (2008) Quality of psoriasis care in Germany – results of the national study PsoHealth 2007. Journal der Deutschen Dermatologischen Gesellschaft 6: 640–645.

Augustin M, Reich K, Glaeske G, Schaefer I, Radtke M (2010) Co-morbidity and Age-related Prevalence of Psoriasis: Analysis of Health Insurance Data in Germany Acta Derm Venereol 2010; 90: 147–151.

BfArM (2008) Bekanntmachung zu lenalidomid- und thalidomidhaltigen Arzneimitteln vom 08. Dezember 2008. http://www.bfarm.de/cln_012/ nn_1281210/DE/Pharmakovigilanz/AMVV/1_ bekanntm/bekannt-node.html_nnn=true (07.04.2010).

Dignass A, Preiß JC, Aust DE et al. (2011) Aktualisierte Leitlinie zur Diagnostik und Therapie der Colitis ulcerosa 2011 – Ergebnisse einer Evidenzbasierten Konsensuskonferenz. Z Gastroenterol 2011; 49: 1276–1341.

DSO – Deutsche Stiftung Organtransplantation (2011) http://www.dso.de/ unter Transplantation, Organtransplantation, Nieren-/Herztransplantation (11.05.2011).

Ehlin AG, Montgomery SM, Ekbom A, Pounder RE, Wakefield AJ (2003) Prevalence of gastrointestinal diseases in two British national birth cohorts. Gut 52: 1117–1121.

EMA (2009) Public statement on Zenapax. http://www.emea.europa.eu/humandocs/PDFs/EPAR/Zenapax/68376508en.pdf (12.05.2010).

Etienney I, Bouhnik Y, Gendre JP et al. (2004) Crohn's disease over 20 years after diagnosis in a referral population. Gastroenterol Clin Biol 28: 1233–1239.

Frei U, Schober-Halstenberg HJ (2008) Nierenersatztherapie in Deutschland. Bericht über Dialysebehandlung und Nierentransplantation in Deutschland 2007/2008. Berlin: QuaSi-Niere gGmbH.

Hoffmann JC, Preiß JC, Autschbach F et al. (2008) S3-Leitlinie „Diagnostik und Therapie des Morbus Crohn". Z Gastroenterol 2008; 46: 1094–1146.

Kobelt G, Kasteng F (2009) Access to innovative treatments in rheumatoid arthritis in Europe. A report prepared for the European Federation of Pharmaceutical Industry Associations (EFPIA). http://www.efpia.eu/Content/Default.asp?PageID=559&DocID=7640 (12.04.2010).

LDDG – Leitlinien der Deutschen Dermatologischen Gesellschaft (2011) Leitlinie zur Therapie der Psoriasis vulgaris. http://www.awmf.org/uploads/tx_szleitlinien/013-001l_S3_Psoriasis_vulgaris_Therapie_01.pdf (13.05.2011).

Maetzel A, Wong A, Strand V et al. (2000) Meta-analysis of treatment termination rates among rheumatoid arthritis patients receiving disease-modifying anti-rheumatic drugs. Rheumatology (Oxford) 39: 975–981.

Mittermaier C, Dejaco C, Waldhoer T et al. (2004) Impact of depressive mood on relapse in patients with inflammatory bowel disease: a prospective 18-month follow-up study. Psychosom Med 66: 79–84.

Montgomery SM, Morris DL, Thompson NP, Subhani J, Pounder RE, Wakefield AJ (1998) Prevalence of inflammatory bowel disease in British 26 year olds: national longitudinal birth cohort. Br Med J 316: 1058–1059.

RKI (2011) Daten und Fakten: Ergebnisse der Studie „Gesundheit in Deutschland aktuell 2009". Beitrage zur Gesundheitsberichterstattung des Bundes. Berlin.

Sangha O (2000) Epidemiology of rheumatic diseases. Rheumatology (Oxford) 39 Suppl. 2: 3–12.

Schäfer T (2006) Epidemiology of psoriasis. Review and the German perspective. Dermatology 212 (4): 327–337.

Schneider M, Lelgemann M, Abholz HH et al. (2011) Management der frühen rheumatoiden Arthritis. 3. Auflage, Springer-Verlag Berlin Heidelberg. http://www.dgrh.de/leitlinien.html.

Türk TR, Witzke O, Zeier M (2010) KDIGO-Leitlinien zur Betreuung von Nierentransplantatempfängern. Deutsche Übersetzung. Nephrologe 5: 94–107.

Silman AJ, Pearson JE (2002) Epidemiology and genetics of rheumatoid arthritis. Arthritis Res 3 Suppl 3: S265–S272.

Stange EF, Schreiber S, Foelsch U et al. (2003) Diagnostik und Therapie des Morbus Crohn. Z Gastroenterol 41:16–68.

Symmons DP, Barrett EM, Bankhead CR, Scott DG, Silman AJ (1994) The incidence of rheumatoid arthritis in the United Kingdom: results from the Norfolk Arthritis Register. Br J Rheumatol 33: 735–739.

Zink A, Minden K, List SM (2010) Entzündlich-rheumatische Erkrankungen Heft 49. Gesundheitsberichterstattung des Bundes. Berlin: Robert Koch-Institut.

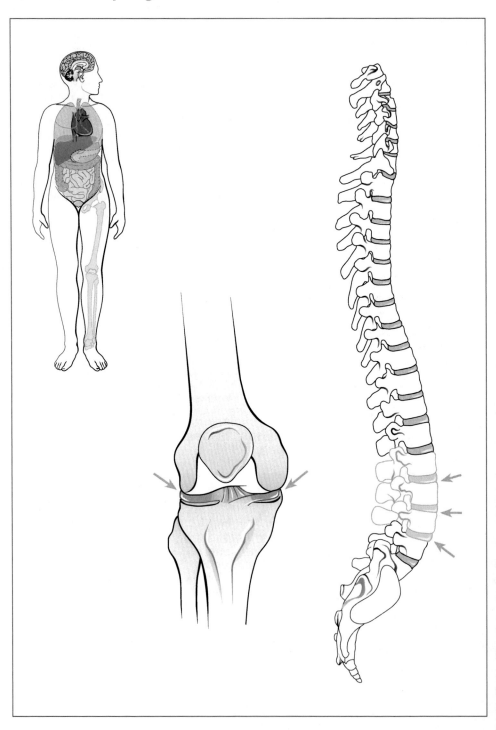

3.17.1 Entwicklung der Indikationsgruppe

Entsprechend ihrer Anwendung werden in der Indikationsgruppe der Antiphlogistika und Antirheumatika die Teil-Indikationsgruppen der nichtsteroidalen Antirheumatika sowie der Remissionsinduktoren bei rheumatoider Arthritis unterschieden.

Nichtsteroidale Antirheumatika (NSAR)
Die NSAR sind Antiphlogistika, d. h. entzündungshemmende Wirkstoffe. Sie werden bei rheumatoider Arthritis, aber auch bei anderen entzündlichen Gelenkerkrankungen oder schmerzhaften Gelenkbeschwerden sowie bei Rückenschmerzen eingesetzt. Einige der Wirkstoffe (z. B. Ibuprofen) finden auch allgemein als Schmerzmittel Verwendung.

Bis Mitte der 1960er Jahre stand in dieser Gruppe die 1899 synthetisierte Acetylsalicylsäure (ASS) zur Verfügung, die bei rheumatoider Arthritis in hohen Dosen einzunehmen war. Der 1953 eingeführte Wirkstoff Phenylbutazon konnte wegen der Gefahr der Agranulozytose nur begrenzt angewendet werden. Beide Wirkstoffe werden heute in der ATC-Klassifikation den Analgetika zugerechnet (siehe 3.19). Der Durchbruch moderner antiphlogistisch wirksamer Arzneimittel gelang 1960 mit der Synthese von Indometacin, das 1965 auf den Markt kam. Im Rahmen der Suche nach Alternativen zur Rheumatherapie mit Glucocorticoiden wurde 1960 Ibuprofen entdeckt und 1969 in Deutschland als Antirheumatikum zugelassen. Diclofenac wurde 1965 als Ergebnis einer systematischen Forschung auf Basis der bis zu diesem Zeitpunkt bekannten Antiphlogistika synthetisiert. Seit 1975 steht es dem deutschen Arzneimittelmarkt zur Verfügung. Eine Reihe weiterer Wirkstoffe des Therapieansatzes der konventionellen NSAR wurden mittlerweile entwickelt.

Ebenfalls Ergebnis systematischer Forschung war der Therapieansatz der Coxibe, die mit dem Wirkstoff Rofecoxib 1999 auf den Markt kamen. Ihm folgten Celecoxib (2000), Parecoxib (2002), Valdecoxib (2003) und Etoricoxib (2004). Die Coxibe waren mit dem Ziel einer besseren Magenverträglichkeit als konventionelle NSAR wie Ibuprofen und Diclofenac entwickelt worden. Bereits im Jahr 2000 fiel in der VIGOR-Studie für Rofecoxib jedoch ein erhöhtes Risiko für kardiovaskuläre Ereignisse (Herzinfarkte) im Vergleich zu Naproxen auf (*Bombardier* et al. 2000); dies wurde in der APPROVe-Studie bestätigt (*Bresalier* et al. 2005). Daher wurden im September 2004 Rofecoxib und im April 2005 Valdecoxib weltweit vom Markt genommen.

Von untergeordneter Bedeutung sind die Therapieansätze der anderen NSAR und Antirheumatika sowie von Wirkstoffkombinationen.

Remissionsinduktoren bei rheumatoider Arthritis (RA)
Die Remissionsinduktoren oder DMARD ("disease modifying anti-rheumatic drugs"; siehe 3.16) wurden früher als Basistherapeutika bezeichnet. Die wichtigsten Vertreter dieser Gruppe sind Methotrexat (siehe auch 3.13 und 3.16) und Sulfasalazin (siehe 3.16). Sulfasalazin wurde bereits in den 1940er Jahren in Schweden synthetisiert und bei rheumatoider Arthritis sowie bei Colitis ulcerosa eingesetzt. Zu der sehr heterogenen Gruppe der Remissionsinduktoren gehören außerdem Penicillamin und Goldpräparate wie Natriumaurothiomalat und Auranofin (1982 eingeführt).

3.17.2 Entwicklung des Verbrauchs

Die Indikationsgruppe der Antiphlogistika und Antirheumatika gehört zur Gruppe der sehr häufig verordneten Arzneimittel. In den vergangenen Jahren ließ sich eine steigende Anzahl verordneter DDD je Versicherten der GKV beobachten. Im Mittel waren es 16 DDD im Jahr 2011.

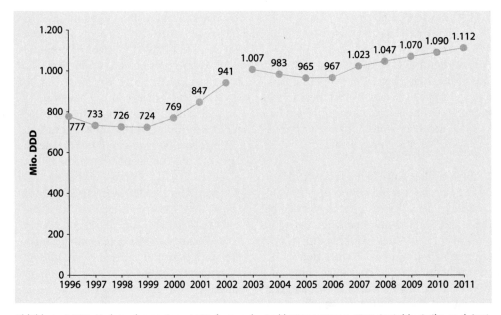

Abbildung 3.106: Verbrauch von Arzneimitteln aus der Indikationsgruppe „M01 Antiphlogistika und Antirheumatika" in Mio. DDD im Zeitraum von 1996 bis 2011.
Quelle: IGES nach AVR (1996 bis 2002), IGES-Berechnungen nach NVI (INSIGHT Health) (ab 2003)

Seit 1996 hat sich der Verbrauch von Antiphlogistika und Antirheumatika um über 40 % erhöht (**Abbildung 3.106**). Die Verbrauchsentwicklung zeigte dabei einen mehrphasigen Verlauf: Bis 1999 blieb der Verbrauch etwa konstant, erhöhte sich dann bis 2003, verharrte bis 2006 erneut auf stabilem Niveau, um seitdem erneut anzusteigen.

Der Verbrauch in der Indikationsgruppe geht zu über 96 % auf die Teil-Indikationsgruppe der NSAR zurück (**Tabelle 3.51**). Diese Arzneimittel dienen der symptomatischen Behandlung verschiedener Erkrankungen. Es erscheint allerdings wenig plausibel, dass sich der Bedarf ähnlich stufenförmig wie der Verbrauch entwickelt hat. Die Indikationen von NSAR und Schmerzmitteln (siehe 3.19) über-

Tabelle 3.51: Übersicht der Menge der verordneten DDD in den Teil-Indikationsgruppen der Indikationsgruppe M01 in den Jahren 2009 bis 2011.

Teil-Indikationsgruppe	DDD 2009 (Mio.)	DDD 2010 (Mio.)	DDD 2011 (Mio.)	Differenz 2009 vs. 2010 (%)	Differenz 2010 vs. 2011 (%)
NSAR	1.027,99	1.048,00	1.065,00	1,95	1,62
Remissionsinduktoren bei RA	42,31	41,86	47,19	−1,05	12,73
Summe	**1.070,29**	**1.089,86**	**1.112,19**	**1,83**	**2,05**

Quelle: IGES-Berechnungen nach NVI (INSIGHT Health)

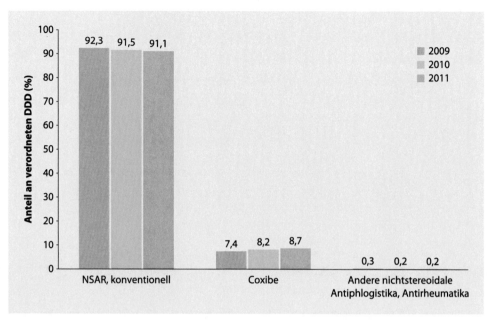

Abbildung 3.107: Anteile der verordneten DDD in der Indikationsgruppe M01 – Therapieansätze der Teil-Indikationsgruppe „NSAR" für 2009 bis 2011.
Quelle: IGES-Berechnungen nach NVI (INSIGHT Health)

schneiden sich teilweise. Möglicherweise ist es hier zu nichtkontinuierlich verlaufenden Substitutionseffekten gekommen.

In der Teil-Indikationsgruppe der NSAR gibt es zwei relevante Therapieansätze, die konventionellen NSAR und die Coxibe, deren Verbrauchsanteile sich zwischen 2009 und 2011 nur wenig geändert haben (**Abbildung 3.107**): Etwas mehr als 90 % entfielen auf die NSAR. Der Anteil der Coxibe zeigt nach wie vor eine leicht zunehmende Entwicklung.

Geringfügige Änderungen waren innerhalb des Therapieansatzes der konventionellen NSAR zu beobachten (**Abbildung 3.108**). Die dominierenden Wirkstoffe sind hier Diclofenac und Ibuprofen, deren Verbrauchsanteil zusammen bei über 90 % liegt. Auffälligste Entwicklung zwischen 2009 und 2011 ist, dass für Diclofenac der Verbrauchsanteil sinkt, für Ibuprofen dagegen ansteigt. In Bezug auf die Rangfolge haben die beiden Wirk-

stoffe 2011 die Plätze getauscht, und für Ibuprofen war der Verbrauchsanteil erstmals höher als für Diclofenac. Es ist wahrscheinlich, dass die Anfang November 2006 von der EMA bekanntgegebene Einschätzung der kardiovaskulären Risiken von NSAR die Entwicklung der Verbrauchsmuster beeinflusst hat (*EMA* 2006). Das CHMP (Committee for Medical Products for Human Use) ist zu der Ansicht gelangt, dass Diclofenac ein ähnlich hohes thrombotisches Risiko haben könnte wie das Coxib Etoricoxib. Für Ibuprofen in Dosierungen unter 1.200 mg täglich wurde kein erhöhtes Risiko festgestellt. Für den Wirkstoff Naproxen gibt es dagegen Hinweise, dass das kardiovaskuläre Risiko geringer ist als bei anderen NSAR, dennoch liegt der Verbrauchsanteil bei unter 2 %. Für die Dauertherapie wird daher die Anwendung von Naproxen empfohlen (*NN* 2007). Die für die NSAR geltende Leitsubstanzregelung sah entsprechend den Rahmenvorgaben nach

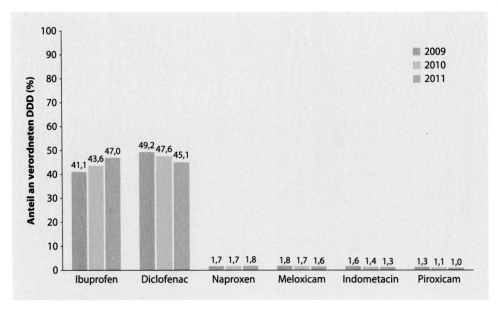

Abbildung 3.108: Anteile der verordneten DDD in der Indikationsgruppe M01 – Wirkstoffe der Teil-Indikationsgruppe „NSAR"/Therapieansatz „Konventionelle NSAR" für 2009 bis 2011. Gezeigt sind nur Wirkstoffe mit einem Verbrauchsanteil von mindestens 1 % im Jahr 2011.
Quelle: IGES-Berechnungen nach NVI (INSIGHT Health)

§ 84 Absatz 7 SGB V für das Jahr 2009 als Leitsubstanz Diclofenac vor. Nur selten wurde in den regionalen Vereinbarungen davon abgewichen. Erst für 2010 weisen die Rahmenvorgaben Diclofenac und Ibuprofen gemeinsam als Leitsubstanzen der NSAR aus.

Innerhalb des Therapieansatzes der Coxibe sind praktisch nur die Wirkstoffe Etoricoxib und Celecoxib von Bedeutung. Die Verbrauchsanteile waren im Beobachtungszeitraum etwa konstant und lagen 2011 für Etoricoxib bei fast 73 % (**Abbildung 3.109**).

3.17.3 Regionale Unterschiede im Verbrauch

In den KV-Regionen wurden 2011 Unterschiede im Pro-Kopf-Verbrauch beobachtet, die zwischen 14,2 DDD in Baden-Württemberg und 19,0 DDD in Thüringen variierten (**Abbildung 3.110**). Das Einsatzspektrum der

Antiphlogistika und Antirheumatika betrifft zu einem großen Teil die Behandlung von Schmerzen, insbesondere bei Gelenkerkrankungen. Arthrose und Arthritis sind im höheren Lebensalter sehr viel häufiger (*RKI* 2011). Daher ist eine Korrelation zwischen dem Anteil der über 55-Jährigen und dem Verbrauch von Antiphlogistika und Antirheumatika anzunehmen. Eine solche signifikante Korrelation mit einem Bestimmtheitsmaß von $R^2 = 0,50$ lässt sich auch tatsächlich nachweisen. In Regionen, in denen der Anteil der über 55-Jährigen sehr hoch ist – wie zum Beispiel in Mecklenburg-Vorpommern, Sachsen-Anhalt und Thüringen – ist der höchste Pro-Kopf-Verbrauch zu beobachten.

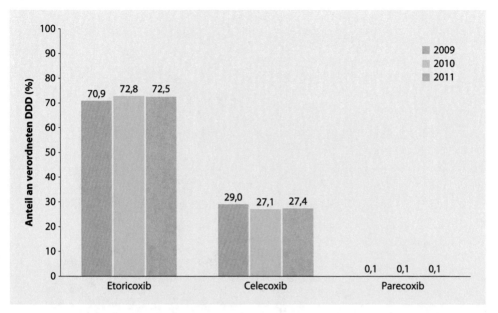

Abbildung 3.109: Anteile der verordneten DDD in der Indikationsgruppe M01 – Wirkstoffe der Teil-Indikationsgruppe „NSAR"/Therapieansatz „Coxibe" für 2009 bis 2011.
Quelle: IGES-Berechnungen nach NVI (INSIGHT Health)

3.17.4 Epidemiologie, Bedarf und Angemessenheit der Versorgung

Die größte Teil-Indikationsgruppe der Antiphlogistika und Antirheumatika, die NSAR, werden vor allem zur symptomatischen Therapie entzündlicher Gelenkerkrankungen, bei Gelenkschmerzen durch degenerative Gelenkerkrankungen oder bei Rückenschmerzen eingesetzt. Die am häufigsten verordneten Wirkstoffe Diclofenac und Ibuprofen kommen jedoch auch bei anderen Schmerzen, Fieber und dysmenorrhoischen Beschwerden zum Einsatz. Die für diese Indikationen (mit Ausnahme der Migräne) zugelassenen Wirkstärken sind allerdings nicht rezeptpflichtig und daher nicht erstattungsfähig. Als häufigste Indikationen für die Verordnung von NSAR können sicher Rückenschmerzen und arthrosebedingte Gelenkbeschwerden gelten. Für die symptomatische Behandlung von Ge-

lenkschmerzen, aber auch von Rückenschmerzen, kommen zudem Wirkstoffe aus der Indikationsgruppe „N02 Analgetika" zum Einsatz (siehe 3.19).

Daten zur Prävalenz chronischer Rückenschmerzen enthalten die Auswertung des telefonischen Gesundheitssurveys 2003, in dem Personen ab 18 Jahren befragt wurden (*Neuhauser* et al. 2005). Chronischer Rückenschmerz war definiert als „drei Monate oder länger anhaltender Rückenschmerz, und zwar fast täglich". Nach dieser Definition gaben 21,6 % aller befragten Frauen und 15,5 % aller befragten Männer an, chronische Rückenschmerzen zu haben. Für die GKV-Population ist daher mit rund 11,0 Mio. Patienten zu rechnen, die an chronischen Rückenschmerzen leiden.

Nach Angaben des Gesundheitssurveys für Deutschland (*Statistisches Bundesamt* 1998) litten 1998 ca. 5 Mio. Menschen zum Zeitpunkt der Befragung unter dauerhaften

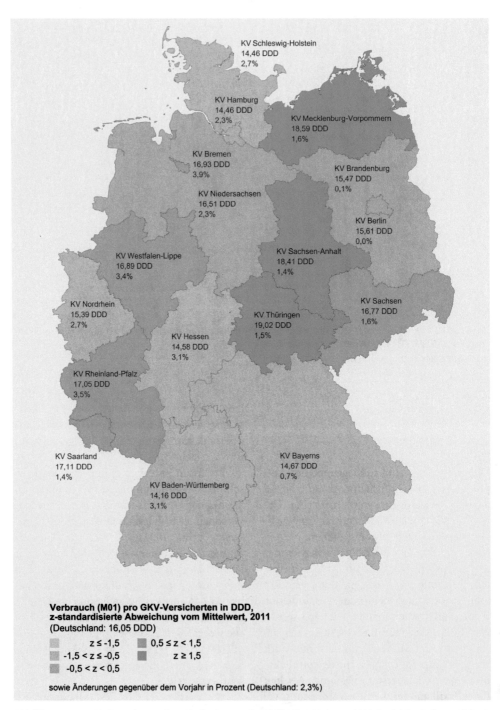

KV Schleswig-Holstein
14,46 DDD
2,7%

KV Hamburg
14,46 DDD
2,3%

KV Mecklenburg-Vorpommern
18,59 DDD
1,6%

KV Bremen
16,93 DDD
3,9%

KV Brandenburg
15,47 DDD
0,1%

KV Niedersachsen
16,51 DDD
2,3%

KV Berlin
15,61 DDD
0,0%

KV Westfalen-Lippe
16,89 DDD
3,4%

KV Sachsen-Anhalt
18,41 DDD
1,4%

KV Nordrhein
15,39 DDD
2,7%

KV Sachsen
16,77 DDD
1,6%

KV Thüringen
19,02 DDD
1,5%

KV Hessen
14,58 DDD
3,1%

KV Rheinland-Pfalz
17,05 DDD
3,5%

KV Saarland
17,11 DDD
1,4%

KV Bayerns
14,67 DDD
0,7%

KV Baden-Württemberg
14,16 DDD
3,1%

**Verbrauch (M01) pro GKV-Versicherten in DDD,
z-standardisierte Abweichung vom Mittelwert, 2011**
(Deutschland: 16,05 DDD)

$z \leq -1{,}5$ $0{,}5 \leq z < 1{,}5$
$-1{,}5 < z \leq -0{,}5$ $z \geq 1{,}5$
$-0{,}5 < z < 0{,}5$

sowie Änderungen gegenüber dem Vorjahr in Prozent (Deutschland: 2,3%)

Abbildung 3.110: Verbrauch von Arzneimitteln aus der Indikationsgruppe „M01 Antiphlogistika und Anti-rheumatika" in DDD je Versicherten im Jahr 2011 und Änderung gegenüber dem Vorjahr nach KV-Region.

Quelle: IGES-Berechnungen nach NVI (INSIGHT Health)

arthrosebedingten Gelenkbeschwerden. Die 12-Monats-Prävalenz der Arthrose betrug im Jahr 2009 in der Studie „Gesundheit in Deutschland aktuell 2009" (GEDA) insgesamt 18,6 % (*RKI* 2011), nach Altersgruppen und Geschlecht hochgerechnet ergibt dies 11,5 Mio. GKV-Versicherte innerhalb eines Jahres. In der Metaanalyse von *Spahn* et al. (2011) finden sich Angaben zur Prävalenz der Gonarthrose bei über 50-Jährigen. Umgerechnet auf die GKV-Population ergeben sich hieraus ca. 8,8 Mio. Patienten mit Kniebeschwerden, bei 3,7 Mio. von diesen liegt der Beschwerdegrad 3–4 vor: Mindestens für diese ist die Indikation für eine dauerhafte medikamentöse Behandlung anzunehmen. In GEDA und anderen aktuellen Untersuchungen lässt sich der Anteil derer mit Rücken- oder Gelenkbeschwerden bzw. -schmerzen und einer gleichzeitig vorliegenden Arthrose nicht bestimmen (*Ellert* et al. 2006, *Kohler* und *Ziese* 2004, *Thiem* et al. 2008, *RKI* 2011). Hochgerechnet auf die Population der GKV bestanden bei rund 4,3 Mio. Menschen behandlungsbedürftige Beschwerden aufgrund von Arthrose. Basierend auf den Angaben des Gesundheitssurveys von 1998 soll im Folgenden davon ausgegangen werden, dass in der GKV mindestens bei 15 Mio. Patienten wegen Rückenschmerzen oder arthrosebedingter Gelenkbeschwerden ein Behandlungsbedarf mit Wirkstoffen aus der Indikationsgruppe der Antiphlogistika und Antirheumatika vorliegt.

NSAR dienen der symptomatischen Therapie und sollten wegen der möglichen Nebenwirkungen, insbesondere wegen der Gefahr von Ulzerationen im Magen-Darm-Bereich, nicht als Dauertherapie angewendet werden. Zur Schätzung des Behandlungsbedarfs erfolgte daher die Annahme, dass bei Patienten mit Rückenschmerzen oder Gelenkbeschwerden jährlich vier Episoden von jeweils 14 Tagen mit je 1 DDD eines Antiphlogistikums/Antirheumatikums zu behandeln sind. Wegen des geringen Anteils von Remissionsinduktoren in der Indikationsgruppe (nur etwa 4 %) wurde vereinfachend angenommen, dass der gesamte Verbrauch den Antiphlogistika/Antirheumatika zur Verfügung steht. Das Ergebnis der Schätzung zeigt **Abbildung 3.111**. Im Jahr 2011 hätten demnach fast 20 Mio. Patienten der GKV behandelt werden können, also mehr als die Bedarfsschätzung umfasste. Berücksichtigt man nur den Verbrauch der Teil-Indikationsgruppe der NSAR, dann hätten im Jahr 2011 19,0 Mio. Patienten in der GKV wegen Rückenschmerzen oder anderer Gelenkbeschwerden behandelt werden können (2010: 18,7 Mio. Patienten). Da NSAR auch allgemein als Schmerzmittel zum Einsatz kommen, lässt der beobachtete Verbrauch den Schluss zu, dass der vorhandene Bedarf ausreichend gedeckt wird. Erkenntnisse zur Über- oder Unterversorgung lassen sich hieraus jedoch nicht ableiten, da aufgrund des symptomatischen Charakters der Indikation und der unsicheren Annahmen zur Häufigkeit und Dauer der Behandlung eine präzise Bedarfsermittlung nicht möglich ist.

3.17.5 Analyse der Ausgabendynamik

Die Teil-Indikationsgruppe der NSAR dominiert nicht nur den Verbrauch, sondern auch die Ausgaben für Antiphlogistika und Antirheumatika (**Tabelle 3.52**). Die Ausgaben gingen 2011 im Vergleich zum Vorjahr geringfügig zurück, wobei in der Teil-Indikationsgruppe der Remissionsinduktoren ein deutlicher Anstieg um 5,8 % und bei den NSAR im Vergleich zum Vorjahr sogar ein leichter Rückgang um 3,5 % zu verzeichnen war. Die relevanten Komponenten waren in beiden Jahren vergleichbar (**Abbildung 3.112**). Die Verbrauchskomponente trug in beiden Jahren am stärksten zur Ausgabensteigerung bei, allerdings 2011 mit 16,9 Mio. Euro deutlich stärker als 2010 mit nur 8,5 Mio. Euro. Zu höheren Ausgaben trugen in beiden

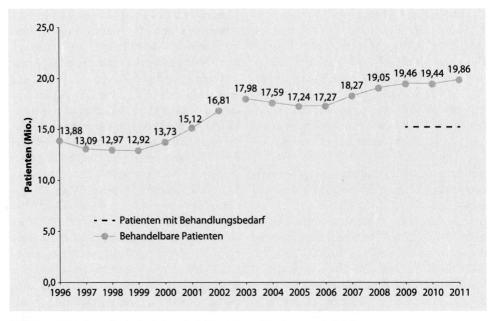

Abbildung 3.111: Behandlungsbedarf mit Antiphlogistika und Antirheumatika (M01).

Quelle: IGES-Berechnungen nach AVR (1996 bis 2002) und NVI (INSIGHT Health) (ab 2003)

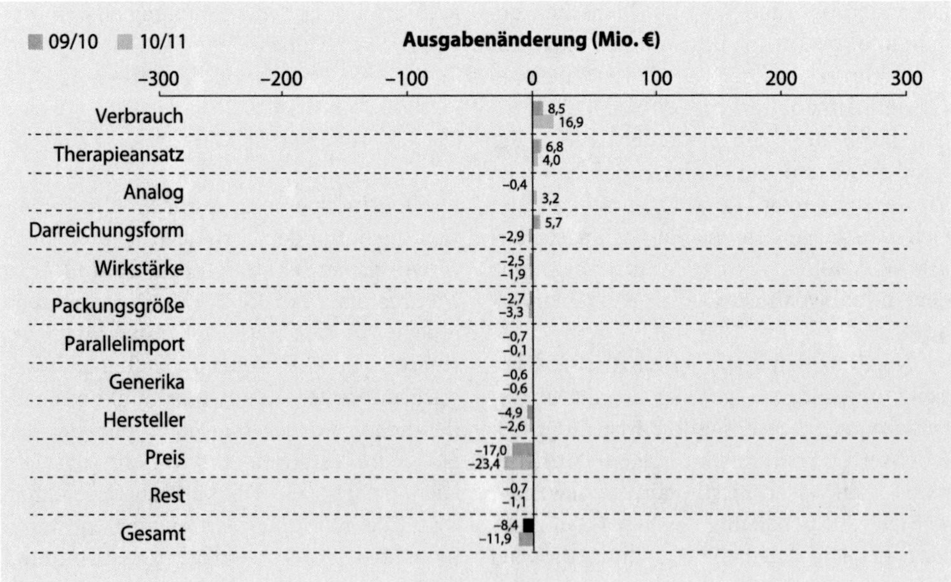

Abbildung 3.112: Komponenten der Ausgabenänderung im Jahr 2011 für die Indikationsgruppe „M01 Antiphlogistika und Antirheumatika".

Quelle: IGES-Berechnungen nach NVI (INSIGHT Health)

Tabelle 3.52: Ausgabenentwicklung in der Indikationsgruppe „M01 Antiphlogistika und Antirheumatika" in den Jahren 2010 und 2011.

Indikations-/ Teil-Indikationsgruppe	Ausgaben (Mio. Euro)		Ausgabenänderung gegenüber Vorjahr (Mio. Euro)		Prozentuale Veränderung gegenüber Vorjahr		Anteil an Gesamtausgaben (%)	
	2010	2011	2009 vs. 2010	2010 vs. 2011	2009 vs. 2010	2010 vs. 2011	2010	2011
NSAR	473,06	456,73	−13,87	−16,33	−2,85	−3,45	1,69	1,70
Remissionsinduktoren bei RA	76,49	80,96	5,47	4,47	7,70	5,84	0,27	0,30
Gesamt	549,55	537,68	−8,40	−11,86	−1,51	−2,16	1,96	2,00

Quelle: IGES-Berechnungen nach NVI (INSIGHT Health)

Fazit zur Indikationsgruppe „M01 Antiphlogistika und Antirheumatika".

Ausgaben	Rückgang
Prominenteste Komponente(n)	Preis, Verbrauch
Verbrauch	Unterdurchschnittliches Wachstum
Therapieansätze	Therapieoptimierung: Höherer Anteil von Coxiben
Analog-Wettbewerb	Ohne Bedeutung
Sonstiges	Ausgabenrückgang durch Preiskomponente

Jahren außerdem die Therapieansatz- und die Analogkomponente bei.

Am auffälligsten war in beiden Jahren die Preiskomponente, die 2011 die Ausgaben um 23,4 Mio. Euro senkte und damit noch etwas stärker als 2010 mit 17 Mio. Euro. Dadurch wurden die Ausgabensteigerungen anderer Komponenten mehr als kompensiert. Den größten Beitrag zur negativen Preiskomponente leisteten 2011 die Individualrabatte zwischen den Kassen und Herstellern.

Literatur

Bombardier C, Laine L, Reicin A et al. (2000) Comparison of upper gastrointestinal toxicity of rofecoxib and naproxen in patients with rheumatoid arthritis. N Engl J Med 343: 1520–1528.

Bresalier RS, Sandler RS, Quan H et al. Adenomatous Polyp Prevention on Vioxx (APPROVe) Trial Investigators (2005) Cardiovascular events associated with rofecoxib in a colorectal adenoma chemoprevention trial. N Engl J Med 352: 1092–1102.

Ellert U, Wirz J, Ziese T (2006) Telefonischer Gesundheitssurvey des Robert Koch-Instituts (2. Welle). Beiträge zur Gesundheitsberichterstattung des Bundes, Robert Koch-Institut.

EMA (2006) Opinion of the committee for medical products for human use pursuant to article 5(3) of regulation (EC) No 726/2004, for non-selective non steroidal anti-inflammatory drugs (NSAIDs). http://www.ema.europa.eu/pdfs/human/opiniongen/nsaids.pdf (27.04.2010).

Kohler M, Ziese T (2004) Telefonischer Gesundheitssurvey des Robert Koch-Instituts zu chronischen Krankheiten und ihren Bedingungen. Deskriptiver Ergebnisbericht. Beiträge zur Gesundheitsberichterstattung des Bundes, Robert Koch-Institut.

Neuhauser H, Ellert U, Ziese T (2005) Chronische Rückenschmerzen in der Allgemeinbevölkerung in Deutschland 2002/2003: Prävalenz und besonders betroffene Bevölkerungsgruppen. Gesundheitswesen 67: 685–693.

NN (2007) Naproxen neuer Standard ... zur Kardiotoxizität von Cox-2-Hemmern und herkömmlichen NSAR. Arznei-Telegramm 38: 1–3.

RKI (2011) Daten und Fakten: Ergebnisse der Studie „Gesundheit in Deutschland aktuell 2009". Beiträge zur Gesundheitsberichterstattung des Bundes. Berlin.

Spahn G, Schiele R, Hofmann GO et al. (2011) Die Prävalenz der radiologischen Gonarthrose in Bezug zu Lebensalter, Geschlecht, Jahrgangskohorte und ethnischer Zugehörigkeit. Eine Metaanalyse. Z Orthop Unfall 149: 145–152.

Statistisches Bundesamt (Hrsg.) (1998) Gesundheitsbericht für Deutschland. Stuttgart: Metzler-Poeschel.

Thiem U, Schumacher J, Zacher J, Burmester GR, Pientka L (2008) Prävalenz von muskuloskeletalen Beschwerden und selbstberichteter Gelenkarthrose in der Herner Bevölkerung. Ein Telefon-Survey. Z Rheumatol 67: 432–439.

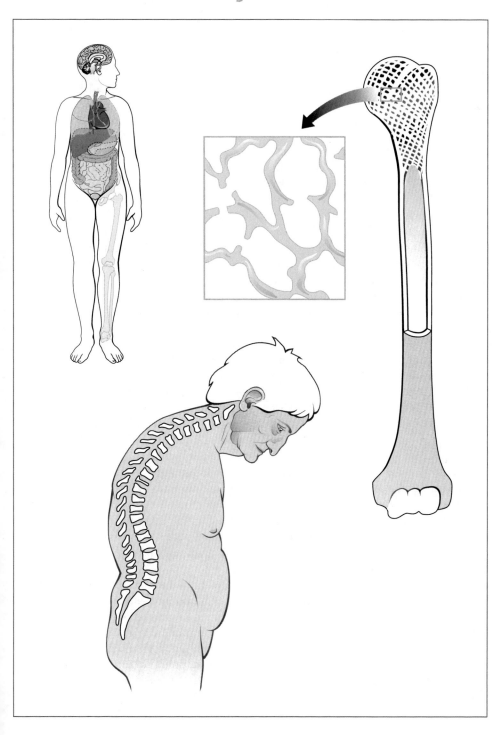

3.18.1 Entwicklung der Indikationsgruppe

Die Mittel zur Behandlung von Knochenkrankheiten werden im ambulanten Bereich insbesondere zur Versorgung der Osteoporose eingesetzt, in geringerem Umfang auch zur Behandlung von Knochenmetastasen. Für die ambulante Versorgung sind die Bisphosphonate als der wichtigste Therapieansatz anzusehen. 2004 kam ein weiterer Therapieansatz hinzu, der nur den Wirkstoff Strontiumranelat umfasst. Das ebenfalls zu der Indikationsgruppe gehörende Dibotermin alfa wurde 2003 eingeführt, ist aber für den ambulanten Bereich ohne Bedeutung. Dabei handelt es sich um einen Wachstumsfaktor, der bei Frakturen der Tibia (Schienbein) in Form eines Implantats zur Beschleunigung der Frakturheilung eingesetzt wird. Die Teil-Indikationsgruppe der Mittel bei Knochenheilungsstörungen spielt für den ambulanten Bereich ebenfalls keine Rolle, da die entsprechenden Wirkstoffe nur im Rahmen von Operationen eingesetzt werden.

3.18.1.1 Teil-Indikationsgruppe der Mittel gegen Osteoporose

Bisphosphonate
Die Entwicklung der Bisphosphonate geht auf anorganische Pyrophosphate zurück, die bereits im 19. Jahrhundert synthetisiert wurden. Sie dienten im 20. Jahrhundert wegen ihrer kristallisationshemmenden Wirkung industriell als Zusatz in damals noch phosphathaltigen Waschpulvern, um Kalkablagerungen in den Waschmaschinen zu verhindern. Nach Entdeckung, dass Pyrophosphate auch in biologischen Flüssigkeiten vorkommen und starke osteotrope Eigenschaften haben, wurde vermutet, dass sie eine Rolle bei der Steuerung von Verkalkungsmechanismen spielen. Auf der Suche nach Stoffen mit ähnlichen physikalischen Eigenschaften, aber längerer Wirkung als jene der Pyrophosphate, wurden

mit den Bisphosphonaten chemische Analoga entwickelt und ab 1968 medizinisch genutzt. In Deutschland erhielt 1982 Etidronsäure als erster Vertreter dieser die Zulassung. Inzwischen stehen weitere Bisphosphonate mit höherer Effektivität und niedrigerer Dosierung zur Verfügung (darunter auch Präparate zur intravenösen Applikation): Clodronsäure (1988), Pamidronsäure (1992), Alendronsäure (1996), Tiludronsäure (1996), Ibandronsäure (1996), Risedronsäure (2000) und Zoledronsäure (2001). Zur Behandlung der Osteoporose sind derzeit Alendron-, Etidron-, Ibandron- und Risedronsäure zugelassen; zur Behandlung von Knochenmetastasen Clodron-, Ibandron-, Risedron- und Zoledronsäure. Tiludronsäure ist allein für die Behandlung des Morbus Paget zugelassen.

Andere Mittel mit Wirkung auf den Knochen und die Mineralisation
Das Strontiumranelat ist keine Neuentwicklung, sondern wurde bereits in den 1950er Jahren bei „Knochenschwund" eingesetzt. Strontium hat chemisch und physikalisch ähnliche Eigenschaften wie Calcium. Es wird im Knochen abgelagert. Der Wirkmechanismus von Strontiumranelat bei Osteoporose ist unklar (*NN* 2004). Der Wirkstoff wurde 2004 für die Behandlung der postmenopausalen Osteoporose zugelassen. 2010 wurde Denosumab eingeführt (**Tabelle 3.53**). Dieser Antikörper ist zur Behandlung der Osteoporose zugelassen. Er hat eine hemmende Wirkung auf eine Gruppe von Knochenzellen (Osteoklasten), die zum Knochenabbau beitragen.

3.18.1.2 Teil-Indikationsgruppe der Mittel bei Knochenheilungsstörungen
Zu dieser Teil-Indikationsgruppe gehören die beiden rekombinant gewonnenen Knochenmorphogenen Proteine Dibotermin alfa (2003) und Eptotermin alfa (2007; **Tabelle 3.53**). Die Wirkstoffe stimulieren das Knochenwachstum und werden bei nichtheilenden Brüchen des Schienbeins angewendet.

Tabelle 3.53: Neue Wirkstoffe in der Indikationsgruppe M05 im Zeitraum von 2007 bis 2011.

Jahr (Markteinführung)	Wirkstoff	Teil-Indikationsgruppe	Therapieansatz
2007	Eptotermin alfa	Knochenheilungs-störung	Knochenmorphogene Proteine
2010	Denosumab	Osteoporose	Andere Mittel mit Wirkung auf Knochen und Mineralisation

Quelle: IGES

3.18.2 Entwicklung des Verbrauchs

Jedem Versicherten der GKV wurden 2011 durchschnittlich 3,2 DDD von Arzneimitteln aus der Indikationsgruppe der Mittel bei Knochenkrankheiten verordnet. Damit zählen diese Wirkstoffe zu den häufig eingesetzten Arzneimitteln.

Im ambulanten Bereich wurde ausschließlich ein Verbrauch von Wirkstoffen aus der Teil-Indikationsgruppe der Mittel gegen Osteoporose nachgewiesen, weshalb sich die Diskussion auf diese Gruppe beschränkt. Die Verbrauchsentwicklung der Indikationsgruppe hat sich seit 1996 in zwei Phasen entwickelt (**Abbildung 3.113**). Der zunächst steigende Verbrauch zeigte bis etwa 2001 eine gewisse Sättigung. Bis 2008 war dann eine stetige Verbrauchszunahme von rund 20 Mio. DDD jährlich festzustellen, sodass sich der Verbrauch seither mehr als verdreifacht hat. 2009 schwächte sich die Verbrauchszunahme ab und stagniert seit 2010.

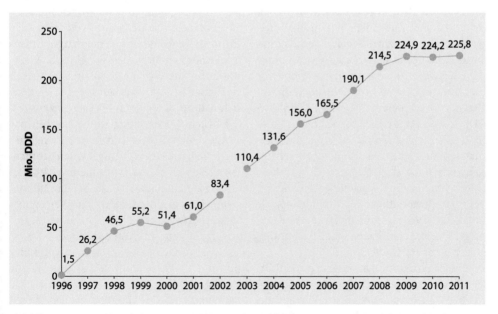

Abbildung 3.113: Verbrauch von Arzneimitteln aus der Indikationsgruppe „M05 Mittel zur Behandlung von Knochenkrankheiten" in Mio. DDD im Zeitraum von 1996 bis 2011.

Quelle: IGES nach AVR (1996 bis 2002), IGES-Berechnungen nach NVI (INSIGHT Health) (ab 2003)

Der in der Vergangenheit beobachtete Verbrauchszuwachs ist vermutlich nicht unwesentlich auf die Veröffentlichung der Ergebnisse der Women's Health Initiative (WHI) zurückzuführen (*Writing Group for the Women's Health Initiative Investigators* 2002). Die Studie berichtete über ein erhöhtes kardiovaskuläres und Brustkrebs-Risiko bei Östrogentherapie in der Postmenopause. Die Östrogentherapie senkt jedoch das Risiko für Frakturen und wurde daher zur Behandlung der Osteoporose eingesetzt. Die Ergebnisse der WHI wurden heftig diskutiert und es wurde empfohlen, die Östrogentherapie nur noch zur symptomatischen Therapie von Wechseljahresbeschwerden so kurz wie möglich und in einer möglichst niedrigen Dosierung einzusetzen. Die Neubewertung dieser Therapie fand Eingang in aktuelle Therapieempfehlungen (z. B. *AkdÄ* 2003). Der Verbrauch von Sexualhormonen insgesamt (Indikationsgruppe G03) war nach Angaben des AVR bereits 2000 bis 2002 leicht rückläufig und sank von ca. 1,8 auf rund 1,7 Mrd. DDD. Für 2003 bis 2009 liegen den Autoren auch Daten zu den einzelnen Teil-Indikationsgruppen aus den Analysen für den Arzneimittel-Atlas vor: Der Verbrauch von weiblichen Sexualhormonen, die überwiegend zur Hormontherapie eingesetzt werden, ging in diesem Zeitraum von 1.064 Mio. auf 586 Mio. DDD zurück, was einem Rückgang um etwa 55 % entspricht. Anhand von Routinedatenanalysen ließ sich feststellen, dass sich im Zeitraum nach der WHI-Studie der Verbrauch von Hormonpräparaten, die üblicherweise zur Hormontherapie in der Menopause eingesetzt werden, deutlich verminderte und rund 70 % weniger Frauen eine Hormontherapie begannen (*Gothe* et al. 2007).

Innerhalb der Indikationsgruppe der Mittel zur Behandlung von Knochenkrankheiten waren die Verbrauchsanteile der Therapieansätze zwischen 2009 und 2011 stabil. Es dominieren die Bisphosphonate, deren Anteil 2011 allerdings von 96 auf rund 92 % zurückging.

Davon entfielen 77,8 % auf Monopräparate und 13,9 % auf Kombinationen mit Bisphosphonaten. Der Anteil der anderen Mittel mit Wirkung auf den Knochen und die Mineralisation stieg dagegen von 4 auf 8,3 % an.

Innerhalb der Bisphosphonate stellte zwischen 2009 und 2011 die Alendronsäure den wichtigsten Wirkstoff dar, dessen Anteil nach geringfügiger Abnahme bei gut 71 % des Verbrauchs lag (**Abbildung 3.114**). Ein durchgängiger Trend zu einem höheren Verbrauchsanteil war nur für die Ibandronsäure zu beobachten, deren Anteil 2011 knapp 14 % erreichte. Der hohe Verbrauchsanteil von Alendronsäure erklärt sich dadurch, dass der Wirkstoff einerseits generisch verfügbar und außerdem Leitsubstanz der Bisphosphonate entsprechend den Rahmenvorgaben für Arzneimittel nach § 84 Absatz 7 SGB V ist. Bis auf Zoledronsäure standen 2011 für alle Bisphosphonate Generika zur Verfügung. Der Verbrauchsanteil der Generika war allerdings sehr unterschiedlich und betrug mehr als 98 % für Alendronsäure, 29 % für Risedronsäure, aber nur 0,3 % für die seit Juli 2011 angebotenen Ibandronsäure-Generika. Für Ibandronsäure erklärt sich der marginale Generikaanteil dadurch, dass lediglich die Wirkstärke für die tägliche Einnahme generisch verfügbar ist. Wirkstärken für die – offensichtlich bevorzugte – monatliche bzw. vierteljährliche Anwendung sind weiterhin patentgeschützt. Für Risedronsäure ist der geringe Generikaanteil weniger offensichtlich: Für die am häufigsten verordnete Wirkstärke (35 mg zur einmal wöchentlichen Einnahme) stehen verschiedene Generika zur Verfügung. Möglicherweise spielt hier die Festbetragsregelung für den Wirkstoff eine Rolle.

Bisphosphonate stehen auch in Kombination mit Calcium und/oder Vitamin D zur Verfügung. Dies stellt vermutlich für viele Patienten eine Erleichterung dar, bei denen eine medikamentöse Supplementierung mit Calcium und/oder Vitamin D erforderlich ist (*DVO* 2009). Die auffälligste Entwicklung in

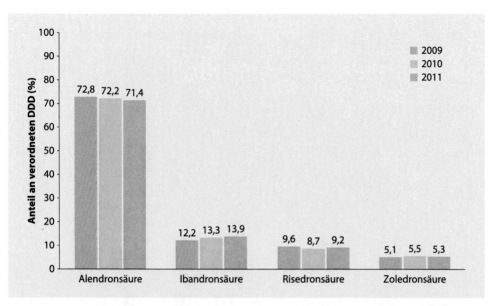

Abbildung 3.114: Anteile der verordneten DDD für die Wirkstoffe des Therapieansatzes „Bisphosphonate" für 2009 bis 2011. Genannt sind nur Wirkstoffe mit einem Anteil von mindestens 1 % in einem der Beobachtungsjahre.
Quelle: IGES-Berechnungen nach NVI (INSIGHT Health)

diesem Therapieansatz ist, dass der Anteil der Dreifachkombination aus Risedronsäure, Calcium und Colecalciferol (Vitamin D3) im Zeitraum von 2008 bis 2011 erheblich anstieg (von 21,6 auf 32,0 %). Dies erfolgte insbesondere auf Kosten der Kombination von Risedronsäure und Calcium, deren Verbrauchsanteil von 40,7 auf 28,0 % zurückging. Der Anteil der Kombination aus Alendronsäure und Colecalciferol blieb mit etwa 33 % stabil. Diese Entwicklung ist nachvollziehbar: Das Angebot einer Dreifachkombination traf offenbar auf einen entsprechenden Bedarf.

Unter den anderen Mitteln mit Wirkung auf den Knochen und die Mineralisation lag 2011 der Verbrauchsanteil von Denosumab bei 16,7 %, der von Strontiomranelat bei 83,3 %.

3.18.3 Regionale Unterschiede im Verbrauch

Für die Arzneimittel zur Behandlung von Knochenkrankheiten wurden 2011 in den KV-Regionen deutliche Verbrauchsunterschiede beobachtet (**Abbildung 3.115**). Die höchsten Pro-Kopf-Verbräuche fanden sich in den östlichen Ländern mit Ausnahme Berlins. Spitzenreiter war Brandenburg mit einem Verbrauch von 4,79 DDD je Versicherten. Mit 2,51 DDD war der Pro-Kopf-Verbrauch in Bremen am niedrigsten. Bestimmend für den Verbrauch sind die Bisphophonate zur Behandlung der Osteoporose. Davon sind vor allem Frauen nach der Menopause betroffen. Es kann daher davon ausgegangen werden, dass der Verbrauch in einer Region vor allem vom Anteil der Frauen über 55 Jahre abhängt. Die Regression ergibt, dass dieser Einfluss signifikant ist und die Verbrauchsunterschiede in hohem Maße erklären kann ($R^2 = 0,77$).

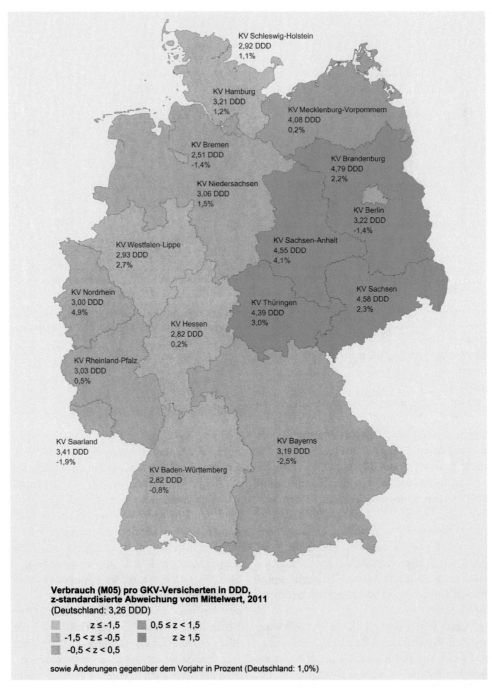

Verbrauch (M05) pro GKV-Versicherten in DDD,
z-standardisierte Abweichung vom Mittelwert, 2011
(Deutschland: 3,26 DDD)

z ≤ -1,5   0,5 ≤ z < 1,5
-1,5 < z ≤ -0,5   z ≥ 1,5
-0,5 < z < 0,5

sowie Änderungen gegenüber dem Vorjahr in Prozent (Deutschland: 1,0%)

Abbildung 3.115: Verbrauch von Arzneimitteln aus der Indikationsgruppe „M05 Mittel zur Behandlung von Knochenkrankheiten" in DDD je Versicherten im Jahr 2011 und Änderung gegenüber dem Vorjahr nach KV-Region

Quelle: IGES-Berechnungen nach NVI (INSIGHT Health)

3.18.4 Epidemiologie, Bedarf und Angemessenheit der Versorgung

Mit BEST (Bone Evaluation Study) wurden erneut aktuelle Daten zur Epidemiologie und Versorgung der Osteoporose vorgelegt. Basierend auf Routinedaten der GKV wurde eine Prävalenz in Höhe von 14 % für Menschen ab 50 Jahren ermittelt (*Hadji* et al. 2012). Hochgerechnet auf die GKV-Bevölkerung von 2011 ergeben sich 5,9 Mio. Osteoporose-Patienten (unter ihnen 4,9 Mio. Frauen). In der Studie „Gesundheit in Deutschland aktuell" (GEDA) des *RKI* (2011) wurde eine Prävalenz von 17,6 % bei Frauen und 5,2 % bei Männern berechnet. Die GEDA-Ergebnisse zur Prävalenz sind jedoch – ähnlich wie beim telefonischen Gesundheitssurvey von 2003 – insbesondere mit Blick auf die ältere Bevölkerung in Deutschland nur bedingt zuverlässig. In BEST wurde ebenfalls eine Inzidenz in Höhe von 2,1 % pro Jahr berechnet (> 50 Jahre) (*Hadji* et al. 2012). Hochgerechnet nach Alter und Geschlecht auf die Population der GKV ergeben sich 825.000 Versicherte mit einer Neuerkrankung an Osteoporose. Etwa 5 % aller prävalenten Patienten in BEST erlitten innerhalb eines Jahres eine Neufraktur. Bei einer Osteoporose mit pathologischer Fraktur besteht in jedem Fall eine Behandlungsindikation. Der Behandlungsbedarf bei Patienten ohne Fraktur ist abhängig von einer Reihe von Risikofaktoren. Bei Frauen, die älter als 75 Jahre sind, ist eine medikamentöse Thera-

pie bei Vorliegen einer Osteoporose grundsätzlich indiziert (*DVO* 2009). Nach Beginn einer Therapie soll der weitere Therapiebedarf nach zwei Jahren evaluiert werden und kann bei persistierend erhöhtem Frakturrisiko fortgesetzt werden; der frakturensenkende Nutzen ist nur für die Phase der aktuellen Anwendung gegeben (*DVO* 2009).

Insgesamt ergeben sich 618.000 Versicherte mit einer behandlungsbedürftigen Osteoporose. Geht man von einem minimalen Behandlungsbedarf von zwei Jahren aus, hätten 2011 in der GKV mit dem beobachteten Verbrauch knapp 310.000 Patienten behandelt werden können. Bei einer Dauer der Behandlung von fünf Jahren würden sich knapp 125.000 behandelbare Patienten ergeben.

3.18.5 Analyse der Ausgabendynamik

In dieser Indikationsgruppe gab es 2011 einen deutlichen Ausgabenrückgang (**Tabelle 3.54**), welcher mit 43,2 Mio. Euro deutlich höher war als im Vorjahr (–5,1 Mio. Euro). Der Beitrag der einzelnen Komponenten der Ausgabenänderung fiel in den Jahren 2010 und 2011, bis auf die Analogkomponente, ähnlich aus (**Abbildung 3.116**). Wegen des stagnierenden Verbrauchs spielt die Verbrauchskomponente kaum eine Rolle. Sie wies 2011 einen leicht positiven Wert auf. Die bedeutendsten Komponenten in Bezug auf die Ausgabenentwicklungen waren 2011 einerseits die Analogkomponente, andererseits die Preis-

Tabelle 3.54: Ausgabenentwicklung in der Indikationsgruppe „M05 Mittel zur Behandlung von Knochenkrankheiten" in den Jahren 2010 und 2011.

Ausgaben (Mio. Euro)		Ausgabenänderung gegenüber Vorjahr (Mio. Euro)		Prozentuale Veränderung gegenüber Vorjahr		Anteil an Gesamtausgaben (%)	
2010	2011	2009 vs. 2010	2010 vs. 2011	2009 vs. 2010	2010 vs. 2011	2010	2011
357,77	315,50	–5,10	–42,27	–1,41	–11,82	1,28	1,17

Quelle: IGES-Berechnungen nach NVI (INSIGHT Health)

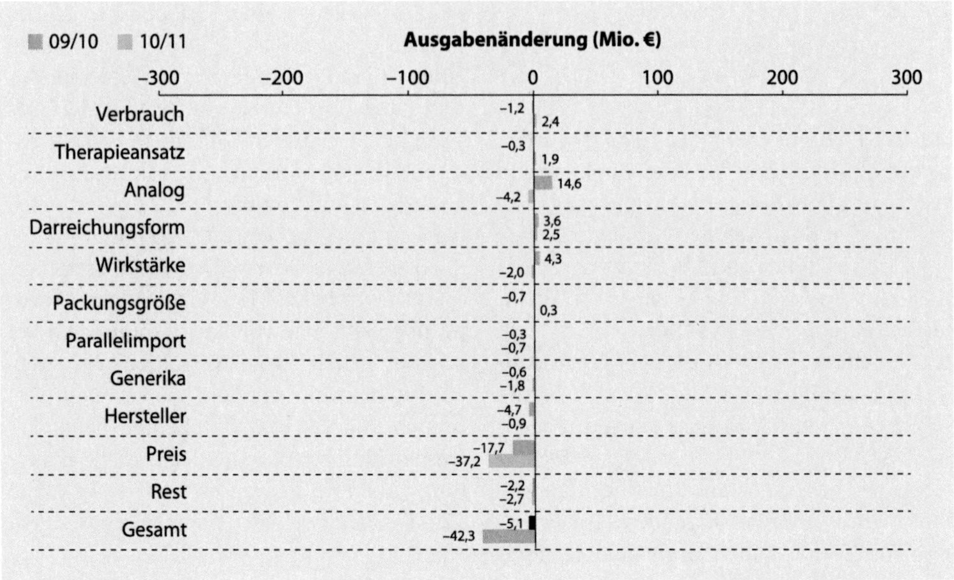

09/10 **10/11** **Ausgabenänderung (Mio. €)**

-300	-200	-100	0	100	200	300

Verbrauch	-1,2 / 2,4
Therapieansatz	-0,3 / 1,9
Analog	-4,2 / 14,6
Darreichungsform	3,6 / 2,5
Wirkstärke	-2,0 / 4,3
Packungsgröße	-0,7 / 0,3
Parallelimport	-0,3 / -0,7
Generika	-0,6 / -1,8
Hersteller	-4,7 / -0,9
Preis	-17,7 / -37,2
Rest	-2,2 / -2,7
Gesamt	-5,1 / -42,3

Abbildung 3.116: Komponenten der Ausgabenänderung im Jahr 2011 für die Indikationsgruppe „M05 Mittel zur Behandlung von Knochenkrankheiten".
Quelle: IGES-Berechnungen nach NVI (INSIGHT Health)

Fazit zur Indikationsgruppe „M05 Mittel zur Behandlung von Knochenkrankheiten".

Ausgaben	Rückgang
Prominenteste Komponente(n)	Analog-Wettbewerb, Preis
Verbrauch	Unterdurchschnittlicher Verbrauchsanstieg
Therapieansätze	Ohne Bedeutung
Analog-Wettbewerb	Geringerer Anteil höherpreisiger Wirkstoffe, insbesondere Zoledronsäure
Sonstiges	Ausgabenrückgang durch Preiskomponente

komponente. Die Ausgaben wurden 2011 durch die Analogkomponente um 14,6 Mio. Euro gesenkt. Dies stellt eine Umkehr der Entwicklung aus dem Vorjahr dar. Vermutlich war die Entwicklung des Verbrauchsanteils von Zoledronsäure für diesen Effekt verantwortlich: Er erhöhte sich 2010, ging jedoch 2011 zurück.

Für den stärksten Ausgabenrückgang sorgte 2011 die Preiskomponente. Dies war erneut zum größten Teil durch die höheren Herstellerabschläge und das Preismoratorium bedingt.

Literatur

AkdÄ (2003) Hormontherapie im Klimakterium. Therapieempfehlungen der Arzneimittelkommission der deutschen Ärzteschaft. http://www.akdae.de/30/40/10/82_Hormontherapie_2003_1Auflage.pdf (14.04.2010).

DVO (2009) Prophylaxe, Diagnostik und Therapie der Osteoporose bei Erwachsenen. S3-Leitlinie des Dachverbandes Osteologie (DVO). http://www.dv-osteologie.org/dvo_leitlinien/dvo-leitlinie-2009 (14.04.2010).

Ellert U, Wirz J, Ziese, T (2006) Telefonischer Gesundheitssurvey des Robert Koch-Instituts (2. Welle). Beiträge zur Gesundheitsberichterstattung des Bundes publiziert vom Robert Koch-Institut.

Gothe H, Seidlitz C, Höer A, Glaeske G, Häussler B (2007) Hormone therapy of menopausal women – Analysis of prescription pattern changes before and after the WHI study using claims data of a German sickness fund. Poster präsentiert beim 10. europäischen Kongress der ISPOR, October 20–23, 2007, Dublin.

Hadji P, Klein S Häussler B, Kless T, Linder R, Rowinski-Jablokow M, Verheyen F, Gothe H

(2012) The Bone Evaluation Study (BEST): Epidemiology, Patient Care and Persistence to Treatment of Osteoporosis in Germany. Osteoporosis International. Eingereicht.

Häussler B, Gothe H, Mangiapane S, Glaeske G, Pientka L, Felsenberg D (2006) Versorgung von Osteoporose-Patienten in Deutschland. Ergebnisse der BoneEVA-Studie. Dtsch Ärztebl (Ausgabe A) 103(39): 2542–2548.

Häussler B, Gothe H, Göl D, Glaeske G, Pientka L, Felsenberg D (2007) Epidemiology, treatment and costs of osteoporosis in Germany. The BoneEVA Study. Osteoporosis International 18(1): 77–84.

NN (2004) Strontiumranelat (Protelos) bei Osteoporose? arznei-telegramm 35: 137–138.

RKI (2011) Daten und Fakten: Ergebnisse der Studie „Gesundheit in Deutschland aktuell 2009". Beiträge zur Gesundheitsberichterstattung des Bundes. Berlin.

Writing Group for the Women's Health Initiative Investigators (2002) Effect of conjugated equine estrogen in postmenopausal women with hysterectomy. The Women's Health Initiative randomized controlled trial. JAMA 291: 1701–1712.

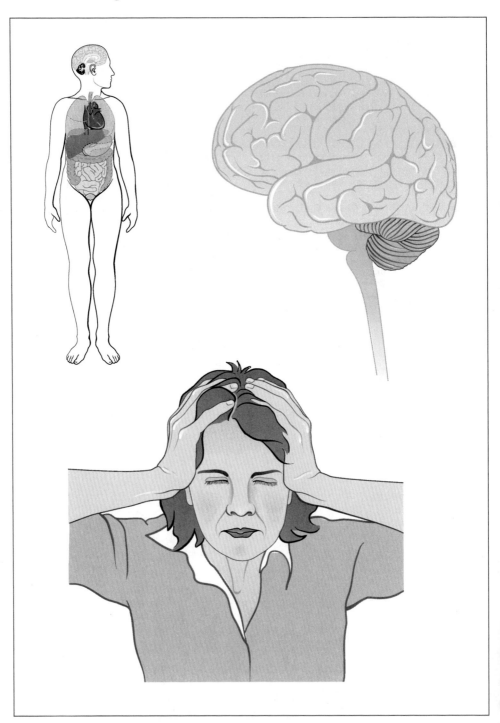

3.19.1 Entwicklung der Indikationsgruppe

In der Indikationsgruppe der Analgetika werden zwei Teil-Indikationsgruppen unterschieden. Die Gruppe der Opioide, Analgetika und Antipyretika umfasst Wirkstoffe, die – unabhängig von der Ursache – zur symptomatischen Therapie von Schmerzen und Fieber verwendet werden. Zur Teil-Indikationsgruppe der Migränemittel gehören Wirkstoffe, die nur bei Migräne und teilweise auch beim Cluster-Kopfschmerz zum Einsatz kommen.

Opioide, Analgetika, Antipyretika

In dieser Teil-Indikationsgruppe sind die Therapieansätze der Opioide sowie der Analgetika und Antipyretika zu trennen.

Opioide werden in Form von Opiumzubereitungen schon seit Jahrhunderten angewendet. Beschreibungen des Schlafmohnsaftes finden sich bereits bei *Theophrastus* (3. Jh. v. Chr.). *Paracelsus* ist es zu verdanken, dass Opium in Europa seit dem 16. Jahrhundert wieder in Gebrauch kam. Im Jahr 1806 beschrieb *Sertürner* ein Verfahren zur Isolierung von Morphin aus Opiumextrakt. Morphin gilt als Standardwirkstoff der Opioide. Aufgrund der beobachteten Suchtgefahr von Morphin und anderer inzwischen hergestellter halbsynthetischer Derivate (beispielsweise Heroin, erstmals 1874 synthetisiert) suchte man bislang ohne Erfolg nach Opioiden mit geringerem Suchtpotenzial. Bereits Ende des 19. und zu Beginn des 20. Jahrhunderts wurden – heute noch gebräuchliche – Opioide wie Oxycodon und Hydromorphon synthetisiert. Als erste vollsynthetische Opioide wurden Pethidin (1939) und Methadon (1945) entwickelt, später folgte Tramadol (1962). Erwähnenswert sind außerdem Fentanyl (1964) und Buprenorphin (1975). Mit Tapentadol wurde 2010 nach langer Zeit erstmals wieder ein neues Opioid eingeführt (**Tabelle 3.55**).

Opioide werden bei chronischen Schmerzen in Form retardierter Zubereitungen beispielsweise als Kapseln verabreicht, die zwei- bis dreimal täglich einzunehmen sind. Opioidpflaster kamen erstmals 1995 auf den Markt. Sie enthalten Fentanyl oder Buprenorphin, wobei die Wirkstoffe über die Haut (transdermal) resorbiert werden. Als Darreichungsformen mit schnellem Wirkungseintritt stehen neben Injektionslösungen auch bukkale, sublinguale und nasale Darreichungsformen zur Verfügung, bei denen der Wirkstoff über die Mund- bzw. Nasenschleimhaut resorbiert wird und somit rascher seine Wirkung entfaltet als bei der Aufnahme aus dem Magen-Darm-Trakt.

Als erster Wirkstoff aus dem Therapieansatz der Analgetika und Antipyretika kann die Weidenrinde bezeichnet werden, die bereits in der Antike als Mittel gegen Schmerzen genutzt wurde. Mitte des 19. Jahrhunderts gelang die Isolierung von Salycin aus Weidenrinde und kurz darauf die Oxidation zur Salicylsäure, die aufgrund ihrer Nebenwirkungen nur vorübergehend breite Anwendung fand.

Tabelle 3.55: Neue Wirkstoffe in der Indikationsgruppe N02 im Zeitraum von 2007 bis 2011.

Jahr (Markteinführung)	Wirkstoff	Teil-Indikationsgruppe	Therapieansatz
2010	Tapentadol	Opioide, Analgetika, Antipyretika	Opioide
2011	Cannabisextrakt (Nabiximols)	Opioide, Analgetika, Antipyretika	Andere Analgetika, Antipyretika

Quelle: IGES

Die synthetische Herstellung der besser verträglichen Acetylsalicylsäure (ASS) erfolgte erstmals im Jahr 1899, und der Wirkstoff eroberte unter dem Handelsnamen Aspirin® die Welt. Der Wirkmechanismus, nämlich die Hemmung des Enzyms Cyclooxygenase, das an der Bildung von Prostaglandinen beteiligt ist, wurde erst 1971 entdeckt.

Die Erforschung der analgetischen und antipyretischen Pyrazolone begann Ende des 19. Jahrhunderts und führte zu Beginn des 20. Jahrhunderts zur Entwicklung des Metamizols. Bereits 1878 war das Paracetamol bekannt. Im Jahr 1985 wurde der Wirkstoff Flupirtin eingeführt, ein stark wirksames Analgetikum, dessen Wirkmechanismus unklar ist.

Seit 2006 steht das Ziconotid zur Verfügung, ein Analogon des ω-Conopeptids, eines Toxins mariner Kegelschnecken. Ziconotid blockiert sogenannte N-Typ-Calciumkanäle und verkörpert damit ein neues Wirkprinzip in der analgetischen Therapie. Es wird intrathekal bei Patienten mit starken chronischen Schmerzen angewendet. Seit 2011 steht Cannabisextrakt (Nabiximols) auch als Fertigarzneimittel zur Verfügung zur Behandlung von Spastiken bei Multiper Sklerose (**Tabelle 3.55**).

Migränemittel

Die Migränemittel umfassen die folgenden Therapieansätze: Triptane, Mutterkornalkaloide, andere Migränemittel sowie pflanzliche Migränemittel.

Die Behandlung der Migräne gründete sich lange Zeit allein auf ärztliche Erfahrung. Zunächst standen als spezifische Migränemittel lediglich die Mutterkornalkaloide zur Verfügung. Diese greifen in den Wirkmechanismus des Serotonins ein, von dem vermutet wird, dass es an der Entwicklung der Migränesymptomatik beteiligt ist. In den 1970er Jahren begann daher die gezielte Erforschung von Serotonin-Analoga zur Behandlung der Migräne. Als Folge dieser Aktivitäten wurde 1984 das Sumatriptan entwickelt, das einen bestimmten Subtyp von Serotoninrezeptoren (5HT1) blockiert. Der Wirkstoff begründete den Therapieansatz der Triptane und steht in Deutschland seit 1993 zur Verfügung. Ihm folgten bald weitere Wirkstoffe: Naratriptan (1997), Zolmitriptan (1997), Rizatriptan (1998), Almotriptan (2001), Eletriptan (2002) und Frovatriptan (2002). Triptane sind derzeit die spezifischsten Migränemittel und können in vielen Fällen einen Migräneanfall erfolgreich beenden.

Zu den anderen Migränemitteln gehören Wirkstoffe, die ursprünglich für andere Indikationen entwickelt wurden, aber auch bei Migräne wirksam sein können, beispielsweise das Antiepileptikum Topiramat, das seit 2005 auch zur Prophylaxe von Migräneanfällen zugelassen ist (siehe 3.20). In diesen Therapieansatz fallen außerdem Kombinationen von Paracetamol und Metoclopramid, die zur symptomatischen Therapie bei Migräne eingesetzt werden.

3.19.2 Entwicklung des Verbrauchs

Analgetika stellen mit durchschnittlich 8,9 verordneten DDD für jeden Versicherten der GKV eine häufig verwendete Arzneimittelgruppe dar.

Der Verbrauch von Analgetika aus der Indikationsgruppe N02 war bis 2001 relativ stabil. In den Jahren 2003 und 2004 ging er deutlich zurück, was auch darauf zurückzuführen ist, dass die GKV nichtrezeptpflichtige Wirkstoffe wie Paracetamol oder Acetylsalicylsäure entsprechend der Arzneimittel-Richtlinie nur noch zur Behandlung von schweren Schmerzen in Komedikation mit Opioiden erstattet. Zwischen 2005 und 2009 stieg der Verbrauch stetig um 20 bis 35 Mio. DDD pro Jahr, seitdem hat sich der Verbrauchsanstieg etwas verlangsamt (**Abbildung 3.117**).

Der größte Anteil des Verbrauchs entfällt auf die Teil-Indikationsgruppe der Opioide,

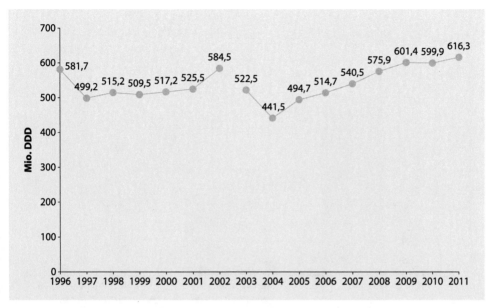

Abbildung 3.117: Verbrauch von Arzneimitteln aus der Indikationsgruppe „N02 Analgetika" in Mio. DDD im Zeitraum von 1996 bis 2011.
Quelle: IGES nach AVR (1996 bis 2002), IGES-Berechnungen nach NVI (INSIGHT Health) (ab 2003)

Analgetika und Antipyretika und betrug 2011 96 %. Für diese Teil-Indikationsgruppe wie auch für die der Migränemittel war 2010 ein geringfügiger Verbrauchsrückgang zu beobachten, 2011 stieg der Verbrauch in beiden Gruppen wieder an (**Tabelle 3.56**).

Die Anteile der Therapieansätze in der Teil-Indikationsgruppe der Opioide, Analgetika und Antipyretika zeigten zwischen 2009 und 2011 keine wesentlichen Änderungen (**Abbildung 3.118**). Die Opioide umfassten rund zwei Drittel des Verbrauchs, das restliche Drittel war den anderen Analgetika/Antipyretika zuzurechnen.

Innerhalb des Therapieansatzes der Opioide gab es im betrachteten Zeitraum nur geringe Veränderungen der Verbrauchsanteile (**Abbildung 3.119**). Die größten Anteile am Ver-

Tabelle 3.56: Übersicht der Menge der verordneten DDD in den Teil-Indikationsgruppen der Indikationsgruppe „N02 Analgetika" in den Jahren 2009 bis 2011.

Teil-Indikationsgruppe	DDD 2009 (Mio.)	DDD 2010 (Mio.)	DDD 2011 (Mio.)	Differenz 2009 vs. 2010 (%)	Differenz 2010 vs. 2011 (%)
Opioide, Analgetika, Antipyretika	577,96	576,51	591,81	–0,25	2,65
Migränemittel	23,43	23,36	24,50	–0,31	4,87
Summe	**601,40**	**599,87**	**616,31**	**–0,25**	**2,74**

Quelle: IGES-Berechnungen nach NVI (INSIGHT Health)

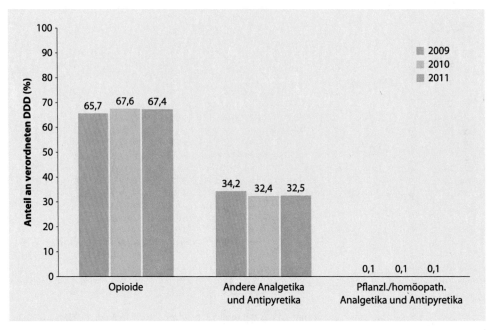

Abbildung 3.118: Anteile der verordneten DDD in der Indikationsgruppe N02 – Therapieansätze der Teil-Indikationsgruppe „Opioide, Analgetika, Antipyretika" für 2009 bis 2011.
Quelle: IGES-Berechnungen nach NVI (INSIGHT Health)

brauch hatten Tilidin-Kombinationen und Tramadol, die zusammen knapp 60 % des Verbrauchs 2011 ausmachten. Diese Opioide und Codein werden in der Regel nicht auf einem Betäubungsmittelrezept verordnet. Tilidin-Kombinationen verzeichneten im Beobachtungszeitraum auch den deutlichsten Anstieg des Verbrauchsanteils. An dritter Stelle folgte Fentanyl mit einem Anteil von 16 % bei geringfügig sinkender Tendenz. Fentanyl (wie auch Buprenorphin) wird in der ambulanten Schmerztherapie ganz überwiegend in Form von Pflastern angewendet. Diese Darreichungsform kann von Vorteil sein – einerseits, weil es sich um eine nichtorale Darreichungsform handelt, andererseits weil die Pflaster nur etwa alle drei Tage gewechselt werden müssen. Weitgehend stabile Anteile fanden sich für die Wirkstoffe Morphin, Oxycodon und Hydromorphon, auf die zusammen rund 15 % entfielen. Von untergeordneter Bedeutung waren die

übrigen Wirkstoffe bzw. Wirkstoffkombinationen. Das 2010 eingeführte Tapentadol konnte 2011 einen Anteil von 1 % erreichen.

In der Teil-Indikationsgruppe der Migränemittel setzte sich 2011 die Entwicklung der vergangenen Jahre nochmals fort (**Abbildung 3.120**). Den größten Anteil am Verbrauch haben die Triptane. Für diesen Therapieansatz stieg der Verbrauchsanteil 2011 von 90,5 auf 93,5 % an. Der Rest des Verbrauchs entfiel mit 5,9 % zum größten Teil auf „Andere Migränemittel". Triptane sind inzwischen als Standard anzusehen, wenn Analgetika nicht ausreichend wirksam sind (*DGN* 2008, *AkdÄ* 2009).

Innerhalb des Therapieansatzes der Triptane baute Sumatriptan seine führende Stellung auf Kosten aller anderen Wirkstoffe weiter aus (**Abbildung 3.121**): Sein Verbrauchsanteil lag 2011 bei rund 73 %. Nennenswerte Anteile erreichten lediglich noch die Wirk-

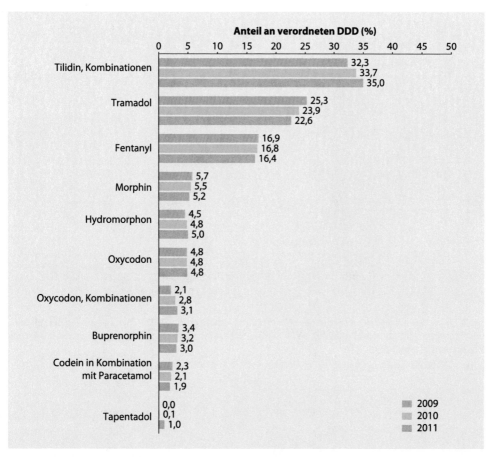

Anteil an verordneten DDD (%)

Tilidin, Kombinationen: 32,3 / 33,7 / 35,0

Tramadol: 25,3 / 23,9 / 22,6

Fentanyl: 16,9 / 16,8 / 16,4

Morphin: 5,7 / 5,5 / 5,2

Hydromorphon: 4,5 / 4,8 / 5,0

Oxycodon: 4,8 / 4,8 / 4,8

Oxycodon, Kombinationen: 2,1 / 2,8 / 3,1

Buprenorphin: 3,4 / 3,2 / 3,0

Codein in Kombination mit Paracetamol: 2,3 / 2,1 / 1,9

Tapentadol: 0,0 / 0,1 / 1,0

Legende: 2009 / 2010 / 2011

Abbildung 3.119: Anteile der verordneten DDD in der Indikationsgruppe N02 – Wirkstoffe der Teil-Indikationsgruppe „Opioide, Analgetika, Antipyretika"/Therapieansatz „Opioide" für 2009 bis 2011. Dargestellt sind nur Wirkstoffe mit einem Anteil von mindestens 1 % im Jahr 2011.
Quelle: IGES-Berechnungen nach NVI (INSIGHT Health)

stoffe Zolmitriptan und Rizatriptan mit rund 15 bzw. 7 %. Sumatriptan ist die Leitsubstanz der Triptane, entsprechend den Rahmenvorgaben für Arzneimittel nach § 84 Absatz 7 SGB V. Für diese Entwicklung dürfte die Absenkung des Festbetrags im Herbst 2010 geführt haben. Lediglich für Rizatriptan und das generisch verfügbare Sumatriptan werden Präparate deutlich unter dem Festbetrag angeboten, was für die Patienten erhebliche Zuzahlungen bedeuten konnte (*NN* 2010). Hier hatten die finanziellen Argumente für die Patienten wohl doch größeres Gewicht, denn die Triptane unterscheiden sich in der Zeit bis zum Wirkungseintritt (auch abhängig von der Applikationsart), in Wirksamkeit, Wirkungsdauer und Häufigkeit von Nebenwirkungen (*DGN* 2008). Falls ein Patient auf ein bestimmtes Triptan nicht anspricht, schafft der Wechsel auf einen anderen Wirkstoff innerhalb der Triptane in der Hälfte der Fälle Abhilfe (AkdÄ 2009).

Innerhalb der anderen Migränemittel spielen vor allem zwei Wirkstoffe eine Rolle.

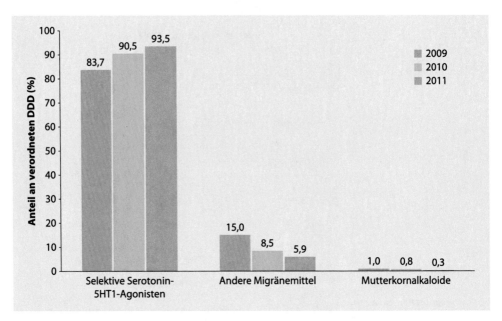

Abbildung 3.120: Anteile der verordneten DDD in der Indikationsgruppe N02 – Therapieansätze der Teil-Indikationsgruppe „Migränemittel" für 2009 bis 2011. Dargestellt sind nur Teil-Indikationsgruppen mit einem Anteil von mindestens 1 %.
Quelle: IGES-Berechnungen nach NVI (INSIGHT Health)

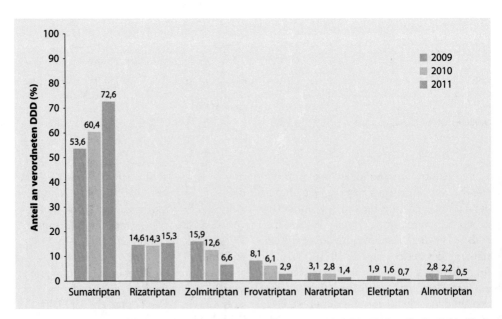

Abbildung 3.121: Anteile der verordneten DDD in der Indikationsgruppe N02 – Wirkstoffe der Teil-Indikationsgruppe „Migränemittel"/Therapieansatz „Triptane" für 2009 bis 2011.
Quelle: IGES-Berechnungen nach NVI (INSIGHT Health)

Dies sind Metoclopramid-Kombinationen, deren Anteil am Verbrauch zwischen 2009 und 2011 von 59 auf 82 % anstieg, sowie Topiramat, dessen Anteil von 41 auf 18 % zurückging. Tatsächlich sank der absolute Verbrauch beider Wirkstoffe. Besonders drastisch ging allerdings der Verbrauch von Topiramat zurück: Während 2009 der Verbrauch noch bei 1,4 Mio. DDD lag, erreichte er 2011 nur noch 0,3 Mio. DDD. Topiramat steht seit 2009 generisch zur Verfügung, was vermutlich zu diesem Verbrauchsrückgang führte. Topiramat ist ein Antiepileptikum und gilt als ein Mittel der ersten Wahl zur Migräneprophylaxe *(DGN* 2008).[10] Es gibt nur sehr wenige Generika mit der ausschließlichen Zulassung für die Migräneprophylaxe. Die meisten Generika sind sowohl für die Behandlung von Epilepsien als auch für die Migräneprophylaxe zugelassen. Offenbar wurde in großem Umfang auf Generika umgestellt, die sowohl für die Migräneprophylaxe als auch die Behandlung von Epilepsien zugelassen sind (siehe 3.20).

3.19.3 Regionale Unterschiede im Verbrauch

Für den Pro-Kopf-Verbrauch der Analgetika zeigen sich 2011 deutliche regionale Unterschiede: Während in der KV-Region Bayern im Mittel nur 7,24 DDD je Versicherten verordnet wurden, waren es in Mecklenburg-Vorpommern 11,68 DDD (**Abbildung 3.122**). Es ist anzunehmen, dass die Wahrscheinlichkeit für behandlungsbedürftige Schmerzen mit zunehmendem Alter höher wird. Die

Regressionsanalyse zeigt, dass zwischen Pro-Kopf-Verbrauch und dem Anteil der über 55-Jährigen eine signifikante Korrelation besteht ($R^2 = 0,39$), die zumindest einen Teil der Verbrauchsunterschiede erklären kann.

3.19.4 Epidemiologie, Bedarf und Angemessenheit der Versorgung

Wirkstoffe aus der Gruppe der Analgetika werden bei akuten und chronischen Schmerzen verschiedenster Ursache eingesetzt. Für die Teil-Indikationsgruppe der Opioide, Analgetika und Antipyretika ist die Verwendung insbesondere bei Tumorschmerzen, Kopf- und Zahnschmerzen sowie postoperativen Schmerzen anzunehmen, aber auch bei Schmerzen durch Erkrankungen des Bewegungsapparates (siehe 3.17). Die Migränemittel finden nur bei Migräne Anwendung.

Die Häufigkeit von chronischen Rückenschmerzen und arthrosebedingten Schmerzen wurde bereits in Abschnitt 3.17 diskutiert. Genaue Angaben dazu, wie viele Menschen in Deutschland derzeit mit Tumorschmerzen leben, gibt es nicht. Aus einer älteren Untersuchung mit Daten von 1995 geht hervor, dass zu einem Stichtag in Deutschland 220.000 Patienten mit tumorbedingten Schmerzen in Deutschland lebten (*Heidemann* 1999), diese Zahl dürfte durch die stetige Zunahme von Tumorerkrankungen heute jedoch deutlich höher liegen. Für das Jahr 2012 wird geschätzt, dass etwa 486.000 Menschen in Deutschland neu an Krebs erkranken (*RKI* und *GEKID* 2012) (siehe 3.13). Zum Zeitpunkt der Diagnosestellung ist bei 28 % der Krebspatienten mit Schmerzen zu rechnen. Kommt es zum Fortschreiten der Erkrankung, muss man im Mittel bei 74 % der Patienten von behandlungsbedürftigen Tumorschmerzen ausgehen (*Diener* und *Burchert* 2002). Die Zahl der Patien-

---

10 Topiramat-Präparate, die ausschließlich zur Migränetherapie zugelassen sind, werden dem ATC-Kode N02CX12 zugeordnet. Topiramat-Präparate, die in erster Linie für die Behandlung der Epilepsie zugelassen sind, haben den ATC-Kode N03AX11. Der Verbrauch von Topiramat zur Migränetherapie vor August 2005 wurde daher ausschließlich in der Indikationsgruppe der Antiepileptika (N03) erfasst.

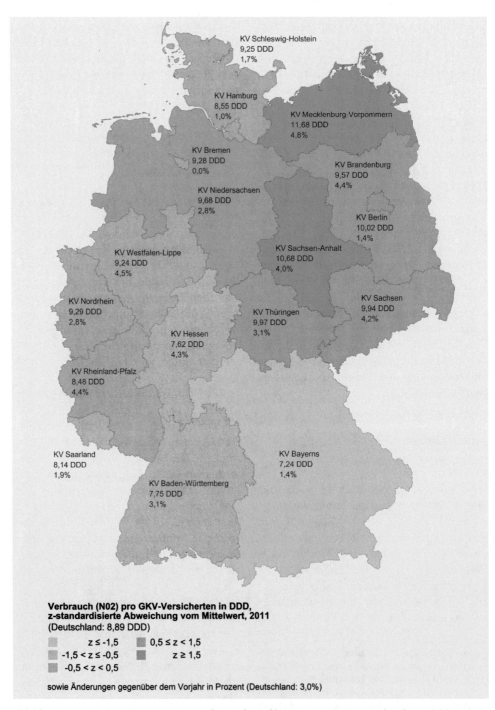

Verbrauch (N02) pro GKV-Versicherten in DDD,
z-standardisierte Abweichung vom Mittelwert, 2011
(Deutschland: 8,89 DDD)

- z ≤ -1,5
- -1,5 < z ≤ -0,5
- -0,5 < z < 0,5
- 0,5 ≤ z < 1,5
- z ≥ 1,5

sowie Änderungen gegenüber dem Vorjahr in Prozent (Deutschland: 3,0%)

Abbildung 3.122: Verbrauch von Arzneimitteln aus der Indikationsgruppe „N02 Analgetika" in DDD je Versicherten im Jahr 2011 und Änderung gegenüber dem Vorjahr nach KV-Region.

Quelle: IGES-Berechnungen nach NVI (INSIGHT Health)

ten mit Tumorschmerzen wird insbesondere von der Inzidenz der Krebserkrankungen und von der Überlebenszeit bestimmt, die je nach Art der Krebserkrankung sehr unterschiedlich sein kann. Legt man die Zahl der Neuerkrankungen zugrunde und nimmt an, dass es bei etwa 74 % zu Schmerzen kommt, die analgetisch behandelt werden müssen, dann ist anzunehmen, dass es in Deutschland mindestens 360.000, in der GKV mindestens 306.000 Patienten, gibt, die Analgetika zur Behandlung von Tumorschmerzen benötigen.

In Deutschland leiden mindestens 2 Mio. Menschen unter wiederkehrenden Migräneattacken (*Diener* und *Burchert* 2002). In der gesamten GKV-Population beträgt die Anzahl der Migränepatienten demnach etwa 1,7 Mio. Menschen. Angaben zur Prävalenz von Migräne aus bevölkerungsbezogenen Studien schwanken jedoch erheblich (*Kavuk* et al. 2004). So ermittelten *Straube* et al. (2010) eine Prävalenz von 6,3 % unter Erwachsenen, was ca. 3,7 Mio. GKV-Versicherten entspräche.

Auf die Schätzung der Bedarfsgerechtigkeit der Versorgung mit Analgetika soll an dieser Stelle aus folgenden Gründen verzichtet werden:

» Die genaue Zahl der Patienten, die eine Therapie mit Analgetika benötigen, ist nicht bekannt.

» Eine Migräneattacke muss nicht in jedem Fall mit spezifischen Migränemitteln wie den Triptanen behandelt werden. Der Bedarf hängt außerdem von der Häufigkeit der Attacken ab.

» Analgetika müssen individuell, je nach Stärke der Schmerzen, dosiert werden. Die notwendige Dosierung kann individuell erheblich variieren.

Die Daten der NVI zeigen für die Entwicklung des Verbrauchs von 2004 bis 2011 bei den Analgetika eine anhaltende Zunahme (siehe **Abbildung 3.117**). Einen stetigen Anstieg des Opioidverbrauchs, der seit 1998

auch zunehmend steiler verlief, weist auch der AVR aus. Der gestiegene Opioidverbrauch ist sicherlich auf mehrere Ursachen zurückzuführen: Einerseits ist ein zunehmender Bedarf allein durch die Alterung der Bevölkerung anzunehmen. Andererseits werden Opioide inzwischen offenbar weniger restriktiv verordnet. Opioide werden vermutlich zum größten Teil nicht bei Patienten mit Tumorschmerzen eingesetzt: Unter der Annahme, dass bei chronischen Schmerzen an jedem Tag des Jahres eine DDD eines Opioids erforderlich ist, hätten mit den 399 Mio. DDD an Opioiden, die im Jahr 2011 verbraucht wurden, mehr als 1 Mio. Patienten behandelt werden können. In vielen Fällen beschränkt sich jedoch die Therapie mit Opioiden auf kürzere Zeiträume als ein Jahr, sodass vermutlich erheblich mehr Menschen mit Opioiden behandelt wurden. Auch unter der Annahme, dass wesentlich mehr als 306.000 Patienten von opioidpflichtigen Schmerzen durch eine Krebserkrankung betroffen sind (s. o.), bleibt es plausibel, dass ein großer Teil des Opioidbedarfs durch andere Ursachen als Tumorschmerzen bedingt ist. Die weniger restriktive Einschätzung des Opioideinsatzes kommt auch in Therapieempfehlungen zum Tragen. Hieß es noch in der 2. Auflage der Empfehlungen zur Therapie bei degenerativen Gelenkerkrankungen, dass Opioide nur nach Ausschöpfung aller anderen therapeutischen Möglichkeiten angewendet werden sollten (*AkdÄ* 2001), so werden in der 3. Auflage dieser Empfehlungen Opioide als hilfreiche Alternative bei Patienten angesehen, bei denen andere Analgetika kontraindiziert, unwirksam oder schlecht verträglich sind (*AkdÄ* 2008).

3.19.5 Analyse der Ausgabendynamik

Die Ausgaben für die Indikationsgruppe der Analgetika sind hauptsächlich durch die Teil-Indikationsgruppe der Opioide, Analgetika

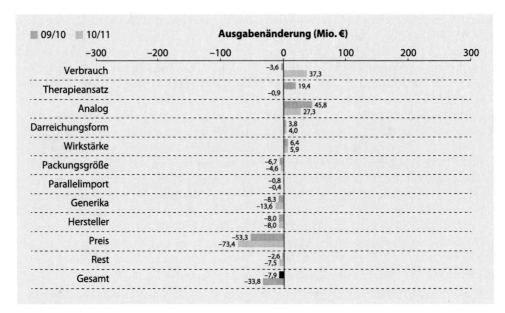

Abbildung 3.123: Komponenten der Ausgabenänderung im Jahr 2011 für die Indikationsgruppe „N02 Analgetika".
Quelle: IGES-Berechnungen nach NVI (INSIGHT Health)

und Antipyretika bedingt, die 2011 einen Ausgabenanteil von 95,3 % hatten. Im Gegensatz zum Vorjahr war 2011 für diese Teil-Indikationsgruppe ein Ausgabenrückgang zu beobachten. Die Ausgaben für Migränemittel waren bereits im Vorjahr um rund 13 % zurückgegangen. 2011 gingen die Ausgaben sogar um fast 22 % zurück (**Tabelle 3.57**).

Zu den Ausgabenänderungen trugen 2011 unterschiedliche Komponenten bei (**Abbildung 3.123**). Die Verbrauchskomponente bewirkte 2011 die stärkste Ausgabenerhöhung, 2010 hatte sie dagegen zu einem leichten Ausgabenrückgang geführt. Die Therapieansatzkomponente spielte, im Gegensatz zum Vorjahr, keine Rolle. Die Analogkomponente erhöhte die Ausgaben in beiden Jahren, wobei diese Zunahme im Jahr 2011 geringer als im Jahr 2010 ausfiel. Als Ursache sind hier vor allem die gestiegenen Verbrauchsanteile von Oxycodon-Kombina-

tionen und Tapentadol in der Teil-Indikationsgruppe der Opioide zu nennen, was zu einer Ausgabenerhöhung von 39,7 Mio. Euro führte. Der gestiegene Verbrauchsanteil von Sumatriptan in der Teil-Indikationsgruppe der Migränemittel führte dagegen zu einem Ausgabenrückgang von 12,4 Mio. Euro, sodass in Summe eine Analogkomponente von 27,3 Mio. Euro resultierte. In beiden Jahren trug auch die Generikakomponente zu den Einsparungen bei. Verantwortlich dafür sind vor allem die höheren Generikaquoten von Hydromorphon (Anstieg von 45,4 auf 64,4 %) und Oxycodon (Anstieg von 72,5 auf 77,0 %). Außerdem sind seit Ende 2008 Generika von Buprenorphin in transdermaler Applikationsform auf dem Markt, deren Anteil von 14,4 auf 23,4 % am Verbrauch entsprechender Buprenorphin-Zubereitungen stieg.

Wie schon 2010 führte 2011 die Preiskomponente zu erheblichen Einsparungen,

Tabelle 3.57: Ausgabenentwicklung in der Indikationsgruppe „N02 Analgetika" in den Jahren 2010 und 2011.

Indikations-/ Teil-Indikations- gruppe	Ausgaben (Mio. Euro)		Ausgabenände- rung gegen- über Vorjahr (Mio. Euro)		Prozentuale Veränderung gegenüber Vorjahr		Anteil an Gesamt- ausgaben (%)	
	2010	2011	2009 vs. 2010	2010 vs. 2011	2009 vs. 2010	2010 vs. 2011	2010	2011
Opioide, Analgetika, Antipyretika	1.299,09	1.287,21	5,24	−11,88	0,40	−0,91	4,64	4,79
Migränemittel	84,07	62,13	−13,09	−21,94	−13,48	−26,10	0,30	0,23
Gesamt	1.383,16	1.349,34	−7,86	−33,82	−0,56	−2,45	4,94	5,02

Quelle: IGES-Berechnungen nach NVI (INSIGHT Health)

Fazit zur Indikationsgruppe „N02 Analgetika".

Ausgaben	Rückgang
Prominenteste Komponente(n)	Preis, Verbrauch, Analog-Wettbewerb
Verbrauch	Durchschnittlicher Zuwachs
Therapieansätze	Ohne Bedeutung
Analog-Wettbewerb	Präferenz: Erhöhter Anteil des Wirkstoffs Tapentadol sowie von Oxycodon-Kombinationen
Sonstiges	Ausgabenrückgang durch Preiskomponente

die zum Großteil durch höhere Herstellerabschläge und das Preismoratorium zu erklären sind. Die Einsparungen durch geringere Preise fielen um knapp 20 Mio. Euro höher aus als 2010.

Literatur

AkdÄ (2001) Empfehlungen zur Therapie von degenerativen Gelenkerkrankungen. 2. Auflage 2001. Arzneiverordnung in der Praxis, Sonderheft.

AkdÄ (2008) Empfehlungen zur Therapie von degenerativen Gelenkerkrankungen. 3. Auflage. Arzneiverordnung in der Praxis, Band 35, Sonderheft 1 (Therapieempfehlungen).

AkdÄ (2009) Arzneiverordnungen. Medizinische Medien Informations GmbH, Neu-Isenburg.

DGN (Deutsche Gesellschaft für Neurologie) (2008) Leitlinien der DGN – Therapie der Migräne. http://www.dgn.org/images/stories/dgn/leitlinien/ LL2008/ll08kap_058.pdf (08.07.2011).

Diener HC (Leitung der Kommission Leitlinien der DGN) (2005) Therapie der Migräneattacke und Migräneprophylaxe. Leitlinien für Diagnostik und Therapie in der Neurologie; 3. überarbeitete Auflage. Stuttgart: Thieme.

Diener W, Burchert H (2002) Chronische Schmerzen – Kopf- und Rückenschmerzen, Tumorschmerzen. Gesundheitsberichterstattung des Bundes, Heft 7. Hrsg. vom Robert Koch-Institut.

Heidemann E (1999) Tumorpatienten in Deutschland: Was wissen wir über Schmerzprävalenzen. Schmerz 93: 249–252.

Kavuk I, Katsarava Z, Stang A, Agelink MW, Diener HC (2004) Recent new information on epidemiology of headache. Fortschr Neurol Psychiatr 4: 184–191.

NN (2004) Schweiz: Pestwurz vom Markt. arznei-telegramm 35: 28.

NN (2010) Triptane: Absenkung des Festbetrags kann zu Patientenzuzahlung führen. http://www.kv-rlp.de/thema/news-aktuelles/news-aktuelles-details/article/triptane-absenkung-des-festbetrags-kann-zu-patientenzuzahlung-fuehren.html (13.04.2012).

RKI, GEKID (Hrsg.) (2010) Krebs in Deutschland 2005–2006. Häufigkeiten und Trends. 7. überarbeitete Auflage, Berlin: Robert Koch-Institut.

Straube A, Pfaffenrath V, Ladwig KH, Meisinger C, Hoffmann W, Fendrich K, Vennemann M, Berger K (2010) Prevalence of chronic migraine and medication overuse headache in Germany – the German DMKG headache study. Cephalalgia, 2: 207–213.

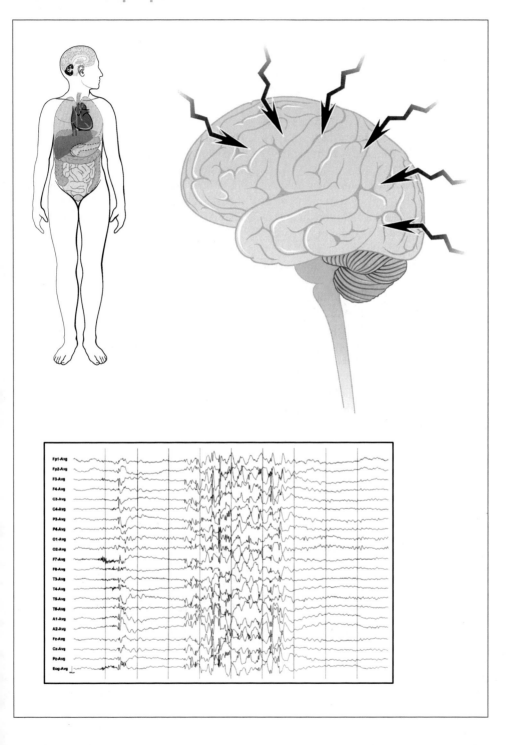

3.20.1 Entwicklung der Indikationsgruppe

Als eines der ersten Antiepileptika wurde zu Beginn des 19. Jahrhunderts Zinkoxid von *Hufeland* als „Antiepilepticum specificum" empfohlen. Im Jahr 1882 schuf *Albertoni* die Voraussetzungen für den experimentellen Wirksamkeitsnachweis von Antiepileptika, indem er im Tierexperiment durch elektrische Reize in der Gehirnrinde epileptische Anfälle erzeugte.

Entsprechend der chemischen Struktur der Antiepileptika gibt es unterschiedliche Therapieansätze. Abgesehen von den Fettsäure-Derivaten leiten sich die bis 1965 entwickelten Therapieansätze der Hydantoin-Derivate und Succinimide von Phenobarbital ab.

Die Wahl eines Antiepileptikums erfolgt entsprechend dem Anfallstyp. Ethosuximid wird beispielsweise ausschließlich bei Absencen eingesetzt. Einige Antiepileptika kommen auch bei anderen neurologischen Störungen zur Anwendung, etwa bei Cluster-Kopfschmerz. Manche Antiepileptika werden überwiegend bei neuropathischen Schmerzen eingesetzt. Wegen der unterschiedlichen Einsatzgebiete von Antiepileptika werden verschiedene Teil-Indikationsgruppen unterschieden.

3.20.1.1 Teil-Indikationsgruppe der Antiepileptika bei Epilepsie

Barbiturate und Derivate

1912 wurde die antiepileptische Wirkung von Phenobarbital bekannt. Störend bei diesem Wirkstoff und seinen Derivaten ist die ausgeprägte Sedierung.

Hydantoin-Derivate

Phenytoin, heute der einzige Vertreter der Hydantoin-Derivate, wurde bereits 1908 ohne Kenntnis seiner antikonvulsiven Wirkung synthetisiert. Im Gegensatz zu Barbituraten hat Phenytoin keine sedierenden Eigenschaften.

Carboxamid-Derivate

Carbamazepin wurde bereits in den 1960er Jahren zur Behandlung der Trigeminusneuralgie eingesetzt. 1974 wurde es in den USA für die Behandlung epileptischer Anfälle zugelassen. In Deutschland kam 2000 das Derivat Oxcarbazepin als weiterer Vertreter des Therapieansatzes auf den Markt, welches im Vergleich zu Carbamazepin weniger Wechselwirkungen mit anderen Medikamenten zeigt. Rufinamid wurde 2007 eingeführt. Auch das 2009 eingeführte Eslicarbazepin ist ein Derivat des Carbamazepins und wurde mit dem Ziel einer besseren Verträglichkeit entwickelt (**Tabelle 3.58**).

Tabelle 3.58: Neue Wirkstoffe in der Indikationsgruppe N03 im Zeitraum von 2007 bis 2011.

Jahr (Markteinführung)	Wirkstoff	Teil-Indikationsgruppe	Therapieansatz
2007	Rufinamid	Antiepileptika bei kindlicher Epilepsie	Carboxamid-Derivate
2008	Stiripentol	Antiepileptika bei kindlicher Epilepsie	Andere Antiepileptika
2008	Lacosamid	Antiepileptika bei Epilepsie	Andere Antiepileptika
2009	Eslicarbazepin	Antiepileptika bei Epilepsie	Carboxamid-Derivate
2011	Retigabin	Antiepileptika	Andere Antiepileptika

Quelle: IGES

Fettsäure-Derivate

Bereits 1881 wurde die Valproinsäure synthetisiert, doch erst 1963 erkannte man ihre antikonvulsive Wirkung. Valproinsäure kann bei verschiedenen Anfallsformen eingesetzt werden, problematisch ist jedoch ihre fruchtschädigende (teratogene) Wirkung. Als weitere Fettsäure-Derivate wurden 1992 Vigabatrin und 1997 Tiagabin eingeführt, die im Gegensatz zur Valproinsäure nur zur Zusatzbehandlung epileptischer Anfälle eingesetzt werden.

Andere Antiepileptika

Seit Beginn der 90er Jahre wurde eine Reihe neuer Antiepileptika entwickelt, von denen einige – Lamotrigin, Oxcarbazepin (s. o.) und Topiramat – als besser verträglich angesehen werden (*Baron* 2008). Lamotrigin und Topiramat stehen seit 1993 in Deutschland zur Verfügung, seit 2000 das Levetiracetam. Weitere Wirkstoffe, die zum Therapieansatz der anderen Antiepileptika gehören, sind Zonisamid (2005), Lacosamid (2008) sowie das im Jahr 2011 eingeführte Retigabin (**Tabelle 3.58**).

Weitere Therapieansätze

Zu Beginn der 1960er Jahre wurden die Benzodiazepine eingeführt, von denen das Clonazepam zur Dauertherapie von Epilepsien verwendet wird, das Diazepam dagegen in der Regel nur zur Akutbehandlung eines Anfalls. Zu den Succinimiden gehören Ethosuximid und Mesuximid. Das bereits 1951 synthetisierte Phensuximid ist heute nicht mehr in Gebrauch.

3.20.1.2 Teil-Indikationsgruppe der Antiepileptika bei neuropathischen Schmerzen

Diese Teil-Indikationsgruppe umfasst zwei Wirkstoffe: das 1995 eingeführte Gabapentin und das seit 2004 zur Verfügung stehende Pregabalin. Beide Wirkstoffe ähneln strukturell dem hemmenden Neurotransmitter GABA (Gamma-Amino-Buttersäure), haben jedoch unterschiedliche Wirkmechanismen.

3.20.1.3 Teil-Indikationsgruppe der Antiepileptika bei kindlichen Epilepsien

Obwohl die Wirkstoffe dieser Teil-Indikationsgruppe bei verschiedenen Epilepsie-Formen des Kindesalters eingesetzt werden und untereinander nicht austauschbar sind, werden sie im Folgenden wegen der Seltenheit der Erkrankungen zu einer Teil-Indikationsgruppe zusammengefasst. Felbamat (1995) und Rufinamid (2007; **Tabelle 3.58**) werden beim Lennox-Gastaut-Syndrom eingesetzt, einer schwer zu behandelnden Form der Epilepsie. Bei der Rolando-Epilepsie kommt der schon etwas ältere Wirkstoff Sultiam zum Einsatz, der 1998 erneut in den Markt eingeführt wurde. Seit 2008 steht das Stiripentol zur Anwendung bei Kindern mit schweren myoklonischen Epilepsien (Dravet-Syndrom) zur Verfügung.

3.20.2 Entwicklung des Verbrauchs

Aus der Indikationsgruppe der Antiepileptika wurden jedem Versicherten der GKV 2011 im Mittel 4,9 DDD verordnet, womit diese Wirkstoffe zu den selten verwendeten Arzneimitteln gehören.

Zwischen 1997 und 2011 hat sich der Verbrauch der Antiepileptika verdoppelt (**Abbildung 3.124**). Der Verbrauchsanstieg verlief in zwei Phasen. Bis 2004 zeigte sich eine etwas langsamere Verbrauchsentwicklung. Seitdem steigt der Verbrauch stetig um knapp 20 Mio. DDD jährlich. Dieses beschleunigte Verbrauchswachstum fällt zusammen mit der Einführung des Wirkstoffs Pregabalin aus der Teil-Indikationsgruppe der Antiepileptika bei neuropathischen Schmerzen. Die möglichen Ursachen dieses Anstiegs werden im folgenden Abschnitt diskutiert.

Den größten, allerdings sinkenden, Anteil des Verbrauchs verzeichnet die Teil-Indikationsgruppe der Antiepileptika bei Epilepsie mit rund 70 % im Jahr 2011. Der Rest entfiel

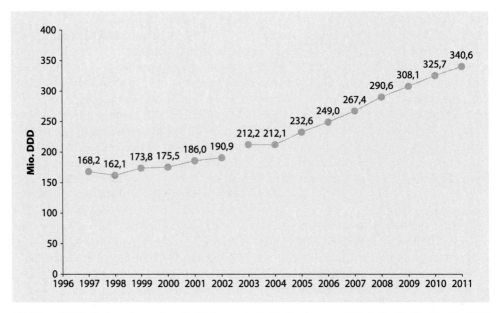

Abbildung 3.124: Verbrauch von Arzneimitteln aus der Indikationsgruppe „N03 Antiepileptika" in Mio. DDD im Zeitraum von 1997 bis 2011.
Quelle: IGES nach AVR (1997 bis 2002), IGES-Berechnungen nach NVI (INSIGHT Health) (ab 2003)

beinahe vollständig auf die Teil-Indikationsgruppe der Antiepileptika bei neuropathischen Schmerzen. Diese Teil-Indikationsgruppe zeigte in den letzten beiden Jahren auch das stärkste Wachstum (**Tabelle 3.59**), insbesondere durch den Wirkstoff Pregabalin.

Innerhalb der Therapieansätze der Teil-Indikationsgruppe „Antiepileptika bei Epilepsie" stellte 2011 der Therapieansatz „An-

dere Antiepileptika" mit einem Verbrauchsanteil von fast 37 % die größte Gruppe dar. Der Verbrauchsanteil dieses Therapieansatzes war in den letzten Jahren stark gestiegen, vor allem zu Lasten der Carboxamid-Derivate, deren Anteil im Beobachtungszeitraum von 32,7 auf 28,0 % zurückging. Der Verbrauchsanteil der Fettsäure-Derivate lag zwischen 2009 und 2011 bei etwa einem Viertel

Tabelle 3.59: Übersicht der Menge der verordneten DDD in den Teil-Indikationsgruppen der Indikationsgruppe N03 in den Jahren 2009 bis 2011.

Teil-Indikationsgruppe Antiepileptika bei	DDD 2009 (Mio.)	DDD 2010 (Mio.)	DDD 2011 (Mio.)	Differenz 2009 vs. 2010 (%)	Differenz 2010 vs. 2011 (%)
Epilepsie	224,47	231,06	237,41	2,94	2,75
Neuropathischen Schmerzen	81,72	92,68	101,21	13,42	9,20
Kindlicher Epilepsie	1,96	1,98	1,99	1,01	0,66
Summe	**308,14**	**325,72**	**340,61**	**5,70**	**4,57**

Quelle: IGES-Berechnungen nach NVI (INSIGHT Health)

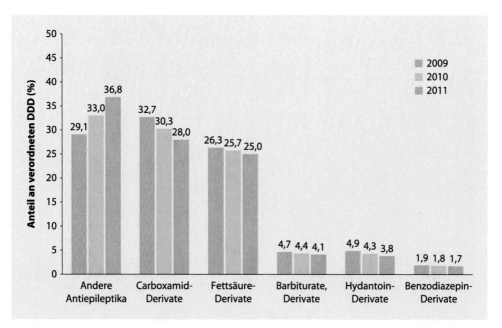

Abbildung 3.125: Anteile der Therapieansätze an den verordneten DDD in der Teil-Indikationsgruppe „Antiepileptika bei Epilepsie" für 2009 bis 2011. Dargestellt sind nur Therapieansätze mit einem Anteil von mindestens 1 %.
Quelle: IGES-Berechnungen nach NVI (INSIGHT Health)

mit leicht sinkender Tendenz. Alle anderen Therapieansätze waren von untergeordneter Bedeutung; ihre Verbrauchsanteile sanken teilweise ebenfalls zugunsten der „anderen Antiepileptika" (**Abbildung 3.125**). Der Einsatz neuerer Antiepileptika, die vor allem zum Therapieansatz „Andere Antiepileptika" gehören, wird nach individueller Abwägung inzwischen zur Ersteinstellung empfohlen (*Elger* et al. 2008).

Die anderen Antiepileptika sind der Therapieansatz, der sich in den letzten Jahren bedingt durch die Einführung neuer Wirkstoffe am meisten verändert hat. Dominierend sind in diesem Therapieansatz die Wirkstoffe Levetiracetam und Lamotrigin, auf die 2011 87 % des Verbrauchs entfielen (**Abbildung 3.126**). Für Levetiracetam ist der Verbrauchsanteil im Beobachtungszeitraum gestiegen, für Lamotrigin zurückgegangen. Beide Wirkstoffe werden in der aktuellen Leitlinie der

DGN (*Elger* et al. 2008) als Beispiele für zu bevorzugende Wirkstoffe bei fokalen Epilepsien genannt. Die Leitlinie weist auch darauf hin, dass Levetiracetam nicht in der Leber metabolisiert wird und keine langwierige Aufdosierung erforderlich ist. Der Anteil von Topiramat ging leicht zurück. Der absolute Verbrauch ist für alle Wirkstoffe des Therapieansatzes gestiegen, besonders stark für das seit März 2011 generische Levetiracetam, bei dem der Verbrauch im Vergleich zum Vorjahr um fast 20 % stieg. Der Generikaanteil lag 2011 bei gut 31 % und damit deutlich geringer als bei Lamotrigin (91 %) oder Topiramat (72 %).

In der Teil-Indikationsgruppe der Antiepileptika bei neuropathischen Schmerzen stieg der Anteil von Pregabalin in den vergangenen Jahren an, sodass 2011 gut 60 % des Verbrauchs auf diesen Wirkstoff entfielen. Entsprechend entwickelte sich der Anteil des

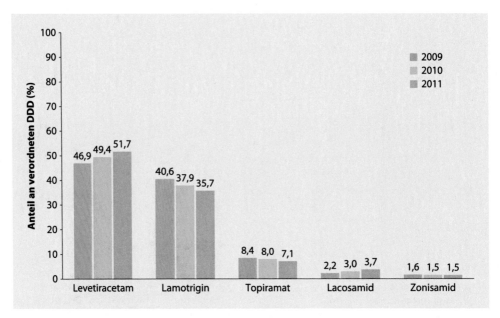

Abbildung 3.126: Anteile der verordneten DDD für die Wirkstoffe der Teil-Indikationsgruppe „Antiepileptika bei Epilepsie"/Therapieansatz „Andere Antiepileptika" für 2009 bis 2011. Dargestellt sind nur Wirkstoffe mit einem Anteil von mindestens 1 %.
Quelle: IGES-Berechnungen nach NVI (INSIGHT Health)

Gabapentins zurück (**Abbildung 3.127**). Für beide Wirkstoffe ist ein seit Jahren anhaltender Verbrauchszuwachs zu beobachten, der für Pregabalin (Wachstumsrate 2011: 11 %) deutlich höher liegt als für Gabapentin (Wachstumsrate 2009: 7 %). Hier ist nur ein langsamer Trend der Abschwächung erkennbar. Es ist nicht anzunehmen, dass der gestiegene Verbrauch der Antiepileptika bei neuropathischen Schmerzen, der sich seit 2005 fast verdreifacht hat, auf eine entsprechend steigende Prävalenz von neuropathischen Schmerzen zurückzuführen ist. Die Behandlung neuropathischer Schmerzen ist jedoch häufig unbefriedigend und der Bedarf für neue Therapieoptionen daher hoch. Neben anderen Wirkstoffen wie Antidepressiva und Opioiden werden in der Leitlinie der Deutschen Gesellschaft für Neurologie Gabapentin und Pregabalin (zusammengefasst als Antiepileptika mit Wirkung auf neuronale Kalziumkanäle)

bei neuropathischen Schmerzsyndromen mit hoher Empfehlungsstärke empfohlen, insbesondere bei postzosterischer Neuralgie und bei diabetischer Polyneuropathie (*Baron* 2008).

3.20.3 Regionale Unterschiede im Verbrauch

Für den Verbrauch von Antiepileptika wurden 2011 die in **Abbildung 3.128** dargestellten Unterschiede im Pro-Kopf-Verbrauch beobachtet. In den östlichen Ländern und im Saarland war der Verbrauch höher als in den übrigen KV-Regionen. Der höchste Verbrauch fand sich in Mecklenburg-Vorpommern mit 6,68 DDD je Versicherten, der niedrigste in Schleswig-Holstein mit 4,37 DDD je Versicherten. Antiepileptika werden bei Epilepsien und neuropathischen Schmer-

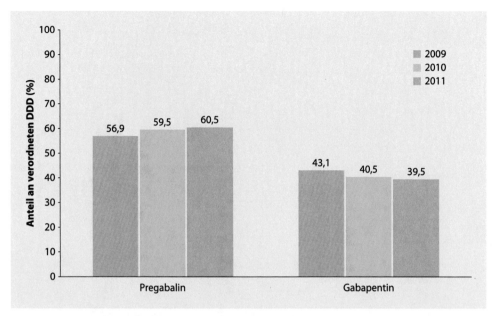

Abbildung 3.127: Anteile der verordneten DDD für die Wirkstoffe der Teil-Indikationsgruppe „Antiepileptika bei Neuropathischen Schmerzen" für 2009 bis 2011.
Quelle: IGES-Berechnungen nach NVI (INSIGHT Health)

zen eingesetzt. Die Prävalenz der Epilepsie ist im Alter am höchsten (siehe 3.20.4). Häufige Ursache für neuropathische Schmerzen ist der Diabetes, dessen Prävalenz ebenfalls mit dem Alter zunimmt (siehe 3.2). Daher ist es nicht verwunderlich, dass der Verbrauch von Antiepileptika stark mit dem Anteil der über 55-Jährigen korreliert ($R^2 = 0{,}68$).

3.20.4 Epidemiologie, Bedarf und Angemessenheit der Versorgung

Die Epidemiologie und der Bedarf sollen im Folgenden nur für die Epilepsie diskutiert werden, der wichtigsten Indikation der Antiepileptika. Ein kaum abzuschätzender zusätzlicher Bedarf für diese Indikationsgruppe besteht jedoch dadurch, dass einige der Wirkstoffe auch oder sogar überwiegend zur symptomatischen Behandlung von neuropathischen Schmerzen oder Neuralgien eingesetzt werden.

Der Untersuchung von *Pfäfflin* (2011) sind detaillierte Daten zur Prävalenz der Epilepsie in Deutschland für unterschiedliche Altersgruppen zu entnehmen. Demnach steigt die Häufigkeit von 1,5 pro 1.000 Fälle bei 0- bis 4-Jährigen auf 9,1 pro 1.000 bei 35- bis 44-Jährigen an. Bei Älteren geht die Häufigkeit zunächst zurück, bevor sie für über 74-Jährige auf einen Wert von 14,8 pro 1.000 ansteigt. Für die Gesamtbevölkerung ist ein Wert von 0,6 bis 0,8 % angegeben. Diese Werte stehen im Einklang mit den von *Forsgren* et al. (2005) für nordische Länder publizierten Angaben und mit internationalen Schätzungen von *Sander* (2003), die von einer Prävalenz von 0,45 bis 0,7 % in verschiedenen Altersgruppen bzw. 0,5 bis 1,0 % in der Gesamtbevölkerung ausgehen.

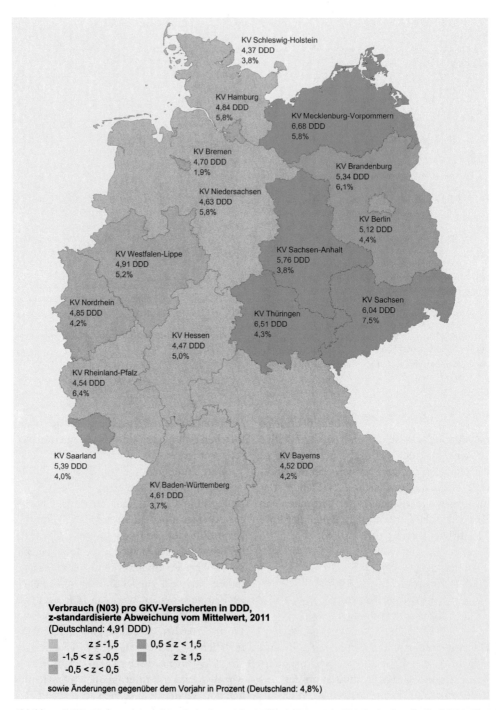

Abbildung 3.128: Verbrauch von Arzneimitteln aus der Indikationsgruppe „N03 Antiepileptika" in DDD je Versicherten im Jahr 2011 und Änderung gegenüber dem Vorjahr nach KV-Region.

Quelle: IGES-Berechnungen nach NVI (INSIGHT Health)

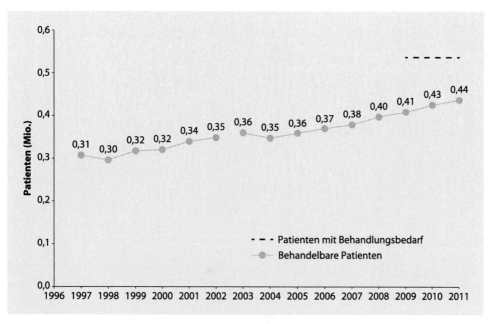

Abbildung 3.129: Behandlungsbedarf mit Antiepileptika (N03).
Quelle: IGES-Berechnungen nach AVR (1997 bis 2002) und NVI (INSIGHT Health) (ab 2003)

Es wird angenommen, dass bei erwachsenen Epileptikern grundsätzlich eine Therapie notwendig ist, auch wenn im individuellen Fall eine Pharmakotherapie nicht immer durchgeführt wird (*Elger* et al. 2008). Vergleichbares ist auch für die Epilepsie bei Kindern anzunehmen, wenn auch aktuelle Leitlinien der Fachgesellschaften nicht vorliegen. Für die Bedarfsschätzung wurde angenommen, dass 1,5 DDD an jedem Tag erforderlich sind, denn in vielen Fällen ist eine Kombinationstherapie notwendig. Die Schätzung ergibt unter Berücksichtigung der altersabhängigen Prävalenz nach *Pfäfflin* (2011), dass im Mittel in der GKV täglich etwa 536.000 Patienten behandelt werden müssten.

In die Schätzung der Zahl der behandelbaren Patienten ging für den Zeitraum ab 2003 nur der Verbrauch der Teil-Indikationsgruppen zur Behandlung der Epilepsie ein. Wie **Abbildung 3.129** zeigt, konnten in den vergangenen Jahren etwa zwischen 300.000 und 450.000 Patienten behandelt werden. Auch im Jahr 2011 ist somit der geschätzte Behandlungsbedarf für Epilepsie noch nicht erreicht.

3.20.5 Analyse der Ausgabendynamik

Den größten Anteil an den Ausgaben hatten 2011 mit 51,8 % die Antiepileptika bei Epilepsie, dicht gefolgt von den Antiepileptika bei neuropathischen Schmerzen mit 47,0 %. Letztere Gruppe trug in den letzten beiden Jahren auch überproportional zu den überdurchschnittlich gestiegenen Ausgaben bei (**Tabelle 3.60**).

Die Komponenten der Ausgabenentwicklung bieten für die Jahre 2010 und 2011 ein recht ähnliches Bild (**Abbildung 3.130**). In beiden Jahren kam es zu einem Ausgabenwachstum, das allerdings 2011 erheblich geringer ausfiel als 2010. Die Ausgaben wurden

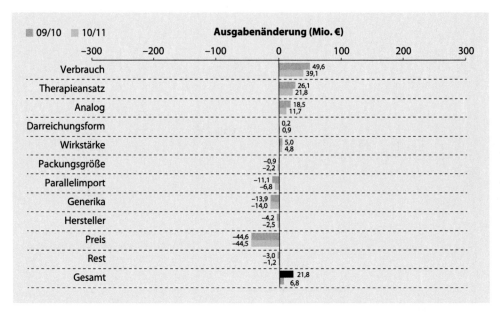

Abbildung 3.130: Komponenten der Ausgabenänderung im Jahr 2011 für die Indikationsgruppe „N03 Antiepileptika".
Quelle: IGES-Berechnungen nach NVI (INSIGHT Health)

Tabelle 3.60: Ausgabenentwicklung in der Indikationsgruppe „N03 Antiepileptika" in den Jahren 2010 und 2011.

Indikations-/ Teil-Indikationsgruppe	Ausgaben (Mio. Euro)		Ausgabenände-rung gegenüber Vorjahr (Mio. Euro)		Prozentuale Veränderung gegenüber Vorjahr		Anteil an Gesamtaus-gaben (%)	
Antiepileptika bei	2010	2011	2009 vs. 2010	2010 vs. 2011	2009 vs. 2010	2010 vs. 2011	2010	2011
Epilepsie	379,48	370,35	−5,95	−9,13	−1,54	−2,41	1,36	1,38
Neuropathischen Schmerzen	319,63	335,76	27,43	16,13	9,39	5,05	1,14	1,25
Kindlicher Epilepsie	8,62	8,43	0,34	−0,19	4,12	−2,17	0,03	0,03
Gesamt	707,74	714,54	21,82	6,81	3,18	0,96	2,53	2,66

Quelle: IGES-Berechnungen nach NVI (INSIGHT Health)

Fazit zur Indikationsgruppe „N03 Antiepileptika".

Ausgaben	Zuwachs
Prominenteste Komponente(n)	Preis, Verbrauch, Therapieansatz, Analog-Wettbewerb
Verbrauch	Überdurchschnittliches Wachstum Neue Behandlungsmöglichkeit: Vermehrter Verbrauch vor allem durch die Teil-Indikationsgruppe der Antiepileptika bei neuropathischen Schmerzen
Therapieansätze	Therapieoptimierung: Höherer Anteil von neueren Wirkstoffen aus dem Therapieansatz „Andere Antiepileptika"
Analog-Wettbewerb	Leitlinienempfehlungen und wirtschaftlich motiviert: Höherer Anteil von Levetiracetam (Patentablauf)
Sonstiges	Ausgabenrückgang durch Preiskomponente

in beiden Jahren vor allem durch die Verbrauchskomponente erhöht. Die Mehrausgaben durch einen erhöhten Verbrauch waren 2011 mit knapp 40 Mio. Euro um 10 Mio. Euro geringer als 2010. An zweiter Stelle stand die Therapieansatzkomponente, die 2011 schwächer ausfiel als 2010. Der Anstieg des Verbrauchsanteils der anderen Antiepileptika war in beiden Jahren für diesen Effekt verantwortlich. Die Analogkomponente erhöhte die Ausgaben 2011 schwächer als im Vorjahr. Ursächlich war 2011 vor allem der höhere Verbrauchsanteil von Levetiracetam in der Teil-Indikationsgruppe der Antiepileptika bei Epilepsie. Dieser Wirkstoff steht zwar seit dem Frühjahr 2011 generisch zur Verfügung, jedoch lag der mittlere Preis je DDD immer noch deutlich höher als für die Antiepileptika insgesamt. Der Generikaanteil von gut 31 % im Jahr 2011 für den Wirkstoff Levetiracetam schlug sich umgekehrt mit –14 Mio. Euro ausgabenmindernd in der Generikakomponente wieder.

Die Preiskomponente führte zu Einsparungen, die in ihrer Größenordnung mit dem Vorjahr vergleichbar waren. Hier war der Beitrag der Individualrabatte größer als die höheren Herstellerabgaben sowie das weiterhin bestehende Preismoratorium.

Literatur

Baron R et al. (2008) Therapie neuropathischer Schmerzen. In: Diener HC, Putzki N, Berlit P, et al. (Hrsg.) Leitlinien für Diagnostik und Therapie in der Neurologie; 4. überarbeitete Auflage. Stuttgart: Thieme.

Elger CE et al. (2008) Erster epileptischer Anfall und Epilepsien im Erwachsenenalter. In: Diener HC, Putzki N, Berlit P, et al. (Hrsg.) Leitlinien für Diagnostik und Therapie in der Neurologie. 4. überarbeitete Auflage. Stuttgart: Thieme. http://www.dgn.org/images/stories/dgn/leitlinien/LL2008/ll08kap_001.pdf (26.04.2010).

Forsgren L, Beghi E, Oun A, Sillanpää M (2005) The epidemiology of epilepsy in Europe – a systematic review. Eur J Neurol 12: 245–253.

Pfäfflin M (2011) Informationsblatt 028. Epidemiologie der Epilepsien. Informationszentrum Epilepsie (ize) der Dt. Gesellschaft für Epileptologie e.V. http://www.izepilepsie.de/home/showdoc,id,387,aid,4163.html (05.04.2012). Sander JW (2003) The epidemiology of epilepsy revisited. Curr Opin Neurol 16: 165–170.

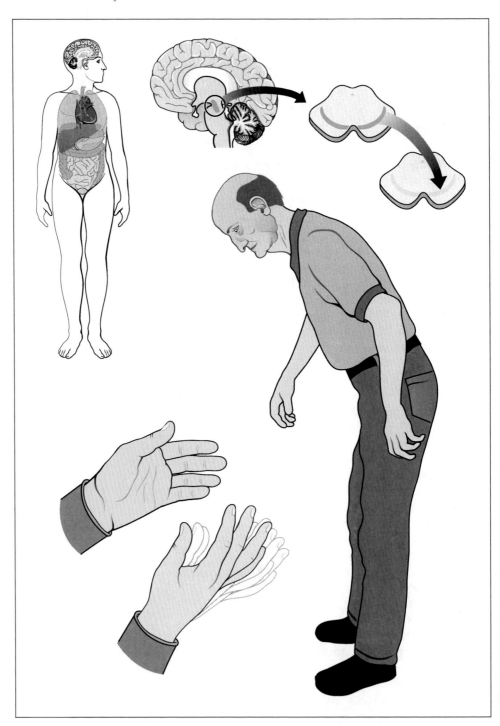

3.21.1 Entwicklung der Indikationsgruppe

Die zu dieser Indikationsgruppe gehörenden Wirkstoffe werden zur Behandlung des idiopathischen Parkinson-Syndroms (Morbus Parkinson, im Folgenden Parkinson-Syndrom) sowie zur Behandlung weiterer Störungen wie beispielsweise des Restless-Legs-Syndroms oder der unter Neuroleptika auftretenden extrapyramidal-motorischen Störungen (siehe 3.22) eingesetzt. Man unterscheidet verschiedene Therapieansätze, deren Entwicklung nachfolgend kurz umrissen wird.

Anticholinergika

Die Anticholinergika stellen den ältesten Therapieansatz unter den Antiparkinsonmitteln dar. Bis heute ist die molekulare Basis ihrer Wirkung nicht bekannt. Bereits im 19. Jahrhundert wurden Belladonna-Tinkturen (Atropin) eingesetzt. Diese wurden in den 1950er Jahren durch die synthetisch hergestellten Anticholinergika Trihexyphenidyl und Biperiden ersetzt. Seit Beginn der 1960er Jahre stehen die Wirkstoffe Metixen und Procyclidin zur Verfügung, seit 1975 das Bornaprin. Anticholinergika spielen in der Standardtherapie des Parkinson-Syndroms heute aber kaum noch eine Rolle. Die typischen anticholinergen Nebenwirkungen (u. a. Mundtrockenheit, Sehstörungen, Störungen beim Wasserlassen, kognitive Störungen) schränken die Anwendung besonders bei älteren Patienten ein. Die Anticholinergika werden auch zur Behandlung der durch Neuroleptika hervorgerufenen extrapyramidal-motorischen Störungen eingesetzt (siehe 3.22).

Dopa und Dopa-Derivate

1960 erkannte man, dass es beim Parkinson-Syndrom zu einem Mangel des Botenstoffes Dopamin in den Basalganglien des Hirns kommt. Damit war der Grundstein für die Entwicklung einer effektiven medikamentösen Therapie gelegt. Dopamin selbst kann nicht direkt als Medikament eingesetzt werden, weil es vom Blut nicht ins Gehirn gelangt. 1961 wurden daher erstmals Parkinson-Patienten mit LDopa behandelt, welches das Hirn auf dem Blutweg erreicht und dort in die wirksame Form, das Dopamin, umgewandelt wird. Allerdings wird ein großer Teil des LDopa auch schon in anderen Geweben des Körpers durch das Enzym Dopa-Decarboxylase zu Dopamin abgebaut. 1967 wurde erstmals über den erfolgreichen Einsatz von LDopa zusammen mit einem Decarboxylase-Hemmer (Benserazid oder Carbidopa) berichtet, der den Abbau von LDopa zu Dopamin außerhalb des Gehirns hemmt. Seit 1970 wird das Parkinson-Syndrom weltweit mit LDopa behandelt; 1975 wurden die fixen Kombinationen mit Decarboxylase-Hemmern eingeführt. Seit 2003 steht auch eine Dreifachkombination aus LDopa, Carbidopa und einem COMT-Hemmer (s. u.) zur Verfügung. Die alleinige Therapie mit L-Dopa und einem Decarboxylase-Hemmer führt in der Regel nach einigen Jahren zu sogenannten Wirkungsfluktuationen und motorischen Störungen (Dyskinesien). Eine Umstellung der Therapie – häufig die zusätzliche Gabe weiterer Wirkstoffe – ist dann erforderlich. LDopa wird auch beim Restless-Legs-Syndrom eingesetzt.

Dopaminagonisten

Dopaminagonisten greifen an den Dopaminrezeptoren an und entfalten dort eine vergleichbare Wirkung wie Dopamin. Sie sind zwar weniger gut wirksam und verträglich als LDopa, jedoch bleiben Wirkungsfluktuationen und Dyskinesien aus. Zur Verfügung stehen die Ergot-Dopaminagonisten, die sich von den Mutterkornalkaloiden ableiten: Bromocriptin (1979), Lisurid (1982), Pergolid (1993), Cabergolin (1995) und a-Dihydroergocryptin (1995). Ergot-Derivate können in seltenen Fällen zu schwerwiegenden Nebenwirkungen führen (beispielsweise Herzklappenfibrose). Dieses Risiko besteht bei den

Tabelle 3.61: Neue Wirkstoffe in der Indikationsgruppe N04 im Zeitraum von 2007 bis 2011.

Jahr (Markteinführung)	Wirkstoff	Therapieansatz
2007	Piribedil	Dopaminagonisten

Quelle: IGES

Non-Ergot-Dopaminagonisten nach bisherigem Kenntnisstand nicht. Zu diesen gehören die Wirkstoffe Apomorphin (1970), Ropinirol (1997), Pramipexol (1998), Rotigotin (2006) und Piribedil (2007; **Tabelle 3.61**). Die Dopaminagonisten werden zur Therapie des Parkinson-Syndroms und des Restless-Legs-Syndroms verwendet.

Monoaminoxidase-B-Hemmer (MAO-B-Hemmer)
Dopamin wird durch das Enzym Monoaminoxidase (MAO) abgebaut. Über Wirkstoffe, die dieses Enzym hemmen (MAO-Hemmer), kann die Konzentration von Dopamin erhöht werden. In den 1960er Jahren wurden zur Therapie des Parkinson-Syndroms nichtselektive MAO-Hemmer eingesetzt, bei denen jedoch die Gefahr schwerwiegender Nebenwirkungen relativ hoch war. Derzeit stehen als Antiparkinsonmittel die selektiven MAO-B-Hemmer Selegilin (seit 1986) und Rasagilin (seit 2005) zur Verfügung.

Adamantan-Derivate
Das Amantadin wurde eigentlich zur Behandlung der Virusgrippe (Influenza) eingeführt. 1969 entdeckte man zufällig seine Eignung als Parkinsonmittel. Es kann bei milder Symptomatik des Parkinson-Syndroms eingesetzt werden oder bei Dyskinesien, die durch Neuroleptika bedingt sind.

Andere dopaminerge Mittel
Zu den anderen dopaminergen Mitteln gehören Wirkstoffe, die nicht zu den Dopaminagonisten zählen, aber wie MAO-Hemmer ebenfalls die Konzentration von Dopamin im Gehirn erhöhen. Alle diese Wirkstoffe werden zusätzlich zu L-Dopa gegeben. Hier sind einerseits die COMT-Hemmer zu nennen. Sie hemmen das Enzym Catechol-O-Methyltransferase (COMT), das neben der MAO für den Abbau von Dopamin verantwortlich ist. Als erster COMT-Hemmer wurde 1997 das Tolcapon eingeführt, musste jedoch bald wegen der Gefahr schwerwiegender Nebenwirkungen auf die Leber wieder vom Markt genommen werden. Es wurde 2005 erneut mit Auflagen zugelassen. Als Mittel der ersten Wahl gilt der 1998 eingeführte COMT-Hemmer Entacapon. 1997 wurde auch Budipin zur Behandlung des Parkinson-Syndroms zugelassen. Budipin wirkt u. a. über eine Erhöhung der Dopaminkonzentration.

3.21.2 Entwicklung des Verbrauchs

Jedem Versicherten der GKV wurden im Jahr 2011 im Mittel 2,1 DDD aus der Indikationsgruppe der Antiparkinsonmittel verordnet, die damit zu den selten eingesetzten Arzneimitteln gehören.

Der Verbrauch dieser Arzneimittel hat sich seit 1996 um mehr als die Hälfte erhöht, wobei insbesondere zwischen 2004 und 2010 eine relativ stetige Verbrauchszunahme von im Mittel etwa 4 Mio. DDD jährlich zu beobachten war (**Abbildung 3.131**).

Die Verbrauchsanteile der Therapieansätze änderten sich im betrachteten Zeitraum von 2009 bis 2011 nur wenig (**Abbildung 3.132**). Den wichtigsten Therapieansatz bilden Dopa und Dopa-Derivate, deren Anteil leicht anstieg und knapp 45 % erreichte. An zweiter Stelle folgten die Dopaminagonisten, deren Verbrauchsanteil im Beobachtungs-

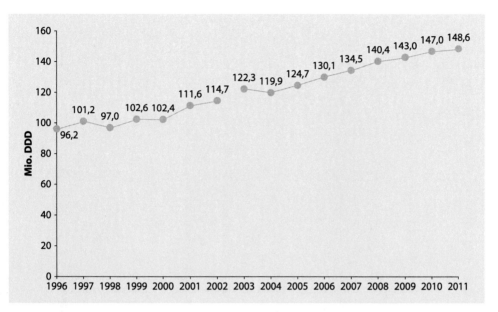

Abbildung 3.131: Verbrauch von Arzneimitteln aus der Indikationsgruppe „N04 Antiparkinsonmittel" in Mio. DDD im Zeitraum von 1996 bis 2011.

Quelle: IGES nach AVR (1996 bis 2002), IGES-Berechnungen nach NVI (INSIGHT Health) (ab 2003)

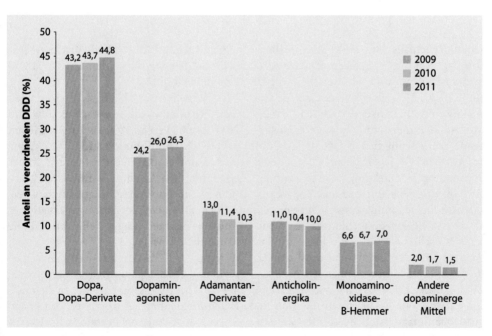

Abbildung 3.132: Anteile der Therapieansätze an den verordneten DDD in der Indikationsgruppe „N04 Antiparkinsonmittel" für 2009 bis 2011.

Quelle: IGES-Berechnungen nach NVI (INSIGHT Health)

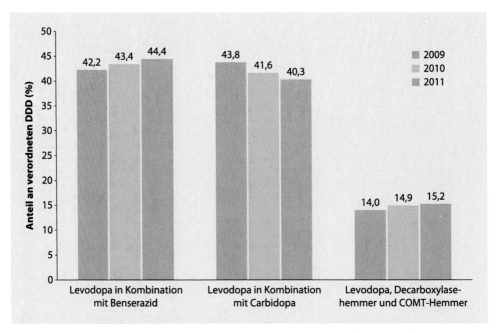

Abbildung 3.133: Anteile der verordneten DDD für die Wirkstoffe der Indikationsgruppe „N04 – Antiparkinsonmittel"/Therapieansatz „Dopa und Dopa-Derivate" für 2009 bis 2011.
Quelle: IGES-Berechnungen nach NVI (INSIGHT Health)

zeitraum ebenfalls etwas anstieg und 2010 bei 26 % lag. Auf die Therapieansätze der Adamantan-Derivate und der Anticholinergika entfielen 2011 jeweils Verbrauchsanteile von einem Zehntel bei sinkender Tendenz. Für die MAO-B-Hemmer wurde eine leicht ansteigende Entwicklung beobachtet, sodass 2011 der Anteil bei 7 % lag. Der Anteil der anderen dopaminergen Mittel ging auf 1,5 % zurück. Die hohen Anteile an Dopa und Dopa-Derivaten sowie Dopaminagonisten spiegeln die aktuellen Leitlinienempfehlungen der Deutschen Gesellschaft für Neurologie zur Behandlung des Parkinson-Syndroms bzw. des Restless-Legs-Syndroms wider (*DGN* 2008a, 2008b). Danach soll die Therapie bei Parkinson-Patienten unter 70 Jahren mit Non-Ergot-Dopaminagonisten eingeleitet werden, bei Parkinson-Patienten über 70 Jahren und multimorbiden Patienten mit L-Dopa, das zum Therapieansatz Dopa und Dopa-Deriva-

te gehört. Für Patienten mit Restless-Legs-Syndrom nennen die Leitlinien L-Dopa und Dopaminagonisten.

Innerhalb des am häufigsten verordneten Therapieansatzes gab es zwischen 2009 und 2011 leichte Veränderungen der Anteile am Verbrauch (**Abbildung 3.133**). Da L-Dopa immer mit einem Decarboxylase-Hemmer kombiniert werden muss, wird L-Dopa praktisch nur in Form fixer Kombinationen verordnet. Die Veränderungen innerhalb des Therapieansatzes zeigen daher an, welche Kombinationspartner für L-Dopa bevorzugt werden. Die Decarboxylase-Hemmer Benserazid und Carbidopa werden als gleichwertig angesehen, und zusammen ergeben die Zweifachkombinationen einen Anteil von knapp 85 %. Der Anteil von Levodopa in Kombination mit Benserazid stieg auf 44 % an, während der Anteil der Fixkombination mit Carbidopa auf 40 % sank. Diese Verschiebung

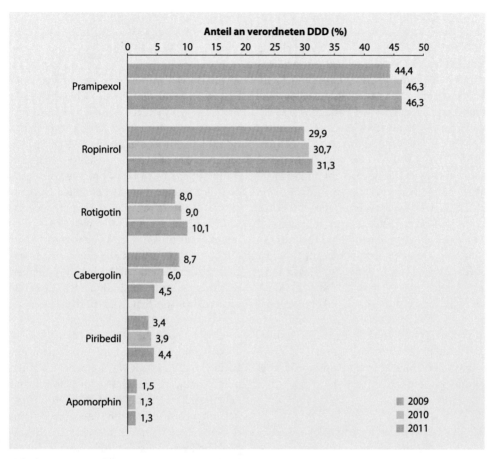

Abbildung 3.134: Anteile der verordneten DDD für die Wirkstoffe der Indikationsgruppe „N04 Antiparkinson-mittel"/Therapieansatz „Dopaminagonisten" für 2009 bis 2011. Dargestellt sind nur Wirkstoffe mit einem Anteil von mindestens 1 %.
Quelle: IGES-Berechnungen nach NVI (INSIGHT Health)

erklärt sich dadurch, dass der absolute Verbrauch lediglich für die Benserazid-Kombination anstieg, während der Verbrauch der Carbidopa-Kombi konstant blieb. Die Anteile der Zweifachkombinationen waren leicht rückläufig zugunsten der Dreifachkombination aus L-Dopa, Carbidopa und Entacapon. Auch der Verbrauch des Einzelwirkstoffs Entacapon ging im Beobachtungszeitraum leicht zurück, was als Bevorzugung der Dreifachkombination zu bewerten ist, die die Einnahme der Medikamente erleichtert.

Innerhalb des zweitgrößten Therapieansatzes, den Dopaminagonisten, waren im Beobachtungszeitraum lediglich geringe Änderungen der Verbrauchsanteile (**Abbildung 3.134**) zu erkennen. Den größten Anteil am Verbrauch hatte Pramipexol. Sein Anteil veränderte sich 2011 gegenüber dem Vorjahr nicht und lag 2011 bei 46 %. An zweiter Stelle folgte Ropinirol, mit einer geringen Steigerung des Verbrauchsanteils von ca. 30 auf gut 31 %. Rotigotin war 2011 der dritthäufigste Wirkstoff, nachdem sein Verbrauchsanteil zwischen 2009 und 2011 von 8 auf 10 % gestiegen war, während der Anteil von Cabergolin drastisch von 13,6 auf 5,9 % zurückging Alle übrigen Wirkstoffe waren von untergeordneter Bedeutung. Lediglich für Piribedil war ein wachsender Anteil festzustellen. Wie bereits erwähnt, sollte bei Parkinson-Patienten unter 70 Jahren die Therapie mit einem Non-Ergot-Dopaminagonisten begonnen werden (*DGN* 2008a). Dies sind Pramipexol, Ropinirol sowie die noch nicht so lange am Markt befindlichen Wirkstoffe Rotigotin und Piribedil. Die Verbrauchsanteile der Wirkstoffe und deren Änderungen spiegeln also die aktuellen Leitlinienempfehlungen zur Behandlung des Parkinson-Syndroms wider (*DGN* 2008a). Die Leitlinie zur Behandlung des Restless-Legs-Syndroms spricht keine spezielle Empfehlung für Non-Ergot-Dopaminagonisten aus, weist jedoch darauf hin, dass die meisten Studien in dieser Indikation bisher mit den Non-Ergot-Dopaminagonisten Pramipexol und Ropinirol durchgeführt wurden (*DGN* 2008b).

3.21.3 Regionale Unterschiede im Verbrauch

Für die Antiparkinsonmittel schwankte der Pro-Kopf-Verbrauch 2011 zwischen 2,99 DDD in der KV-Region Thüringen und 1,87 DDD in Hamburg. In den östlichen Ländern (außer Berlin) und dem Saarland war der Pro-Kopf-Verbrauch am höchsten (**Abbildung 3.135**). Das Parkison-Syndrom tritt überwiegend in höherem Lebensalter auf (siehe Abschnitt 3.21.4), das Restless-Legs-Syndrom wird häufig erst im höheren Lebensalter behandlungsbedürftig (*DGN* 2008b). Daher ist auch für die Antiparkinsonmittel davon auszugehen, dass der Verbrauch umso höher ist, je größer der Anteil der über 55-Jährigen in der Region ist. Dies kann durch die Regression bestätigt werden, die eine hohe Korrelation anzeigt ($R^2 = 0{,}78$).

3.21.4 Epidemiologie, Bedarf und Angemessenheit der Versorgung

Antiparkinsonmittel werden neben dem Parkinson-Syndrom für die Behandlung des Restless-Legs-Syndroms eingesetzt und finden außerdem auch Anwendung bei weiteren Erkrankungen und Störungen. Dazu gehören andere neurodegenerative Erkrankungen (Multisystem-Atrophien, progressive supranukleäre Blickparese, corticobasale Degeneration, Demenz vom Lewy-Körper-Typ) sowie die durch Neuroleptika ausgelösten Bewegungsstörungen. Der Behandlungsbedarf für diese Störungen kann nur sehr schwer geschätzt werden, deshalb wird im Folgenden der Bedarf für die Behandlung des idiopathischen Parkinson-Syndroms und des Restless-Legs-Syndroms dargestellt.

Ein europäischer Review (*de Rijk* et al. 2000) kommt zu einer Gesamtprävalenz der Parkinson-Krankheit von 1,8 % bei Personen über 65 Jahren. Die Daten für Deutschland liegen in dieser Publikation allerdings deutlich unter dem Durchschnitt der übrigen Länder. Aus diesem Grund und weil das Parkinson-Syndrom meist im Alter von 50 bis 60 Jahren erstmals diagnostiziert wird, ist die aus diesen Angaben auf die GKV-Bevölkerung hochgerechnete Zahl von 117.000 Patienten eine konservative Schätzung.

Schätzungen zur Häufigkeit des Restless-Legs-Syndroms schwanken zwischen 6 und 12 % (*Berger* und *Kurth* 2007). In der Gesundheitsstudie „Study of Health in Pomerania" (SHIP) wurde bei Teilnehmern zwischen 20 und 79 Jahren eine Prävalenz von 7,6 % (Männer) bzw. 13,4 % (Frauen) ermittelt (*Berger* et al. 2004). Die Autoren konstatieren, dass das Restless-Legs-Syndrom eine häufige Erkrankung ist, die aber selten diagnostiziert wird. In einer Querschnittsstudie unter hausärztlichen Patienten über 18 Jahren waren 10,6 % betroffen (*Möller* et al. 2010). In der Dortmunder Gesundheitsstudie wurden bei

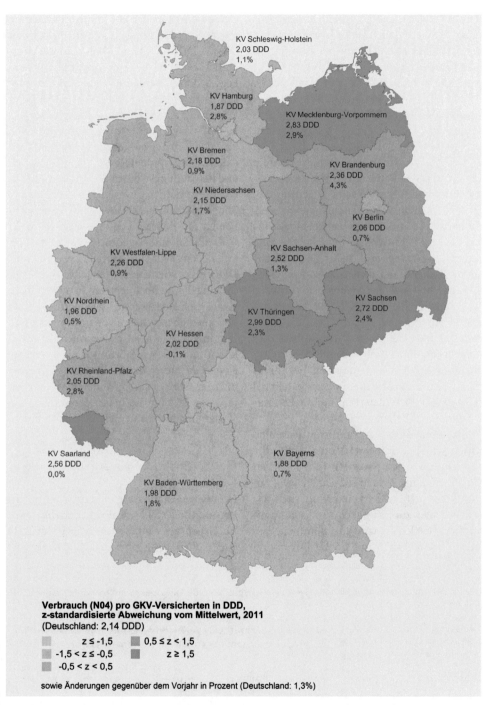

Abbildung 3.135: Verbrauch von Arzneimitteln aus der Indikationsgruppe „N04 Antiparkinsonmittel" in DDD je Versicherten im Jahr 2011 und Änderung gegenüber dem Vorjahr nach KV-Region.

Quelle: IGES-Berechnungen nach NVI (INSIGHT Health)

den per Zufall ausgewählten Teilnehmern zwischen 25 und 75 Jahren Prävalenzen in Höhe von 7,1 % bei Männern (bisher unbekannt: 4,7 %) und 10,2 % bei Frauen (bisher unbekannt: 8,1 %) ermittelt (*Happe* et al. 2008). Demnach ist in der GKV von 1,2 Mio. bekannten und 3,4 Mio. bisher nicht bekannten, insgesamt also von 4,6 Mio. GKV-Versicherten mit Restless-Legs-Syndrom auszugehen.

Nach der Dortmunder Gesundheitsstudie hatten 34 % der Patienten mindestens dreimal innerhalb einer Woche Beschwerden. 33,3 % der Patienten mit einem diagnostizierten und 14,1 % mit einem bisher unbekannten Restless-Legs-Syndrom wünschten eine Behandlung (*Happe* et al. 2008). Die Indikation zur Behandlung des Restless-Legs-Syndroms richtet sich nach dem Leidensdruck der Patienten (*DGN* 2008b). Geht man davon aus, dass der entsprechende Leidensdruck bei Patienten mit einem Behandlungswunsch besteht, so ergibt sich ein Behandlungsbedarf für rund 400.000 Patienten mit bekannter Diagnose. Ein zusätzlicher Bedarf besteht bei ca. 480.000 Patienten mit nichtbekannter Diagnose und Behandlungswunsch.

Die Behandlung von Parkinson-Patienten wird in der Regel mit einer Monotherapie begonnen. Bei vielen Patienten ist im Verlauf der Erkrankung jedoch die Umstellung auf eine Kombinationstherapie erforderlich. Da genaue Daten zur Häufigkeit von Kombinationstherapien fehlen, wird angenommen, dass jeder Patient täglich mit 1,5 DDD versorgt

werden müsste. Für alle Parkinson-Patienten mit Behandlungsbedarf wären 2011 rund 64 Mio. DDD der Antiparkinsonmittel erforderlich gewesen. Bei Patienten mit Restless-Legs-Syndrom werden L-Dopa und Dopaminagonisten teilweise in deutlich niedrigerer Dosierung als einer DDD eingesetzt (*DGN* 2008b). Es wird daher von einem Bedarf von 0,5 DDD pro Tag ausgegangen. Für alle Patienten mit bekanntem Restless-Legs-Syndrom und Behandlungswunsch wären rund 73 Mio. DDD erforderlich gewesen. Für Patienten mit idiopathischem Parkinson-Syndrom und Patienten mit Restless-Legs-Syndrom hätte der Bedarf in Summe bei etwa 137 Mio. DDD gelegen. Dem steht ein Verbrauch von 149 Mio. DDD gegenüber. Diese Menge wäre zur Versorgung der hier betrachteten Patienten mehr als ausreichend gewesen. Da jedoch der Bedarf für Patienten mit anderen neurodegenerativen Erkrankungen und durch Neuroleptika ausgelösten motorischen Störungen nicht bekannt ist und da zudem das Restless-Legs-Syndrom in vielen Fällen auch mit anderen Mitteln therapierbar ist, kann die Bedarfsgerechtigkeit der Versorgung insgesamt nicht beurteilt werden.

3.21.5 Analyse der Ausgabendynamik

2011 betrugen die Ausgaben für die Antiparkinsonmittel 459 Mio. Euro (**Tabelle 3.62**). Im Gegensatz zum Vorjahr wurde für 2011 ein deutlicher Ausgabenrückgang festgestellt

Tabelle 3.62: Ausgabenentwicklung in der Indikationsgruppe „N04 Antiparkinsonmittel" in den Jahren 2010 und 2011.

Ausgaben (Mio. Euro)		Ausgabenänderung gegenüber Vorjahr (Mio. Euro)		Prozentuale Veränderung gegenüber Vorjahr		Anteil an Gesamtausgaben (%)	
2010	2011	2009 vs. 2010	2010 vs. 2011	2009 vs. 2010	2010 vs. 2011	2010	2011
540,45	459,40	35,37	−81,05	7,00	−15,00	1,93	1,71

Quelle: IGES-Berechnungen nach NVI (INSIGHT Health)

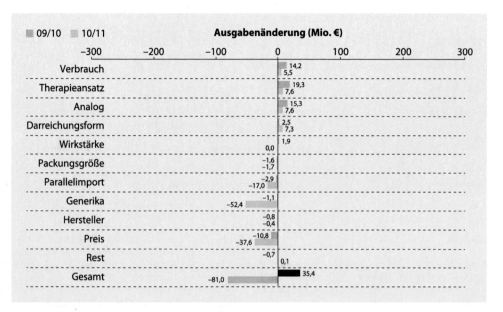

Abbildung 3.136: Komponenten der Ausgabenänderung im Jahr 2011 für die Indikationsgruppe „N04 Antiparkinsonmittel".
Quelle: IGES-Berechnungen nach NVI (INSIGHT Health)

(–81,0 Mio. Euro), während es 2010 zu Mehrausgaben in Höhe von 35,4 Mio. Euro gekommen war. Die Ausprägung und Höhe der Komponenten, welche zu einer Ausgabenerhöhung für die Indikationsgruppe der Antiparkinsonmittel führten, stimmten 2010 und 2011 überein. Allerdings waren die Anteile an der Ausgabenerhöhung deutlich niedriger als noch im Vorjahr (**Abbildung 3.136**). Anders als 2010 lagen die Therapieansatzkomponente und die Analogkomponente als ausgabenerhöhende Ursachen gleich auf und waren erheblich niedriger als im Vorjahr. Gefolgt wurden sie 2011 von der Darreichungsform- und Verbrauchskomponente. Die Therapieansatzkomponente wird 2011 am besten durch den erneut gestiegenen Verbrauchsanteil der Dopaminagonisten erklärt, deren mittlerer Preis je DDD deutlich über dem Niveau der anderen Therapieansätze lag. Hinter der Analogkomponente standen 2011 vor allem die gestiegenen Verbrauchsanteile der Non-Ergot-Dopaminagonisten Pramipexol und Ropinirol. Pramipexol trug zwar zu einem Ausgabenanstieg bedingt durch den höheren Verbrauchsanteil bei, doch konnte dies durch die im Dezember 2010 eingeführten Pramipexol-Generika mehr als ausgeglichen werden: Sie erreichten 2011 einen Verbrauchsanteil von fast 50 % und leisteten den größten Beitrag zu dem durch die Generikakomponente angezeigten Ausgabenrückgang von 52,4 Mio. Euro. Der höhere Generikaanteil bei Pramipexol hatte auch zur Folge, dass der Anteil von Importen sich 2011 im Vergleich zum Vorjahr halbierte. Da der mittlere Preis je DDD der Generika deutlich unter dem der Importe lag, resultierte diese Entwicklung ebenfalls in einem Ausgabenrückgang von 17 Mio. Euro. Die Preiskomponente leistete einen weiteren Beitrag zum Ausgabenrückgang. Bedingt durch die höheren Herstellerabschläge war die Preiskomponente für den zweitgrößten Ausgabenrückgang in dieser Indikationsgruppe verantwortlich.

Fazit zur Indikationsgruppe „N04 Antiparkinsonmittel".

Ausgaben	Rückgang
Prominenteste Komponente(n)	Generikawettbewerb, Preis, Parallelimport
Verbrauch	Unterdurchschnittliches Wachstum
Therapieansätze	Leitlinienempfehlung: Höherer Anteil von Dopaminagonisten (Ersttherapie bei Patienten unter 70 Jahren)
Analog-Wettbewerb	Leitlinienempfehlung: Bevorzugung von Non-Ergot-Dopamin-agonisten
Sonstiges	Ausgabenrückgang durch Preiskomponente

Literatur

Berger K, Luedemann J, Trenkwalder C, John U, Kessler C (2004) Sex and the risk of restless legs syndrome in the general population. Arch Intern Med 164: 196–202.

Berger K, Kurth T (2007). RLS epidemiology – frequencies, risk factors and methods in population studies. Mov Disord 22 (Suppl 18): S420–423 (Review).

von Campenhausen S, Bornschein B, Wick R et al. (2005) Prevalence and incidence of Parkinson's disease in Europe. European Neuropsychopharmacology 15: 473–490.

DGN (2008a) Parkinson-Syndrome: Diagnostik und Therapie. Leitlinien der DGN. http://www.dgn. org/images/stories/dgn/leitlinien/LL2008/ll-08kap_009.pdf. (10.05.2011).

DGN (2008b) Restless-Legs-Syndrom (RLS) und Periodic Limb Movement Disorder (PLMD). Leitlinien für Diagnostik und Therapie in der Neurologie; 4. überarbeitete Auflage, Georg Thieme Verlag Stuttgart: 654 ff.

Happe S, Vennemann M, Evers S, Berger K (2008) Treatment wish of individuals with known and unknown restless legs syndrome in the community. J Neurol 255: 1365–1371.

Möller C, Wetter TC, Koster J, Stiasny-Kolster K (2010) Differential diagnosis of unpleasant sensations in the legs: prevalence of restless legs syndrome in a primary care population. Sleep Med 2: 161-6.

de Rijk MC, Launer LJ, Berger K et al. (2000) Prevalence of Parkinson's disease in Europe: A collaborative study of population-based cohorts. Neurology 54 (Suppl 5): S21–S23.

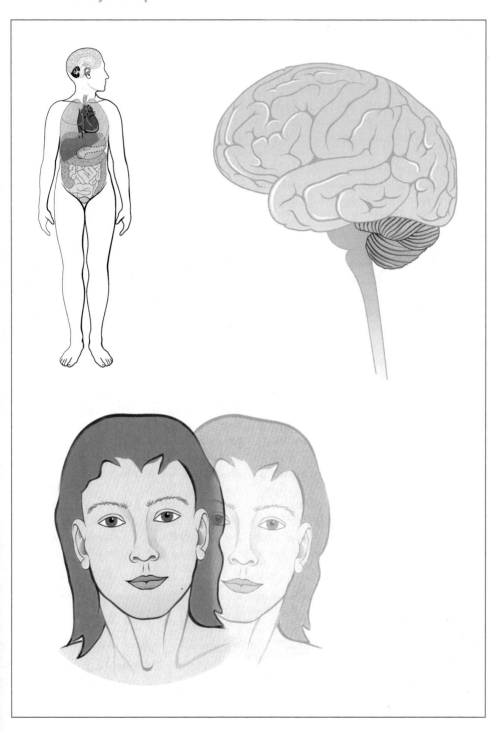

3.22.1 Entwicklung der Indikationsgruppe

Die Psycholeptika umfassen Wirkstoffgruppen, die überwiegend hemmend auf bestimmte Abläufe im zentralen Nervensystem wirken. Die Indikationsgruppe umfasst die Teil-Indikationsgruppen der Neuroleptika und Antipsychotika sowie die Teil-Indikationsgruppe der Anxiolytika und Sedativa.

Neuroleptika und Antipsychotika

Neuroleptika und Antipsychotika werden zur Behandlung der Schizophrenie sowie anderer wahnhafter Störungen eingesetzt. Einige der Wirkstoffe finden auch Anwendung bei Unruhe- und Verwirrtheitszuständen. In den 1950er Jahren wurden erstmals Psychosen mit dem Wirkstoff Chlorpromazin behandelt. Ausgehend von diesem Wirkstoff wurden weitere Phenothiazin-Derivate synthetisiert. 1958 wurde mit der Synthese von Haloperidol die Wirkstoffklasse der Butyrophenone begründet. Haloperidol gehört noch immer zu den wichtigsten Neuroleptika.

Heute werden *typische* und *atypische* Neuroleptika unterschieden, wobei die typischen Neuroleptika außerdem nach ihrer antipsychotischen Potenz (niedrig, mittel, hoch) differenziert werden. Kennzeichnend für die typischen Neuroleptika ist die Nebenwirkung der extrapyramidal-motorischen Störungen, die sich – für den Patienten unkontrollierbar – in teilweise bizarren Bewegungsabläufen äußern. Sie treten dosisabhängig auf und können irreversibel sein. Lange Zeit nahm

man an, dass diese extrapyramidal-motorischen Störungen untrennbar mit der antipsychotischen Wirkung der Neuroleptika verbunden seien. In den 1970er Jahren wurde jedoch mit Clozapin ein antipsychotischer Wirkstoff gefunden, der aber wesentlich geringere extrapyramidal-motorische Störungen hervorruft. Wegen dieser für Neuroleptika untypischen Eigenschaft wurde Clozapin als „atypisches Neuroleptikum" bezeichnet. Ab 1990 kamen ausschließlich atypische Neuroleptika auf den deutschen Markt: Zotepin (1990), Risperidon (1994), Olanzapin (1996), Amisulprid (1999), Quetiapin (2000), Ziprasidon (2002), Aripiprazol (2004), Paliperidon (2007) und Asenapin (2010; siehe **Tabelle 3.63**). Bei diesen Wirkstoffen ist das Risiko extrapyramidal-motorischer Störungen im Vergleich zu stark wirksamen typischen Neuroleptika wie Haloperidol geringer (*NN* 2009) und am geringsten bei Clozapin. Bei diesem Wirkstoff besteht jedoch die Gefahr, dass er – selten – zu einer Agranulozytose führen kann, was die Anwendung auf therapieresistente Fälle beschränkt.

Als eigener Therapieansatz muss das Tiaprid angesehen werden, das zur Behandlung Neuroleptika-induzierter Bewegungsstörungen sowie bei Chorea Huntington eingesetzt wird. Es ist strukturell mit Sulpirid verwandt, das als Neuroleptikum oder Antidepressivum zum Einsatz kommt.

Lithium wurde in der Psychiatrie erstmals 1949 zur Behandlung von Manien eingeführt. Der Wirkstoff wird außerdem als sogenanntes Phasenprophylaktikum bei bipolaren Stö-

Tabelle 3.63: Neue Wirkstoffe in der Indikationsgruppe „N05 Psycholeptika" im Zeitraum von 2006 bis 2011.

Jahr (Markteinführung)	Wirkstoff	Teil-Indikationsgruppe	Therapieansatz
2007	Paliperidon	Neuroleptika	Atypische Neuroleptika
2010	Asenapin	Neuroleptika	Atypische Neuroleptika
2011	Dexmedetomidin	Anxiolytika, Sedativa	Andere Sedativa, chemisch

Quelle: IGES

rungen verwendet, d. h. zur Prophylaxe der depressiven und manischen Episoden bei dieser Erkrankung.

Anxiolytika und Sedativa

Zu dieser Teil-Indikationsgruppe gehören angstlösende (Anxiolytika) sowie beruhigende und schlafanstoßende Mittel (Sedativa). Die wichtigsten Therapieansätze sind die Benzodiazepine und die mit ihnen verwandten Mittel.

Die Entwicklung der Benzodiazepine basiert auf den Forschungsarbeiten, die *Leo Henryk Sternbach* in den 1950er Jahren in den Laboratorien der Firma Hoffmann-La Roche begann. Als erster Wirkstoff wurde 1960 Chlordiazepoxid auf den Markt gebracht. Diazepam ist sicher der bekannteste Vertreter der Benzodiazepine. Es wurde 1959 erstmals synthetisiert und kam 1963 auf den Markt. Besonders in den 1970er und 1980er Jahren wurden zahlreiche weitere Benzodiazepine eingeführt; an dieser Stelle sei nur eine Auswahl genannt: Flunitrazepam (1975), Triazolam (1979), Lormetazepam (1980), Oxazolam (1982), Alprazolam (1984) und Midazolam (1984). Benzodiazepine wirken anxiolytisch, sedierend, muskelrelaxierend und antikonvulsiv (siehe auch 3.20) und werden dementsprechend eingesetzt. Ihr Vorteil gegenüber den Barbituraten ist ihre große therapeutische Breite, d. h. sie führen bei hoher Überdosierung zwar zu einer ausgeprägten Sedierung, tödliche Ausgänge sind aber selten. Benzodiazepine können bei regelmäßiger Anwendung zur Abhängigkeit führen.

Die Benzodiazepin-verwandten Mittel haben einen den Benzodiazepinen ähnlichen, aber nicht identischen Wirkmechanismus. Das Abhängigkeitspotenzial scheint in dieser Wirkstoffgruppe geringer zu sein als bei den Benzodiazepinen. Als erste Vertreter der Gruppe wurden 1991 Zopiclon und Zolpidem in Deutschland eingeführt, 1999 folgte Zaleplon.

Als weiterer Therapieansatz sind „Andere Sedativa" zu nennen. Hierzu gehören beispielsweise die Wirkstoffe Meprobamat und Chloralhydrat. Aus dem Therapieansatz „Andere Anxiolytika" ist der 1985 eingeführte Wirkstoff Buspiron zu nennen, der an bestimmten Serotoninrezeptoren (5HT1) angreift und anxiolytisch, aber nicht sedierend wirkt. 2011 wurde das Dexmedetomidin eingeführt, das zur Sedierung intensivmedizinisch behandelter Patienten eingesetzt wird (**Tabelle 3.63**).

Im Jahr 2008 wurde mit der Einführung von Melatonin zur Therapie von Schlafstörungen bei älteren Menschen der neue Therapieansatz der Melatonin-Rezeptoragonisten geschaffen.

Unter den pflanzlichen Mitteln stellen baldrianhaltige Mittel die wichtigste Gruppe dar.

3.22.2 Entwicklung des Verbrauchs

Arzneimittel aus der Indikationsgruppe der Psycholeptika fallen konstant in die Kategorie der häufig verordneten Arzneimittel. Der theoretische Verbrauch für jeden GKV-Versicherten lag 2011 im Mittel bei 8,5 DDD.

Der Verbrauch ging von 1999 bis 2004 kontinuierlich um ein Fünftel zurück. Seither liegt der Verbrauch stabil bei rund 600 Mio. DDD jährlich, wobei seit 2009 ein Trend zu einem leichten Verbrauchsrückgang zu erkennen ist (**Abbildung 3.137**). Der Verbrauchsrückgang betrifft allerdings nur die Teil-Indikationsgruppe der Anxiolytika und Sedativa. Für die Neuroleptika dagegen stieg der Verbrauch im Beobachtungszeitraum (**Tabelle 3.64**). Zwischen 2004 und 2011 sank der Verbrauch von Anxiolytika und Sedativa von 343 Mio. auf 278 Mio. DDD, während der Neuroleptikaverbrauch von 249 Mio. auf 313 Mio. DDD anstieg. 2010 war die Menge der verbrauchten DDD von Neuroleptika erstmals größer als die der Anxiolytika und

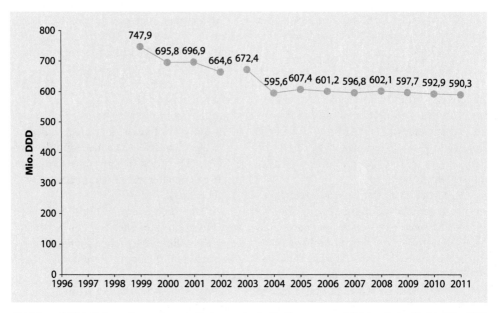

Abbildung 3.137: Verbrauch von Arzneimitteln aus der Indikationsgruppe „N05 Psycholeptika" in Mio. DDD im Zeitraum von 1999 bis 2011.
Quelle: IGES nach AVR (1999 bis 2002), IGES-Berechnungen nach NVI (INSIGHT Health) (ab 2003)

Sedativa. Zu den Ursachen des Verbrauchsanstiegs lassen sich nur Vermutungen formulieren. Den größten Anteil an der Verbrauchssteigerung dürfte der zunehmende Bedarf in der Geriatrie haben, aufgrund der wachsenden Anzahl älterer Menschen in der GKV: Nach Angaben der KM6-Statistik des Bundesministeriums für Gesundheit stieg zwischen 2004 und 2011 die Zahl der über

85-Jährigen in der GKV um rund 550.000, die Zahl der über 80-Jährigen um rund 760.000. Die Verordnungsprävalenz beispielsweise bei Demenzkranken ist dagegen kaum zurückgegangen (*Schulze* 2011), obwohl Warnungen zu einer erhöhten Sterblichkeit unter Neuroleptika-Therapie publiziert wurden (*NN* 2005).

Bei den Therapieansätzen der Neuroleptika und Antipsychotika setzten sich 2011 die

Tabelle 3.64: Übersicht der Menge der verordneten DDD in den Teil-Indikationsgruppen der Indikationsgruppe N05 Psycholeptika in den Jahren 2009 bis 2011.

Teil-Indikationsgruppe	DDD 2009 (Mio.)	DDD 2010 (Mio.)	DDD 2011 (Mio.)	Differenz 2009 vs. 2010 (%)	Differenz 2010 vs. 2011 (%)
Neuroleptika und Antipsychotika	294,29	304,53	312,58	3,48	2,64
Anxiolytika und Sedativa	303,39	288,39	277,71	−4,95	−3,70
Summe	**597,68**	**592,92**	**590,29**	**−0,80**	**−0,44**

Quelle: IGES-Berechnungen nach NVI (INSIGHT Health)

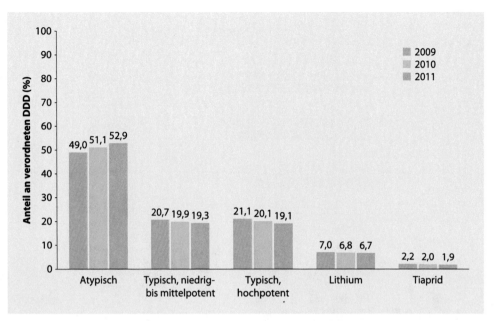

Abbildung 3.138: Anteile der verordneten DDD in der Indikationsgruppe N05 – Therapieansätze der Teil-Indikationsgruppe „Neuroleptika und Antipsychotika" für 2009 bis 2011.
Quelle: IGES-Berechnungen nach NVI (INSIGHT Health)

Entwicklungen der vergangenen Jahre fort (**Abbildung 3.138**). Der Anteil der atypischen Neuroleptika stieg weiterhin und erreichte fast 53 %. Sie konkurrieren mit den typischen Neuroleptika, insbesondere den hochpotenten; entsprechend sank der Anteil der typischen Neuroleptika insgesamt auf rund 38 % des Verbrauchs. Die Anteile der beiden weiteren Therapieansätze blieben relativ stabil. Die Atypika stellen die bevorzugte Gruppe unter den Neuroleptika dar. In den aktuellen Leitlinien werden für die medikamentöse Behandlung der Schizophrenie die atypischen Neuroleptika als Mittel der Wahl genannt (*NN* 2006). Das heißt allerdings nicht, dass jeder Patient zwingend Atypika erhalten bzw. auf diese umgestellt werden muss.

Innerhalb des Therapieansatzes der atypischen Neuroleptika waren 2011 Quetiapin, Risperidon und Olanzapin die führenden Wirkstoffe mit insgesamt über 71 % des Verbrauchs (**Abbildung 3.139**). Zwischen 2009 und 2011 war Quetiapin der einzige Wirkstoff mit einem deutlichen Wachstum des Verbrauchsanteils (von 23 auf 27 %). Ein geringfügiger Anstieg des Verbrauchsanteils ließ sich darüber hinaus nur für Aripiprazol beobachten. Für Risperidon blieb der Anteil über die drei Beobachtungsjahre annähernd stabil, für alle weiteren atypischen Neuroleptika ging er zurück. Der absolute Verbrauch stieg 2011 für fast alle atypischen Neuroleptika außer für Zotepin an: Für Quetiapin war der Zuwachs am stärksten, gefolgt von Risperidon und Aripiprazol. Die oralen Darreichungsformen von Paliperidon und von dem generisch verfügbaren Risperidon bilden zusammen eine Festbetragsgruppe, die Depotzubereitungen dieser Wirkstoffe sind dagegen ohne Festbetrag. Für Risperidon stieg der absolute Verbrauch der oralen Darreichungsformen an, für die Depotzubereitungen ging er leicht zurück. Für Paliperidon war es um-

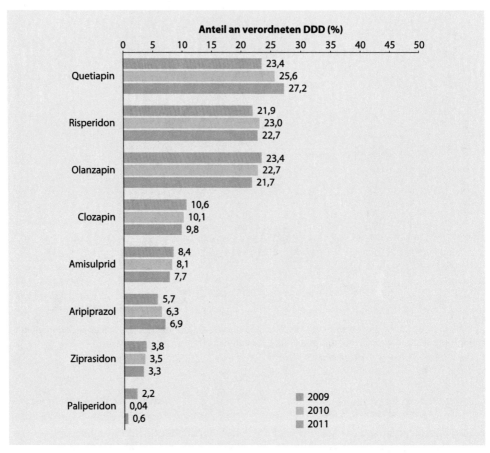

Abbildung 3.139: Anteile der verordneten DDD in der Indikationsgruppe N05 – Wirkstoffe der Teil-Indikationsgruppe „Neuroleptika und Antipsychotika"/Therapieansatz „Atypische Neuroleptika" für 2009 bis 2011.
Quelle: IGES-Berechnungen nach NVI (INSIGHT Health)

gekehrt: Hier stieg allein der Verbrauch der Depotzubereitungen, während der Verbrauch der oralen Darreichungsformen drastisch zurückging.

Zum Stellenwert der einzelnen Atypika gibt es kontroverse Diskussionen. Am besten untersucht sind wohl Clozapin, Olanzapin und Risperidon. Eine ausführliche Diskussion dieser Wirkstoffgruppe im AVR kommt zu dem Schluss, dass die therapeutische Überlegenheit atypischer Neuroleptika, mit Ausnahme von Clozapin, nicht überzeugend belegt sei (*Lohse* et al. 2007 und folgende). Als Reak-

tion auf existierende Me-Too-Listen wies die Deutsche Gesellschaft für Psychiatrie, Psychotherapie und Nervenheilkunde (DGPPN) darauf hin, dass die klinische Wirkung dieser Medikamente sehr unterschiedlich sei und daher eine therapeutische Entscheidung für jeden Einzelfall erforderlich sei (*Hillienhof* 2007). Die Feststellung, dass für jeden Patienten das für ihn optimale Neuroleptikum unter besonderer Berücksichtigung seines individuellen Risikoprofils ausgewählt werden solle, findet sich auch im AVR (*Lohse* et al. 2007 und folgende).

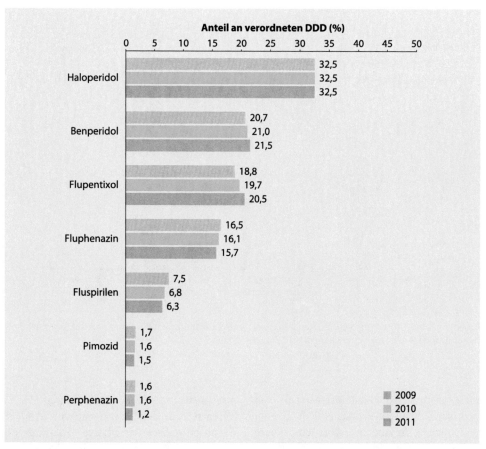

Abbildung 3.140: Anteile der verordneten DDD in der Indikationsgruppe N05 – Wirkstoffe der Teil-Indikationsgruppe „Neuroleptika und Antipsychotika"/Therapieansatz „Typische hochpotente Neuroleptika" für 2009 bis 2011. Dargestellt sind nur Wirkstoffe mit einem Anteil von mindestens 1 %.
Quelle: IGES-Berechnungen nach NVI (INSIGHT Health)

Stabil zeigten sich die Anteile am Verbrauch der typischen hochpotenten Neuroleptika (**Abbildung 3.140**). Zwischen 2009 und 2011 lag der Anteil von Haloperidol konstant bei einem knappen Drittel, gefolgt von Benperidol und Flupentixol mit Verbrauchsanteilen von je rund einem Fünftel. Den Rest des Verbrauchs ergaben die Wirkstoffe Fluphenazin, Fluspirilen, Pimozid und Perphenazin, die zwischen 2009 und 2011 eine leichte Tendenz zu sinkenden Verbrauchsanteilen zeigten. Die Wirkstoffe Haloperidol, Flupentixol und Fluphenazin gehören zu jenen, die in der aktuel-

len Leitlinie der DGPPN zur Behandlung der Schizophrenie empfohlen werden, wenn die Wahl auf typische Neuroleptika fällt. Einen relativ hohen Anteil hat Benperidol, ein relativ alter Wirkstoff, zu dem sich nur spärliche Informationen finden: Es handelt sich um ein sehr potentes Neuroleptikum mit vermutlich hoher Rate unerwünschter Wirkungen und ist indiziert zur Behandlung akuter psychotischer Syndrome oder akuter psychomotorischer Erregungszustände. Es kann angenommen werden, dass dieser Wirkstoff vor allem zur Initialtherapie eingesetzt wird. Der relativ hohe An-

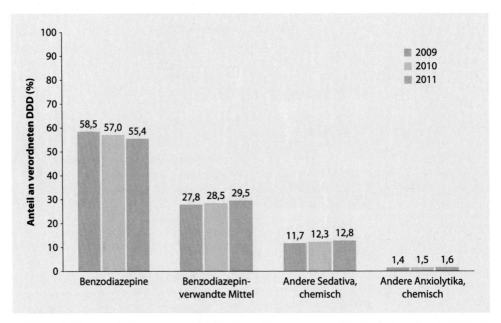

Abbildung 3.141: Anteile der verordneten DDD in der Indikationsgruppe N05 – Therapieansätze der Teil-Indikationsgruppe „Anxiolytika und Sedativa" für 2009 bis 2011.
Quelle: IGES-Berechnungen nach NVI (INSIGHT Health)

teil am Verbrauch der hochpotenten typischen Neuroleptika täuscht wahrscheinlich über den tatsächlichen Umfang des Gebrauchs hinweg: Die DDD von Benperidol beträgt 1,5 mg, während die mit 42 % am häufigsten verordnete Wirkstärke 2011 jedoch 10 mg war. Die Wirkstärken 4 mg und 5 mg machten nochmals rund 26 % des Verbrauchs aus. Es ist also anzunehmen, dass der Anteil der mit Benperidol behandelten Patienten im Vergleich zu Haloperidol deutlich niedriger ist, als der Verbrauchsanteil des Benperidols erwarten lässt.

Innerhalb der Teil-Indikationsgruppe der Anxiolytika und Sedativa zeigten sich zwischen 2009 und 2011 nur geringe Veränderungen (**Abbildung 3.141**). Fast 85 % umfassten die Therapieansätze der Benzodiazepine und der Benzodiazepin-verwandten Mittel im Jahr 2011. Der Anteil der stärksten Gruppe, der Benzodiazepine, ist allerdings seit Jahren zugunsten der Benzodiazepin-verwandten Mittel rückläufig. Ein weiterer

nennenswerter Anteil von etwa einem Zehntel entfiel auf den Therapieansatz „Andere chemisch definierte Sedativa". Alle übrigen Therapieansätze spielten keine Rolle beim Verbrauch zu Lasten der GKV.

Innerhalb des Therapieansatzes der Benzodiazepine zeigten Verbrauchsanteile auch im Beobachtungszeitraum 2009 bis 2011 kaum Änderungen. Die Anteile der fünf am häufigsten verwendeten Wirkstoffe betrugen 2011 für Lorazepam 24,6 %, für Diazepam 19,1 %, für Bromazepam 12,3 %, für Lormetazepam 8,8 % und für Oxazepam 7,8 %.

3.22.3 Regionale Unterschiede im Verbrauch

Für den Verbrauch von Arzneimitteln aus der Indikationsgruppe der Psycholeptika wurden 2011 deutliche Unterschiede zwischen den KV-Regionen beobachtet (**Abbildung 3.142**).

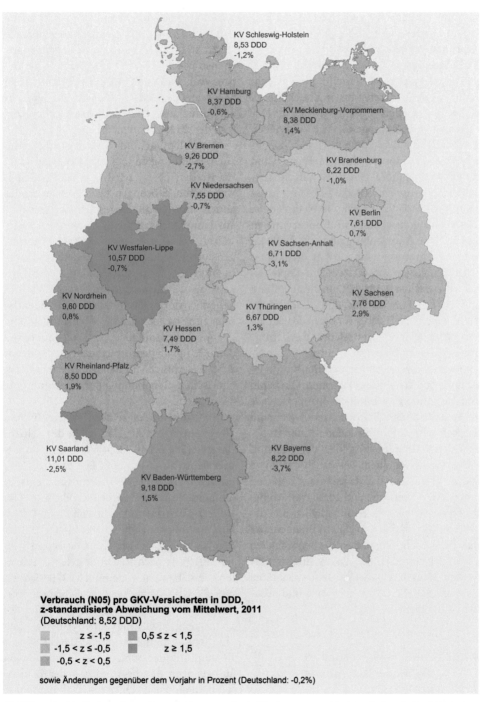

KV Schleswig-Holstein
8,53 DDD
-1,2%

KV Hamburg
8,37 DDD
-0,6%

KV Mecklenburg-Vorpommern
8,38 DDD
1,4%

KV Bremen
9,26 DDD
-2,7%

KV Brandenburg
6,22 DDD
-1,0%

KV Niedersachsen
7,55 DDD
-0,7%

KV Berlin
7,61 DDD
0,7%

KV Westfalen-Lippe
10,57 DDD
-0,7%

KV Sachsen-Anhalt
6,71 DDD
-3,1%

KV Nordrhein
9,60 DDD
0,8%

KV Sachsen
7,76 DDD
2,9%

KV Thüringen
6,67 DDD
1,3%

KV Hessen
7,49 DDD
1,7%

KV Rheinland-Pfalz
8,50 DDD
1,9%

KV Saarland
11,01 DDD
-2,5%

KV Bayerns
8,22 DDD
-3,7%

KV Baden-Württemberg
9,18 DDD
1,5%

**Verbrauch (N05) pro GKV-Versicherten in DDD,
z-standardisierte Abweichung vom Mittelwert, 2011**
(Deutschland: 8,52 DDD)

z ≤ -1,5	0,5 ≤ z < 1,5
-1,5 < z ≤ -0,5	z ≥ 1,5
-0,5 < z < 0,5	

sowie Änderungen gegenüber dem Vorjahr in Prozent (Deutschland: -0,2%)

Abbildung 3.142: Verbrauch von Arzneimitteln aus der Indikationsgruppe „N05 Psycholeptika" in DDD je Versicherten im Jahr 2011 und Änderung gegenüber dem Vorjahr nach KV-Region.

Quelle: IGES-Berechnungen nach NVI (INSIGHT Health)

Im Mittel erhielt jeder Versicherte in der KV-Region Saarland mit 11,01 DDD die größte verordnete Menge, in Brandenburg mit 6,22 DDD dagegen fast nur die Hälfte dieser Menge. Die geographische Verteilung zeigt nicht das häufig beobachtete Muster eines höheren Verbrauchs in den östlichen Ländern. Der Verbrauch von Psycholeptika war 2011 neben dem Saarland am höchsten in den KV-Regionen Westfalen-Lippe, Nordrhein, Bremen und Baden-Württemberg. Ein Blick auf die Teil-Indikationsgruppen zeigt, dass die Unterschiede im Pro-Kopf-Verbrauch von Neuroleptika relativ gering ausgeprägt sind und zwischen 3,85 DDD in Brandenburg und 4,89 DDD im Saarland schwankten. Bei den Anxiolytika und Sedativa dagegen variierte der Pro-Kopf-Verbrauch zwischen 2,38 DDD in Brandenburg und 6,12 DDD im Saarland, d. h. diese Gruppe ist der eigentliche Treiber für die beobachteten Unterschiede. Interessant ist, dass das Verordnungsmuster in Bezug auf Neuroleptika in allen Regionen vergleichbar ist: Hier führen jeweils die drei Wirkstoffe Olanzapin, Quetiapin und Risperidon, wenn auch in unterschiedlicher Reihenfolge. Bei den Anxiolytika sind dagegen sehr unterschiedliche Muster zu beobachten: In Brandenburg führt der Wirkstoff Promethazin mit einem Verbrauchsanteil von fast 21 %, im Saarland dagegen das Zopiclon mit einem Anteil von rund 16 %. Das Promethazin erreicht im Saarland lediglich 8 % des Verbrauchs und das Zopiclon in Brandenburg nur 9 %. Dies bedeutet, dass die beobachteten Verbrauchsunterschiede kaum interpretiert werden können, da sowohl die Indikationen als auch die DDD der Anxiolytika und Sedativa häufig nicht vergleichbar sind.

3.22.4 Epidemiologie, Bedarf und Angemessenheit der Versorgung

Die Wirkstoffe der Teil-Indikationsgruppe der Anxiolytika und Sedativa werden zur symptomatischen Therapie bei einer Reihe von Indikationen eingesetzt. Dazu gehört die kurzfristige Behandlung von Schlafstörungen ebenso wie eine sedierende Therapie bei depressiven Patienten mit Suizidgefahr. Eine Schätzung des Bedarfs erscheint auf der Basis der verfügbaren epidemiologischen Kennziffern derzeit nicht möglich.

Neuroleptika und Antipsychotika sind zur Behandlung der Schizophrenie geeignet, sie werden aber auch bei anderen akuten wahnhaften Störungen wie der Manie oder anderen Psychosen eingesetzt. Darüber hinaus kommen Neuroleptika – wie bereits erwähnt – auch bei symptomatischen Störungen zur Anwendung, insbesondere bei Unruhe- und Verwirrtheitszuständen. Neuroleptika wie etwa Melperon sind ferner weiterhin bei Schlafstörungen indiziert. Eine Bedarfsschätzung ist auch für diese Teil-Indikationsgruppe kaum möglich. Im Folgenden soll daher lediglich geprüft werden, ob der beobachtete Verbrauch für den Bedarf zur antipsychotischen Behandlung der Schizophrenie ausreichend wäre.

In einer umfangreichen systematischen Übersichtsarbeit zur Häufigkeit der Schizophrenie (*Saha* et al. 2005) wurde eine Punktprävalenz von 4,6 pro 1.000 Personen (0,46 %) ermittelt. *Gaebel* (1999) nennt für Deutschland eine Prävalenz von einem Prozent. Das Robert-Koch-Institut geht von einer Prävalenz in ähnlicher Höhe von 0,8 bis 0,9 % unter den 18- bis 65-Jährigen aus (*Gaebel* und *Wölwer* 2010). Je nach zugrunde gelegter Prävalenz ergeben sich demnach 279.000 bis 606.000 GKV-Versicherte mit Schizophrenie.

In der evidenzbasierten Leitlinie der Deutschen Gesellschaft für Psychiatrie, Psychotherapie und Neurologie (DGPPN) zur Behandlung der Schizophrenie wird davon ausgegangen, dass bei rund 20 % der inzidenten Patienten nach einer ersten akuten Phase eine längerfristige volle Wiederherstellung der psychischen Gesundheit eintritt (*NN* 2006). Für diese Patienten ist ein dauerhafter medikamentöser Behandlungsbedarf nicht anzunehmen. Bei den übrigen 80 % kommt es nach der ersten akuten Phase zu einer Remission unterschiedlichen Ausmaßes: Bei manchen Patienten tritt Symptomfreiheit ein, bei anderen bestehen weiterhin Einschränkungen kognitiver oder sozialer Art (*NN* 2006). Vereinfachend soll für diese Patienten angenommen werden, dass bei ihnen ein kontinuierlicher Behandlungsbedarf mit Neuroleptika besteht, obwohl der tatsächliche Bedarf vermutlich geringer ist. Den Angaben des Gesundheitsberichts für Deutschland zufolge treten nur bei rund 30 % der Patienten mittelschwere bis schwere Krankheitserscheinungen auf (*Statistisches Bundesamt* 1998; siehe 3.23). Für die Versicherten der GKV errechnet sich somit, dass im Mittel – je nach Prävalenz – für etwa 223.000 bis 485.000 Patienten ein medikamentöser Behandlungsbedarf besteht. Es soll vom Mittelwert dieser Spanne ausgegangen werden, sodass für rund 355.000 Patienten der GKV mit Schizophrenie ein Behandlungsbedarf mit Neuroleptika angenommen wird.

Bei Patienten mit Schizophrenie ist in vielen Fällen eine eher geringe Therapietreue zu verzeichnen (*Lieberman* et al. 2005). Die Dosisspannen sind bei der Schizophreniebehandlung sehr groß. So wird beispielsweise Olanzapin bei Schizophrenie in einer Dosis von 2,5 bis 20 mg täglich eingesetzt, die DDD ist mit 10 mg definiert. Für Haloperidol beträgt die übliche Dosisspanne 1,5 bis 20 mg, die DDD wird mit 8 mg angegeben (Dosisspannen nach *Naber und Lambert* 2004). Die Annahme, dass zur Bedarfsdeckung jedem Patienten täglich eine DDD zur Verfügung stehen sollte, ist daher sehr vereinfachend. Unter dieser Annahme hätten 2011 etwa 856.000 Patienten mit der Menge von Neuroleptika und Antipsychotika behandelt werden können, die in diesem Jahr verbraucht wurden (gegenüber rund 834.000 Patienten im Vorjahr; zu den möglichen Ursachen des Verbrauchsanstiegs siehe 3.22.2). Das sind erheblich mehr, als der maximal geschätzte Behandlungsbedarf für Patienten mit Schizophrenie erwarten lässt, und auch erheblich mehr, als die maximale Prävalenz dieser Erkrankung erwarten lässt.

Wie oben bereits erwähnt, kommen Neuroleptika und Antipsychotika allerdings nicht ausschließlich bei Schizophrenie, sondern auch bei anderen Störungen zum Einsatz. Insbesondere die niedrig- bis mittelpotenten typischen Neuroleptika, deren Anteil 2011 etwa 19 % betrug (siehe **Abbildung 3.138**), werden eher zur Sedierung bei Verwirrtheits- oder Erregungszuständen verwendet.

Es ist bekannt, dass der größte Teil der Neuroleptika und Antipsychotika nicht zur Behandlung der Schizophrenie eingesetzt wird. Dies geht auch aus dem Gutachten der *Fricke & Pirk GmbH* (2004) hervor, wonach 2003 nur 30 % der ambulanten Neuroleptika-Verordnungen auf die Behandlung der Schizophrenie entfielen. Unterstützt wird diese Annahme durch die Beobachtung, dass rund 60 % aller Neuroleptikaverordnungen für Patienten ab 60 Jahren erfolgten, während der Altershöhepunkt der Schizophrenie nach *Supina* und *Patten* (2006) bei einem Alter zwischen 30 und 40 Jahren liegt (siehe Arzneimittel-Atlas 2007). Aus der Untersuchung von *Supina* und *Patten* (2006) kann zudem abgeleitet werden, dass der Anteil der über 60-Jährigen an den Schizophrenie-Patienten nur ca. 26 % beträgt. Der im Vergleich zur Prävalenz der Schizophrenie überproportionale Verbrauch von Neuroleptika bei älteren Menschen lässt darauf schließen, dass die Verordnung der Neuroleptika in dieser Altersgruppe vorwiegend bei anderen Indikationen als der Schizophrenie erfolgt. Dafür infrage kommen vor allem Verwirrtheits- und Unruhezustände bei älteren Menschen, deren Betreuung nicht selten durch einen Mangel an Personal in Pflegeheimen bzw. durch die Überforderung betreuender Angehöriger gekennzeichnet ist. Es ist daher nicht auszuschließen, dass durch die Gabe von Neuro-

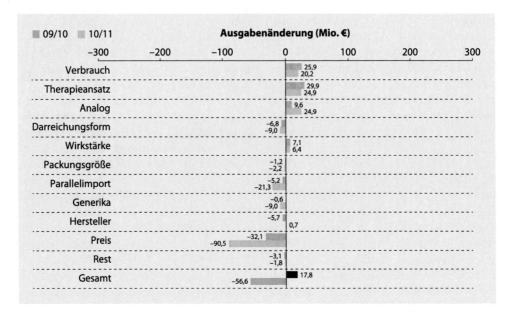

Abbildung 3.143: Komponenten der Ausgabenänderung im Jahr 2011 für die Indikationsgruppe „N05 Psycholeptika".
Quelle: IGES-Berechnungen nach NVI (INSIGHT Health)

leptika Versorgungsmängel im Bereich der Pflege kompensiert werden.

3.22.5 Analyse der Ausgabendynamik

Mit 87,5 % hatte die Teil-Indikationsgruppe der Neuroleptika und Antipsychotika 2011 den größten Anteil an den Ausgaben der Indikationsgruppe N05. Für diese Teil-Indikationsgruppe stiegen 2010 die Ausgaben um fast 3,25 % im Vergleich zum Vorjahr, im Jahr 2011 sanken sie hingegen um 4,3 % (Tabelle 3.65).

Bei der Betrachtung der Komponenten zeigen sich für 2010 und 2011 wenig Unterschiede (Abbildung 3.143). Die Verbrauchs- und Therapieansatzkomponenten verhielten sich ähnlich wie im Vorjahr. Der zunehmende Verbrauch von Neuroleptika führte zu einem Ausgabenanstieg von 20,2 Mio. Euro. Die Therapieansatzkomponente war wie

schon im Vorjahr durch den höheren Anteil der atypischen Neuroleptika bedingt. Für die positive Analogkomponente war auch 2011 die Teil-Indikationgruppe der Neuroleptika und Antipsychotika verantwortlich, in der der Anteil von höherpreisigen Wirkstoffen anstieg. Hierbei sind insbesondere der gestiegene Verbrauch der Wirkstoffe Quetiapin, Paliperidon und Aripiprazol zu nennen.

Die Ausgaben wurden 2011 insbesondere durch die Preis- und Parallelimportkomponente gesenkt. Parallelimporte führten zu deutlich höheren Einsparungen (21,3 Mio. Euro) als im Vorjahr (5,2 Mio. Euro). Dies bedingt sich insbesondere durch den gestiegenen Reimportanteil für Aripiprazol.

Die Preiskomponente zeigte für 2011 fast dreifach höhere Einsparungen (90,5 Mio. Euro) als im Vorjahr (32,1 Mio. Euro) an. Die Hauptursache hierfür waren erneut die höheren Herstellerabschläge und das Preismoratorium.

Tabelle 3.65: Ausgabenentwicklung in der Indikationsgruppe „N05 Psycholeptika" in den Jahren 2010 und 2011.

Indikations-/ Teil-Indikationsgruppe	Ausgaben (Mio. Euro)		Ausgabenänderung gegenüber Vorjahr (Mio. Euro)		Prozentuale Veränderung gegenüber Vorjahr		Anteil an Gesamtausgaben (%)	
	2010	2011	2009 vs. 2010	2010 vs. 2011	2009 vs. 2010	2010 vs. 2011	2010	2011
Neuroleptika und Antipsychotika	1.016,90	973,35	31,85	−43,55	3,23	−4,28	3,63	3,62
Anxiolytika und Sedativa	157,84	144,76	−14,03	−13,08	-8,16	−8,29	0,56	0,54
Gesamt	**1.174,74**	**1.118,10**	**17,82**	**−56,63**	**1,54**	**-4,82**	**4,20**	**4,16**

Quelle: IGES-Berechnungen nach NVI (INSIGHT Health)

Fazit zur Indikationsgruppe „N05 Psycholeptika".

Ausgaben	Überdurchschnittlicher Zuwachs
Prominenteste Komponente(n)	Therapieansatz, Verbrauch, Analog-Wettbewerb, Preis
Verbrauch	Stagnierend
Therapieansätze	Leitlinienempfehlung: Atypika sollen zur Behandlung der Schizophrenie bevorzugt eingesetzt werden Präferenz: Atypika werden vermutlich auch bei anderen Indikationen als der Schizophrenie bevorzugt eingesetzt
Analog-Wettbewerb	Höhere Anteile hochpreisiger Atypika
Sonstiges	Einsparungen durch Preiskomponente

Literatur

BGH (2008) Aktenzeichen X ZR 89/07. Urteil verkündet am 16.12.2008.

Fricke & Pirk GmbH (2004) Gutachten „Defizite in der Arzneimittelversorgung in Deutschland" für VFA-Verband Forschender Arzneimittelhersteller e.V. http://www.vfa.de/de/patienten/artikelpa/unterversorgung2004.html (12.05.2010).

Gaebel W (1999) Kompetenznetz Schizophrenie. In: Neurologie und Psychiatrie. Pahnke A und Mühlenhaus A (Hrsg.). Stuttgart.

Hillienhof A (2007) Psychiatrische Versorgung – Eingeschränkte Therapieoptionen. Dtsch Ärztebl 104: A757.

Lieberman JA, Stroup TS, McEvoy JP, et al., the Clinical Antipsychotic Trials of Intervention Effectiveness (CATIE) Investigators (2005) Effectiveness of antipsychotic drugs in patients with chronic schizophrenia. N Engl J Med 353: 1209–1223.

Lohse MJ, Lorenzen A, Müller-Oerlinghausen B (2007) Psychopharmaka. In: Schwabe U, Paffrath D (Hrsg.) Arzneiverordnungs-Report 2006. Berlin u. a.: Springer: 819–868.

Naber D, Lambert M (Hrsg.) (2004) Schizophrenie. Stuttgart: Thieme.

NN (2005). Erhöhte Sterblichkeit unter „atypischen" Neuroleptika bei Demenz. Arznei-Telegramm 36: 51–52.

NN (2006) Band 1 – Behandlungsleitlinie Schizophrenie. In: S3 Praxisleitlinien in Psychiatrie und Psychotherapie. Deutsche Gesellschaft für Psychiatrie, Psychotherapie und Neurologie (Hrsg.). Darmstadt: Steinkopff.

NN (2009) Typische und atypische Neuroleptika zur Behandlung der Schizophrenie. Ein Vergleich. Der Arzneimittelbrief 43: 21.

Gaebel W, Wölwer W (2010) Schizophrenie. Heft 50. Gesundheitsberichterstattung des Bundes. Berlin: Robert Koch-Institut.

Saha S, Chant D, Welham J, McGrath J (2005) A systematic review of the prevalence of schizophrenia. PLoS Med 2: e141.

Schulze J (2011) Zur Versorgung von Demenzerkrankten mit Neuroleptika. In: Glaeske G, Schick-tanz C: BARMER GEK Arzneimittelreport 2011. Schriftenreihe zur Gesundheitsanalyse, Band 8 hrsg. von der BARMER GEK.

Statistisches Bundesamt (Hrsg.) (1998) Gesundheitsbericht für Deutschland. Stuttgart: Metzler-Poeschel: 213–218.

Supina AL, Patten SB (2006) Self-reported diagnoses of schizophrenia and psychotic disorders may be valuable for monitoring and surveillance. Can J Psychiatry 51: 256–259.

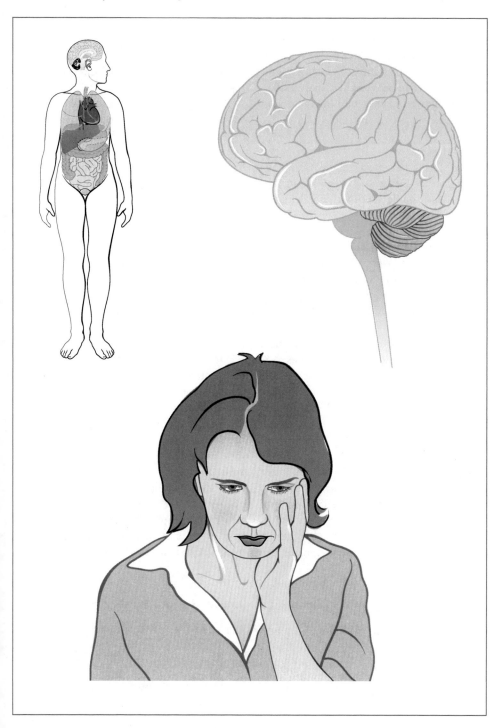

3.23.1 Entwicklung der Indikationsgruppe

Als Psychoanaleptika werden Wirkstoffe bezeichnet, die eine stimulierende Wirkung im zentralen Nervensystem entfalten. Psychoanaleptika werden bei verschiedenen Indikationen eingesetzt, sodass verschiedene Teil-Indikationsgruppen zu unterscheiden sind.

Antidepressiva

Die Geschichte der spezifischen Arzneimitteltherapie der Depression beginnt im Jahr 1951 mit der zufälligen Entdeckung der stimmungsaufhellenden Wirkung von Iproniazid, das zur Behandlung der Tuberkulose eingesetzt wurde. Nachdem ein Jahr später sein Wirkmechanismus aufgeklärt worden ist, der auf einer Hemmung der Monoaminoxidase (MAO) beruht, wurden bis 1991 mehrere MAO-Hemmer zur Behandlung depressiver Erkrankungen entwickelt, die jedoch heute eine untergeordnete Rolle in der antidepressiven Therapie spielen. Aktuell gibt es zwei Therapieansätze, die jeweils durch einen Wirkstoff vertreten werden: die nichtselektiven MAO-Hemmer mit dem Wirkstoff Tranylcypromin sowie die MAO-A-Hemmer mit dem 1991 eingeführten Moclobemid.

Der entscheidende Durchbruch auf dem Gebiet antidepressiv wirksamer Substanzen gelang 1957 *Roland Kuhn* mit der Entdeckung der antidepressiven Eigenschaften von Imipramin. Er begründete die Gruppe der trizyklischen Antidepressiva, deren Wirkung auf einer Hemmung der Wiederaufnahme von Noradrenalin und Serotonin beruht. Noradrenalin und Serotonin sind Monoamine, daher gehören die trizyklischen Antidepressiva zu den nichtselektiven Monoamin-Wiederaufnahmehemmern (NSMRI). Wichtigster Vertreter dieser Gruppe ist das 1959 eingeführte Amitriptylin.

Das Ergebnis weiterer Entwicklungsarbeit waren die selektiven Serotonin-Wiederaufnahmehemmer (SSRI). Derzeit sind sechs Wirkstoffe dieses Therapieansatzes verfügbar: Fluvoxamin (1984), Fluoxetin (1990), Paroxetin (1992), Citalopram (1996), Sertralin (1997) und Escitalopram (2003).

Im Therapieansatz „Andere Antidepressiva" werden verschiedene neuere Wirkstoffe mit unterschiedlichen Wirkmechanismen zusammengefasst, wie beispielsweise Mianserin. In den letzten Jahren kamen folgende weitere Wirkstoffe auf den deutschen Markt: Mirtazapin (1996), Venlafaxin (1996), Nefazodon (1997) und Reboxetin (1998). Das auch bei Inkontinenz eingesetzte Duloxetin (siehe 3.9) erhielt 2005 die Zulassung für die Behandlung der Depression. Seit 2009 steht der Melatonin-Rezeptoragonist Agomelatin zur Verfügung (**Tabelle 3.66**).

Zu erwähnen ist auch noch der Therapieansatz der pflanzlichen Antidepressiva, bei dem Johanniskrautpräparate von Bedeutung sind. *Paracelsus* hatte die stimmungsaufhellende Wirkung dieser Pflanze bereits im 15. Jahrhundert beschrieben, doch erst seit den 1990er Jahren werden Johanniskrautpräparate vermehrt zur Behandlung leichter depressiver Störungen eingesetzt.

Tabelle 3.66: Neue Wirkstoffe in der Indikationsgruppe N06 im Zeitraum von 2007 bis 2011.

Jahr (Markteinführung)	Wirkstoff	Teil-Indikationsgruppe	Therapieansatz
2009	Agomelatin	Antidepressiva	Andere Antidepressiva
2011	Dexamfetamin	ADHS	Zentral wirkende Sympathomimetika bei ADHS

Quelle: IGES

Antidementiva

Die Teil-Indikationsgruppe der Antidementiva umfasst eine Reihe von Wirkstoffen, deren Wirkung zum Teil als zweifelhaft angesehen werden muss, wie etwa die von Kälberblutextrakt (Therapieansatz „Andere Antidementiva"). Von Bedeutung ist in dieser Teil-Indikationsgruppe der Therapieansatz der Cholinesterasehemmer. Durch diese Wirkstoffe wird der Abbau des Botenstoffes Acetylcholin gehemmt. Grundlage für die Entwicklung dieser Wirkstoffe war die Hypothese, dass es bei der Alzheimer-Demenz zu einer Verarmung an Acetylcholin in bestimmten Regionen des zentralen Nervensystems kommt. Ab 1995 wurden vier Cholinesterasehemmer in Deutschland eingeführt, zunächst das inzwischen zurückgezogene Tacrin, gefolgt von Donepezil (1997), Rivastigmin (1998) und Galantamin (2001). Der Wirkstoff Memantin, ein sogenannter NMDA-Rezeptorantagonist, kam 1982 ursprünglich als Muskelrelaxans auf den Markt und wurde 2002 zur Behandlung von schwerer Alzheimer-Demenz zugelassen und eingeführt, 2005 erfolgte die Zulassung auch für moderate Formen. Unter den pflanzlichen Antidementiva ist nur der Ginkgoblätter-Extrakt von Bedeutung.

Mittel bei ADHS

Zum Behandlungskonzept des Aufmerksamkeitsdefizit-Hyperaktivitätssyndroms (ADHS) bei Kindern gehört die Therapie mit Wirkstoffen aus der Gruppe der Psychostimulanzien, insbesondere Methylphenidat (bekannt geworden als Ritalin®). Es wirkt ähnlich wie Amphetamin und erhöht im zentralen Nervensystem die Konzentration des Botenstoffes Noradrenalin. Seit 2005 steht außerdem der Wirkstoff Atomoxetin zur Verfügung. Der Wirkmechanismus ist vermutlich ähnlich dem verschiedener Antidepressiva, bei denen die Wiederaufnahme von Noradrenalin in die freisetzenden Neuronen gehemmt wird. Für Kinder, die auf eine Behandlung mit diesen Wirkstoffen nicht ansprechen, steht der bislang nur als Rezeptur erhältliche Wirkstoff Dexamfetamin seit 2011 auch als Fertigarzneimittel zur Verfügung (**Tabelle 3.66**).

Weitere Teil-Indikationsgruppen

Teil-Indikationsgruppen von untergeordneter Bedeutung sind Mittel bei Leistungsstörungen sowie Mittel bei Narkolepsie (z. B. das 1998 eingeführte Modafinil).

3.23.2 Entwicklung des Verbrauchs

Mit durchschnittlich 20,8 DDD, die 2011 im Mittel jedem Versicherten der GKV verordnet wurden, zählen die Wirkstoffe aus der Indikationsgruppe der Psychoanaleptika zu den sehr häufig verordneten Arzneimitteln.

Der Verbrauch ist in der Indikationsgruppe seit 1999 um fast 80 % gestiegen. Dabei war zunächst ein etwas langsameres Wachstum bis 2003 zu beobachten, das durch das Inkrafttreten der Gesundheitsreform 2004 unterbrochen wurde. Die Reform führte vermutlich zu Vorzieheffekten im Jahr 2003. Seit 2005 ist ein annähernd stetiges Wachstum von knapp 90 Mio. DDD pro Jahr zu beobachten und ein Ende dieser Entwicklung ist nicht abzusehen (**Abbildung 3.144**). Die Gründe für die Zunahme des Verbrauchs von Antidepressiva sind im Einzelnen nicht bekannt. Kaum zu prüfen ist, ob die Prävalenz dieser Erkrankung tatsächlich zugenommen hat. Möglicherweise wenden sich Betroffene inzwischen eher und häufiger an einen Arzt und eventuell werden Depressionen von Ärzten mittlerweile häufiger diagnostiziert und medikamentös behandelt. Ganz sicher spielt auch eine Rolle, dass Antidepressiva verstärkt bei anderen Indikationen als der Depression verwendet werden. In einer britischen Studie wurde untersucht, warum sich die Zahl der „Verordnungstage" von Antidepressiva zwischen 1993 und 2005 nahezu verdoppelt hat:

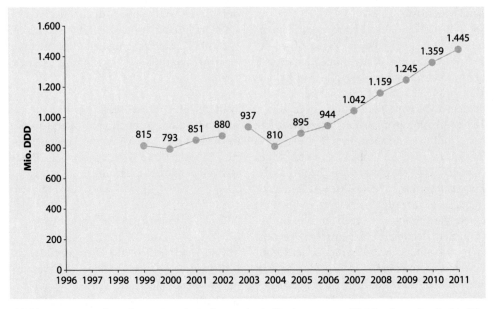

Abbildung 3.144: Verbrauch von Arzneimitteln aus der Indikationsgruppe „N06 Psychoanaleptika" in Mio. DDD im Zeitraum von 1999 bis 2011.
Quelle: IGES nach AVR (1999 bis 2002), IGES-Berechnungen nach NVI (INSIGHT Health) (ab 2003)

Die Inzidenz von Patienten, bei denen erstmals eine depressive Episode festgestellt wurde, ging zwischen 1993 und 2005 insgesamt leicht zurück. Der enorme Zuwachs an Verordnungstagen lässt sich darauf zurückführen, dass sich der Anteil der Patienten, denen Antidepressiva mittel- oder langfristig verordnet werden, geringfügig erhöht hatte (*Moore* et al. 2009). Ob es vergleichbare Entwicklungen auch in Deutschlang gegeben hat, ist unklar. Die britische Studie zeigt jedoch, dass kaum wahrnehmbare Veränderungen im Verordnungsverhalten über die Zeit drastische Auswirkungen auf den Verbrauch haben können. Die starke Zunahme des Verbrauchs in Deutschland seit dem Jahr 2007 hat ihre Ursachen auch in der Bonus-Malus-Regelung, die durch die Leitsubstanzregelung abgelöst wurde: Wie in anderen davon betroffenen Gruppen auch, führten die gesunkenen Preise für bestimmte Wirkstoffe zu einem vermehrten Verbrauch.

Mit einem Anteil von über 88 % am Verbrauch dominiert die Teil-Indikationsgruppe der Antidepressiva. Nennenswerte Verbrauchsanteile hatten außerdem die Teil-Indikationsgruppen der Antidementiva bei Alzheimer-Demenz mit rund 6 % sowie die Mittel bei ADHS mit etwa 4 %. Deutliche Verbrauchssteigerungen waren zwischen 2009 und 2011 nur für die Antidepressiva und die Antidementiva zu beobachten (**Tabelle 3.67**). In der Teil-Indikationsgruppe der Mittel bei ADHS stagnierte der Verbrauch, nachdem noch in den Vorjahren erhebliche Verbrauchssteigerungen registriert werden konnten.

In der Teil-Indikationsgruppe der Antidepressiva verteilte sich zwischen 2009 und 2011 der Verbrauch weitgehend auf drei Therapieansätze (**Abbildung 3.145**): Der Verbrauchsanteil der mit rund 45 % größten Gruppe, der SSRI, stieg erneut an, ebenso der Anteil der anderen Antidepressiva, die mit knapp 29 % die zweitgrößte Gruppe dar-

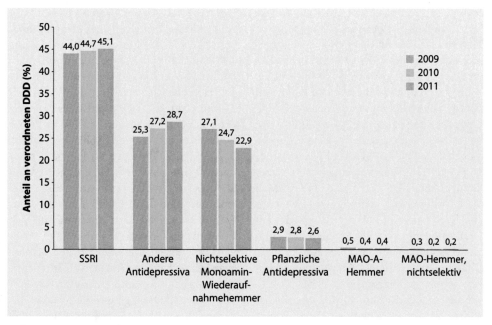

Abbildung 3.145: Anteile der verordneten DDD in der Indikationsgruppe N06 – Therapieansätze der Teil-Indikationsgruppe „Antidepressiva" für 2009 bis 2011.
Quelle: IGES-Berechnungen nach NVI (INSIGHT Health)

Tabelle 3.67: Übersicht der Menge der verordneten DDD in den Teil-Indikationsgruppen der Indikationsgruppe N06 in den Jahren 2009 bis 2011.

Teil-Indikationsgruppe	DDD 2009 (Mio.)	DDD 2010 (Mio.)	DDD 2011 (Mio.)	Differenz 2009 vs. 2010 (%)	Differenz 2010 vs. 2011 (%)
Antidepressiva	1.076,26	1.191,45	1.276,81	10,70	7,17
Antidementiva (Alzheimer-Demenz)	72,21	76,47	80,21	5,90	4,89
Mittel bei ADHS	59,28	59,35	59,63	0,11	0,48
Mittel bei Leistungsstörungen	21,08	18,02	15,58	–14,53	–13,54
Andere Demenzsyndrome	14,99	13,05	11,62	–12,91	–10,97
Mittel bei Narkolepsie	0,75	0,85	0,83	13,54	–1,78
Summe	**1.244,57**	**1.359,19**	**1.444,70**	**9,21**	**6,29**

Quelle: IGES-Berechnungen nach NVI (INSIGHT Health)

331

stellten. Der Verbrauchsanteil der nichtselektiven Monoamin-Wiederaufnahmehemmer (NSMRI) war erneut deutlich zurückgegangen, sodass sie mit knapp 23 % des Verbrauchs nur noch die drittgrößte Gruppe waren.

In den aktuellen Therapieempfehlungen der Arzneimittelkommission der deutschen Ärzteschaft zur Depression (*AkdÄ* 2006) wird darauf hingewiesen, dass für viele Patienten in der hausärztlichen Praxis SSRI wegen ihres oft günstigeren Nebenwirkungsprofils zu bevorzugen sind. Beispielsweise sind NSMRI bei Überdosierung erheblich toxischer als SSRI oder Wirkstoffe aus der Gruppe der anderen Antidepressiva. Die S3-Leitlinie/Nationale Versorgungsleitlinie (*DGPPN* et al. 2009) zur Depression stellt fest, dass es keinen Hinweis auf einen Unterschied in der Wirksamkeit zwischen SSRI und NSMRI gibt. Lediglich für Amitriptylin gibt es Belege für eine bessere Wirksamkeit unter bestimmten Bedingungen. Auch weist sie auf die bessere Verträglichkeit der SSRI vor allem im ambulanten Bereich hin. Die Zunahme des Anteils der SSRI und der anderen Antidepressiva ist daher nicht überraschend. Der immer noch hohe Anteil der NSMRI zeigt andererseits, dass von den Ärzten durchaus an bewährten Medikamenten festgehalten wird. Zu dem wachsenden Anteil der SSRI hat sicher auch beigetragen, dass inzwischen – bis auf Escitalopram – alle Wirkstoffe aus dieser Gruppe auch als Generika zur Verfügung stehen. Der Generikaanteil stieg bei den SSRI von 2009 bis 2011 von 85,5 auf 93,0 %. Bei den Wirkstoffen, die generisch zur Verfügung stehen, lag der Generikaanteil 2011 sogar bei über 99 %.

Dem Bericht zum Modellprojekt „Verfahren zur verbesserten Versorgungsorientierung am Beispielthema Depression" ist zu entnehmen, dass bei Patienten eine Präferenz für Phytopharmaka bestehe (*G-BA* 2011). Diese Präferenz bildet sich in den hier dargestellten Verbrauchsanteilen der Antidepressiva-Therapieansätze nicht ab: Pflanzliche Antidepressiva (ausschließlich johanniskrauthaltige Präparate) haben einen Verbrauchsanteil von lediglich unter 3 %. Es ist nicht auszuschließen, dass diese Präferenz in großem Umfang zu Selbstmedikation führt oder Johanniskrautpräparate von den Patienten überwiegend selbst bezahlt werden.

Innerhalb des Therapieansatzes der SSRI setzte sich 2011 die schon im Vorjahr beobachtete Entwicklung fort (**Abbildung 3.146**). Der Anteil des führenden Wirkstoffes Citalopram erhöhte sich erneut; auf ihn entfiel damit 2011 über 60 % des Verbrauchs. Begründet wird diese Entwicklung dadurch, dass Citalopram als Leitsubstanz entsprechend den Rahmenvorgaben nach § 84 Abs. 7 SGB V fungiert. Den übrigen Verbrauch teilten sich mit jeweils ähnlich großen Anteilen die Wirkstoffe Sertralin, Fluoxetin und Paroxetin. Der Anteil von Escitalopram ging von 11,0 % im Vorjahr auf nur noch 6,3 % zurück. Dies ist auf den im Juli 2011 eingeführten Festbetrag zurückzuführen. Der AVP von Escitalopram wurde jedoch nicht auf Festbetragsniveau abgesenkt. Seit dem 15. Dezember 2011 wird der Festbetrag für den Wirkstoff nicht mehr angewendet, weil in einem Sozialgerichtsbeschluss die Klage des Herstellers gegen den Festbetrag als begründet angesehen wurde (*NN* 2011).

Sehr stabil verhielten sich die Verbrauchsanteile der Wirkstoffe innerhalb des Therapieansatzes der NSMRI (**Abbildung 3.147**). Hier zeigten sich in den letzten drei Jahren nur wenige nennenswerten Veränderungen. Die drei führenden Wirkstoffe waren 2011 das Amitriptylin mit einem stabilen Verbrauchsanteil von etwa einem Drittel, gefolgt von Opipramol, das seinen Verbrauchsanteil auf fast 28 % erhöhte, sowie das Doxepin mit einem auf knapp 19 % rückläufigen Verbrauchsanteil. Trimipramin konnte etwa ein Zehntel des Verbrauchs für sich beanspruchen, während auf die übrigen Wirkstoffe nur sehr geringe Anteile entfielen. Opipramol war der einzige Wirkstoff mit einem absoluten Verbrauchsanstieg von 3 % gegenüber dem Vorjahr; für alle anderen NSMRI dagegen

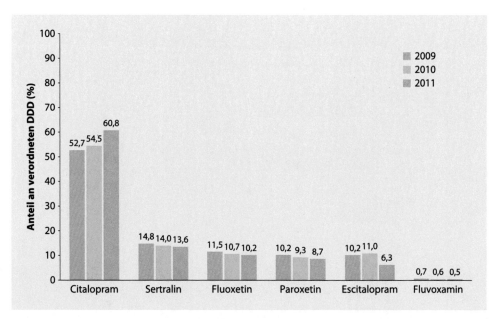

Abbildung 3.146: Anteile der verordneten DDD in der Indikationsgruppe N06 – Wirkstoffe der Teil-Indikationsgruppe „Antidepressiva"/Therapieansatz „SSRI" für 2009 bis 2011.
Quelle: IGES-Berechnungen nach NVI (INSIGHT Health)

ging der Verbrauch zurück oder stagnierte. Opipramol gehört strukturell zu den trizyklischen Antidepressiva, wird seiner Wirkung nach jedoch den Anxiolytika zugerechnet. Im Gegensatz zu den NSMRI hemmt es nicht die Wiederaufnahme von Monoaminen. Es wird nicht zur Behandlung der Depression eingesetzt, sondern bei Angststörungen und somatoformen Störungen, und steht somit nur teilweise in Konkurrenz zu den NSMRI, die ebenfalls bei Angststörungen eingesetzt werden können (*Benkert* und *Hippius* 2010).

3.23.3 Regionale Unterschiede im Verbrauch

Wie **Abbildung 3.148** zeigt, gab es 2011 deutliche regionale Unterschiede im Pro-Kopf-Verbrauch der Psychoanaleptika. Die geographische Verteilung zeigt kein einheitliches Muster. Mit 17,65 DDD je Versicherten

war der Verbrauch in Sachsen-Anhalt am niedrigsten, mit 22,68 DDD pro Kopf in Bayern am höchsten. Mit Ausnahme Mecklenburg-Vorpommerns und der Stadtstaaten fand sich in den nördlichen KV-Regionen ein niedrigerer Verbrauch. Der Anteil der Teil-Indikationsgruppe der Antidepressiva ist in den Regionen sehr unterschiedlich und variiert zwischen 83,6 % in Sachsen und 92,1 % in Bremen. Auch in Bezug auf die Teil-Indikationsgruppe der Antidepressiva bleibt es bei der genannten Rangfolge mit dem höchsten Pro-Kopf-Verbrauch in Bayern und dem niedrigsten in Sachsen-Anhalt. Neben Bayern wurden die höchsten Pro-Kopf-Verbräuche von Antidepressiva in Berlin, Rheinland-Pfalz, Hamburg und Westfalen-Lippe beobachtet. In einer Untersuchung des Zentralinstituts für die kassenärztliche Versorgung in Deutschland wurde kürzlich über eine Analyse regionaler Unterschiede in der Prävalenz und Versorgung depressiver Stö-

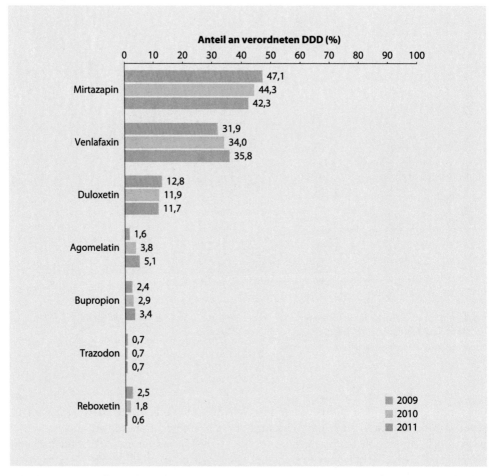

Abbildung 3.147: Anteile der verordneten DDD in der Indikationsgruppe N06 – Wirkstoffe der Teil-Indikationsgruppe „Antidepressiva"/Therapieansatz „Andere Antidepressiva" für 2009 bis 2011.
Quelle: IGES-Berechnungen nach NVI (INSIGHT Health)

rungen berichtet (*Erhart und von Stillfried* 2012) und Angaben zu regionalen Unterschieden in der administrativen Prävalenz (Anteil von Versicherten mit einer Diagnose in den ärztlichen Abrechnungsdaten) der Depression gemacht. Hier fanden sich ebenfalls die höchsten Prävalenzen in bayerischen Landkreisen und Berlin sowie allgemein höhere Prävalenzen in den westlichen Kreisen. Die Analyse zeigt, dass die Prävalenzunterschiede zu einem großen Teil durch sozioökonomische Faktoren und die Dichte der

psychiatrischen und psychotherapeutischen Versorgung erklärt werden kann.

3.23.4 Epidemiologie, Bedarf und Angemessenheit der Versorgung

Die Schätzung der Bedarfsgerechtigkeit der Versorgung mit Wirkstoffen aus der Teil-Indikationsgruppe der Antidepressiva kann nur orientierenden Charakter haben, da Antide-

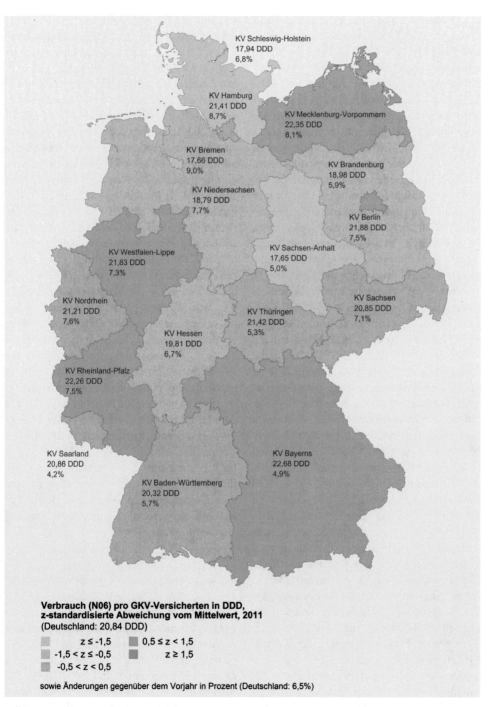

Abbildung 3.148: Verbrauch von Arzneimitteln aus der Indikationsgruppe „N06 Psychoanaleptika" in DDD je Versicherten im Jahr 2011 und Änderung gegenüber dem Vorjahr nach KV-Region.

Quelle: IGES-Berechnungen nach NVI (INSIGHT Health)

pressiva auch bei anderen Erkrankungen und Störungen als der Depression eingesetzt werden. So dient insbesondere Amitriptylin als sogenanntes Koanalgetikum in der Schmerztherapie und wird – wie die neueren Antidepressiva Venlafaxin oder Duloxetin – auch zur Behandlung neuropathischer Schmerzen verwendet. Schließlich gibt es insbesondere für die SSRI und die neueren Antidepressiva weitere Indikationen wie Angststörungen, Panikstörungen oder Essstörungen. Zu bedenken ist außerdem, dass die Dosierung in der akuten Behandlungsphase einer Depression deutlich über 1 DDD täglich liegen kann. Für Amitriptylin ist beispielsweise 1 DDD mit 75 mg definiert, die Dosierung kann aber ambulant bis zu 150 mg täglich betragen.

Nach den Ergebnissen eines aktuellen systematischen Literaturreviews des GBA reichen die Angaben zur Prävalenz der Depression bei Erwachsenen in Deutschland je nach Messmethode von 3,0 bis 10,9 % (12-Monats-Prävalenz) (*G-BA* 2011). In **Tabelle 3.68** ist eine Reihe von Prävalenzangaben zu depressiven Erkrankungen in der deutschen Bevölkerung zusammengestellt. Nach *RKI* 2011 beträgt die 12-Monats-Prävalenz 6,3 % ab 18 Jahren. Bei Kindern und Jugendlichen zwischen 7 und 17 Jahren liegt die Prävalenz nach *Wittchen* et al. (2010) bei 5 %. Insgesamt ist in der GKV-Population mit über 4,2 Mio. Patienten zu rechnen, die aktuell an einer Depression leiden.

Nicht jede Depression muss medikamentös behandelt werden. Bei schweren Formen wird eine medikamentöse Therapie als obligat angesehen, doch selbst bei mittelschweren Formen der Depression gilt die alleinige psychotherapeutische Behandlung als mögliche Therapieoption, wenn der Patient eine medikamentöse Therapie ablehnt oder Kontraindikationen gegen eine Therapie mit Antidepressiva vorliegen (*DGPPN* et al. 2009). Allein um zu prüfen, ob der Verbrauch an Antidepressiva für die Behandlung der Patienten mit Depression ausreichend ist, soll davon ausgegangen werden, dass bei jedem der oben genannten 4,2 Mio. Patienten der GKV mit einer Depression eine medikamentöse Behandlung erforderlich ist. Die Behandlung dauert so lange, bis sich die akute Symptomatik gebessert hat. Daran sollte sich zur Stabilisierung der Remission eine Behandlung von weiteren vier bis neun Monaten Dauer anschließen (*DGPPN* et al. 2009). Es wurde daher angenommen, dass für jeden Patienten mit Depression für mindestens 180 Tage je 1 DDD täglich zur Verfügung stehen sollte. Demnach hätten im Jahr 2011 rund 7,1 Mio. Patienten behandelt werden können. Dies sind erheblich mehr, als der Bedarf hätte annehmen lassen. Der Verbrauch an Antidepressiva wäre also in den vergangenen drei Jahren mehr als ausreichend gewesen, um alle an Depression erkrankten Patienten zu behandeln. Da – wie bereits erwähnt – über den tatsächlichen Bedarf an Antidepressiva nur orientierende Schätzungen vorgenommen werden können, weil diese Arzneimittel auch in vielen anderen Indikationsbereichen zur Anwendung kommen, kann nicht der Schluss gezogen werden, dass der Bedarf auch qualitativ gedeckt wurde. Der Bericht des G-BA aus dem Jahr 2011 zum „Verfahren zur verbesserten Versorgungssituation am Beispielthema Depression" kommt zu dem Schluss, dass es für die Arzneimitteltherapie Hinweise sowohl für Über- als auch Unterversorgung gebe, sodass Verbesserungspotenziale in Bezug auf eine leitliniengerechte Arzneimittelversorgung angenommen werden können.

3.23.5 Analyse der Ausgabendynamik

Die Antidepressiva stellen die Teil-Indikationsgruppe mit dem größten Ausgabenanteil dar, der bei etwa 60 % liegt. Fast 30 % der Ausgaben entfallen auf die Antidementiva und knapp 10 % auf die Mittel bei ADHS. Die Ausgaben gingen 2011 in allen Teil-Indikationsgruppen zurück, wobei der absolute Ausgabenrückgang für die Antidepressiva und Antidementiva am größten war (**Tabelle 3.69**).

Tabelle 3.68: Angaben zur Prävalenz der Depression in Deutschland in der Literatur.

Art der Prävalenz	Prävalenz (%)			Alter	Art der Feststellung	Quelle
	Männer	Frauen	beide			
12-Monats-Prävalenz	4,5	8,0	6,3	≥ 18	Selbstauskunft	*RKI* 2011
4-Wochen-Prävalenz	4,75	7,82	6,3	18–65	Diagnose Affektive Störung	*Wittchen* et al. 1999 (auch Sachverständigenrat für die Konzertierte Aktion im Gesundheitswesen 2001/Bd 2. S. 87)
12-Monats-Prävalenz			8,3	18–65	Diagnose Major Depression	*Jacobi* et al. 2004
Punktprävalenz			3		Diagnose Major Depression	Statistisches Bundesamt 1998
			1,7–16			Sachverständigenrat für die Konzertierte Aktion im Gesundheitswesen 2001/Bd 1. S. 104
12-Monats-Prävalenz	2,8	4,5	3,7	≥ 18	Befragung mithilfe des WMH-CIDI	*Günther* et al. 2007
Punktprävalenz			15,9	≥ 50	Befragung mithilfe der ADS	*Glaesmer* et al. 2010
			9,6		Befragung mithilfe des PHQ-2	*Glaesmer* et al. 2010
	6,6	6,6	6,6	≥ 60	Befragung mithilfe des PHQ-9	*Glaesmer* et al. 2011
3-Monats-Prävalenz			5		Diagnose Depressive Episode oder Rezidivierende depressive Störung	*Bramesfeld* et al. 2010
Punktprävalenz			5	7–17	CES-DC (Eltern- bzw. Selbstauskunft)	*Wittchen* et al. 2010 *(BELLA-Studie/KiGGS-Zusatzmodul)*

ADS: Allgemeine Depressionsskala; CES-DC: Center for Epidemiological Studies Depression Scale for Children; PHQ-2: 2-Item-Kurzform des Patient Health Questionnaire; WMH-CIDI: Composite International Diagnostic Interview

Quelle: IGES nach Literatur wie angegeben

Tabelle 3.69: Ausgabenentwicklung in der Indikationsgruppe „N06 Psychoanaleptika" in den Jahren 2010 und 2011.

Indikations-/ Teil-Indikationsgruppe	Ausgaben (Mio. Euro)		Ausgabenände-rung gegen-über Vorjahr (Mio. Euro)		Prozentuale Veränderung gegenüber Vorjahr		Anteil an Gesamtaus-gaben (%)	
	2010	2011	2009 vs. 2010	2010 vs. 2011	2009 vs. 2010	2010 vs. 2011	2010	2011
Antidepressiva	669,61	626,27	27,27	−43,34	4,24	−6,47	2,39	2,33
Antidementiva (Alzheimer-Demenz)	298,37	287,57	8,20	−10,80	2,82	−3,62	1,07	1,07
Mittel bei ADHS	95,61	87,99	−16,59	−7,62	−14,79	−7,97	0,34	0,33
Andere Antidementiva	11,06	9,93	−1,80	−1,12	−13,99	−10,17	0,04	0,04
Mittel bei Narkolepsie	6,63	6,14	0,58	−0,50	9,59	−7,47	0,02	0,02
Mittel bei Leistungs-störungen	6,49	5,18	−1,45	−1,32	−18,30	−20,27	0,02	0,02
Gesamt	**1.087,78**	**1.023,08**	**16,20**	**−64,69**	**1,51**	**−5,95**	**3,89**	**3,80**

Quelle: IGES-Berechnungen nach NVI (INSIGHT Health)

Der Einfluss der untersuchten Komponenten auf die Ausgabenänderungen war in den Jahren 2010 und 2011 in weiten Teilen ähnlich, mit Ausnahme der Analogkomponente (**Abbildung 3.149**). Die wichtigste Komponente, die zu höheren Ausgaben führte, war die Verbrauchskomponente, die 2011 etwas niedriger war als 2010.

Weitaus geringer fiel die Ausgabenerhöhung durch die Therapieansatzkomponente aus, die in beiden Jahren nur von den Antidepressiva bestimmt wurde, wo der Verbrauchsanteil des Ansatzes „Andere Antidepressiva" stieg. Die Analogkomponente wies, im Gegensatz zu 2010, einen stark negativen Wert auf. So wurden 2011 24,0 Mio. Euro durch den Einsatz günstigerer Wirkstoffe eingespart. Die Ausprägung dieser Komponente beruht hauptsächlich auf Effekten der Teil-Indikationsgruppen der Antidepressiva. Bei den Antidepressiva ist die Analogkomponente durch die Summe einer

Fülle kleinerer Verschiebungen bedingt. Einen wesentlichen Beitrag dürfte der höhere Verbrauchsanteil von Citalopram beigetragen haben.

Den ausgabenerhöhenden Komponenten standen beträchtliche Einsparungen gegenüber. Diese waren 2011 vor allem durch die Generikakomponente und die Preiskomponente bedingt. Durch den höheren Generikaanteil wurden die Ausgaben um 30,3 Mio. Euro gesenkt. Hier ist vor allem zu erwähnen, dass der Verbrauchsanteil der seit Ende 2008 verfügbaren Venlafaxin-Generika von knapp 80 auf über 91 % stieg.

Die Preiskomponente sorgte für einen Ausgabenrückgang von 69,9 Mio. Euro. Die größten Beiträge leisteten dazu die Antidepressiva und die Mittel bei Morbus Alzheimer mit −40,2 bzw. −21,7 Mio. Euro. In beiden Teil-Indikationsgruppen trugen dazu die höheren Herstellerabschläge, in noch größerem Maße aber die Individualrabatte bei.

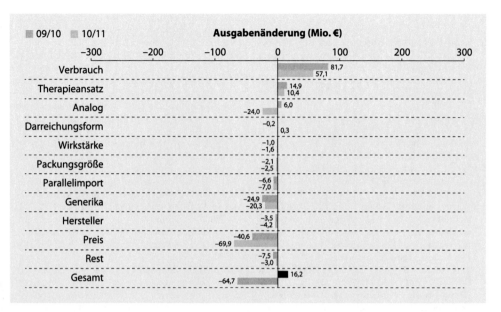

Abbildung 3.149: Komponenten der Ausgabenänderung im Jahr 2011 für die Indikationsgruppe „N06 Psychoanaleptika".

Quelle: IGES-Berechnungen nach NVI (INSIGHT Health)

Fazit zur Indikationsgruppe „N06 Psycholanaleptika".

Ausgaben	Rückgang
Prominenteste Komponente(n)	Verbrauch, Preis, Analog-Wettbewerb, Generika
Verbrauch	Überdurchschnittliches Wachstum Häufigere Verordnung von Antidepressiva, epidemiologisch begründet: Die Prävalenz der Demenz steigt
Therapieansätze	Leitlinienempfehlung: Höherer Anteil von SSRI (und „Andere Antidepressiva"), weil für sie wegen des Nebenwirkungsprofils eine bessere Akzeptanz durch die Patienten angenommen wird
Analog-Wettbewerb	Höherer Anteil von Citalopram bei Antidepressiva
Sonstiges	Ausgabenrückgang durch Preiskomponente

Literatur

21. **BtMÄndV** (2008) Einundzwanzigste Verordnung zur Änderung betäubungsmittelrechtlicher Vorschriften (Einundzwanzigste Betäubungsmittelrechts-Änderungsverordnung – 21. BtMÄndV). http://www.buzer.de/gesetz/8104/index.htm (25.07.2011).

AkdÄ (2006) Empfehlungen zur Therapie der Depression. Therapieempfehlung hrsg. von der Arzneimittelkommission der deutschen Ärzteschaft (2. Aufl.).

Benkert O, Hippius H (Hrsg.) (2010) Kompendium der Psychiatrischen Pharmakotherapie. Heidelberg: Springer.

Bramesfeld A, Grobe T, Schwartz FW (2010) Prevalence of depression diagnosis and prescription of antidepressants in East and West Germany: an analysis of health insurance data. Soc Psychiatry Psychiatr Epidemiol, 3: 329–35.

DGPPN, BÄK, KBV, AWMF, AkdÄ, BPtK, BApK, DAGSHG, DEGAM, DGPM, DGPs, DGRW (Hrsg) für die Leitliniengruppe Unipolare Depression (2009) S3-Leitlinie/Nationale VersorgungsLeitlinie. Unipolare Depression. Langfassung, 1. Auflage 2009. DGPPN, ÄZQ, AWMF – Berlin, Düsseldorf. http://www.uni-duesseldorf.de/AWMF/ll/nvl-005.pdf (15.04.2010).

Erhart M, von Stillfried D (2012) Analyse regionaler Unterschiede in der Prävalenz und Versorgung depressiver Störungen auf Basis vertragsärztlicher Abrechnungsdaten – Teil 1 Prävalenz. http://www.versorgungsatlas.de/fileadmin/ziva_docs/Bericht_Depressionen_20120529.pdf (05.06.2012).

G-BA (2011) Abschlussbericht. AG Versorgungsorientierung/Priorisierung. Modellprojekt. Verfahren zur verbesserten Versorgungsorientierung am Beispielthema Depression. Stand: 3. Februar 2011.

Glaesmer H, Kallert TW, Brahler E, Hofmeister D, Gunzelmann T (2010) [The prevalence of depressive symptomatology in the german elderly population and the impact of methodical aspects on the identified prevalence]. Psychiatr Prax, 2: 71–7.

Glaesmer H, Riedel-Heller S, Braehler E, Spangenberg L, Luppa M (2011) Age- and gender-specific prevalence and risk factors for depressive symptoms in the elderly: a population-based study. International Psychogeriatrics, 23:8, 1294–1300.

Günther OH, Friemel S, Bernert S, Matschinger H, Angermeyer MC, König HH (2007) Die Krankheitslast von depressiven Erkrankungen in Deutschland. Ergbnisse aus dem Projekt European Study of the Epidemiology of Mental disorders (ESEMeD). Psychiatrische Praxis 34: 292–301.

Jacobi F, Klose M, Wittchen HU (2004) Psychische Störungen in der deutschen Allgemeinbevölkerung: Inanspruchnahme von Gesundheitsleistungen und Ausfalltage. Bundesgesundheitsblatt Gesundheitsforschung Gesundheitsschutz 47: 736.

Moore M, Yuen HM, Dunn N, Mullee MA et al. (2009) Explaining the rise in antidepressant prescribing: a descriptive study using the general practise research database. BMJ 339:b3999 (doi: 10.1136/bmj.b3999).

NN (2011) Festbetrag für Escitalopram gekippt. Ärzte Zeitung vom 13.12.2012. http://www.aerztezeitung.de/politik_gesellschaft/berufspolitik/article/683392/festbetrag-escitalopram-gekippt.html (17.04.2012).

RKI (2011) Daten und Fakten: Ergebnisse der Studie „Gesundheit in Deutschland aktuell 2009". Beitrage zur Gesundheitsberichterstattung des Bundes. Berlin.

Sachverständigenrat für die Konzertierte Aktion im Gesundheitswesen (2001) Gutachten 2000/2001 des Sachverständigenrates für die Konzertierte Aktion im Gesundheitswesen. Bände I und II.

Statistisches Bundesamt (Hrsg.) (1998) Gesundheitsbericht für Deutschland. Stuttgart: Metzler-Poeschel: 219–222.

Wittchen HU, Müller N, Pfister H, Winter S, Schmidtkunz B (1999) Affektive, somatoforme und Angststörungen in Deutschland. Erste Ergebnisse des bundesweiten Zusatzsurveys „Psychische Störungen". Das Gesundheitswesen 61 (Sonderheft 2): S216–S222.

Wittchen HU, Jacobi F, Klose M, Ryl L (2010) Depressive Erkrankungen, Heft 51. Gesundheitsberichterstattung des Bundes. Berlin: Robert Koch-Institut.

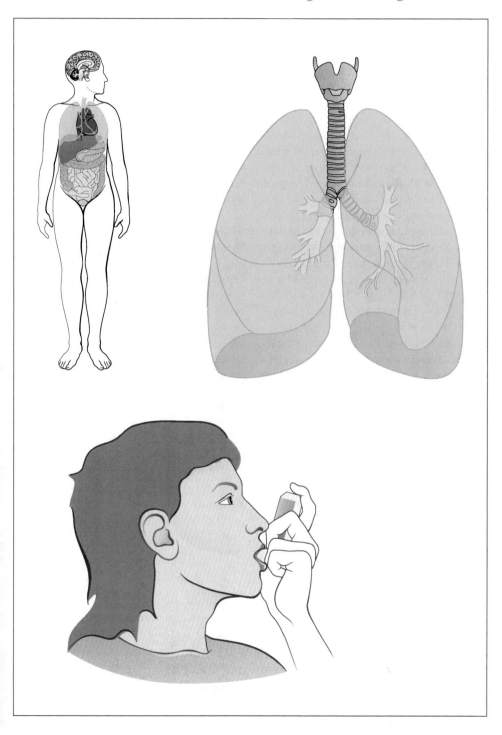

3.24.1 Entwicklung der Indikationsgruppe

Zu den obstruktiven Atemwegserkrankungen gehören das Asthma bronchiale und die chronisch obstruktive Lungenerkrankung (COPD). Obwohl sie unterschiedliche Ursachen haben, werden diese Erkrankungen zum Teil mit den gleichen Medikamenten behandelt. Grundsätzlich werden zwei zentrale Behandlungsprinzipien unterschieden: Durch selektive $Beta_2$-Sympathomimetika, Anticholinergika oder Xanthine kommt es überwiegend zu einer Erweiterung der Atemwege und damit zu einer Verbesserung der Symptomatik. Insbesondere bei der Behandlung des Asthma bronchiale sieht man heute die Hemmung der entzündlichen Veränderungen in den Atemwegen als das langfristig wichtigere Behandlungsprinzip an, das durch die Gabe von Glucocorticoiden erreicht wird. Viele der eingesetzten Wirkstoffe werden bevorzugt inhalativ verabreicht, um die Wirkung möglichst auf die Atemwege zu begrenzen. Nachfolgend werden die wichtigsten Therapieansätze kurz skizziert.

Beta_2-Mimetika

Das nichtselektive Sympathomimetikum Ephedrin wurde im späten 19. Jahrhundert entdeckt, 1927 wurde es erstmals synthetisiert. Aus der Erkenntnis, dass Ephedrin sympathomimetisch wirkt (d. h. es kommt zu Wirkungen wie bei der Aktivierung des sympathischen Nervensystems), entstanden die Wirkstoffe Orciprenalin und Isoprenalin, die jedoch nicht nur auf die $Beta_2$-Rezeptoren an den Bronchien, sondern auch auf die $Beta_1$-Rezeptoren des Herzens wirken und dort zu unerwünschten Wirkungen führen. Mit Fenoterol wurde 1962 das erste relativ selektive $Beta_2$-Sympathomimetikum synthetisiert und knapp zehn Jahre später in den Markt eingeführt. 1968 wurde das Salbutamol vorgestellt. Weitere $Beta_2$-Mimetika, die nachfolgend auf den Markt kamen, sind z. B. Bambuterol (1992), Salmeterol (1995), Formoterol (1997) und Indacaterol (2009, nur zur Anwendung bei COPD; **Tabelle 3.70**). $Beta_2$-Mimetika werden in der Regel inhalativ angewendet.

Glucocorticoide

Die Nebennierenrindenhormone Cortison und Cortisol wurden erstmals 1936/37 isoliert; die Synthese eines Corticosteroids gelang das erste Mal 1938. Die hervorragende entzündungshemmende Wirkung der Glucocorticoide wurde 1948 klinisch demonstriert. Glucocorticoide wurden bei Asthma zunächst systemisch, d. h. in Form von Tabletten oder Spritzen eingesetzt. Inzwischen stehen Glucocorticoide für diese Indikation in Form von inhalierbaren Aerosolen zur Verfügung, was die Verträglichkeit dieser Therapieoption erheblich verbesserte. Die Möglichkeit der inhalativen Glucocorticoid-Therapie muss als Meilenstein in der Asthmatherapie angesehen werden. Eines der am häufigsten inhalativ angewendeten Glucocorticoide ist das Budesonid. Der Wirkstoff kam bereits 1983 auf den deutschen Markt. Im Jahr 2005 wurde die Gruppe der inhalativen Glucocorticoide durch das Ciclesonid ergänzt.

Tabelle 3.70: Neue Wirkstoffe in der Indikationsgruppe R03 im Zeitraum von 2007 bis 2011.

Jahr (Markteinführung)	Wirkstoff	Therapieansatz
2009	Indacaterol	Beta_2-Mimetika
2010	Roflumilast	Phosphodiesterase-4-Hemmer

Quelle: IGES

Anticholinergika

Bereits im 18. Jahrhundert setzte man atropinartige Wirkstoffe zur Behandlung des Asthma bronchiale ein, indem man die Patienten Stängel von Bilsenkraut, Stechapfel oder Tollkirsche mittels einer Pfeife rauchen ließ. Die atropinartigen Inhaltsstoffe der genannten Pflanzen wirken anticholinerg, d. h. sie hemmen den Einfluss des parasympathischen Nervensystems. Heute kommen synthetische Anticholinergika in Form von Dosieraerosolen zum Einsatz. Als Erstes wurde 1974 das Ipratropiumbromid auf den Markt gebracht, dem 1983 Oxitropiumbromid und 2002 Tiotropiumbromid folgten.

Kombinationen mit Sympathomimetika

Häufig ist die Kombination von zwei Wirkstoffen notwendig, um die Symptomatik bei Asthma oder COPD ausreichend zu kontrollieren. Es stehen daher inhalative Präparate zur Verfügung, die entweder eine fixe Kombination aus einem $Beta_2$-Mimetikum und einem Glucocorticoid, aus einem $Beta_2$-Mimetikum und einem Anticholinergikum oder aus einem $Beta_2$-Mimetikum und einem Antiallergikum enthalten. Die Anwendung wird durch fixe Kombinationen erleichtert, weil sich dadurch die Zahl der Inhalationen reduziert.

Xanthine

Zu den Xanthinen gehören Coffein, Theobromin und Theophyllin, die sich beispielsweise in Kaffee- oder Kakaobohnen sowie in den Blättern des Teestrauches finden. Theophyllin wurde bereits 1888 isoliert. Bei der Erforschung der Xanthine interessierten zunächst die zentral stimulierenden Effekte. 1912 wurde die atemstimulierende und bronchodilatierende Wirkung von Coffein erkannt. Zur Behandlung chronisch obstruktiver Atemwegserkrankungen finden nur Theophyllin-Derivate Anwendung.

Weitere Therapieansätze

Als in Deutschland einziger Vertreter des Therapieansatzes der Leukotrienrezeptor-Antagonisten wurde 1998 das Montelukast eingeführt, das als Zusatztherapie beim Asthma eingesetzt wird und entzündungshemmend wirkt. Sogenannte Mastzellstabilisatoren hemmen die Histaminausschüttung aus Mastzellen, spielen jedoch in der Therapie chronisch obstruktiver Atemwegserkrankungen nur eine untergeordnete Rolle. Seit 2005 steht der monoklonale Antikörper Omalizumab zur Verfügung. Omalizumab wirkt gegen IgE-Antikörper, eine Klasse von Antikörpern, durch die akute allergische Reaktionen vermittelt werden. Der Antikörper wird in Form einer Injektion bei schwer verlaufendem allergischem Asthma angewendet. Das 2010 eingeführte Roflumilast ist der erste Vertreter der Phosphodiesterase(PDE)-4-Hemmer und soll entzündungshemmend wirken (**Tabelle 3.70**).

3.24.2 Entwicklung des Verbrauchs

Aus der Indikationsgruppe der Mittel bei obstruktiven Atemwegserkrankungen wurden jedem Versicherten der GKV im Jahr 2011 im Mittel 18,3 DDD verordnet. Diese Arzneimittel sind daher als sehr häufig verordnet anzusehen.

Der Verbrauch ist zwischen 1996 und 2011 insgesamt um etwa ein Achtel zurückgegangen. Dabei war zunächst ein beinahe kontinuierlicher Verbrauchsrückgang bis zum Jahr 2004 zu beobachten (**Abbildung 3.150**). Seitdem war eine sehr langsame Verbrauchszunahme von rund 20 Mio. jährlich erkennbar, die nur 2008 unterbrochen wurde, sich allerdings seit 2009 wieder fortsetzt.

Die Anteile der Therapieansätze am Verbrauch änderten sich zwischen 2009 und 2011 nur wenig (**Abbildung 3.151**). Den höchsten Anteil, der stabil bei etwa einem Drittel der verordneten DDD lag, hatten die

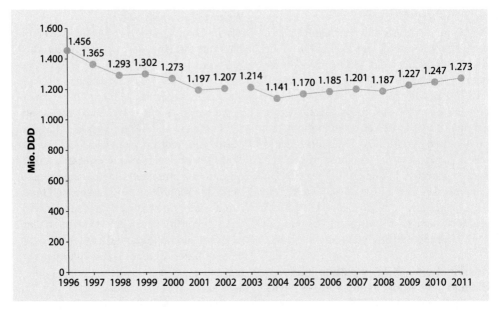

Abbildung 3.150: Verbrauch von Arzneimitteln aus der Indikationsgruppe „R03 Mittel bei obstruktiven Atemwegserkrankungen" in Mio. DDD im Zeitraum von 1996 bis 2011.
Quelle: IGES nach AVR (1996 bis 2002), IGES-Berechnungen nach NVI (INSIGHT Health) (ab 2003)

inhalativen Kombinationen mit Sympathomimetika. Bei leicht ansteigendem Verbrauchsanteil entfielen 2011 knapp 30 % auf inhalative Beta$_2$-Mimetika. Der Verbrauch inhalativer Glucocorticoide blieb mit rund 14 % stabil. An vierter Stelle standen die Anticholinergika, deren Anteil leicht auf fast 13 % anstieg, und die Xanthine mit deutlich sinkendem Anteil. Die übrigen Therapieansätze waren von untergeordneter Bedeutung.

Sowohl für die Behandlung des Asthmas als auch der COPD wurde eine Nationale Versorgungs-Leitlinie erstellt (*NVL Asthma* 2010; *NVL COPD* 2010). Abhängig von Schweregrad und Symptomatik werden zur Behandlung des Asthmas vor allem die Wirkstoffgruppen der inhalativen Beta$_2$-Mimetika und der inhalativen Glucocorticoide empfohlen. Für die Therapie der COPD werden in erster Linie inhalative Beta$_2$-Mimetika oder Anticholinergika und inhalative Glucocorticoide angeraten. Xanthine gelten bei beiden

Erkrankungen als nachrangige Therapieoption. Diese Empfehlungen finden sich in den Verbrauchsanteilen der Therapieansätze wieder. Insbesondere ist der deutliche Rückgang des Anteils der Xanthine zu begrüßen. Die Bevorzugung der fixen Kombinationen ist nachvollziehbar, da es für die Patienten bedeutet, dass die Inhalation der Medikamente jeweils nur einmal und nicht – wie bei der freien Kombination – zweimal erfolgen muss. Allerdings ist der Anteil inhalativen Beta$_2$-Mimetika inzwischen fast so hoch wie der der Fixkombinationen. Die NVL Asthma weist darauf hin, dass bisher kein Beleg dafür erbracht werden konnte, dass fixe Kombinationen das Therapieergebnis verbessern.

Die Anteile der Wirkstoffe innerhalb des größten Therapieansatzes, den inhalativen Kombinationen mit Sympathomimetika, zeigten zwischen 2009 und 2011 deutliche Veränderungen (**Abbildung 3.152**). Es muss berücksichtigt werden, dass nur die Kombinati

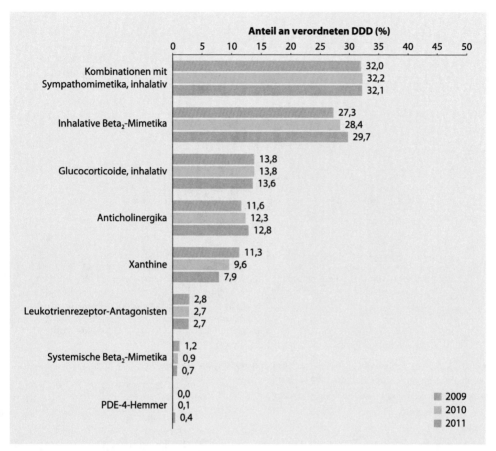

Abbildung 3.151: Anteile der Therapieansätze an den verordneten DDD in der Indikationsgruppe „R03 Mittel bei obstruktiven Atemwegserkrankungen" für 2009 bis 2011.
Quelle: IGES-Berechnungen nach NVI (INSIGHT Health)

onen mit Salmeterol und Formoterol tatsächlich miteinander vergleichbar sind, denn nur hier handelt es sich um fixe Kombinationen mit einem Glucocorticoid. Der Anteil dieser Kombinationen ist im betrachteten Zeitraum angestiegen und lag 2011 bei über 70 %. Erhöht hat sich dabei allein der Anteil der fixen Kombinationen von Formoterol mit einem Glucocorticoid, insbesondere in der Kombination mit Beclometason. Dies mag vor allem wirtschaftlich motiviert sein, denn – bei allen Vorbehalten gegenüber Preisvergleichen in Bezug auf DDD – war diese Kombination mit einem mittleren AVP von 1,87 Euro je DDD erheblich preisgünstiger als die übrigen Fixkombinationen aus einem Sympathomimetikum und einem Glucocorticoid mit durchschnittlich 2,53 Euro. Seit Ende 2010 unterliegen diese Fixkombinationen der Festbetragsregelung. Der Anteil der übrigen fixen Kombinationen war erneut rückläufig. Auch diese Entwicklungen stehen in Einklang mit der Nationalen Versorgungs-Leitlinie, denn insbesondere die Kombination von Sympathomimetika und Cromoglicinsäure wird dort nicht als Standardtherapieoption erwähnt.

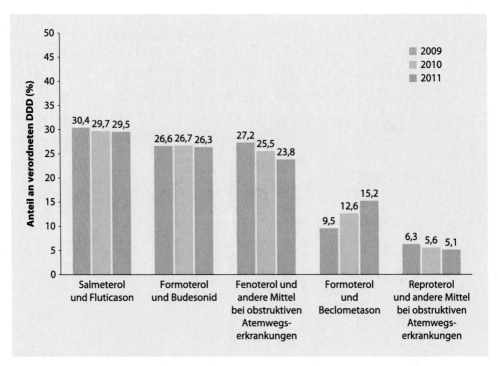

Abbildung 3.152: Anteile der verordneten DDD für die Wirkstoffe des Therapieansatzes „Inhalative Kombinationen mit Sympathomimetika" für 2009 bis 2011.
Quelle: IGES-Berechnungen nach NVI (INSIGHT Health)

Nur sehr geringfügige Veränderungen zeigten sich innerhalb des zweitgrößten Therapieansatzes, den inhalativen Beta$_2$-Mimetika (**Abbildung 3.153**). Den größten, allerdings leicht sinkenden Anteil hatte Salbutamol mit rund 50 %. Formoterol lag im betrachteten Zeitraum stabil bei gut 30 %. Die Anteile der meisten anderen Wirkstoffe (Fenoterol, Salmeterol, Terbutalin) gingen zurück. Lediglich für das Ende 2009 neu eingeführte Indacaterol stieg der Verbrauchsanteil und erreichte 2011 gut 5 %. Fenoterol, Formoterol, Salbutamol und Terbutalin werden als Bedarfstherapie zur kurzfristigen Symptomlinderung bei Atemnot eingesetzt. Formoterol und Salmeterol kommen als Langzeittherapeutika bei Asthma oder COPD, Indacaterol bei COPD höherer Schweregrade zur Anwendung und werden dann in der Regel mit inhalativen Glu-

cocorticoiden kombiniert. Die Wirkstoffe gelten als weitgehend gleichwertig, für Indacaterol kann allerdings noch keine abschließende Bewertung abgegeben werden, weil Langzeiterfahrungen fehlen. Als Vorteil mag die nur einmal tägliche Anwendung gesehen werden, während Formoterol und Salmeterol zweimal täglich inhaliert werden müssen. Salbutamol ist das Bedarfsmedikament zur Inhalation, das am längsten am Markt ist und über das daher die meisten Erfahrungen vorliegen. Insofern kann es durchaus als der Standard angesehen werden.

Einen Therapieansatz, dessen Anteil am Verbrauch in den betrachteten Jahren gestiegen ist, stellen die Anticholinergika dar. Dieser Therapieansatz umfasst die Wirkstoffe Tiotropiumbromid und Ipratropiumbromid. Während zwischen 2009 und 2011 die Antei-

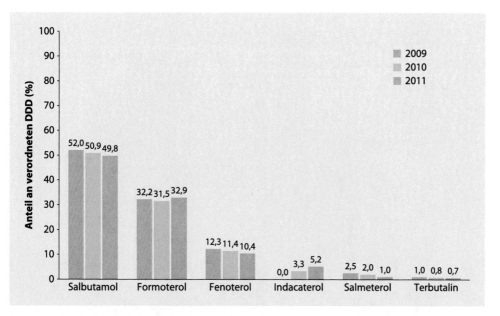

Abbildung 3.153: Anteile der verordneten DDD für die Wirkstoffe des Therapieansatzes „Inhalative Beta$_2$-Mimetika" für 2009 bis 2011.
Quelle: IGES-Berechnungen nach NVI (INSIGHT Health)

le von Tiotropiumbromid am Verbrauch von 91,5 auf 93,5 % stiegen, gingen die von Ipratropiumbromid von 8,5 auf 6,6 % zurück. Die Bevorzugung von Tiotropiumbromid erklärt sich durch seine lange Wirkungsdauer.

Für die hier im Detail dargestellten Therapieansätze inhalativer Therapeutika muss berücksichtigt werden, dass bei der Auswahl eines Wirkstoffes bzw. einer Wirkstoffkombination nicht nur die Eigenschaften des Wirkstoffes an sich eine Rolle spielen, sondern auch die Art des Inhalationssystems, welches für den Wirkstoff zur Verfügung steht.

Kopf-Verbrauch in den nordwestlichen KV-Regionen, Berlin und Thüringen (**Abbildung 3.154**). An der Spitze liegt Bremen mit einem Verbrauch von 22,90 DDD je Versicherten. Die übrigen östlichen Regionen und Hessen nehmen in Bezug auf den Verbrauch eine mittlere Position ein. Die niedrigsten Verbrauchswerte wurden im Süden und Südosten beobachtet, wobei der Verbrauch in Bayern mit 14,46 DDD je Versicherten am geringsten war. Diese geographische Verteilung zeigt eine gewisse Übereinstimmung mit der berichteten regionalen Asthmaprävalenz entsprechend GEDA (*RKI* 2011).

3.24.3 Regionale Unterschiede im Verbrauch

In Bezug auf regionale Unterschiede im Verbrauch von Mitteln bei obstruktiven Atemwegserkrankungen zeigt sich ein recht klares geographisches Bild: Am höchsten ist der Pro-

3.24.4 Epidemiologie, Bedarf und Angemessenheit der Versorgung

Bei den chronisch obstruktiven Atemwegserkrankungen ist die COPD vom Asthma bronchiale zu unterscheiden. Die COPD tritt fast

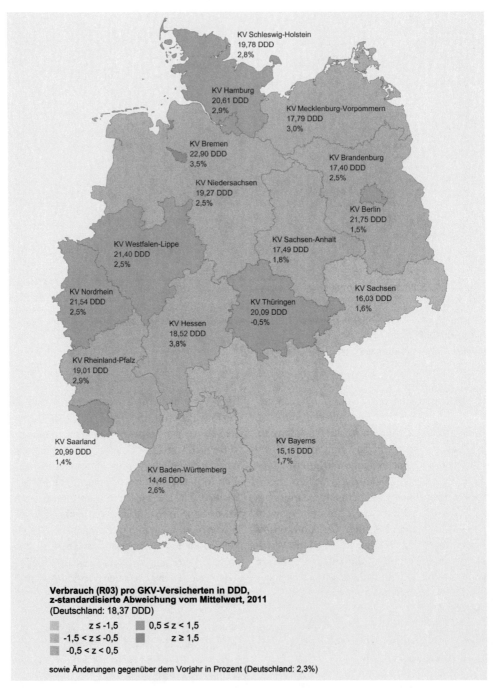

Abbildung 3.154: Verbrauch von Arzneimitteln aus der Indikationsgruppe „R03 Mittel bei obstruktiven Atemwegserkrankungen" in DDD je Versicherten im Jahr 2011 und Änderung gegenüber dem Vorjahr nach KV-Region.

Quelle: IGES-Berechnungen nach NVI (INSIGHT Health)

überwiegend bei Rauchern und in den meisten Fällen nicht vor dem 40. Lebensjahr auf. Das Asthma bronchiale hat häufig eine allergische Ursache und manifestiert sich oft schon im Kindesalter.

In deutschen Gesundheitssurveys finden sich Prävalenzangaben zur chronischen Bronchitis, die nicht immer identisch mit einer COPD ist. Im telefonischen Gesundheitssurvey 2009 (GEDA) gaben 5,7 % aller Frauen und 4,3 % aller Männer an, an einer ärztlich festgestellten chronischen Bronchitis zu leiden (12-Monats-Prävalenz) (*RKI* 2011). Andere Quellen nennen Prävalenzen zwischen 4 und 15 % (*NVL COPD* 2010; *Halbert* et al. 2003). Die Nationale Versorgungsleitlinie COPD (*NVL COPD* 2010) gibt an, dass vermutlich bei 14 % der Erwachsenen die Lungenfunktion eingeschränkt ist und schätzt die Prävalenz für die chronische Bronchitis auf ca. 10 bis 15 %. Die Autoren der BOLD-Studie ermittelten anhand einer Spirometrie und einer Befragung eine COPD-Prävalenz von 13,2 % bei über 40-Jährigen in Deutschland (Männer: 18,1 %, Frauen 9,3 %; *Geldmacher* et al. 2008). Demnach ist in der GKV-Population mit 5,4 Mio. Patienten im Alter ab 40 Jahren zu rechnen, die an einer COPD leiden.

Die COPD kann nach den GOLD-Leitlinien (*Global Strategy for the Diagnosis, Management and Prevention of COPD* 2010) oder der Nationalen Versorgungs-Leitlinie COPD in verschiedene Schweregrade eingeteilt werden. Ein dauerhafter medikamentöser Behandlungsbedarf besteht ab dem Schweregrad 2. Nach einer schwedischen Studie mit rund 22.000 Teilnehmern zeigen 40 % der Patienten mit COPD Symptome, die mindestens dem Schweregrad 2 zugeordnet werden müssen (*Ekberg-Aronsson* et al. 2005). Nach *Geldmacher* et al. (2008) liegt die Prävalenz für den Schweregrad 2 und höher bei 5,8 %. Es ist also in der GKV von 2,3 Mio. Patienten mit COPD und dauerhaftem medikamentösem Therapiebedarf auszugehen.

Der Nationalen Versorgungs-Leitlinie Asthma (*NVL Asthma* 2010) zufolge leiden etwa 5 % der Erwachsenen sowie 10 % der Kinder an Asthma. *Hasford et al.* (2010) publizierten auf der Basis von bayerischen Krankenkassendaten eine Prävalenz in Höhe von 4,8 % bei Frauen und 4,5 % bei Männern. In der Studie SHIP (Study of Health in Pomerania) lag die Punktprävalenz im Mecklenburg-Vorpommern nur bei 1,8 % bei Personen zwischen 20 und 79 Jahren (*Schäper* et al. 2010). Im telefonischen Gesundheitssurvey 2009 (GEDA)(*RKI* 2011) gaben 5,9 % der Frauen und 4,8 % der Männer über 18 Jahre an, an Asthma zu leiden (12-Monats-Prävalenz). Die Quelle enthält nach Altersgruppen (ab 18 Jahren) differenzierte Angaben zur Prävalenz. Bei der Schätzung für die GKV wurde vereinfachend nur die Population bis 44 Jahre berücksichtigt, da bei älteren Patienten Asthma und COPD klinisch nicht immer zu trennen sind. Ausgehend von den Angaben des *RKI* (2011) kann für die GKV-Population eine Zahl von rund 2,2 Mio. Patienten mit Asthma angenommen werden.

Die medikamentöse Therapie wird in einem Stufenschema in der Nationalen Versorgungs-Leitlinie Asthma beschrieben (*NVL Asthma* 2010). Entsprechend der aktuell vorliegenden Fassung der NVL Asthma richtet sich die Behandlungsbedürftigkeit nach der Kontrolle der Asthmasymptomatik. Dadurch kann die Therapie optimal den Bedürfnissen der Patienten angepasst werden, denn die Behandlungsbedürftigkeit mit Medikamenten ist damit für den einzelnen Patienten – abhängig von der Symptomatik – nicht mehr festgeschrieben. Allerdings wird es durch dieses dynamische Konzept der Bedarfsdefinition schwieriger, den statischen Behandlungsbedarf zu schätzen. Weiterhin geht man davon aus, dass alle Patienten, die nach der alten Schweregradeinteilung dem Schweregrad 2 und höher zuzuordnen sind (geringgradig persistierendes Asthma), als dauerhaft behandlungsbedürftig anzusehen sind. Über die

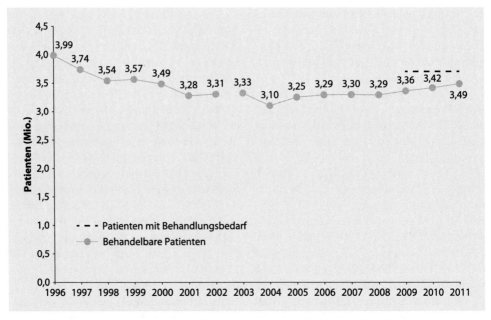

Abbildung 3.155: Behandlungsbedarf mit Mitteln bei obstruktiven Atemwegserkrankungen (R03).
Quelle: IGES-Berechnungen nach AVR (1996-2002) und NVI (INSIGHT Health) (ab 2003)

Verteilung der Schweregrade bei Asthmapatienten berichteten *Bacharier* et al. (2004) sowie *Liard* et al. (2000). Eine Symptomatik, die mindestens dem Schweregrad 2 entspricht, findet sich demnach bei rund 61 % der Patienten mit Asthma, d. h. in der GKV-Population ist von rund 1,3 Mio. Patienten auszugehen, die an einem dauerhaft medikamentös zu behandelnden Asthma bronchiale leiden.

Insgesamt liegt die Zahl der behandlungsbedürftigen Patienten mit chronisch obstruktiven Atemwegserkrankungen in der GKV also bei rund 3,7 Mio. Patienten. Für die Bedarfsschätzung wurde angenommen, dass an allen Tagen eines Jahres je 1 DDD aus der Indikationsgruppe der Mittel bei obstruktiven Atemwegserkrankungen zur Verfügung steht. In **Abbildung 3.155** ist das Ergebnis der Bedarfsschätzung dargestellt. Die Zahl der behandelbaren Patienten hat entsprechend dem rückläufigen Verbrauch (siehe **Abbildung 3.150**) von 1996 bis 2000 abgenommen.

Zwischen 2001 und 2008 lag die Zahl der behandelbaren Patienten relativ stabil bei 3,3 und ist seitdem leicht angestiegen auf knapp 3,5 Mio. Patienten im Jahr 2011. Ob die für 2011 nur noch kleine Lücke zwischen behandlungsbedürftigen und behandelbaren Patienten als Unterversorgung interpretiert werden muss, bleibt hier offen. Allerdings geht die Nationale Versorgungs-Leitlinie COPD (*NVL COPD* 2010) davon aus, dass die Erkrankung in Deutschland immer noch unterschätzt und daher zu wenig diagnostiziert und behandelt wird.

3.24.5 Analyse der Ausgabendynamik

Die Ausgaben und Ausgabenänderungen bei den Mitteln bei obstruktiven Atemwegserkrankungen sind in **Tabelle 3.71** und **Abbildung 3.156** aufgeführt. Im Vergleich zum Vorjahr sanken die Ausgaben um 67, 7 Mio.

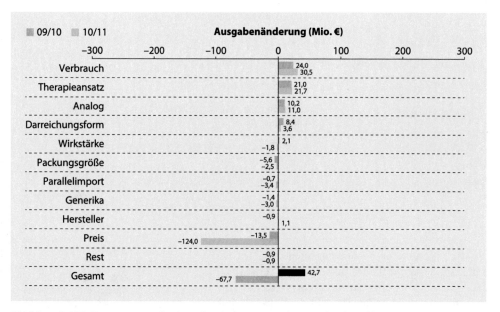

Abbildung 3.156: Komponenten der Ausgabenänderung im Jahr 2011 für die Indikationsgruppe „R03 Mittel bei obstruktiven Atemwegserkrankungen".
Quelle: IGES-Berechnungen nach NVI (INSIGHT Health)

Euro. Die Beiträge der einzelnen Komponenten zur Ausgabenänderung unterschieden sich 2011 nur in der Preiskomponente deutlich von denen des Vorjahres (**Abbildung 3.156**). Im Jahr 2011 wurden die Ausgaben vor allem durch die Verbrauchskomponente erhöht, gefolgt von der Therapieansatz- und Analogkomponente; die Preiskomponente führte dagegen zu Einsparungen. Die Verbrauchs- und Therapieansatzkomponente waren 2011 jeweils geringfügig höher als

2010. Während die Verbrauchskomponente um 6,5 Mio. Euro auf 30,5 Mio. Euro stieg, blieb die Therapieansatz- und Analogkomponente mit 21,7 Mio. bzw. 11 Mio. Euro fast unverändert.

Die Therapieansatzkomponente ist in beiden Jahren auf den Rückgang des Anteils der Xanthine und den relativen Zuwachs der Anteile der meisten anderen Therapieansätze zurückzuführen, insbesondere auf die Gruppen der Anticholinergika und selektiven Be-

Tabelle 3.71: Ausgabenentwicklung in der Indikationsgruppe „R03 Mittel bei obstruktiven Atemwegserkrankungen" in den Jahren 2010 und 2011.

Ausgaben (Mio. Euro)		Ausgabenänderung gegenüber Vorjahr (Mio. Euro)		Prozentuale Veränderung gegenüber Vorjahr		Anteil an Gesamtausgaben (%)	
2010	2011	2009 vs. 2010	2010 vs. 2011	2009 vs. 2010	2010 vs. 2011	2010	2011
1.522,89	1.455,16	42,71	−67,73	2,89	−4,45	5,44	5,41

Quelle: IGES-Berechnungen nach NVI (INSIGHT Health)

Fazit zur Indikationsgruppe „R03 Mittel bei obstruktiven Atemwegserkrankungen".

Ausgaben	Rückgang
Prominenteste Komponente(n)	Preis, Verbrauch, Therapieansatz
Verbrauch	Unterdurchschnittlicher Zuwachs
Therapieansätze	Therapieoptimierung: Höherer Anteil fixer Kombinationen Leitlinienempfehlung: Geringerer Anteil der Xanthine
Analog-Wettbewerb	Therapieoptimierung: Höherer Anteil von Tiotropiumbromid (längere Wirkdauer)
Sonstiges	Ausgabenrückgang durch Preiskomponente

ta$_2$-Agonisten. Die Analogkomponente zeigt für 2011 die höheren Verbrauchsanteile verschiedener Wirkstoffe an, insbesondere für das Anticholinergikum Tiotropiumbromid.

Die Preiskomponente war 2011 die Komponente, welche zu dem höchsten Ausgabenrückgang führte, nämlich um 124,0 Mio. Euro. Im Jahr 2010 gingen die Ausgaben nur um 13,5 Mio. Euro zurück. Diese waren vor allem auf die höheren Herstellerabschläge und das Preismoratorium zurückzuführen.

Literatur

Bacharier LB, Strunk RC, Mauger D, White D, Lemanske RF Jr, Sorkness CA (2004) Classifying asthma severity in children: mismatch between symptoms, medication use, and lung function. Am J Respir Crit Care Med 170: 426–432.

Ekberg-Aronsson M, Pehrsson K, Nilsson JA, Nilsson PM, Lofdahl CG (2005) Mortality in GOLD stages of COPD and its dependence on symptoms of chronic bronchitis. Respir Res 6: 98.

Ellert U, Wirz J, Ziese T (2006) Telefonischer Gesundheitssurvey des Robert Koch-Instituts (2. Welle). Berlin: Robert Koch-Institut.

Geldmacher H, Biller H, Herbst A, et al. (2008) Die Prävalenz der chronisch obstruktiven Lungenerkrankung (COPD) in Deutschland: Ergebnisse der BOLD-Studie. Dtsch Med Wochenschrift 133(50): 2609–2614.

Global Strategy for the Diagnosis, Management and Prevention of COPD (2010) Global Initiative for Chronic Obstructive Lung Disease (GOLD). Updated 2010. http://www.goldcopd. org/uploads/users/files/GOLDReport_April 112011.pdf (25.07.2011).

Halbert RJ, Isonaka S, George D, Iqbal A (2003) Interpreting COPD prevalence estimates: what is the true burden of disease? Chest 123: 1684–1692.

Hasford J, Uricher J, Tauscher M, Bramlage P, Virchow JC (2010) Persistence with asthma treatment is low in Germany especially for controller medication – a population based study of 483,051 patients. Allergy 3: 347–54.

Liard R, Leynaert B, Zureik M, Beguin FX, Neukirch F (2000) Using Global Initiative for Asthma guidelines to assess asthma severity in populations. Eur Respir J 16: 615–620.

NVL Asthma (2010) Bundesärztekammer (BÄK), Kassenärztliche Bundesvereinigung (KBV), Arbeitsgemeinschaft der Wissenschaftlichen Medizinischen Fachgesellschaften (AWMF). Nationale VersorgungsLeitlinie Asthma, 2. Auflage. Version 1.1 http://www.versorgungsleitlinien.de/themen/ asthma (15.04.2010).

NVL COPD (2010) Bundesärztekammer (BÄK), Kassenärztliche Bundesvereinigung (KBV), Arbeitsgemeinschaft der Wissenschaftlichen Medizinischen Fachgesellschaften (AWMF). Nationale VersorgungsLeitlinie COPD, Version 1.7 http://www.versorgungsleitlinien.de/themen/ copd (15.04.2010).

RKI (2011) Daten und Fakten: Ergebnisse der Studie „Gesundheit in Deutschland aktuell 2009". Beitrage zur Gesundheitsberichterstattung des Bundes. Berlin.

Schäper C, Gläser S, Obst A, Schmidt CO, Völzke H, Felix SB, Ewert R, Koch B (2010) Symptoms and diagnosis of asthma in a general population – longitudinal results from the SHIP database. J Asthma, 8: 860–864.

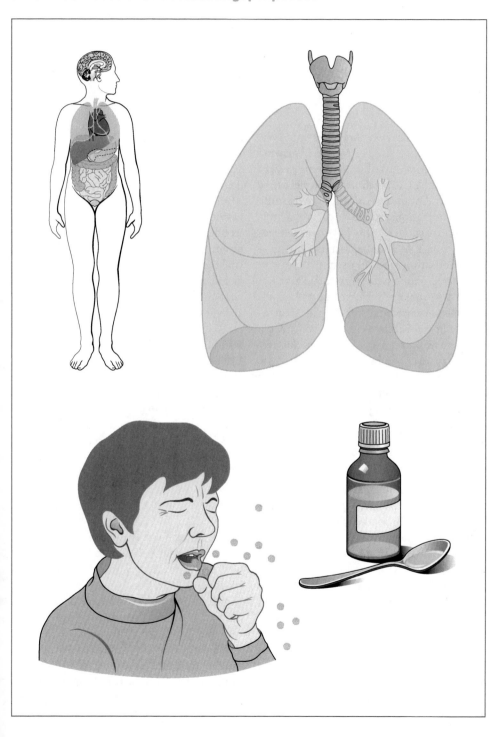

3.25.1 Entwicklung der Indikationsgruppe

Bei den Husten- und Erkältungspräparaten handelt es sich um Wirkstoffe zur Linderung von Symptomen an Trachea und Bronchien: Antitussiva sollen den Hustenreiz vermindern, Expektoranzien und Mukolytika das Abhusten erleichtern.

Pflanzliche Arzneimittel zur symptomatischen Therapie von Husten und Auswurf werden seit der Antike bis heute eingesetzt.

Mit wenigen Ausnahmen (beispielsweise Opiate als Antitussiva) sind die Wirkstoffe dieser Indikationsgruppe nicht verschreibungspflichtig. Der G-BA hat strenge Regelungen zum Erstattungsausschluss für diese Indikationsgruppe beschlossen: Für die Arzneimittel mit nur einem Wirkstoff gilt die Regel, dass sowohl die verschreibungsfreien als auch die verschreibungspflichtigen Medikamente nur bei Kindern bis zum vollendeten 12. Lebensjahr und bei Jugendlichen mit Entwicklungsstörungen bis zum vollendeten 18. Lebensjahr erstattungsfähig sind. Sehr viele fixe Wirkstoffkombinationen sind hingegen bei Husten – unabhängig vom Alter – für alle Versicherten von der Erstattung ausgeschlossen (G-BA 2010).

Expektoranzien

Expektoranzien sollen das Abhusten erleichtern, indem sie den Abtransport des übermäßig gebildeten Bronchialschleims fördern. Entsprechend der ATC-Klassifikation werden die Therapieansätze der chemisch definierten Expektoranzien sowie der pflanzlichen Expektoranzien unterschieden. Zu den chemisch definierten Expektoranzien zählt beispielsweise das Guaifenesin, das bereits in den 1950er Jahren entwickelt wurde.

Mukolytika

Mukolytika sollen zähen Bronchialschleim flüssiger machen und dadurch den Abtransport und das Abhusten erleichtern. Hier ist einerseits das Acetylcystein zu nennen, dessen mukolytische Eigenschaft seit den frühen 1960er Jahren bekannt sind. Seit 1965 steht Bromhexin zur Verfügung, ein Derivat von Vasicin, das ein Alkaloid des Indischen Lungenkrauts (Adhatoda vasica) ist. Seit 1979 ist das Ambroxol als Metabolit des Bromhexins in Deutschland auf dem Markt.

Antitussiva

Unter den Antitussiva sind drei Therapieansätze zu unterscheiden: Die Opium-Alkaloide, andere chemisch definierte Antitussiva sowie pflanzliche Antitussiva. Mit Codein wurde 1833 das erste als Antitussivum verwendete Opium-Alkaloid aus dem Schlafmohn (Papaver somniferum) isoliert. Weitere wichtige Opium-Alkaloide bzw. Derivate sind das Dihydrocodein sowie das Noscapin. Bei letzterem besteht kein Abhängigkeitspotenzial wie beim Codein.

Weitere Mittel bei Husten- und Erkältungskrankheiten

Neben den genannten Wirkstoffgruppen stehen eine Reihe verschiedenster Kombinationen zur Verfügung, beispielsweise Expektoranzien mit Antibiotika oder Analgetika mit Expektoranzien, deren Einsatz aber als umstritten gilt.

3.25.2 Entwicklung des Verbrauchs

Der Verbrauch von Husten- und Erkältungspräparaten ging zwischen 1996 und 2011 auf ein Fünftel des Ausgangswertes zurück (**Abbildung 3.157**). Ein besonders markanter Einbruch wurde 2004 beobachtet, als die meisten der überwiegend rezeptfreien Präparate für Erwachsene aus der Erstattungspflicht der GKV herausfielen. Vor diesem Hintergrund werden die Mittel zur Anwendung bei Husten und Erkältung mit durchschnittlich 2,3 DDD, die jedem Versicherten der GKV 2011 verordnet wurden, als selten

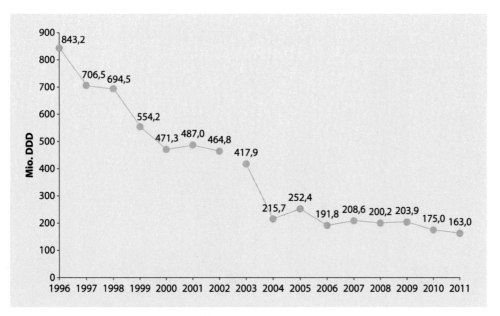

Abbildung 3.157: Verbrauch von Arzneimitteln aus der Indikationsgruppe „R05 Husten- und Erkältungspräparate" in Mio. DDD im Zeitraum von 1996 bis 2011.
Quelle: IGES nach AVR (1996 bis 2002), IGES-Berechnungen nach NVI (INSIGHT Health) (ab 2003)

angewendete Arzneimittel eingestuft. Im Jahr 2005 konnte noch einmal ein leichter Verbrauchsanstieg verzeichnet werden, der möglicherweise auf die hohe Influenzaaktivität zu Beginn des Jahres 2005 zurückgeführt werden kann (siehe 3.12). Nach 2005 ging der Verbrauch wieder leicht zurück und lag zwischen 2006 und 2009 bei rund 200 Mio. DDD jährlich. Seit 2010 ist ein stärkerer Rückgang des Verbrauchs zu beobachten. Zwischen 2009 und 2011 gab es geringfügige Änderungen zwischen den Verbrauchsanteilen einzelner Therapieansätze (**Abbildung 3.158**): Rund 45 % des Verbrauchs entfielen 2011 auf die Mukolytika, wobei der Anteil im Beobachtungszeitraum leicht anstieg. Der Anteil der Opium-Alkaloide und Derivate erhöhte sich im Beobachtungszeitraum als einziger deutlich und machte 2011 rund 25 % des Verbrauchs aus. An dritter Stelle folgten mit nahezu unverändertem Anteil die pflanzlichen Expektoranzien. Die Anteile der Antitussiva

blieben stabil bei rund 5 %, während die der Kombinationspräparate deutlich abnahmen. Bei den Kombinationspräparaten ist im Wesentlichen die Kombination aus Doxycyclin und Ambroxol mit 88 % Verbrauchsanteil des Therapieansatzes relevant.

Innerhalb des größten Therapieansatzes der Gruppe, den Mukolytika, teilten sich im betrachteten Zeitraum hauptsächlich zwei Wirkstoffe – Acetylcystein und Ambroxol – die Anteile am Verbrauch. Diese haben sich kaum verändert und betrugen 2011 für Acetylcystein 66 % und für Ambroxol 32 %.

3.25.3 Regionale Unterschiede im Verbrauch

In Bezug auf die regionalen Verbrauchsunterschiede zeigt sich ein recht buntes Bild (**Abbildung 3.159**). Gemessen in DDD je Versicherten war der Verbrauch am höchsten mit

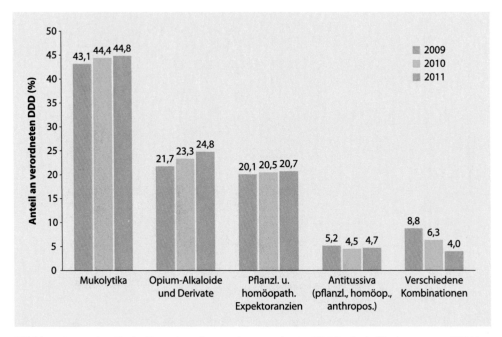

Abbildung 3.158: Anteile der Therapieansätze an den verordneten DDD in der Indikationsgruppe „R05 Husten- und Erkältungspräparate" für 2009 bis 2011.

Quelle: IGES-Berechnungen nach NVI (INSIGHT Health)

2,88 DDD im Saarland gefolgt von den KV-Regionen Westfalen-Lippe, Baden-Württemberg, Mecklenburg-Vorpommern und Sachsen-Anhalt. Die Verordnungsstruktur differiert in den einzelnen KV-Regionen deutlich: So schwankt der Verbrauchsanteil der Mukolytika zwischen 37,5 % in Hessen und 49,2 % in Westfalen-Lippe. Der Verbrauchsanteil der pflanzlichen Expektoranzien lag zwischen 15,9 % in Hamburg und 29,1 % in Thüringen.

3.25.4 Epidemiologie, Bedarf und Angemessenheit der Versorgung

Nach dem Nationalen Kinder- und Jugendgesundheitssurvey (KiGGS) hatten 88,5 % aller Kinder und Jugendlichen zwischen 0 und 17 Jahren in den letzten zwölf Monaten mindestens einen grippalen Infekt (*Bergmann* et al. 2008). Die Inzidenz von Erkältungen lag 1996 in den USA bei 79 %. Während bei Kindern mit jährlich sechs bis acht Episoden zu rechnen ist, kommen bei Erwachsenen durchschnittlich zwei bis vier Episoden vor (*Padberg* und *Bauer* 2006). Für die Indikationsgruppe der Husten- und Erkältungspräparate können keine Angaben zu Bedarf und Angemessenheit der Versorgung gemacht werden.

Die Wirkstoffe des Indikationsgebietes werden allein zur symptomatischen Therapie – überwiegend des Hustens – vor allem bei Erkältungskrankheiten (grippale Infekte), aber auch bei bakteriellen Infektionen der oberen Atemwege oder bei Influenza eingesetzt. Zur Häufigkeit dieser Erkrankungen insgesamt lässt sich kaum etwas sagen. Sie unterliegt erheblichen jährlichen Schwankungen, verursacht beispielsweise durch die Influenzaaktivität (siehe 3.12). Abgesehen

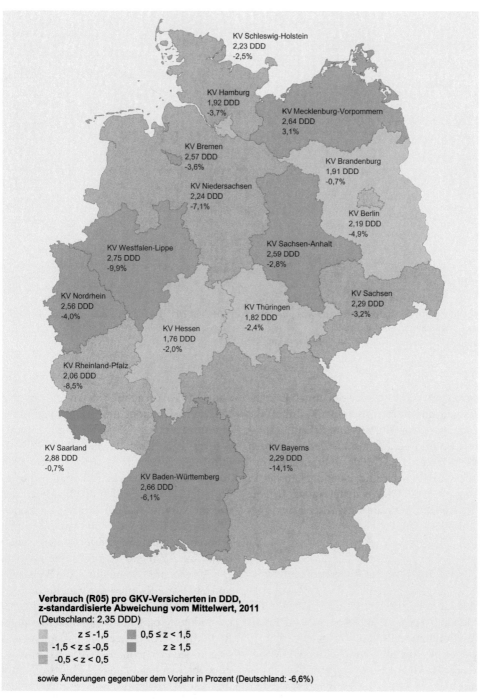

KV Schleswig-Holstein
2,23 DDD
-2,5%

KV Hamburg
1,92 DDD
-3,7%

KV Mecklenburg-Vorpommern
2,64 DDD
3,1%

KV Bremen
2,57 DDD
-3,6%

KV Brandenburg
1,91 DDD
-0,7%

KV Niedersachsen
2,24 DDD
-7,1%

KV Berlin
2,19 DDD
-4,9%

KV Westfalen-Lippe
2,75 DDD
-9,9%

KV Sachsen-Anhalt
2,59 DDD
-2,8%

KV Nordrhein
2,56 DDD
-4,0%

KV Thüringen
1,82 DDD
-2,4%

KV Sachsen
2,29 DDD
-3,2%

KV Hessen
1,76 DDD
-2,0%

KV Rheinland-Pfalz
2,06 DDD
-8,5%

KV Saarland
2,88 DDD
-0,7%

KV Bayerns
2,29 DDD
-14,1%

KV Baden-Württemberg
2,66 DDD
-6,1%

**Verbrauch (R05) pro GKV-Versicherten in DDD,
z-standardisierte Abweichung vom Mittelwert, 2011**
(Deutschland: 2,35 DDD)

- $z \leq -1{,}5$
- $-1{,}5 < z \leq -0{,}5$
- $-0{,}5 < z < 0{,}5$
- $0{,}5 \leq z < 1{,}5$
- $z \geq 1{,}5$

sowie Änderungen gegenüber dem Vorjahr in Prozent (Deutschland: -6,6%)

Abbildung 3.159: Verbrauch von Arzneimitteln aus der Indikationsgruppe „R05 Husten- und Erkältungspräparate" in DDD je Versicherten im Jahr 2011 und Änderung gegenüber dem Vorjahr nach KV-Region.
Quelle: IGES-Berechnungen nach NVI (INSIGHT Health)

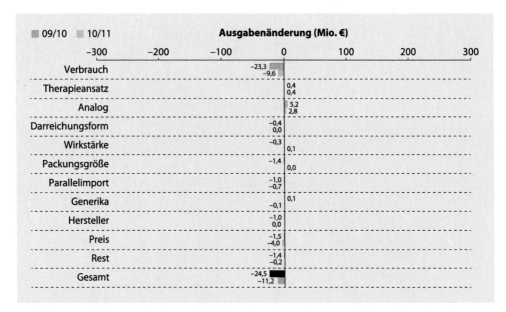

Abbildung 3.160: Komponenten der Ausgabenänderung im Jahr 2011 für die Indikationsgruppe „R05 Husten- und Erkältungspräparate".
Quelle: IGES-Berechnungen nach NVI (INSIGHT Health)

davon geht nicht jede der genannten Erkrankungen mit einer Symptomatik einher, die den Einsatz von Husten- und Erkältungspräparaten erforderlich macht. Zudem werden die Wirkstoffe seit 2004 überwiegend nur noch bei Kindern und Jugendlichen bis 18 Jahren von der GKV erstattet, sodass sich die Bedarfsermittlung auf diese Altersgruppe beschränken müsste.

3.25.5 Analyse der Ausgabendynamik

Wie im Vorjahr sanken die Ausgaben in der Indikationsgruppe der Husten- und Erkältungspräparate 2011, aber geringer: 2010 gingen die Ausgaben um 24,5 Mio. Euro zurück, 2011 konnte ein Ausgabenrückgang von nur noch 11,2 Mio. Euro festgestellt werden. Die meisten Komponenten der Ausgabenänderung 2011 (**Tabelle 3.72**) zeigten – wie schon im Vorjahr – kaum Bewegung (**Abbil-**

dung 3.160). Am auffälligsten ist die negative Verbrauchskomponente, die im Jahr 2010 die Ausgaben mit –23,3 Mio. Euro mehr als doppelt so stark senkte wie 2011 (–9,6 Mio. Euro). Die Analogkomponente führte auch 2011 zu einer Ausgabenerhöhung, die jedoch mit 2,8 Mio. Euro nur halb so hoch war wie im Vorjahr. Aufgrund der zahlreichen Wirkstoffe, die zu der Indikationsgruppe gehören, können diese Effekte nicht sicher bestimmten Wirkstoffen zugeordnet werden. Die Ausgabenreduktion durch die Preiskomponente war 2011 mit –4,0 Mio. Euro höher als 2010 mit –1,5 Mio. Euro. Im Vergleich zu anderen Indikationsgruppen war diese Reduktion jedoch vernachlässigbar. Als Gründe sind zu nennen, dass es in der Gruppe keine patentgeschützten Wirkstoffe gibt und die Arzneimittel wegen ihrer eingeschränkten Erstattungsfähigkeit für individuelle Rabattverträge von untergeordnetem Interesse sind.

Tabelle 3.72: Ausgabenentwicklung in der Indikationsgruppe „R05 Husten- und Erkältungspräparate" in den Jahren 2010 und 2011.

Ausgaben (Mio. Euro)		Ausgabenänderung gegenüber Vorjahr (Mio. Euro)		Prozentuale Veränderung gegenüber Vorjahr		Anteil an Gesamtausgaben (%)	
2010	2011	2009 vs. 2010	2010 vs. 2011	2009 vs. 2010	2010 vs. 2011	2010	2011
140,20	129,01	−24,51	−11,18	−14,88	−7,98	0,50	0,48

Quelle: IGES-Berechnungen nach NVI (INSIGHT Health)

Fazit zur Indikationsgruppe „R05 Husten- und Erkältungspräparate".

Ausgaben	Rückgang
Prominenteste Komponente(n)	Verbrauch
Verbrauch	Rückgang
Therapieansätze	Ohne Bedeutung
Analog-Wettbewerb	Ohne Bedeutung
Sonstiges	Ohne Bedeutung

Literatur

Bergmann E, Eis D, Ellert U et al. (2008) Lebensphasenspezifische Gesundheit von Kindern und Jugendlichen in Deutschland. Ergebnisse des Nationalen Kinder- und Jugendgesundheitssurveys (KiGGS). Beiträge zur Gesundheitsberichterstattung des Bundes. Berlin: RKI.

G-BA (2006) Anlage III der Arzneimittelrichtlinie, zuletzt geändert am 19.02.2010. http://www.g-ba.de/downloads/83-691-172/AM-RL-III-Verordnungseinschr %C3 %A4nkung-2010-02-19.pdf (15.04.2010).

Padberg J, Bauer T (2006) Erkältungskrankheiten. Dtsch Med Wschr 20; 131: 2341–2349.

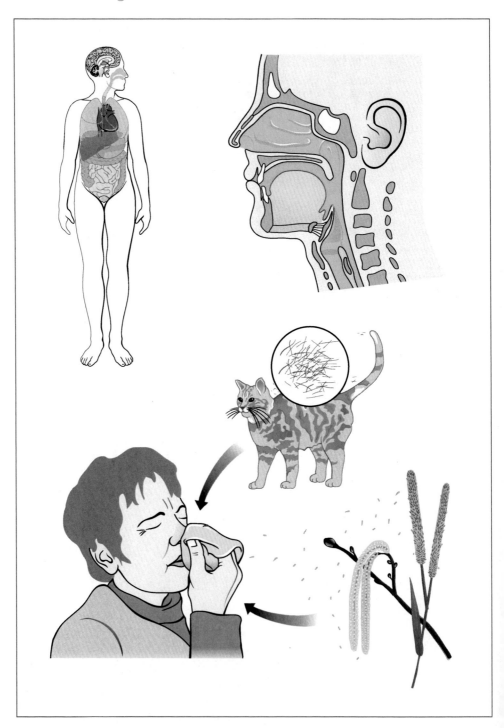

3.26.1 Entwicklung der Indikationsgruppe

Allergenextrakte werden zur spezifischen Immuntherapie (SIT), auch Hyposensibilisierung genannt, eingesetzt. Allergene sind die Stoffe, die eine Allergie auslösen. Bei der subkutanen Immuntherapie (SCIT) werden die Allergene, gegen die ein Patient allergisch ist, in langsam steigender Dosierung unter die Haut gespritzt. Bei der sublingualen Immuntherapie (SLIT) werden sie in Form von Tropfen oder Tabletten unter die Zunge (sublingual) getropft bzw. gelegt.

Die Indikationsgruppe der Allergenextrakte gliedert sich in mehrere Teil-Indikationsgruppen, entsprechend den verschiedenen Allergenen, die eingesetzt werden (**Tabelle 3.73**).

Erste Formen der Immuntherapie gab es bereits zu Beginn des 20. Jahrhunderts (*Ring* 2005). Etwa um 1900 wurden wässrige Pollenextrakte verwendet, um Patienten mit Heuschnupfen oder Asthma zu immunisieren (*Finegold* 2001). Im Jahre 1911 publizierte *Leonard Noon* Ergebnisse einer Untersuchung zur Wirksamkeit der Injektion von Pollenextrakten bei Heuschnupfen in der Zeitschrift *The Lancet*. Bereits in den 1950er Jahren konnte die Wirksamkeit von Pollenallergen-Extrakten in Studien belegt werden. Positive Studien mit weiteren Allergenen folgten, beispielsweise 1978 zur Immuntherapie mit Insektengiften, in den 70er Jahren zur SIT mit Allergenextrakten der Hausstaubmilbe oder in den 80er und 90er Jahren zur Anwendung von Extrakten bei Haustierallergien (nach *Norman* 1998).

Die anfänglich verwendeten Allergenextrakte enthielten die verschiedensten Verunreinigungen und sind mit den heute angewendeten, gereinigten Extrakten nicht mehr zu vergleichen. Schon *Noon* verwendete eine einfache Standardisierung der eingesetzten Allergenextrakte.

Neben den Methoden zur Reinigung und Standardisierung wurden auch solche zur Modifikation der Allergenextrakte entwickelt. Seit 1940 ist bekannt, dass die Bindung der Allergene an Aluminiumhydroxid zu einer Depotwirkung führt, sodass die Extrakte

Tabelle 3.73: Übersicht der Menge der verordneten DDD in den Teil-Indikationsgruppen der Indikationsgruppe V01 in den Jahren 2009 bis 2011.

Teil-Indikationsgruppe	DDD 2009 (Mio.)	DDD 2010 (Mio.)	DDD 2011 (Mio.)	Differenz 2009 vs. 2010 (%)	Differenz 2010 vs. 2011 (%)
Gräserpollen	37,40	37,66	42,23	0,69	12,12
Baumpollen	31,11	33,40	38,85	7,37	16,32
Hausstaubmilben	26,98	27,80	28,34	3,04	1,94
Verschiedene Allergene	55,40	43,96	27,89	−20,64	−36,55
Insekten	10,85	10,58	10,44	−2,48	−1,34
Blüten	0,79	0,57	0,82	−26,83	43,18
Schimmel- und Hefepilze	0,62	0,62	0,60	−0,37	−2,74
Tierische Allergene	0,02	0,03	0,03	48,85	9,49
Summe	**163,16**	**154,63**	**149,21**	**−5,23**	**−3,50**

Quelle: IGES-Berechnungen nach NVI (INSIGHT Health)

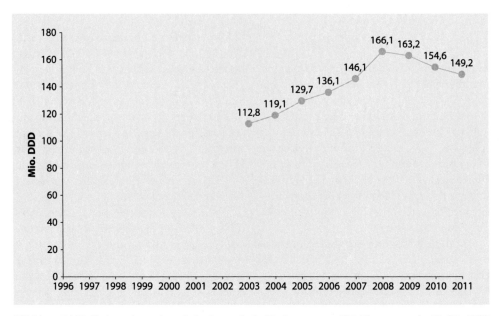

Abbildung 3.161: Verbrauch von Arzneimitteln aus der Indikationsgruppe „V01 Allergenextrakte" in Mio. DDD im Zeitraum von 2003 bis 2011.
Quelle: IGES-Berechnungen nach NVI (INSIGHT Health)

seltener gespritzt werden müssen. Später wurden Methoden zur chemischen Modifikation der Allergene entwickelt. So wurde 1970 eine Vorgehensweise beschrieben, um sogenannte Allergoide zu erzeugen. Im Vergleich zu den unbehandelten Allergenextrakten ist bei den Allergoiden die allergisierende Wirkung geringer, der immunisierende Effekt aber nur wenig vermindert. Dadurch ist es möglich, die Dauer der SIT zu verkürzen (nach *Norman* 1998).

3.26.2 Entwicklung des Verbrauchs

Jedem Versicherten der GKV wurden im Jahr 2011 im Mittel 2,1 DDD aus der Indikationsgruppe der Allergenextrakte verordnet. Damit gehören die Allergene zu den selten verordneten Arzneimitteln.

Der Verbrauch entwickelte sich zwischen 2003 und 2008 stetig mit einer jährlichen Steigerung von knapp 10 Mio. DDD. Seit 2008 geht der jährliche Verbrauch jedoch langsam, aber stetig wieder zurück (**Abbildung 3.161**). Die Ursachen für diesen Rückgang sind nicht bekannt. Der Verbrauch verteilte sich im Jahr 2011 mit knapp 128 Mio. DDD auf die Darreichungsformen zur Injektion und mit knapp 22 Mio. DDD auf die sublingualen Darreichungsformen. Unter den sublingualen Darreichungsformen überwogen die flüssigen Zubereitungen mit etwa 16 Mio. DDD. Der Verbrauch stieg 2011 lediglich für die festen sublingualen Darreichungsformen leicht an, für alle anderen war er dagegen geringer als im Vorjahr. Insbesondere für die flüssigen oralen Darreichungsformen ging der Verbrauch deutlich zurück: Es wurden fast 4 Mio. DDD weniger als im Vorjahr verbraucht. Entsprechend den unterschiedlichen Ursachen allergischer Erkrankungen werden verschiedene Teil-Indikationsgruppen unterschieden, die sich an der Struktur der ATC-Klassifikation orientieren (siehe **Tabelle 3.73**). Den höchsten Verbrauch umfasste 2009 und 2010 die

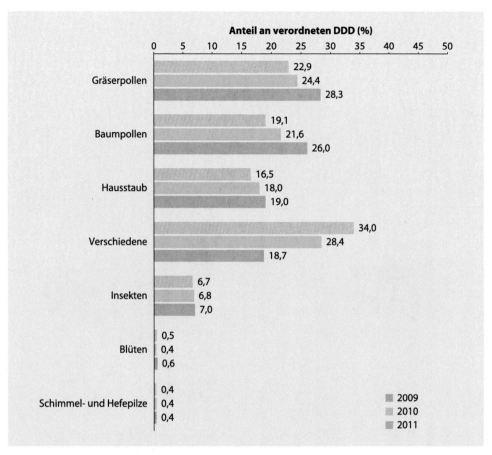

Anteil an verordneten DDD (%)

Gräserpollen
22,9
24,4
28,3

Baumpollen
19,1
21,6
26,0

Hausstaub
16,5
18,0
19,0

Verschiedene
34,0
28,4
18,7

Insekten
6,7
6,8
7,0

Blüten
0,5
0,4
0,6

Schimmel- und Hefepilze
0,4
0,4
0,4

■ 2009
■ 2010
■ 2011

Abbildung 3.162: Anteile der Teil-Indikationsgruppen an den verordneten DDD in der Indikationsgruppe „V01 Allergenextrakte" für 2009 bis 2011. Gezeigt sind nur Teil-Indikationsgruppen mit einem Verbrauchsanteil von mehr als 0,01 %.
Quelle: IGES-Berechnungen nach NVI (INSIGHT Health)

Teil-Indikationsgruppe „Verschiedene Allergene"; deren Verbrauch jedoch 2011 drastisch einbrach. Es war ein Rückgang von 36,6 % im Vergleich zum Vorjahr zu beobachten. Die bisher an zweiter Stelle liegende Teil-Indikationsgruppe der „Gräserpollen" verzeichnete dagegen 2011 einen Verbrauchsanstieg um 12,1 % und stellte damit die verbrauchsstärkste Gruppe dar. Auf Rang zwei lagen die Baumpollen, mit einem ebenfalls deutlichen Verbrauchsanstieg von 16,3 % im Jahr 2011.

Die Anteile der Teil-Indikationsgruppen am Verbrauch veränderten sich zwischen 2009 und 2011 deutlich (**Abbildung 3.162**). Besonders stark ging der Verbrauchsanteil der Teil-Indikationsgruppe „Verschiedene Allergenextrakte" zurück, der 2009 noch bei 34,0 % lag und 2011 nur noch 18,7 % erreichte. Dagegen stiegen insbesondere die Anteile der Teil-Indikationsgruppen der Gräserpollen und Baumpollen, in geringem Maße auch die der Hausstaubmilbenallergene, an.

Innerhalb der verschiedenen Teil-Indikationsgruppen können weder Therapieansätze noch Analog-Wirkstoffe wie in anderen Indikationsgruppen unterschieden werden. Es

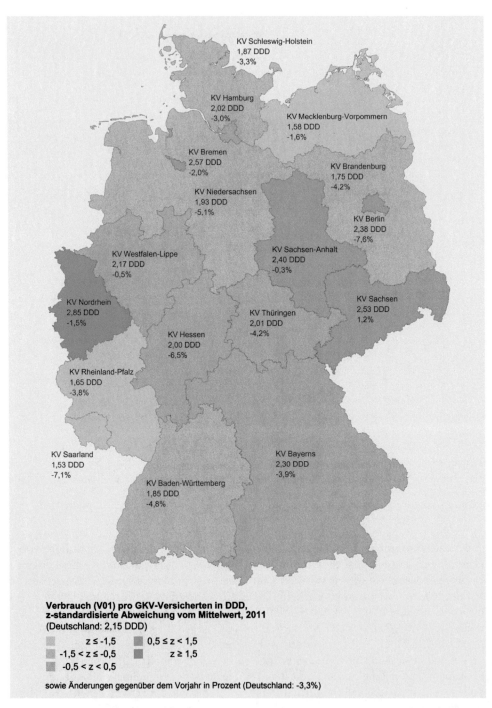

Abbildung 3.163: Verbrauch von Arzneimitteln aus der Indikationsgruppe „V01 Allergenextrakte" in DDD je Versicherten im Jahr 2011 und Änderung gegenüber dem Vorjahr nach KV-Region.

Quelle: IGES-Berechnungen nach NVI (INSIGHT Health)

existieren innerhalb jeder Teil-Indikationsgruppe verschiedene Präparate und jedes Präparat ist jeweils in unterschiedlichen Konzentrationen der Allergenextrakte erhältlich. Welche Konzentration eines Allergenextraktes erforderlich ist, hängt vom Stadium der spezifischen Immuntherapie ab. Bei der Auswahl eines Präparates spielt außerdem die Darreichungsform eine Rolle.

3.26.3 Regionale Unterschiede im Verbrauch

Wie **Abbildung 3.163** zeigt, variierte der Verbrauch von Allergenextrakten in den KV-Regionen erheblich. Der Pro-Kopf-Verbrauch war mit 1,53 DDD im Saarland am niedrigsten und mit der fast doppelt so hohen Menge von 2,83 DDD in der Region der KV-Nordrhein am höchsten. Eine einheitliche geographische Verteilung ist nicht zu erkennen: Der Verbrauch war im Südwesten und Nordosten (mit Ausnahme Berlins) vergleichbar niedrig, die höchsten Verbrauchswerte wurden in Nordrhein, in Bremen und Sachsen beobachtet. Mit Ausnahme der KV-Region Sachsen war in allen anderen Regionen ein Verbrauchsrückgang im Vergleich zum Vorjahr festzustellen. Am stärksten ausgeprägt war der Rückgang in Berlin und dem Saarland, wo im Vergleich zum Vorjahr mehr als 7 % weniger verbraucht wurden.

3.26.4 Epidemiologie, Bedarf und Angemessenheit der Versorgung

Der Heuschnupfen (allergische Rhinokonjunktivitis) gehört zu den häufigen Allergieformen in Deutschland. Er wird ausgelöst durch die Exposition gegenüber Allergenen wie Pflanzenpollen (v. a. Gräser, Bäume), Absonderungen von Tieren („Katzenhaarallergie"), Ausscheidungen von Hausstaubmilben und Schimmelpilze. Seine Prävalenz bzw. die

seiner Symptome nimmt offenkundig im Alters-, aber auch im Zeitverlauf zu (*Bachert* et al. 2003). Schätzungen der Lebenszeitprävalenz reichen von 4,9 % bei Kindern (*Toschke* und *Kries* 2004; **Tabelle 3.74**) bis 20 % bei Erwachsenen (*Bachert* et al. 2003).

Die Heuschnupfensymptome Niesen, Juckreiz, Absonderung klaren Sekrets und eine verstopfte Nase können die Betroffenen stark einschränken und die Leistungsfähigkeit reduzieren. Daneben weisen Patienten mit Heuschnupfen ein höheres Risiko für Asthma auf. Die auslösenden Allergene der Rhinokonjunktivitis können mit geeigneten Testverfahren spezifiziert werden. Ein persistierender, mäßiggradiger bis schwerer Heuschnupfen ist nur dann medikamentös behandlungsbedürftig, wenn Karenzmaßnahmen unmöglich sind und eine erhebliche Belastung für den Patienten besteht. Zur symptomatischen Behandlung stehen unter anderem Antihistaminika und Glucocorticoide zur Verfügung.

Bei ausgewählten Patienten ab einem Alter von fünf Jahren kann eine spezifische Immuntherapie (SIT, Hyposensibilisierung) als einzige kausale Therapieform sinnvoll sein, wenn folgende Voraussetzungen erfüllt sind: die Beschwerderelevanz des Allergens ist sicher, eine IgE-vermittelte Auslösung der Symptome wurde nachgewiesen, eine alleinige Pharmakotherapie mindert die Beschwerden nicht ausreichend oder verursacht Nebenwirkungen, eine Allergenkarenz ist nicht möglich oder nur unzureichend wirksam und eine frühe Intervention im natürlichen Verlauf der Erkrankung bzw. eine Reduktion der Arzneimitteltherapie wird angestrebt (*Kleine-Tebbe* et al. 2009, *Bachert* et al. 2003, *AkdÄ* 2007). Die Therapie sollte so früh wie möglich nach Krankheitsbeginn einsetzen und bei Patienten, die auf die Behandlung ansprechen, mindestens drei Jahre dauern.

In einem europäischen Survey, für den über das Internet auch in Deutschland Allergiker befragt wurden, gaben 33 % an, unter allergiebedingten Schlafproblemen zu leiden, 20 % hatten Probleme bei ihren täglichen

Tabelle 3.74: Angaben zur Prävalenz von allergischer Rhinokonjunktivitis in Deutschland in der Literatur.

Art der Prävalenz	Prävalenz (%)			Alter	Art der Feststellung	Quelle
	Männer	Frauen	beide			
12-Monats-Prävalenz			6,9	6–7	Auskunft der Eltern	*Asher* et al. (2006)
			15,0	13–14	Selbstauskunft	*Asher* et al. (2006)
	10,0	7,4	8,7	0–17	Auskunft der Eltern	Schlaud et al. (2007), KiGGS
Lebenszeit-prävalenz	12,5	8,9	10,7	0–7	Auskunft der Eltern	*Schlaud* et al. (2007), KiGGS
			9,1	Schulalter	Auskunft der Eltern	*Zöllner* et al. (2005)
			4,9	5–6	Selbstauskunft	*Toschke* und *Kries* (2004)
	14,4	16,3	15,4	18–79	Selbstauskunft	*Hermann-Kunz* (1999), BGS 1998
			13,7	n.a.	Selbstauskunft	*Schäfer* et al. (2005)

Quelle: IGES nach Literatur wie angegeben

Lebensaktivitäten und 31 % „schlägt die Allergie auf die Stimmung". 43 % halten ihre Symptome für zu leicht, als dass sie eine medikamentöse Behandlung benötigten (*Maurer* und *Zuberbier* 2007). Da aber nicht ermittelt werden kann, bei wie vielen Betroffenen die Beschwerden so schwer sind, dass sie die Bereitschaft zu einer SIT mit einer Dauer von drei Jahren aufbringen, und nicht klar ist, bei wie vielen Allergikern die Allergie durch einen Test nachgewiesen und spezifiziert wurde, kann der Bedarf für eine Hyposensibilisierung nicht ermittelt werden. Mit der 2011 verbrauchten Menge an Allergenextrakten hätten knapp 409.000 Allergiker im Jahr behandelt werden können, wenn man von einem Bedarf von 1 DDD pro Tag ausgeht.

3.26.5 Analyse der Ausgabendynamik

Wie schon im Berichtsjahr 2010 kam es in der Indikationsgruppe 2011 zu einem Ausgaben-rückgang. Mit –24,5 Mio. Euro war der Ausgabenrückgang 2011 um ein vielfaches größer als 2010. Den größten Anteil an den Ausgaben hatte 2011 die Teil-Indikationsgruppe „Gräserpollen" mit 29,7 %. Des Weiteren konnten die Teil-Indikationsgruppen „Baumpollen" mit 26,0 % sowie „Verschiedene Allergene" mit 22,3 % deutliche Anteile an den Gesamtausgaben erreichen. Während die Ausgaben für Gräser- und Baumpollen deutlich anstiegen (um 6,2 bzw. 12,6 %), fielen die Ausgaben für die Gruppe der „Verschiedene Allergene" 2011 im Vergleich zu 2010 deutlich (–34,7 %) (**Tabelle 3.75**).

In der Indikationsgruppe gibt es weder Therapieansätze noch Analog-Wirkstoffe. Generika spielen hier ebenso wenig eine Rolle wie Parallelimporte. Entsprechend ist die Anzahl der Komponenten, die zu einer Ausgabenänderung führen können, begrenzt (**Abbildung 3.164**).

Die Verbrauchskomponente führte 2011 zu einer im Vergleich zum Vorjahr geringeren

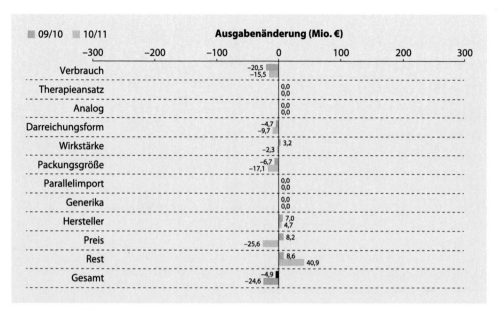

Abbildung 3.164: Komponenten der Ausgabenaänderung im Jahr 2011 für die Indikationsgruppe „V01 Allergenextrakte".

Quelle: IGES-Berechnungen nach NVI (INSIGHT Health)

Tabelle 3.75: Ausgabenentwicklung in der Indikationsgruppe „V01 Allergenextrakte" in den Jahren 2010 und 2011.

Indikations-/ Teil-Indikationsgruppe	Ausgaben (Mio. Euro)		Ausgabenänderung gegenüber Vorjahr (Mio. Euro)		Prozentuale Veränderung gegenüber Vorjahr		Anteil an Gesamtausgaben (%)	
	2010	2011	2009 vs. 2010	2010 vs. 2011	2009 vs. 2010	2010 vs. 2011	2010	2011
Gräserpollen	82,98	88,16	8,23	5,17	11,01	6,24	0,30	0,33
Baumpollen	68,63	77,25	7,86	8,62	12,93	12,56	0,25	0,29
Verschiedene Allergene	101,48	66,31	−23,94	−35,17	−19,09	−34,66	0,36	0,25
Hausstaub	49,46	47,35	3,91	−2,11	8,58	−4,27	0,18	0,18
Insekten	16,62	15,53	−0,92	−1,09	−5,27	−6,55	0,06	0,06
Blütenpollen	1,54	1,61	−0,05	0,07	−3,14	4,39	0,01	0,01
Schimmel- und Hefepilze	1,07	0,95	0,03	−0,12	2,44	−11,60	0,00	0,00
Tierische Allergene	0,05	0,04	0,00	0,00	8,56	−9,81	0,00	0,00
Gesamt	**321,83**	**297,19**	**−4,89**	**−24,63**	**−1,5**	**−7,7**	**1,15**	**1,11**

Quelle: IGES-Berechnungen nach NVI (INSIGHT Health)

Fazit zur Indikationsgruppe „V01 Allergenextrakte".

Ausgaben	Rückgang
Prominenteste Komponente(n)	Verbrauch, Preis
Verbrauch	Rückgang
Therapieansätze	Ohne Bedeutung
Analog-Wettbewerb	Ohne Bedeutung
Sonstiges	Ohne Bedeutung

Ausgabensenkung von 15,5 Mio. Euro. Am auffälligsten ist die Restkomponente, die einen Ausgabenanstieg von 40,9 Mio. anzeigt. Sie ist durch die Teil-Indikationsgruppe „Verschiedene Allergene" bedingt, da hier die Strukturkomponenten nicht für eine ausreichende Differenzierung sorgen können. Grund dafür ist vor allem, dass in ihrer Zusammensetzung sehr unterschiedliche Allergenextrakte durch einen einzigen ATC-Kode (V01AA20) quasi zu einem Wirkstoff zusammengefasst werden. Die Preiskomponente senkte die Ausgaben 2011 um 25,6 Mio. Euro, während sie 2010 noch die Ausgaben um 8,2 Mio. Euro erhöht hatte. Grund für den Ausgabenrückgang sind die erhöhten Herstellerabgaben.

Literatur

AkdÄ (2007) Stellungnahme der AkdÄ zur allergenspezifischen Immuntherapie. Dtsch Ärztebl 104(48): A3355–A3357.

Asher MI, Montefort S, Bjorksten B et al. (2006) Worldwide time trends in the prevalence of symptoms of asthma, allergic rhinoconjunctivitis, and eczema in childhood: ISAAC Phases One and Three repeat multicountry cross-sectional surveys. Lancet 368: 733–743.

Bachert C, Borchard U, Wedi B et al., Interdisziplinäre Arbeitsgruppe „Allergische Rhinitis" der Sektion HNO (2003) Allergische Rhinokonjunktivitis. Leitlinie der Deutschen Gesellschaft für Allergologie und klinische Immunologie (DGAI). Allergo J 12: 182–194.

Finegold I (2001) Immunotherapy historical perspective. Ann Allergy Asthma Immunol 1 Suppl 1: 3–4.

Hermann-Kunz E (1999) Häufigkeit allergischer Krankheiten in Ost- und Westdeutschland. Gesundheitswesen 61, Sonderheft 2: S100–105.

Kleine-Tebbe J, Bufe A, Ebner C et al. (2009) Die spezifische Immuntherapie (Hyposensibilisierung) bei IgE-vermittelten allergischen Erkrankungen. Leitlinien der DGAKI, ÄDA, GPA, ÖGAI und SGAI. Allergo J 18: 508–37.

Maurer M, Zuberbier T (2007) Undertreatment of rhinitis symptoms in Europe: findings from a cross-sectional questionnaire survey. Allergy 9: 1057–1063.

Noon L (1911) Prophylactic inoculation against hayfever. Lancet: 1572.

Norman PS (1998) Immunotherapy: past and present. J Allergy Clin Immunol 102: 1–10.

Ring J (2005) Allergy prevention and therapy. In: Allergy in practise. Berlin: Springer: 218–247.

Schäfer T, Heinrich J, Böhler E et al. für die MONICA/KORA-Studiengruppe (2005) Allergien bei Erwachsenen. Gesundheitswesen 67, Sonderheft 1: S187–S192.

Schlaud M, Atzpodien K, Thierfelder W (2007) Allergic diseases. Results from the German Health Interview and Examination Survey for Children and Adolescents (KiGGS). Bundesgesundheitsblatt Gesundheitsforschung Gesundheitsschutz 5–6: 701–710.

Toschke AM, von Kries R (2004) Werden Asthma und andere allergische Erkrankungen häufiger? Daten aus den Schuleingangsuntersuchungen in Bayern. Kinderärztliche Praxis Nr. 2: 85–89.

Zöllner IK, Weiland SK, Piechotowski I et al. (2005) No increase in the prevalence of asthma, allergies, and atopic sensitisation among children in Germany: 1992–2001. Thorax 7: 545–548.

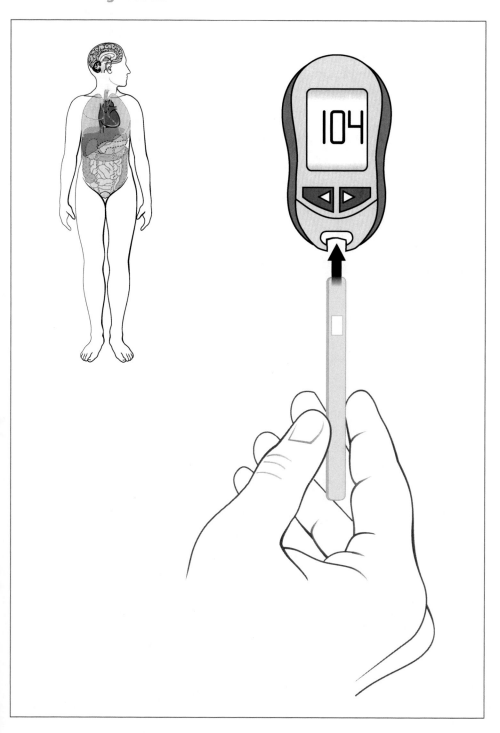

3.27.1 Entwicklung der Indikationsgruppe

In der Indikationsgruppe der Diagnostika werden verschiedene Teil-Indikationsgruppen unterschieden, abhängig davon, zu welchem Zweck die zugehörigen Tests eingesetzt werden (**Tabelle 3.76**).

Die ersten Teststreifen, die bereits am Anfang des 20. Jahrhunderts in der Industrie breite Anwendung fanden, wurden erst gegen Ende der 1960er Jahre für medizinisch-diagnostische Zwecke weiterentwickelt. Zu den wichtigsten Entwicklungen zählte die Methode zur enzymatischen Bestimmung der Blutglukose, die 1957 den Grundstein für die Patientenselbstmessung legte. Bereits 1970 wurden die ersten visuell ablesbaren Teststreifen eingeführt, die in Verbindung mit einem Blutzuckermessgerät verwendet werden.

Tabelle 3.76: Übersicht der Menge der verordneten Tests in der Teil-Indikationsgruppe der Diabetestests der Indikationsgruppe V04 in den Jahren 2009 bis 2011.

Teil-Indikationsgruppe	DDD 2009 (Tsd.)	DDD 2010 (Tsd.)	DDD 2011 (Tsd.)	Differenz 2009 vs. 2010 (%)	Differenz 2010 vs. 2011 (%)
Diabetestests	1.165.115,6	1.220.824,4	1.235.295,7	4,78	1,19
Gerinnung	6.690,4	6.476,2	7.097,3	–3,20	9,59
Urintests	4.630,8	4.464,7	4.143,6	–3,59	–7,19
Mittel zur Diagnose-vorbereitung	2.736,7	2.588,5	2.595,9	–5,41	0,29
Diagnostische Hilfsmittel	1.158,0	1.499,5	1.523,0	29,49	1,57
Schilddrüsenfunktion	108,2	97,5	93,4	–9,85	–4,23
Andere Diagnostika	34,2	52,3	56,5	52,79	8,03
Blut	43,5	32,9	28,3	–24,25	–14,03
Allergie	14,1	16,7	18,3	18,40	9,81
Tuberkulose	24,3	20,1	16,5	–17,08	–18,25
H. pylori	12,5	13,0	11,2	3,46	–14,00
Herzinfarkt	8,2	7,4	7,6	–8,91	1,85
Fertilitätstests	6,9	7,3	6,6	5,81	–9,69
Cholesterin	8,3	6,6	5,5	–20,28	–16,39
Hypophysenfunktion	5,6	5,7	5,2	2,50	–9,12
Schwangerschaft	3,1	2,0	1,9	–35,10	–8,21
Streptokokken	3,1	1,7	0,9	–44,63	–48,08
Drogentests	0,9	1,2	0,7	34,57	–43,64
Summe	**1.180.608,4**	**1.236.119,0**	**1.250.909,0**	**4,70**	**1,20**

Quelle: IGES-Berechnungen nach NVI (INSIGHT Health)

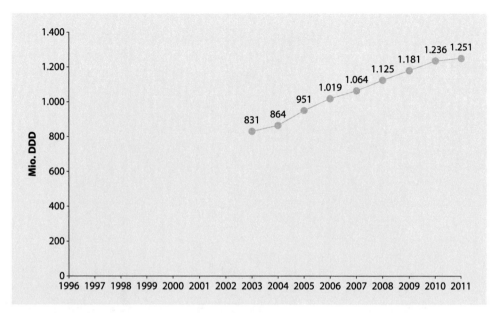

Abbildung 3.165: Verbrauch von Arzneimitteln aus der Indikationsgruppe „V04 Diagnostika" in Mio. DDD im Zeitraum von 2003 bis 2011.
Quelle: IGES-Berechnungen nach NVI (INSIGHT Health)

3.27.2 Entwicklung des Verbrauchs

Mit umgerechnet durchschnittlich 18 verordneten DDD pro GKV-Versicherten sind Diagnostika als sehr häufig verordnet einzustufen. Ihr Verbrauch stieg zwischen 2003 und 2010 stetig um gut 50 Mio. DDD pro Jahr. 2011 lag die Steigerung mit knapp 15 Mio. DDD deutlich niedriger (**Abbildung 3.165**). Ursache dafür ist der Rückgang des Verbrauchszuwachses bei den Diabetestests.

Den größten Anteil am Verbrauch hatten im betrachteten Zeitraum von 2009 bis 2011 die Diabetestests mit fast 99 % (**Tabelle 3.76**). Die Daten erlauben keine Unterscheidung, wie viele der Diabetestests als Praxisbedarf verordnet wurden und wieviele von den Patienten zur Selbstmessung von Glukose im Blut bzw. im Urin verwendet wurden. Bei der Interpretation des Verbrauchs an Teststreifen muss berücksichtigt werden, dass die vorliegenden Daten nur den Verbrauch von Test-

streifen erfassen, die über Apotheken abgegeben wurden bzw. über Apothekenrechenzentren mit der GKV abgerechnet wurden. Der Verbrauchszuwachs war bei den Diabetestests 2011 mit einer Wachstumsrate von 1,2 % deutlich niedriger als 2010 mit noch 4,8 %. Das deutlich verminderte Wachstum dürfte auf den Beschluss des G-BA im Frühjahr 2011 zurückzuführen sein, dass Diabetestests (Harn- und Blutzuckerteststreifen) bei Typ-2-Diabetikern, die keine Insulintherapie erhalten, nur noch unter bestimmten Umständen erstattungsfähig sind (*G-BA* 2011).

3.27.3 Regionale Unterschiede im Verbrauch

Der Verbrauch von Diagnostika variierte 2011 in den KV-Regionen in dem Ausmaß, wie in **Abbildung 3.166** dargestellt. Während in Bayern 14,87 DDD je Versicherten ver-

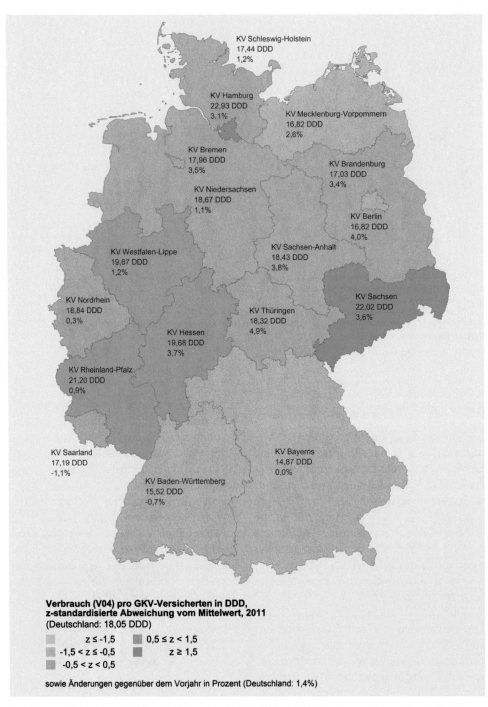

Abbildung 3.166: Verbrauch von Arzneimitteln aus der Indikationsgruppe „V04 Diagnostika" in DDD je Versicherten im Jahr 2011 und Änderung gegenüber dem Vorjahr nach KV-Region.

Quelle: IGES-Berechnungen nach NVI (INSIGHT Health)

braucht wurden, waren es in Hamburg 22,94 DDD pro Kopf. Der höchste Verbrauch fand sich neben Hamburg in Sachsen und Rheinland-Pfalz. Lediglich im Saarland und in Baden-Württemberg ging der Verbrauch im Vergleich zum Vorjahr leicht zurück, in Bayern stagnierte er und in allen anderen Regionen stieg er um bis zu 4,9 % an. In allen Regionen betrug der Anteil der Diabetestests an den Diagnostika insgesamt mindestens 98 %. Die regionalen Verbrauchsunterschiede zeigen keinerlei Zusammenhang mit dem Verbrauch von Antidiabetika (siehe 3.2). In den Regionen können unterschiedliche Vertriebswege für Diabetestests genutzt werden; für die Analysen des Arzneimittel-Atlas können sie aber nur berücksichtigt werden, wenn sie über Apotheken distribuiert und über Apothekenrechenzentren abgerechnet werden.

3.27.4 Epidemiologie, Bedarf und Angemessenheit der Versorgung

Die Teil-Indikationsgruppe mit dem höchsten Verbrauch stellen die Diabetestests dar, also Tests zur Bestimmung der Glukosekonzentration vor allem im Blut, aber auch im Harn. Die Blutzuckerselbstmessung ist für die intensivierte Insulintherapie, wie sie als Standard zur Behandlung des Typ-1-Diabetes durchgeführt wird, unverzichtbar. Bei Typ-2-Diabetikern wird die Blutzuckerselbstmessung dann erforderlich sein, wenn sie ebenfalls eine intensivierte Insulintherapie benötigen. Die Patienten kontrollieren auf diese Weise, wie gut ihr Blutzucker eingestellt ist, und können die Therapie entsprechend anpassen.

Die Anzahl der Typ-1-Diabetiker in der GKV wird auf 0,5 Mio., die der Typ-2-Diabetiker auf 4,6 Mio. geschätzt (siehe 3.2). Von den Typ-2-Diabetikern sollten etwa 32 % eine Insulintherapie durchführen (siehe 3.2). Daher ist in der GKV-Population von rund

0,5 Mio. Typ-1-Diabetikern und rund 1,5 Mio. insulinpflichtigen Typ-2-Diabetikern auszugehen. Insgesamt sind das knapp 1,9 Mio. Diabetiker, bei denen die Verwendung von Blutzuckerteststreifen angezeigt sein könnte.

Die Schätzung des Bedarfs ist mit Unsicherheiten behaftet, da die optimale Testfrequenz für verschiedene Formen der Insulintherapie und Diabetestypen nicht bekannt ist. Nach *Nauck* et al. (2009) gibt es keine evidenzbasierte Empfehlung zum Umfang der Blutzuckerselbstbestimmung, sie sollte nach individueller Abwägung erfolgen. *Martin* et al. (2009) veröffentlichten Empfehlungen, die Anforderungen an eine erfolgreiche Blutzuckerselbstbestimmung enthält. Demnach ist die Messfrequenz abhängig von Diabetestyp und Stabilität der Stoffwechselsituation. Andere Autoren sehen keine Notwendigkeit zur Blutzuckerselbstkontrolle, wenn nicht mit Insulin behandelt wird (z. B. *Farmer* et al. 2009). Auch das IQWiG hat keinen Beleg für den Nutzen einer Selbstkontrolle für diese Patientengruppe festgestellt (*IQWiG* 2009), weshalb inzwischen für Harn- und Blutzuckerteststreifen Verordnungseinschränkungen gelten (*G-BA* 2011).

Grundsätzlich kann jedoch angenommen werden, dass Diabetiker, die eine intensivierte Insulintherapie anwenden, mehrmals täglich testen. *Kern* et al. (2006) ermittelten bei Typ-1-Diabetikern im Jahr 2004 im Mittel 4,9 Testungen täglich. Nach *Schütt* et al. (2006) messen Typ-1-Diabetiker durchschnittlich 4,4 mal täglich, Typ-2-Diabetiker im Mittel 2,7 mal am Tag, wenn sie mit Insulin behandelt werden, und 2,0 mal unter oralen Antidiabetika bzw. unter Diät.

Bei Typ-1-Diabetikern ist davon auszugehen, dass mindestens 80 % eine intensivierte Insulintherapie anwenden; bei Patienten in Disease-Management-Programmen liegt dieser Anteil höher (*Häussler* et al. 2010). Der Anteil der Typ-2-Diabetiker, bei denen dies der Fall ist, dürfte in der Vergangenheit stetig gewachsen sein und man kann annehmen, dass inzwischen ein sehr großer Teil der Diabetiker eine intensivierte Insulintherapie durchführt. Diese Annahme wird auch dadurch unterstützt, dass der Verbrauchsanteil der schnell wirkenden Insuline (die für eine intensivierte Insulintherapie benötigt werden) größer ist als der der Mischinsuline, die üblicherweise für eine konventionelle Insulintherapie eingesetzt werden (siehe 3.2).

Zur Schätzung der Bedarfsdeckung wurde vereinfachend angenommen, dass es sich bei allen verbrauchten Diabetestests um Tests zur Bestimmung der Blutglukose handelte und dass alle Tests für die Patientenselbstmessung zur Verfügung standen und nicht im Rahmen des Praxisbedarfs verbraucht wurden. Legt man die von *Kern* et al. (2006) berichtete Zahl von durchschnittlich 4,9 Testungen täglich zugrunde, dann hätten die 1.235 Mio. Diabetestests, die 2011 verbraucht wurden, für rund 691.000 Patienten ausgereicht.

Wegen der oben erläuterten Unsicherheiten bezüglich der tatsächlichen Bedarfsermittlung ist es jedoch unklar, ob der beobachtete Verbrauch an Diabetestests den tatsächlichen Bedarf deckt. Man muss allerdings auch berücksichtigen, dass Blutzuckerteststreifen nicht allein über Apotheken distribuiert werden, sondern zunehmend auch über andere Lieferanten wie beispielsweise Sanitätshäuser (siehe auch 3.27.2). Es ist daher davon auszugehen, dass die Anzahl der tatsächlich verbrauchten Teststreifen höher liegt als hier ermittelt.

3.27.5 Analyse der Ausgabendynamik

Die Diabetestests hatten 2011 nicht nur den höchsten Anteil am Verbrauch (über 98 %), sondern auch an den Ausgaben. Bei den Ausgaben betrug der Anteil allerdings nur knapp 94 %; weitere 3 % bzw. rund 2 % entfielen auf die Gerinnungstests und die Mittel zur Diagnosevorbereitung (überwiegend Laxanzien).

Bedingt durch die Struktur der Indikationsgruppe, die zwar sehr viele Teil-Indikationsgruppen aufweist, aber keine Therapieansätze und auch kaum Analog-Produkte kennt, tragen nur wenige Komponenten in nennenswertem Ausmaß zur Ausgabenänderung bei (**Abbildung 3.167**). In den Jahren 2010 und 2011 wurden die Ausgaben vor allem durch die Verbrauchskomponente erhöht, die im Wesentlichen durch die Diabetestests bedingt ist. 2011 erhöhten sich dadurch die Ausgaben um 13,0 Mio. Euro und damit weitaus geringer als noch im Vorjahr, als verbrauchsbedingte Ausgaben um 38,7 Mio. Euro stiegen. Anders als 2010 die Preiskomponente im Jahr 2011 eine Bedeutung für die Ausgabenentwicklung und zeigt einen Ausgabenrückgang von 8,7 Mio. Euro an. Bei der Bewertung dieser Komponente muss unabdingbar mit in die Betrachtung einbezogen werden, dass es sich bei den Diagnostika um Medizinprodukte handelt. Für diese gelten gesetzliche Hersteller- und Apothekenabschläge sowie Preismoratoria nicht. Die Analyse der Preise basiert also auf dem allgemeinen AVP. Dieser ist jedoch in den wenigsten Fällen identisch mit dem tatsächlich abgerechneten – in der Regel sehr viel niedrigeren – Preis. Rein rechnerisch erhält man nach AVP für die Jahre 2010 und 2011 beispielsweise einen Durchschnittspreis von jeweils 0,73 Euro pro Diabetesteststreifen. Vereinbarungen über strukturierte Behandlungsprogramme (DMP nach § 137f SGB V), regionale Arzneimittellieferverträge und individuelle Rabattverträge zwischen einzelnen Kassen und dem Deutschen Apothekerverband (DAV) müssen hierbei jedoch mitberücksichtigt werden und relativieren die Preise. Es ist davon auszugehen, dass für die Krankenkassen pro Blutzuckerteststreifen Kosten von 0,45 bis 0,60 Euro (inklusive Mehrwertsteuer) eher als realistisch anzusehen sind.

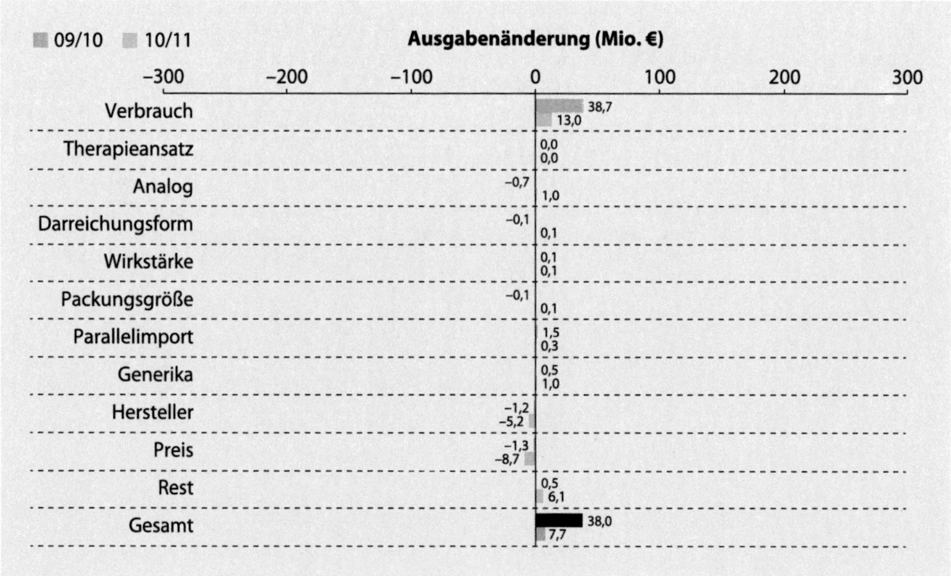

Abbildung 3.167: Komponenten der Ausgabenänderung im Jahr 2011 für die Indikationsgruppe „V04 Diagnostika".

Quelle: IGES-Berechnungen nach NVI (INSIGHT Health)

Fazit zur Indikationsgruppe „V04 Diagnostika".

Ausgaben	Zuwachs
Prominenteste Komponente(n)	Verbrauch
Verbrauch	Gebremstes Wachstum durch G-BA-Beschluss der Verordnungseinschränkung für Diabetestests
Therapieansätze	Ohne Bedeutung
Analog-Wettbewerb	Ohne Bedeutung
Sonstiges	Ohne Bedeutung

Literatur

Farmer AJ, Wade AN, French DP, Simon J, Yudkin P et al., DiGEM Trial Group (2009) Blood glucose self-monitoring in type 2 diabetes: a randomised controlled trial. Health Technol Assess 13(15): 1–72.

G-BA (2011) Beschluss des Gemeinsamen Bundesausschusses über die Änderung der Arzneimittel-Richtlinie (AM-RL): Anlage III – Übersicht der Verordnungseinschränkungen und -aus-schlüsse Harn- und Blutzuckerteststreifen bei Diabetes mellitus Typ 2. http://www.g-ba.de/downloads/39-261-1307/2011-03-17_AM-RL3_Blutzuckerteststreifen.pdf (25.05.2011).

Häussler B (2011) DMP: Wirkungen und Nebenwirkungen – Folgenabschätzung. Monitor Versorgungsforschung, Vol. 4, Kongress-Special 2: 18–21.

Häussler B, Klein S, Hagenmeyer E (2010) Weißbuch Diabetes in Deutschland. Bestandsaufnahme und Zukunftsperspektiven. Stuttgart, New York: Thieme.

IQWiG (2009) Urin- und Blutzuckerselbstmessung bei Diabetes mellitus Typ 2. Abschlussbericht. Köln: IQWiG Berichte – Jahr 2009 Nr. 65.

Kern W, Schütt M, Krause U et al., DPV-Wiss Study Group (2006) Besteht ein Zusammenhang zwischen Häufigkeit der Blutzuckerselbstmessung (BZSM) und Blutzucker-Langzeiteinstellung? Eine Multicenter-Analyse von 24500 Patienten aus 191 Zentren in Deutschland und Österreich. Diabetologie und Stoffwechsel S1–52.

Nauck MA, El-Ouaghlidi A, Vardarli I (2009) Blutzuckerselbstkontrolle bei Diabetes mellitus. Dtsch Arztebl Int 106(37): 587–94.

Schütt M, Kern W, Krause U et al.; DPV Initiative (2006) Is the frequency of self-monitoring of blood glucose related to long-term metabolic control? Multicenter analysis including 24,500 patients from 191 centers in Germany and Austria. Exp Clin Endocrinol Diabetes 114(7): 384–388.

Stefan N (2009) Individualisierte Prävention des Typ-2-Diabetes. Bundesgesundheitsblatt 52: 677– 682.

4 Regionale Entwicklung von Ausgaben und Verbrauch

CHRISTOPH DE MILLAS, ROBERT HAUSTEIN

Betrachtet man die Entwicklung der Arzneimittelausgaben auf regionaler Ebene, so zeigen sich erhebliche Unterschiede in den Wachstumsraten und im Ausgabenvolumen. Um eine bessere Vergleichbarkeit der Ausgaben zwischen den KV-Regionen zu gewährleisten, wurde die folgende Betrachtung in Bezug auf die Zahl der GKV-Versicherten vorgenommen. Im gesamten Bundesgebiet betrugen die durchschnittlichen Pro-Kopf-Ausgaben für Fertigarzneimittel, die 2011 zu Lasten der GKV abgegeben wurden, 388 Euro. Gegenüber 2010 entspricht dies einem Rückgang um −3,7 % (**Abbildung 4.1**). Wie bereits in den Vorjahren wiesen die ostdeutschen KVen im Vergleich zu den westdeutschen tendenziell höhere Arzneimittelausgaben pro Kopf auf.

Bei der Betrachtung der regionalen Ausgaben ist folgende Einschränkung zu beachten: Im Rahmen des Atlas lagen keine regionalen Daten nach Kassenart vor, daher wurde für die einzelnen Pharmazentralnummern (PZN) der durchschnittliche bundesweite Erstattungspreis angenommen. Da es regionale Unterschiede in den Marktanteilen für die einzelnen Krankenkassen gibt und entsprechend Unterschiede in der Höhe der individuellen Rabatte nach § 130a Abs. 8 SGB V, können Erstattungspreise in einer KV-Region vom Bundesdurchschnitt abweichen. Diese Abweichung kann hier nicht einbezogen werden. Bei der Interpretation der Ergebnisse gilt es daher zu berücksichtigen, dass diese zwar den strukturellen Unterschieden in der GKV-Bevölkerung und dem Verschreibungsverhalten der Ärzte Rechnung tragen, nicht aber strukturellen Unterschieden in der Kassenzugehörigkeit.

Im Vergleich zum Jahr 2010 hat im Berichtsjahr die Spannweite zwischen den KV-Regionen weiter leicht zugenommen. So wurden je GKV-Versicherten in Mecklenburg-Vorpommern 150 Euro mehr ausgegeben als in Bayern. Im Jahr 2010 lag der Abstand zwischen den KV-Regionen mit den höchsten bzw. niedrigsten Ausgaben mit 147 Euro auf ähnlichem Niveau. Die Zunahme der Differenz war dabei nicht allein Folge eines höheren Ausgabenanstiegs; auch die Entwicklung der Anzahl der GKV-Versicherten war regional unterschiedlich. So ging beispielsweise die Anzahl GKV-Versicherter im Bereich der KV Mecklenburg-Vorpommern um −0,8 % zurück, während sie in der KV Bayerns um 0,1 % anstieg. Die Rangfolge der KV-Regionen nach Ausgaben pro Kopf änderte sich zwischen 2010 und 2011 nur unwesentlich: Bayern und Schleswig-Holstein blieben auch 2011 die Regionen mit den geringsten Pro-Kopf-Ausgaben, während Mecklenburg-Vorpommern und Berlin erneut an der Spitze lagen.

Mit Ausnahme von Sachsen-Anhalt (0,1 %) gingen in allen KV-Regionen die Ausgaben pro Kopf je GKV-Versicherten zurück. Absolut betrachtet sanken zwar auch in Sachsen-Anhalt die Ausgaben (−0,4 %), doch der Verlust an Versicherten war noch stärker (−0,5 %). Am stärksten war der Rückgang für die Ausgaben pro Kopf mit −4,8 % in der KV Nordrhein. In den Vorjahren zeigte sich zumeist, dass KV-Regionen mit hohen Ausgaben pro Kopf auch entsprechend hohe Wachstumsraten hatten. Solch ein eindeutiger Zusammenhang zeigte sich für das Jahr 2011 nicht. In den KV-Regionen Sachsen-Anhalt und Thüringen war der Ausgabenrückgang mit −4,2 % und −4,6 %

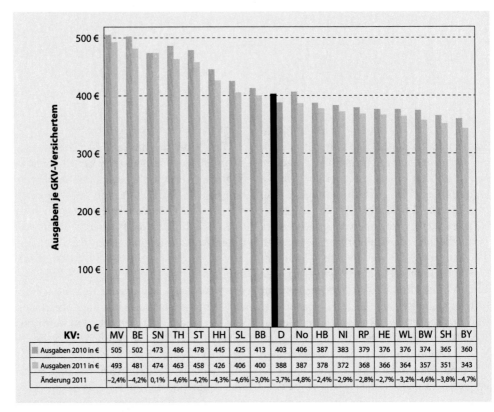

KV:	MV	BE	SN	TH	ST	HH	SL	BB	D	No	HB	NI	RP	HE	WL	BW	SH	BY
Ausgaben 2010 in €	505	502	473	486	478	445	425	413	403	406	387	383	379	376	376	374	365	360
Ausgaben 2011 in €	493	481	474	463	458	426	406	400	388	387	378	372	368	366	364	357	351	343
Änderung 2011	–2,4%	–4,2%	0,1%	–4,6%	–4,2%	–4,3%	–4,6%	–3,0%	–3,7%	–4,8%	–2,4%	–2,9%	–2,8%	–2,7%	–3,2%	–4,6%	–3,8%	–4,7%

Abbildung 4.1: Durchschnittliche Arzneimittelausgaben in Euro je Versicherten nach KV-Region in den Jahren 2010 und 2011.

Quelle: IGES-Berechnungen nach NVI (INSIGHT Health) und KM6

BB: Brandenburg, BE: Berlin, BW: Baden-Württemberg, BY: Bayern, HB: Bremen, HH: Hamburg, D: Deutschland, HE: Hessen, MV: Mecklenburg-Vorpommern, NI: Niedersachsen, No: Nordrhein, RP: Rheinland-Pfalz, SH: Schleswig-Holstein, SL: Saarland, SN: Sachsen, ST: Sachsen-Anhalt, TH: Thüringen, WL: Westfalen-Lippe

deutlich stärker als im Bundesdurchschnitt, bei gleichzeitig ebenfalls überdurchschnittlichem Rückgang der GKV-Bevölkerung.

Der Ausgabenrückgang war dabei allein eine Folge gesunkener Erstattungspreise, denn der Verbrauch je Versicherten gemessen in Tagesdosen (DDD) nahm in allen KV-Regionen zu (**Abbildung 4.2**). Auch die Spreizung im Verbrauch hat leicht zugenommen. In der KV Baden-Württemberg wurden 216 Tagesdosen (DDD) pro Kopf weniger verbraucht als in der KV Mecklenburg-Vorpommern. Der stärkste Verbrauchsanstieg

zeigte sich in der KV Bremen (3,8 %), am geringsten war er mit 1,2 % in der KV Berlin. Trotz des leichten Ausgabenanstiegs war in der KV Sachsen die Verbrauchsentwicklung mit 2,8 % sogar leicht unter dem Bundesdurchschnitt von 2,9 %. Wie bei den Ausgaben zeigte sich kein Zusammenhang zwischen Verbrauchsniveau und Steigerungsrate. Die Verbrauchsentwicklung war in den einzelnen KV-Regionen relativ ähnlich.

Es verblieben somit aber weiterhin deutliche regionale Unterschiede in den Ausgaben und im Verbrauch. In den vorherigen Arznei-

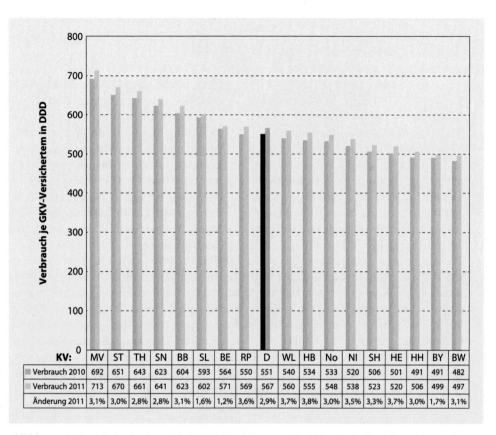

Abbildung 4.2: Arzneimittelverbrauch in DDD je Versicherten nach KV-Region in den Jahren 2010 und 2011.
Quelle: IGES-Berechnungen nach NVI (INSIGHT Health) und KM6

BB: Brandenburg, BE: Berlin, BW: Baden-Württemberg, BY: Bayern, HB: Bremen, HH: Hamburg, D: Deutschland, HE: Hessen, MV: Mecklenburg-Vorpommern, NI: Niedersachsen, No: Nordrhein, RP: Rheinland-Pfalz, SH: Schleswig-Holstein, SL: Saarland, SN: Sachsen, ST: Sachsen-Anhalt, TH: Thüringen, WL: Westfalen-Lippe

mittel-Atlanten konnte jedoch gezeigt werden, dass die Unterschiede zwischen den Regionen zu einem großen Teil durch die Heterogenität bezüglich demographischer und epidemiologischer Faktoren erklärt werden können. Insbesondere der Anteil von adipösen und älteren Menschen als Indikatoren für eine höhere Morbidität haben einen Einfluss auf die Höhe der Arzneimittelausgaben. Dadurch relativieren sich die Unterschiede zwischen den Regionen erheblich.

Für die Versorgungssegmente der Grund- und Spezialversorgung (siehe Abschnitt 6.7 zur Abgrenzung der Versorgungssegmente) wurden Einflüsse verschiedener Faktoren auf die Ausgaben je GKV-Versicherten in den KV-Regionen betrachtet. Die in den jeweiligen Regressionsmodellen berücksichtigten Einflussgrößen wurden mittels einer schrittweisen Regression („stepwise regression") bestimmt. Eine Übersicht der getesteten Faktoren ist in Abschnitt 6.8 zu finden. Anschließend wurde sowohl für die Grundversorgung als auch für die Spezialversorgung jeweils das Regressionsmodell ausgewählt, dessen Kombination von unabhängigen Variablen die höchste Erklärungskraft hinsichtlich der abhängigen Größen, gemessen durch das adjustierte Bestimmtheitsmaß R^2, aufwies. Hierbei stellten sich folgende Variablen als bedeutsam heraus:

» Der Anteil an GKV-Versicherten in einem Bundesland mit einem Body-Mass-Index (BMI) von über 30: Personen mit einem BMI über dieser Schwelle gelten als adipös. Adipositas kann sich in vielfältiger Weise auf die Morbidität auswirken, beispielsweise auf das Risiko, an Diabetes zu erkranken. Der Indikator zeigt sich daher in der Grundversorgung als statistisch signifikant.

» Der Anteil an GKV-Versicherten in der KV-Region mit einem Alter von über 55 Jahren: Diese Variable, die Einflüsse von Demographie, aber auch Morbidität vereint, wird auf Basis der KM6-Statistik des Bundesgesundheitsministeriums ermittelt und kann für jede KV-Region ausgewiesen werden. Der Indikator hat sich sowohl im Bereich der Grundversorgung als auch bei der Spezialversorgung als statistisch signifikant für die Erklärung von Unterschieden zwischen den KV-Regionen erwiesen.

» Die Anzahl der (Fach-)Ärzte pro 100.000 Einwohner in einer KV-Region: Die Arztdichte ist ein statistisch schwach signifikanter Indikator zur Erklärung der regionalen Unterschiede in der Grundversorgung. Er hat deutlich geringere Erklärungskraft als der Anteil der Übergewichtigen und die Altersstruktur. Für die Spezialversorgung ist die Facharztdichte ein statistisch signifikanter und wichtiger Indikator, um Unterschiede in diesem Versorgungsbereich zu erklären.

Die Regressionsanalysen führten zu den in **Tabelle 4.1** dargestellten Ergebnissen. Das adjustierte Bestimmtheitsmaß R^2 betrug für das Modell der Grundversorgung 0,87 und für das Modell der Spezialversorgung 0,52. Die Angabe der standardisierten Koeffizienten dient dazu, den Einfluss der berücksichtigten signifikanten Indikatoren besser vergleichen zu können.

Tabelle 4.1: Ergebnisse der Regressionsmodelle zur Erklärung der regionalen Unterschiede.

	Nichtstandardisierte Koeffizienten		Standardisierte Koeffizienten		
	B	Standardfehler	Beta	t-Wert	p-Wert
Modell Grundversorgung					
Konstante	−144,26	63,87		−2,26	0,04
Anteil 55+	6,43	1,49	0,73	4,32	0,00
BMI	7,62	3,59	0,45	2,12	0,05
Arztdichte	0,34	0,16	0,33	2,10	0,06
Modell Spezialversorgung					
Konstante	−93,91	56,92		−1,65	0,12
Anteil 55+	4,41	1,25	0,79	3,53	0,00
Facharztdichte	0,63	0,19	0,75	3,36	0,00

Quelle: IGES-Berechnungen

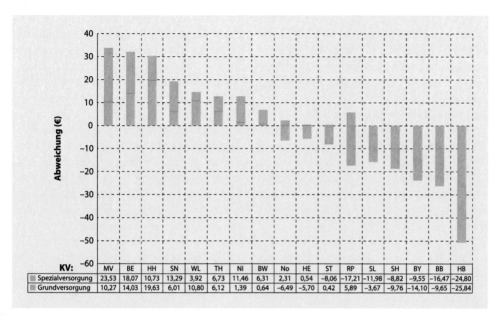

KV:	MV	BE	HH	SN	WL	TH	NI	BW	No	HE	ST	RP	SL	SH	BY	BB	HB
Spezialversorgung	23,53	18,07	10,73	13,29	3,92	6,73	11,46	6,31	2,31	0,54	−8,06	−17,21	−11,98	−8,82	−9,55	−16,47	−24,80
Grundversorgung	10,27	14,03	19,63	6,01	10,80	6,12	1,39	0,64	−6,49	−5,70	0,42	5,89	−3,67	−9,76	−14,10	−9,65	−25,84

Abbildung 4.3: Abweichung der beobachteten von den adjustierten Pro-Kopf-Ausgaben für die einzelnen KV-Regionen, differenziert nach Grund- und Spezialversorgung im Jahr 2011.

Quelle: IGES-Berechnungen nach NVI (INSIGHT Health)

BB: Brandenburg, BE: Berlin, BW: Baden-Württemberg, BY: Bayern, HB: Bremen, HH: Hamburg, D: Deutschland, HE: Hessen, MV: Mecklenburg-Vorpommern, NI: Niedersachsen, No: Nordrhein, RP: Rheinland-Pfalz, SH: Schleswig-Holstein, SL: Saarland, SN: Sachsen, ST: Sachsen-Anhalt, TH: Thüringen, WL: Westfalen-Lippe

Für die berücksichtigten Versorgungssegmente verblieben nach Adjustierung um die relevanten Einflussfaktoren durch Regressionsverfahren je KV-Region die in **Abbildung 4.3** gezeigten Unterschiede in den Pro-Kopf-Ausgaben für das Jahr 2011. Die Abbildung zeigt somit die Residuen (Abweichung der beobachteten von den adjustierten, d. h. den entsprechend dem Regressionsmodell erwarteten Pro-Kopf-Ausgaben) der Regression. Die Abweichungen bewegten sich in der Grundversorgung im Bereich zwischen −25,84 Euro (KV Bremen) und 19,63 Euro (KV Hamburg). Die prozentualen Abweichungen von den adjustierten Werten bewegten sich entsprechend zwischen −11,7 und 8,6 %. Im Bereich der Spezialversorgung lagen die absoluten Abweichungen zwischen −24,80 Euro (KV Bremen) und 23,53 Euro

(KV Mecklenburg-Vorpommern). Die prozentualen Abweichungen bewegten sich zwischen −10,5 und 9,4 %.

Durch die Regression relativieren sich Aussagen bezüglich über- oder unterdurchschnittlicher Arzneimittelausgaben teilweise. Dies zeigt sich zum Beispiel an den KV-Regionen Sachsen-Anhalt und Westfalen-Lippe. Die Ausgaben je Versicherten in der KV Sachsen-Anhalt lagen 2011 über dem Bundesdurchschnitt. Im Ergebnis der Regression zeigte sich jedoch, dass die Ausgaben pro Kopf sogar niedriger waren, als man aufgrund der strukturellen Gegebenheiten erwartet hätte. Für die KV Westfalen-Lippe ergab sich hingegen ein umgekehrtes Bild. Die Ausgaben pro Kopf waren zwar unterdurchschnittlich, aber höher, als man in Abhängigkeit von den gewählten Einflussfaktoren erwartet hätte.

Betrachtet man die Addition der Residuen, konnten die größten positiven Abweichungen zwischen beobachteten und adjustierten Werten für die KV-Regionen Mecklenburg-Vorpommern, Berlin und Hamburg festgestellt werden. Die größte negative Abweichung wurde für die KV Region Bremen berechnet. Relative starke negative Abweichungen fanden sich auch für die KV Brandenburg und die KV Bayerns. Demnach lagen in der KV Mecklenburg-Vorpommern die beobachteten Ausgaben pro Kopf um rund 34 Euro über den erwarteten Ausgaben, in der KV Bremen dagegen um rund 51 Euro darunter. In KV-Regionen mit deutlichen Abweichungen mussten daher – neben den erklärenden Faktoren (Anteil der Personen mit einem BMI über 30, Anteil der über 55-Jährigen und (Fach-)Arztdichte) – noch andere Faktoren für die Ausgaben bestimmend gewesen sein, die aber im Regressionsmodell nicht berücksichtigt werden konnten. Für die KV-Regionen Berlin und Hamburg wäre beispielsweise ein weiterer erklärender Faktor gewesen, dass in großem Umfang eine Versorgung von Versicherten des Umlands stattfand. Dies begründet vermutlich auch, warum in der KV-Region Brandenburg die beobachteten Pro-Kopf-Ausgaben deutlich geringer waren als die erwarteten. Neben solchen strukturellen Unterschieden spielten vermutlich zudem Unterschiede in der Morbidität eine Rolle, die durch den Anteil der über 55-Jährigen und den BMI allein nicht erklärt werden können.

5 AMNOG: Erste Ergebnisse der frühen Nutzenbewertung nach § 35 SGB V

CARSTEN SCHOLZ, ARIANE HÖER, XIAOYU CHEN

Mit der Einführung des Arzneimittelmarkt-neuordnungsgesetzes (AMNOG) und der sich daran anschließenden Arzneimittel-Nutzenbewertungsverordnung (AMNutzenV) sowie der ergänzten Verfahrensordnung des Gemeinsamen Bundesausschusses (G-BA) gilt seit dem 1. Januar 2011 für jeden neu eingeführten Wirkstoff das Verfahren zur frühen Nutzenbewertung nach § 35a SBG V. Danach wird der Zusatznutzen eines Arzneimittels gegenüber der zweckmäßigen Vergleichstherapie bestimmt und folgenden Kategorien zugeordnet:

)) erheblicher Zusatznutzen
)) beträchtlicher Zusatznutzen
)) geringer Zusatznutzen
)) Zusatznutzen liegt vor, ist aber nichtquantifizierbar
)) kein Zusatznutzen
)) geringerer Nutzen.

Die Ergebnisse der frühen Nutzenbewertung, deren praktische Durchführung im 5. Kapitel der Verfahrensordnung des G-BA beschrieben ist (*G-BA* 2011b), dienen als Grundlage für die Verhandlungen des Erstattungsbetrags zwischen dem Hersteller und dem GKV Spitzenverband.

In diesem Sonderkapitel werden erste Ergebnisse der frühen Nutzenbewertung dargestellt und bisher aufgetretene Probleme diskutiert. Dazu gibt es zunächst eine Übersicht über die begonnenen Verfahren, den Status und ggf. das Ergebnis der Nutzenbewertung (Stichtag 7. Juni 2012). Dann untersucht man, ob bereits eine Linie erkennbar ist in Bezug auf

)) die Operationalisierung des Ausmaßes des Zusatznutzens durch das IQWiG (IQWiG-Methodik)

)) die Auswahl der zweckmäßigen Vergleichstherapie
)) die Bildung von Anwendungsgebieten und Patientengruppen
)) die Bewertung von Surrogatparametern
)) die Anwendung von Standards der evidenzbasierten Medizin (EbM).

In diesem Zusammenhang wird exemplarisch geprüft, in welchen Punkten typischerweise ein Dissens entsteht zwischen G-BA bzw. IQWiG und dem pharmazeutischen Unternehmen, welches das Dossier eingereicht hat. Anhand der vom G-BA publizierten Unterlagen zur Nutzenbewertung (http://www.g-ba.de/informationen/nutzenbewertung/) wird dargestellt, wie beide Seiten argumentieren.

Ergänzend ist in einem kurzen Exkurs die Vorgehensweise bei der Nutzenbewertung in anderen Ländern exemplarisch dargestellt.

5.1 Übersicht zu Verfahrensstand und aktuellen Bewertungen

Nach Angaben des G-BA wurde zum Stichtag 7. Juni 2012 seit Inkrafttreten des AMNOG am 1. Januar 2011 für 30 Wirkstoffe ein Verfahren zur frühen Nutzenbewertung begonnen (**Tabelle 5.1**).

Für 14 Wirkstoffe lag am 7. Juni 2012 ein Beschluss des G-BA zur Bewertung des IQWiG vor. Zu weiteren vier Wirkstoffen wurde kein Dossier eingereicht, zwei davon (Azilsartanmedoxomil, Pitavastatin), wurden umgehend in eine Festbetragsgruppe eingeordnet. Für einen Wirkstoff ist das Verfahren

Tabelle 5.1: Übersicht über die Verfahren der frühen Nutzenbewertung seit dem 1. Januar 2011 zum Stichtag 7. Juni 2012 nach Bearbeitungsstatus.

Wirkstoff	Indikation	Beginn des Bewertungsverfahrens	Verfahrensstand	Zusatznutzen laut*		
				Hersteller	IQWiG	G-BA
Abirateronacetat	Prostatakarzinom	1.10.2011	Verfahren abgeschlossen	Erheblich	Beträchtlich	Beträchtlich
Apixaban	Thromboembolieprophylaxe	15.6.2011	Verfahren abgeschlossen	Beträchtlich	Gering	Gering
Azilsartanmedoxomil	Essenzielle Hypertonie	15.1.2012	Verfahren abgeschlossen (Festbetrag)	Kein Dossier	Kein Zusatznutzen	Kein Zusatznutzen
Boceprevir	Hepatitis C	1.9.2011	Verfahren abgeschlossen	Erheblich	Nichtquantifizierbar	Nichtquantifizierbar
Bromfenac	Postoperative Augenentzündung nach Katarakt-OP	1.8.2011	Verfahren abgeschlossen	Kein Dossier	Kein Zusatznutzen	Kein Zusatznutzen
Cabazitaxel	Prostatakarzinom	15.4.2011	Verfahren abgeschlossen	Erheblich	Beträchtlich	Gering
Fingolimod	Multiple Sklerose	15.4.2011	Verfahren abgeschlossen	Erheblich	Kein Zusatznutzen	Kein Zusatznutzen
Linagliptin	Diabetes Typ 2	1.10.2011	Verfahren abgeschlossen	Kein Zusatznutzen	Kein Zusatznutzen	Kein Zusatznutzen
Pirfenidon	Idiopathische Lungenfibrose	15.9.2011	Verfahren abgeschlossen	Orphan Drug (beträchtlich)	Orphan Drug (nicht-quantifizierbar)	Orphan Drug (nicht-quantifizierbar)
Pitavastatin	Hypercholesterinämie	1.6.2011	Verfahren abgeschlossen (Festbetrag)	Kein Dossier	Kein Zusatznutzen	Kein Zusatznutzen
Regadenoson	Bildgebung Myokardperfusion	15.4.2011	Verfahren abgeschlossen	Kein Dossier	Kein Zusatznutzen	Kein Zusatznutzen
Tafamidismeglumin	Transthyretin-Amyloidose	15.12.2011	Verfahren abgeschlossen	Orphan Drug (erheblich)	Orphan Drug	Orphan Drug (gering)
Telaprevir	Hepatitis C	15.10.2011	Verfahren abgeschlossen	Erheblich	Nichtquantifizierbar	Nichtquantifizierbar

Tabelle 5.1 (Fortsetzung)

Wirkstoff	Indikation	Beginn des Bewertungsverfahrens	Verfahrensstand	Zusatznutzen laut* Hersteller	IQWiG	G-BA
Ticagrelor	Akutes Koronarsyndrom	1.1.2011	Verfahren abgeschlossen	Erheblich	Beträchtlich	Beträchtlich
Aliskiren, Amlodipin	Essenzielle Hypertonie	15.5.2011	Verfahren abgeschlossen	Beträchtlich	Kein Zusatznutzen	Kein Zusatznutzen
Eribulin	Brustkrebs	1.5.2011	Verfahren abgeschlossen	Erheblich	Kein Zusatznutzen	Gering
Mikrobielle Kollagenase aus Clostridium histolyticum	Dupuytren'sche Kontraktur	1.5.2011	Verfahren abgeschlossen	Erheblich	Kein Zusatznutzen	Kein Zusatznutzen
Retigabin	Fokale Epilepsie	15.5.2011	Verfahren abgeschlossen	Nichtquantifizierbar	Kein Zusatznutzen	Kein Zusatznutzen
Dexmedetomidin	Sedierung	13.7.2011	Freigestellt	–	–	–
Ceftarolinfosamil	Andere Beta-Lactam-Antibiotika	14.3.2012	Freigestellt	–	–	–
Olmesartanmedoxomil, Amlodipin, Hydrochlorothiazid	Essenzielle Hypertonie		Verfahren gegenstandslos	n. a.	n. a.	n. a.
Belatacept	Nierentransplantation	15.7.2011	Beschlussfassung wird vorbereitet	Beträchtlich	Gering	
Belimumab	Systemischer Lupus erythematodes	27.7.2011	Beschlussfassung wird vorbereitet	Erheblich	Kein Zusatznutzen	

Tabelle 5.1 (Fortsetzung)

Wirkstoff	Indikation	Beginn des Bewertungsverfahrens	Verfahrensstand	Zusatznutzen laut*		
				Hersteller	IQWiG	G-BA
Emtricitabin, Rilpivirin, Tenofo-virdisoproxil	HIV-Infektion	15.1.2012	Beschlussfassung wird vorbereitet	Erheblich	Kein Zusatznutzen	
Extrakt aus Cannabis sativa	Spastik bei Multipler Sklerose	1.7.2011	Beschlussfassung wird vorbereitet	Beträchtlich	Kein Zusatznutzen	
Fampridin	Multiple Sklerose	29.7.2011	Beschlussfassung wird vorbereitet	Erheblich	Kein Zusatznutzen	
Ipilimumab	Melanom	1.8.2011	Beschlussfassung wird vorbereitet	Erheblich	Beträchtlich	
Rilpivirin	HIV-Infektion	15.1.2012	Beschlussfassung wird vorbereitet	Gering	Beträchtlich	
Vandetanib	Schilddrüsenkrebs	15.3.2012	Verfahren begonnen			
Vemurafenib	Melanom	15.3.2012	Verfahren begonnen			

n. a.: Es liegt noch kein Beschluss des G-BA vor

* Angegeben ist der beanspruchte bzw. festgestellte Zusatznutzen für die jeweils größte Patientengruppe.

Quelle: IGES nach Angaben des G-BA (http://www.g-ba.de/informationen/nutzenbewertung/); die genannte Indikation orientiert sich an der Fachinformation

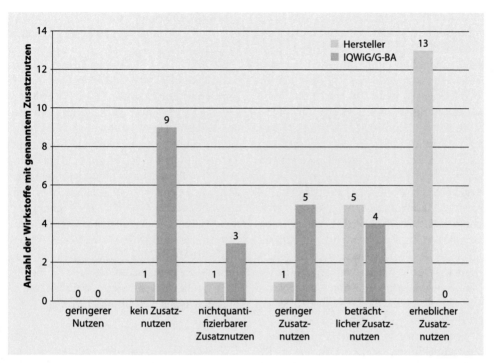

Abbildung 5.1: Anteil der Wirkstoffe in den jeweiligen Zusatznutzenkategorien nach den Bewertungen durch Hersteller bzw. G-BA/IQWiG*. Dargestellt sind die Ergebnisse für 21 Verfahren, für die bis zum 7. Juni 2012 zumindest die Dossierbewertung des IQWiG vorlag.
* Angegeben ist die Zusatznutzenkategorie für die jeweils größte Patientengruppe nach dem aktuellen Stand des Verfahrens, also bei abgeschlossenen Verfahren der Zusatznutzen entsprechend G-BA-Beschluss, bei laufenden Verfahren der Zusatznutzen entsprechend IQWiG-Bewertung.
Quelle: IGES

gegenstandslos geworden.[1] Zwei weitere Wirkstoffe (Dexmedetomidin, Ceftarolinfosamil) wurden wegen Geringfügigkeit von der Nutzenbewertung freigestellt, weil sie ausschließlich stationär zum Einsatz kommen.

Für weitere sieben Wirkstoffe stand der Beschluss über die bereits vorliegende Bewertung noch aus. Bei zwei Wirkstoffen wurde das Bewertungsverfahren bereits begonnen, es lagen jedoch noch keine Bewertungen der eingereichten Dossiers durch das IQWiG vor.

Somit kann man für insgesamt 21 Wirkstoffe das eingereichte Dossier und die Bewertung des IQWiG sowie für 14 dieser Wirkstoffe auch den Beschluss des G-BA berücksichtigen. Wie vielen Wirkstoffen jeweils die verschiedenen Zusatznutzenkategorien zugeordnet wurden, ist aus **Abbildung 5.1** ersichtlich. Für vier Wirkstoffe lag kein Dossier vor. In diesen Fällen wurde kein Zusatznutzen zuerkannt. Aus Gründen der Übersichtlichkeit sei hier bei jedem Wirkstoff nur die jeweils größte Patientengruppe betrachtet.

Aus **Abbildung 5.1** ist ersichtlich, dass in fast der Hälfte der Bewertungen zumindest für die zahlenmäßig größte Patientengruppe nach Ansicht von IQWiG bzw. G-BA kein Zu-

---

1 Die fixe Wirkstoffkombination Olmesartanmedoxomil, Amlodipin, Hydrochlorothiazid wurde als Kombination aus nichtneuen Wirkstoffen eingestuft und das Bewertungsverfahren wurde eingestellt.

satznutzen belegt werden konnte. Weiterhin wurde nur neun der 21 Wirkstoffe ein quantifizierbarer Zusatznutzen bescheinigt. Demgegenüber steht die Einschätzung der Hersteller, die für die meisten der Wirkstoffe einen Zusatznutzen beansprucht haben, nämlich für 62 % der Wirkstoffe einen erheblichen und für 24 % einen beträchtlichen Zusatznutzen. Zwei der Wirkstoffe unterliegen als Orphan Drugs besonderen Regeln. Die jeweiligen Hersteller haben in ihren Dossiers eine Quantifizierung vorgenommen, der G-BA hat über das Ausmaß des Zusatznutzens beschlossen. Während der Hersteller von Pirfenidon einen beträchtlichen Zusatznutzen für sein Produkt sah, lautet der G-BA Beschluss „nichtquantifizierbar". Der Hersteller von Tafamidismeglumin kategorisierte den Zusatznutzen seines Produkts als erheblich, der G-BA hat jedoch nur einen geringen Zusatznutzen beschlossen.

Lediglich in einem Fall wird eine übereinstimmende Einschätzung in Dossier und Bewertung gefunden, nämlich für den Wirkstoff Linagliptin mit „kein Zusatznutzen". Hier ist allerdings zu bemerken, dass der Hersteller von einer anderen Vergleichstherapie ausgegangen ist. Nach Ansicht des IQWiG und des G-BA war dagegen im Vergleich zu der vom G-BA festgelegten Vergleichstherapie ein Zusatznutzen formal nicht belegt, der Hersteller hat daher auf die Markteinführung in Deutschland letztlich verzichtet.

Mit Spannung hat man den ersten Aufruf von Arzneimitteln des Bestandsmarktes nach Kapitel 5 §16 der G-BA-Verfahrensordnung erwartet. Die Möglichkeit, zur Nutzenbewertung auch Arzneimittel heranzuziehen, die bereits vor Beginn des Verfahrens am 1. Januar 2011 auf dem deutschen Markt waren, besteht, wenn diese „für die Versorgung von Bedeutung sind" und/oder „mit Arzneimitteln im Wettbewerb stehen, für die ein Beschluss (…) vorliegt". Am 7. Juni 2012 hat der G-BA von dieser Möglichkeit erstmalig Gebrauch gemacht und angekündigt, die Hersteller von Gliptinen (Vildagliptin, Saxaglipt-

in und Sitagliptin bzw. deren Fixkombinationen mit Metformin) zum 30. September 2012 aufzufordern, ein Dossier einzureichen. Der G-BA begründete diese Entscheidung damit, dass wettbewerbsrechtliche Verzerrungen vermieden werden sollen. Der GKV-Spitzenverband begrüßt die Entscheidung ausdrücklich mit dem Hinweis, dass es sich auch um eine für die Versorgung relevante Gruppe von Arzneimitteln handele (*G-BA* 2012a). Obwohl der Hersteller von Linagliptin sein Produkt nach dem G-BA-Beschluss zur frühen Nutzenbewertung vom Markt genommen hat, liegt ein rechtswirksamer Beschluss zur Nutzenbewertung vor. Da zudem die Möglichkeit besteht, das Arzneimittel aus dem Ausland zu importieren, ist auch die Bedingung erfüllt, dass eine wettbewerbliche Situation zu den anderen Gliptinen vorliegt.

5.2 Differenzen zwischen Einschätzungen von Hersteller und IQWiG bzw. G-BA

Bei der frühen Nutzenbewertung handelt es sich um ein noch junges Verfahren, das erst seit dem 1. Januar 2011 durchgeführt wird. Schon jetzt lassen sich bereits einige wesentliche Punkte identifizieren, auf die bewertende Institutionen (wie IQWiG oder G-BA) besonderes Augenmerk legen. Unter den betroffenen pharmazeutischen Unternehmen und zum Teil auch in der weiteren Fachöffentlichkeit haben diese Punkte bisweilen für Kritik gesorgt. Im Folgenden sollen einige dieser Kritikpunkte exemplarisch näher beleuchtet und diskutiert werden:

- » Operationalisierung des Ausmaßes des Zusatznutzens
- » Auswahl der zweckmäßigen Vergleichstherapie (ZVT)
- » Einteilung von Anwendungsgebieten und Patientengruppen
- » Bewertung von Surrogatendpunkten.

5.2.1 Operationalisierung des Ausmaßes des Zusatznutzens

In der vorjährigen Ausgabe des Arzneimittel-Atlas diskutierte ein Sonderkapitel die Bewertung des Zusatznutzens von Arzneimitteln und die möglichen Probleme bei der Operationalisierung der vorgegebenen Nutzenkategorien (*Häussler* et al. 2011). In der ersten vom IQWiG durchgeführten Dossierbewertung zu Ticagrelor hat das IQWiG einen Vorschlag zur Operationalisierung des Ausmaßes des Zusatznutzens auf Endpunktebene vorgelegt, der sehr technisch anmutet (*IQWiG* 2011a). Darin wird einerseits die Bedeutung der Zielgröße (schwerwiegend vs. nicht schwerwiegend), andererseits der hierfür aus den Studien ermittelte Effekt berücksichtigt. Für die Kategorien Mortalität, schwerwiegende und nicht schwerwiegende Symptome und Folgekomplikationen bzw. Nebenwirkungen sowie Lebensqualität werden nachfolgend Schwellenwerte für relative Effektmaße (relative Risiken) vorgeschlagen, die zur Einordnung in die jeweilige Ausmaßkategorie (erheblich, beträchtlich oder gering) dienen sollen. Diese sind abgeleitet aus der methodi-

schen Fallzahlplanung. Die Schwellenwerte sind umso höher, je weniger schwerwiegend eine Zielgröße ist. Übersetzt heißt das: Wenn für ein Arzneimittel gegenüber der Vergleichstherapie in Bezug auf den Endpunkt Mortalität ein relatives Risiko bestimmt wird, für das die obere Grenze des 95 %-Konfidenzintervalls kleiner als 0,85 ist, dann ist von einem erheblichen Zusatznutzen auszugehen. Eine Übersicht über diese Schwellenwerte gibt **Tabelle 5.2**.

Die Schwellenwerte wurden im Rahmen des Stellungnahmeverfahrens zur Nutzenbewertung von Ticagrelor u. a. von der Arzneimittelkommission der deutschen Ärzteschaft (AkdÄ) sowie von verschiedenen Herstellern und Verbänden als intransparent und willkürlich und – insbesondere in Bezug auf Mortalität – als realitätsfern bezeichnet. Außerdem wurde kritisiert, dass weder die konkrete Indikation noch eine Reduktion der verbundenen absoluten Risiken berücksichtigt würden (*G-BA* 2011a). Das Vorgehen des IQWiG ist als Vorschlag anzusehen, zu dem der G-BA bis dato nicht offiziell Stellung genommen hat. In den meisten Fällen ist jedoch der Beschluss über das Ausmaß des Zusatznutzens

Tabelle 5.2: Vorschlag des IQWiG zur Feststellung des Ausmaßes des Zusatznutzens – quantitative Operationalisierungen.

Zusatznutzen	Mortalität	Schwerwiegende Symptome/Folgekomplikationen, Nebenwirkungen	Lebensqualität	Nicht schwerwiegende Symptome/Folgekomplikationen, Nebenwirkungen
Erheblich	KI_s: 0,85 ($RR_1 = 0,50$)	KI_s: 0,75 ($RR_1 = 0,17$) *und Risiko* $\geq 5\%$	KI_s: 0,75 ($RR_1 = 0,17$) *und Risiko* $\geq 5\%$	Nicht besetzt
Beträchtlich	KI_s: 0,95 ($RR_1 = 0,83$)	KI_s: 0,90 ($RR_1 = 0,67$)	KI_s: 0,90 ($RR_1 = 0,67$)	KI_s: 0,80 ($RR_1 = 0,33$)
Gering	KI_s: 1,00	KI_s: 1,00	KI_s: 1,00	KI_s: 0,90 ($RR_1 = 0,67$)

KI_s: Schwellenwert für obere Grenze des 95 %-Konfidenzintervalls des RR
RR_1: *Gewünschtes* relatives Risiko, von dem der Schwellenwert abgeleitet wird
Quelle: IQWiG, Ticagrelor Nutzenbewertung, Anhang A (*IQWiG* 2011a)

deckungsgleich mit der Bewertung des IQWiG. Bislang wurde lediglich in zwei Fällen durch den G-BA ein abweichendes Ausmaß für die größte Patientengruppe festgestellt, nämlich für Cabazitaxel und Eribulin.

Wenn offensichtlich ein Zusatznutzen vorhanden oder per definitionem (für Orphan Drugs) anzunehmen ist, jedoch im Rahmen der frühen Nutzenbewertung aus Sicht des IQWiG oder des G-BA nicht belegt werden kann (z. B. aus formalen Gründen), wird offensichtlich bevorzugt ein nichtquantifizierbarer Zusatznutzen festgestellt. Dies war bislang für insgesamt drei Wirkstoffe der Fall (Boceprevir, Telaprevir und Pirfenidon); diese Kategorie wurde aber auch in Bezug auf kleinere Patientengruppen weiterer Wirkstoffe vergeben. Obwohl nach Aussagen von Mitgliedern des G-BA bzw. des IQWiG diese Kategorie nur in Ausnahmefällen zur Anwendung kommen sollte, wurde in den bisherigen Bewertungen davon rege Gebrauch gemacht. Beispielhaft gründete in den Bewertungen zu den Proteaseinhibitoren Boceprevir und Telaprevir die Nichtquantifizierbarkeit nach Ansicht des IQWiG auf der fehlenden formalen Validierung des verwendeten Surrogatendpunktes (5.2.4). Der G-BA wiederum sah den Surrogatendpunkt als ausreichend valide an, stellte dennoch nichtquantifizierbaren Zusatznutzen fest, weil für einige Subgruppen in den eingeschlossenen Studien keine ausreichenden Daten zur Verfügung standen und somit der Zusatznutzen nicht für die Gesamtpopulation quantifizierbar war (*IQWiG* 2011b, *IQWiG* 2012a, *G-BA* 2012b, *G-BA* 2012c). Eine vergleichbare Situation liegt bei Rilpivirin vor, bei dem ebenfalls der Zusatznutzen für einen wesentlichen Endpunkt (Viruslast als Surrogat für AIDS-definierende Erkrankungen/Tod) als nichtquantifizierbar angesehen wurde. Da jedoch für einen weiteren Endpunkt (neurologischer Schaden) ein positiver Zusatznutzen zuerkannt wurde, ergab sich insgesamt ein beträchtlicher Zusatznutzen; der Beschluss des G-BA lag zum Stichtag

noch nicht vor. Im Verfahren zum Wirkstoff Pirfenidon, für den als Orphan Drug prinzipiell ein Zusatznutzen anzunehmen und lediglich das Ausmaß festzustellen ist, wurde vom IQWiG zunächst nach Abwägung von Schaden und Nutzen kein belegbarer Zusatznutzen gefunden, der G-BA stellte jedoch abweichend davon einen nichtquantifizierbaren Zusatznutzen fest, weil die Datenlage insgesamt nicht ausreichend aussagefähig sei (*IQWiG* 2011c, *G-BA* 2012d). Zukünftig soll diese Begrifflichkeit nur für einen tatsächlich nichtquantifizierbaren Zusatznutzen verwendet werden, der im Ausmaß nicht eindeutig zuordenbar ist, aber zwischen gering und erheblich liegt (*G-BA* 2012e).

5.2.2 Zweckmäßige Vergleichstherapie

Die wesentlichen Kriterien für die Bestimmung der zweckmäßigen Vergleichstherapie (ZVT) sind in § 6 im 5. Kapitel der Verfahrensordnung des G-BA festgelegt (*G-BA* 2011b):

» Arzneimittel als Vergleichstherapie müssen die Zulassung für das gleiche Anwendungsgebiet besitzen.

» Nichtmedikamentöse Behandlungen müssen im Rahmen der GKV erbringbar sein.

» Therapien, deren patientenrelevanter Nutzen bereits durch den G-BA festgestellt ist, sollen bevorzugt werden.

» Die Therapie soll nach dem allgemein anerkannten Stand der medizinischen Erkenntnisse zweckmäßig sein.

» Es ist die wirtschaftlichere Alternative zu wählen, vorzugsweise mit Festbetrag.

Anhand des G-BA-Beschlusses zur Nutzenbewertung von Bromfenac-Augentropfen wird das Vorgehen des G-BA nachvollzogen und im Folgenden kurz skizziert, da dies bislang das einzige Arzneimittel ist, für das eine Begründung seitens des G-BA vorliegt (*G-BA* 2012f). Der Hersteller war davon ausgegangen, kein Dossier einreichen zu müssen und hatte demnach kein Beratungsgespräch zur ZVT beantragt. Der G-BA war jedoch anderer Auffassung, hat ein Bewertungsverfahren eingeleitet und dafür als ZVT das Glucocorticoid Dexamethason festgelegt. Der Hersteller reklamierte daraufhin, dass die ZVT – genau wie Bromfenac – zur Gruppe der nichtsteroidalen Antirheumatika gehören müsse. Folgende Positionen des G-BA in Bezug auf die Bestimmung der ZVT sind aus der beispielhaften Bestimmung besonders hervorzuheben:

》 Zulassung möglicher Vergleichstherapien: Als maßgeblich für die Auswahl der zweckmäßigen Vergleichstherapie ist der gleichlautende Zulassungstext für die Arzneimittel zu sehen. Dabei ist es nach Sicht des G-BA unerheblich, ob die bestimmte ZVT weiter gefasste Anwendungsgebiete aufweist.

》 Wirkmechanismus: Außerdem sei weder ein vergleichbarer noch ein identischer Wirkungsmechanismus oder das gleiche Wirkprinzip Voraussetzung.

》 Eignung der Patienten: Auch eher prinzipielle Überlegungen zu Neben- und Wechselwirkungen oder der generellen Eignung von Patienten für die eine oder andere Alternative werden nicht in Betracht gezogen, sofern sich diese nicht in konkreten Kontraindikationen und in relevanten Patientenzahlen ausdrücken. Unterschiede in Art oder Häufigkeit der Anwendung werden an dieser Stelle ebenso nicht berücksichtigt.

》 Zweckmäßigkeit der ZVT: Generell soll eine Therapie gewählt werden, die als zweckmäßig angesehen wird. Um diese zu bestimmen, ist für die jeweilige Indikation eine systematische Literaturrecherche in Bezug auf den Therapiestandard unter Berücksichtigung von systematischen Reviews, Metaanalysen, HTA-Berichten („health technology assessment"-Berichten) und evidenzbasierten systematischen Leitlinien durchzuführen. Daraus ist der Standard abzuleiten, der in der medizinischen Fachwelt empfohlen wird. Wenn zu einer der in Frage kommenden Alternativen bereits eine Nutzenbewertung vorliegt, soll diese bevorzugt werden.[2] Im vorliegenden Fall war die medizinische Evidenzbasis für alle möglichen Vergleichstherapien zu Bromfenac-Augentropfen (nichtsteroidale Antiphlogistika, steroidale Antiphlogistika sowie Kombinationen aus steroidalen Antiphlogistika und α-Sympathomimetikum) gleich gering, woraus abgeleitet wurde, dass keine therapierelevanten Unterschiede bestünden.

》 Wirtschaftliche Kriterien: Festbeträge gibt es für keine der Alternativen; diese konnten daher als Entscheidungskriterium nicht berücksichtigt werden.

》 Bewährung in der praktischen Anwendung: Die Entscheidung für eine Therapie, die sich in der praktischen Anwendung bewährt hat, wird anhand aktueller Verordnungszahlen getroffen. Hierbei wird jedoch ein ggf. größeres Indikationsspektrum (mit dadurch höheren Gesamtverordnungszahlen) einer der Alternativen nicht berücksichtigt, sondern die Verordnungen für alle Indikationen werden summiert.

In den 21 Bewertungsverfahren, zu denen bis zum Stichtag eine Nutzenbewertung vorlag, wurde in neun Fällen von der G-BA-bestimmten ZVT abgewichen.[3] Bei Rilpivirin

---

2 Hier sind sowohl Beschlüsse zur frühen Nutzenbewertung als auch zur Nutzen- bzw. Kosten-Nutzenbewertung heranzuziehen. Ob auch Bewertungen im Sinne von bspw. Therapiehinweisen berücksichtigt werden, bleibt an dieser Stelle ungeklärt. Der Beschluss zu Linagliptin lässt jedoch vermuten, dass Therapiehinweise nicht in die Entscheidung einbezogen werden.

3 Und zwar in den Bewertungen zu Retigabin, Linagliptin, Aliskiren/Amlodipin, Belimumab, Cannabis-Extrakt, Fampridin sowie bei einzelnen Indikationen oder Patientengruppen für die Wirkstoffe Ticagrelor, Cabazitaxel und Kollagenase aus Clostridium histolyticum.

hat der Unternehmer eine weiter gefasste ZVT angenommen, die auch das IQWiG nochmals erweiterte. Somit blieb das Vorgehen des Unternehmers ohne negative Konsequenzen für die Nutzenbewertung. In den anderen Fällen hatte eine prinzipiell unterschiedliche oder unbegründet abweichende ZVT bislang generell zur Folge, dass der G-BA für das Arzneimittel in Bezug auf das betroffene Anwendungsgebiet oder auf einzelne Patientengruppen keinen Zusatznutzen feststellte mit der Begründung, dass ein Zusatznutzen gegenüber der festgelegten ZVT nicht belegt worden sei. Hersteller und zum Teil auch die Fachöffentlichkeit haben dieses Vorgehen scharf kritisiert (*N.N.* 2012, *DDG* 2012, *DGHO* 2012a). Das Verfahren zur Bestimmung der ZVT durch den G-BA wurde als „einseitig" und „intransparent" bezeichnet (*DGHO* 2012b, *Schickert* und *Schmitz* 2011). Der G-BA hat mittlerweile erklärt, diesen wesentlichen Verfahrensschritt künftig für jedes zu bewertende Arzneimittel im Rahmen des Beratungsgesprächs darzustellen (*G-BA* 2012g). In den Beschlüssen für Retigabin und Apixaban hat der G-BA dann die Festlegung der ZVT bereits begründet (*G-BA* 2012h, *G-BA* 2012i).

5.2.3 Anwendungsgebiete und Patientengruppen

Die 21 vorliegenden Bewertungen wurden daraufhin untersucht, ob die bewertenden Institutionen die vom Hersteller vorgesehenen Anwendungsgebiete und Patientengruppen abweichend eingeteilt haben. Bei insgesamt zehn Arzneimitteln stellte man Abweichungen gegenüber der Darstellung des jeweiligen pharmazeutischen Unternehmers fest. Das Dossier zur Fixkombination aus Rilpivirin, Efavirenz und Tenofovirdisoproxil beurteilte das IQWiG als unvollständig in Bezug auf die Nachweise zu Patientengruppen; in der gleichzeitig durchgeführten Bewertung des Einzelwirkstoffs Rilpivirin lagen entsprechende

Hinweise hierzu vor. Dieser Umstand führte letztlich dazu, dass für die Fixkombination – anders als für den Einzelwirkstoff – kein Zusatznutzen zuerkannt wurde. Bei den übrigen zehn Wirkstoffen stimmten die Anzahl bzw. Abgrenzung der Anwendungsgebiete und Patientengruppen überein (**Tabelle 5.3**).

Für eine abweichende Beurteilung der Einteilung der zugelassenen Anwendungsgebiete und Patientengruppen ziehen IQWiG bzw. G-BA neben dem Zulassungstext auch weitere Gründe heran:

» Spezielle Patienteneigenschaften (wie Begleiterkrankungen)
» Art oder Anzahl von durchgeführten Vorbehandlungen
» Andere Besonderheiten in den Umständen der Therapie (z. B. Behandlungsresponse)
» Abgrenzung einzelner Krankheitsentitäten oder -stadien.

Als bedeutsame Grundlage für die Definition von Patientengruppen dienen Effektmodifikationen, die sich aus der differenzierten Betrachtung der Ergebnisse für einzelne Endpunkte aufgrund von Patienteneigenschaften wie Alter und Geschlecht ergeben.

Die Aufteilung der Anwendungsgebiete bedeutet gegebenenfalls, dass jeweils gesondert eine zweckmäßige Vergleichstherapie bestimmt wird, gegenüber welcher der Nachweis des Zusatznutzens zu erfolgen hat. Die Differenzierung in weitere Patientengruppen kann zur Folge haben, dass für bestimmte Gruppen kein oder ein im Ausmaß abweichender Zusatznutzen gezeigt werden kann. Unterschiedliche Sichtweisen zeigen sich besonders deutlich am Beispiel Ticagrelor: Der G-BA legte vier Anwendungsgebiete mit drei unterschiedlichen ZVT fest. Der Hersteller stellte diese zusammengefasst dar und betrachtete den Zusatznutzen gegenüber derselben ZVT. Innerhalb dieses einen Anwendungsgebiets wurden vier Patientengruppen mit Zusatznutzen in jeweils unterschiedlichem Ausmaß gebildet. Das IQWiG hat seine

Tabelle 5.3: Anzahl der Anwendungsgebiete und Patientengruppen laut Hersteller bzw. IQWiG und G-BA.

Wirkstoff	Anzahl Anwendungs-gebiete			Anzahl Patienten-gruppen		
	pU	IQWiG	G-BA	pU	IQWiG	G-BA
Abirateronacetat	1	1	1	2	2	2*
Aliskiren/Amlodipin	1	1	1	1	1	1
Apixaban	1	1	1	2	2	2
Belatacept	1	1	n. a.	1	2	n. a.
Belimumab	1	1	n. a.	1	1	n. a.
Boceprevir	1	1	1	2	4	2
Cabazitaxel	1	2	1	1	3	2*
Cannabis sativa Extrakt	1	1	n. a.	1	1	n. a.
Eribulin	1	1	1	1	2	2
Fampridin	1	1	n. a.	1	1	n. a.
Fingolimod	1	1	1	3	3	3
Ipilimumab	1	1	n. a.	1	1	n. a.
Linagliptin	1	1	3	1	3	3
Mikrobielle Kollagenase aus Clostridium histolyticum	1	1	1	1	4	4
Pirfenidon	1	1	1	1	1	1
Retigabin	1	1	1	1	2	2
Rilpivirin	1	1	n. a.	1	2	n. a.
Rilpivirin, Emtricitabin, Tenofovirdisoproxil	1	1	n. a.	1	1**	n. a.
Tafamidismeglumin	1	1	1	1	1	1
Telaprevir	1	2	1	4	7	2
Ticagrelor	1	4	4	4	4	6

n. a.: Es liegt noch kein Beschluss des G-BA vor
pU: Pharmazeutischer Unternehmer
* In den Beschlüssen zu Abirateronacetat und Cabazitaxel ist der G-BA von seiner ursprünglichen Festlegung abgewichen und hat die Definition einzelner Patientengruppen verändert.
** Das Dossier zur Kombination aus Rilpivirin, Efavirenz und Tenofovirdisoproxil wurde vom IQWiG als unvollständig in Bezug auf die Nachweise zu Patientengruppen beurteilt. In der Bewertung des Einzelwirkstoffs Rilpivirin lagen entsprechende Hinweise hierzu vor.
Quelle: IGES nach Angaben des IQWiG und G-BA (http://www.g-ba.de/informationen/nutzenbewertung/)

Bewertung jedoch auf Basis der vom G-BA festgelegten Anwendungsgebiete durchgeführt (*IQWiG* 2011a). Dabei fand man für zwei der Anwendungsgebiete anhand der vorgelegten Studien kein Zusatznutzen aufgrund der abweichenden Vergleichstherapien. Der G-BA wiederum hat für eines dieser Anwendungsgebiete drei Patientengruppen betrachtet, und für zwei von diesen wurde abweichend von der IQWiG-Bewertung ein nichtquantifizierbarer Zusatznutzen gesehen (*G-BA* 2011a).

Abgesehen von diesem Beispiel strebt der G-BA nach Möglichkeit eine Zusammenfassung von Patientengruppen an, da eine zu stark differenzierte Betrachtung als schlechter für die ärztliche Praxis vermittelbar erscheint (*G-BA* 2012k).

5.2.4 Bewertung von Surrogatparametern

Der Zusatznutzen soll im Hinblick auf patientenrelevante Endpunkte bestimmt werden. Als solche gelten: Mortalität, Morbidität, Lebensqualität und Nebenwirkungen des Arzneimittels. Aus unterschiedlichen Gründen stehen Ergebnisse zu den genannten patientenrelevanten Endpunkten zum Zeitpunkt der frühen Nutzenbewertung nicht immer zur Verfügung. In diesen Fällen greift man in der Regel auf sogenannte Surrogatparameter zurück.

In den meisten der bislang vorliegenden 21 Dossiers mit Bewertungen durch IQWiG bzw. G-BA nennen die pharmazeutischen Unternehmen Surrogatparameter zur Bestimmung des Zusatznutzens (**Tabelle 5.4**).

In den Dossiers zu Belimumab, Cannabis-Extrakt, Eribulin, Fampridin, Fingolimod und der Kollagenase aus Clostridium histolyticum wurden keine Surrogatparameter für die Nutzenbewertung herangezogen. In 14 der bis zum 7. Juni 2012 bewerteten Dossiers lagen Ergebnisse zu Surrogatendpunkten vor, die in allen Fällen durch das IQWiG als nicht ausreichend validiert und damit als nicht patientenrelevant eingestuft wurden, womit für diese Endpunkte ein Zusatznutzen als nicht belegt angesehen wird. In zwei Fällen (Boceprevir und Telaprevir) schätzte das IQWiG

Tabelle 5.4: Verwendete Surrogatendpunkte und ihre Bewertung durch IQWiG/G-BA in Dossiers zur Nutzenbewertung.

Wirkstoff	Surrogatparameter	Surrogat für	Beurteilung durch IQWiG/G-BA
Abirateron-acetat	Progressionsfreies Überleben, PSA-Ansprechen, Zeit bis PSA-Progression	k. A.	Nicht validiert
Aliskiren, Amlodipin	Blutdrucksenkung	Mortalität, Morbidität	Studien nicht relevant, keine Bewertung dieser Endpunkte
Apixaban	Asymptomatische tiefe Beinvenenthrombosen	k. A.	Nicht validiert
Belatacept	Glomeruläre Filtrationsrate	Kardiovaskuläre Erkrankungen; Mortalität; Langzeitüberleben des Transplantats; Lebensqualität; Rückkehr zur Dialyse	Nicht validiert

Tabelle 5.4 (Fortsetzung)

Wirkstoff	Surrogatparameter	Surrogat für	Beurteilung durch IQWiG/G-BA
Boceprevir	Anhaltendes virologisches Ansprechen (SVR)	Leberbezogene Morbidität (HCC) und Mortalität	Ausreichend valide, aber formal nicht validiert (IQWiG); valide (G-BA)
Cabazitaxel	Progressionsfreies Überleben, PSA-Ansprechen	Mortalität	Nicht ausreichend validiert
	PSA-Progression, Tumor-Ansprechrate, Tumor-Progression	k. A.	Nicht validiert
Ipilimumab	BORR, DCR, PFS	Gesamtüberleben, Morbidität	Endpunkte werden nicht für Nutzenbewertung herangezogen
Linagliptin	HbA1c-Senkung	Langfristige Risikoreduktion für mikrovaskuläre Folgekomplikationen	Studien nicht relevant, keine Betrachtung dieser Endpunkte
Pirfenidon	Forcierte Vitalkapazität (FVC)	Luftnot/Dyspnoe	Keine Korrelation zu patientenrelevanten Endpunkten
	Progressionsfreies Überleben	Mortalität	Nicht ausreichend validiert
Rilpivirin	Viruslast	AIDS-definierende Erkrankungen/Tod	Formal nicht validiert, dennoch ausreichend valide (IQWiG)
Rilpivirin, Emtricitabin, Tenofovirdisoproxil	Viruslast, CD4-Zellzahl	Krankheitsprogression, Mortalität	Keine Bewertung des Zusatznutzens aufgrund formaler Mängel
Tafamidismeglumin	Modifizierter BMI	Mortalität, Morbidität	Nicht ausreichend validiert (IQWiG); klinische Relevanz fraglich (G-BA)
Telaprevir	Anhaltendes virologisches Ansprechen (SVR)	Leberbezogene Morbidität (HCC) und Mortalität	Ausreichend valide, aber formal nicht validiert (IQWiG); valide (G-BA)
Ticagrelor	Veränderung der Harnsäure und des Kreatinins im Serum, ventrikuläre Pausen	k. A.	Nicht validiert

k. A.: Keine Angabe

Quelle: IGES nach Angaben des IQWiG und G-BA (http://www.g-ba.de/informationen/nutzenbewertung/)

den Surrogatparameter zwar als valide ein, er sei jedoch formal nicht validiert. Im ähnlichen Fall von Rilpivirin lagen zwar hochwertige Validierungsstudien vor, formal war jedoch auch hier keine validierte Übertragbarkeit gegeben, da keine signifikante Effektkorrelation nachgewiesen wurde. Die entsprechenden Surrogate wurden dennoch als ausreichend valide eingestuft. Grundsätzlich wäre damit die Ableitung von Aussagen zum Zusatznutzen möglich, diese sei aber mit erhöhter Unsicherheit behaftet. In der Konsequenz stufte das IQWiG daher das Ausmaß des Zusatznutzens als nichtquantifizierbar ein.[4] Bei Boceprevir und Telaprevir entschied dagegen der G-BA, dass die Surrogatparameter als valide anzusehen seien und damit auf ihrer Basis ein Zusatznutzen auch quantifiziert werden könne. Dennoch wurde aus anderen Gründen für diese Wirkstoffe letztlich ein nichtquantifizierbarer Zusatznutzen festgestellt (5.2.1). Die Beschlüsse zu Rilpivirin lagen am Stichtag noch nicht vor.

Bei drei Bewertungen stufte das IQWiG einzelne Endpunkte zusätzlich als Surrogate ein und schloss diese – da im Verfahren vom Hersteller nachträglich keine Validierung nachgewiesen werden konnte – formal aus der Nutzenbewertung aus.

Aus den bisherigen Bewertungen des IQWiG lässt sich ableiten, dass das IQWiG sich streng an die formalen Kriterien für die Patientenrelevanz von Endpunkten hält. Alle Endpunkte, die nicht unmittelbar die Mortalität, Morbidität, Lebensqualität oder unerwünschte Wirkungen betreffen, werden somit als Surrogatendpunkte angesehen. Sofern für diese Surrogate keine Validierungsstudien entsprechend den Vorgaben des IQWiG vorgelegt werden, erkennt das Institut die Surrogate nicht an und schließt diese aus der Nutzenbewertung aus.

Der G-BA folgt in der Regel in seinen Beschlüssen der Bewertung durch das IQWiG; lediglich im Fall der Proteaseinhibitoren Boceprevir und Telaprevir wurde eine abweichende Entscheidung getroffen. Insbesondere an diesem Beispiel zeigt sich, dass der Nachweis eines Zusatznutzens auf der Grundlage von Surrogatendpunkten nur selten möglich sein dürfte. Für das IQWiG zählt ausschließlich, ob und wie der Surrogatendpunkt validiert worden ist. Dazu wurden im Rapid Report zu Surrogatendpunkten in der Onkologie methodisch sehr anspruchsvolle und aufwändige prospektiv vergleichende Interventionsstudien für die betreffenden Endpunkte gefordert (*IQWiG* 2011d). Dabei scheinbar nicht berücksichtigt, ob diese praktisch und ethisch überhaupt durchführbar sind. Studien niedrigerer Evidenzklasse oder deren Metaanalysen werden für die Validierung nicht anerkannt (*IQWiG* 2012b). Aus formalen Gründen wird somit ein Zusatznutzen durch das IQWiG entweder gänzlich negiert oder dieser als „nichtquantifizierbar" eingestuft. Obwohl der G-BA ausdrücklich darauf hinweist, dass ein nichtquantifizierbarer Zusatznutzen im Ausmaß sowohl gering als auch beträchtlich oder erheblich sein kann, ist anzunehmen, dass im Vergleich zu diesen Einstufungen ein nichtquantifizierbarer Zusatznutzen in den Verhandlungen zum Erstattungsbetrag – aber auch in der öffentlichen Wahrnehmung – deutliche Abschläge für den betroffenen Wirkstoff mit sich bringt.

Ungeachtet dessen, dass die geforderten Studien ggf. gar nicht durchführbar sind, entspricht die Herangehensweise formal den Ansprüchen in der evidenzbasierten Medizin. Im deutschen HTA zu Surrogaten als Parameter der Nutzenbewertung ebenso wie im Rapid Report des IQWiG zu Surrogatendpunkten in der Onkologie ist beispielsweise eine entsprechende Validierung über klinische Studien (*Randomized controlled trials, RCTs*) für die Anerkennung solcher Endpunkte gefordert; eine allein statistisch begründete

---

4 Die Rilpivirin-Fixkombination mit gleichem Surrogatendpunkt wurde wegen formaler Mängel insgesamt nicht bewertet.

Korrelation ohne Einbeziehung klinischer Zusammenhänge reiche nicht aus (*Mangiapane* und *Velasco Garrido* 2009, *IQWiG* 2011d). Es wird sogar noch weiter gegangen und gefordert, die Validierung für jede beabsichtigte Intervention individuell durchzuführen, da auch bei mechanistisch ähnlichen Interventionen der Effekt auf Surrogat und patientenrelevanten Endpunkt unterschiedlich ausfalle.

5.3 Standards der evidenzbasierten Medizin in der frühen Nutzenbewertung

Das Deutsche Netzwerk Evidenzbasierte Medizin (DNEbM) weist darauf hin, dass der Begriff der evidenzbasierten Medizin (EbM) unterschiedlich interpretiert wird. Auf der Homepage des DNEbM findet sich folgende Definition:

Unter evidenzbasierte Medizin versteht man

>> „eine Vorgehensweise des medizinischen Handelns, individuelle Patienten auf der Basis der besten zur Verfügung stehenden Daten zu versorgen. Diese Technik umfasst die systematische Suche nach der relevanten Evidenz in der medizinischen Literatur für ein konkretes klinisches Problem, die kritische Beurteilung der Validität der Evidenz nach klinisch epidemiologischen Gesichtspunkten; die Bewertung der Größe des beobachteten Effekts (…)" (*DNEbM* 2012).

Das IQWiG definiert für seine Arbeit der Nutzenbewertung von Arzneimitteln die aus der EbM abzuleitenden Aufgaben folgendermaßen:

Die evidenzbasierte Medizin will

>> „strukturiert und systematisch Antworten auf medizinische Fragen bieten, wie zum Beispiel, ob eine Behandlung mehr nützt als eine andere (…).

>> eine hohe Ergebnissicherheit bei Entscheidungen bieten. Ein Standardelement

der EbM ist das systematische Auffinden und Zusammenstellen aller qualitativ angemessenen Studien zu einer Frage. So wird der aktuelle Stand des Wissens zusammengefasst." (*IQWiG* 2012c).

In Bezug auf die konkreten Aufgaben des IQWiG im Rahmen der frühen Nutzenbewertung decken sich die zitierten Definitionen weitgehend. Auffallend ist aber, dass das IQWiG die „qualitativ angemessenen Studien" (gemeint sind Studien mit geringem Verzerrungspotenzial) besonders hervorhebt, während die umfassendere Definition des DNEbM sich auf die „besten zur Verfügung stehenden Daten" aus der „relevanten Evidenz" bezieht. Diese Betrachtung lässt den Schluss zu, dass für die Nutzenbewertung RCTs als Evidenzquelle herangezogen werden und andere Untersuchungen weitgehend unberücksichtigt bleiben.

In Bezug auf die Identifizierung und Auswahl von Studien, die für das Dossier relevant sind, fielen bislang in folgenden Punkten unterschiedliche Sichtweisen von Herstellern und IQWiG auf:

>> Einhaltung von Standards zum Vorgehen bei der Literaturrecherche: Bei formalen Mängeln ergeben sich für das IQWiG Anhaltspunkte für die Unvollständigkeit der Recherche und des Studienpools. Die Recherchen werden wiederholt, dabei zusätzlich gefundene Studien werden bei erfüllten Ein- und Ausschlusskriterien auch für die Nutzenbewertung herangezogen.

>> Definition der Ein- und Ausschlusskriterien für die Studienselektion: Eine abweichende Definition hat zur Folge, dass für bestimmte Patientengruppen u. U. kein Zusatznutzen nachgewiesen werden kann, weil entsprechende Studien nicht eingeschlossen werden.

>> Adäquate Studienauswahl: Die Anwendung der festgelegten Ein- und Ausschlusskriterien wird überprüft, u. a. als Anhaltspunkt für die Vollständigkeit des Studienpools.

》 Bewertung und Berücksichtigung von Studien niedrigerer Evidenzklasse.

Am Beispiel der Bewertung von Abirateronacetat zeigen sich die Folgen, wenn die für das Dossier vorgegebenen Anforderungen an die Literatur- und Studienrecherche nicht vollständig erfüllt werden: Der Hersteller hat bestimmte bibliographische Recherchen nicht durch Suchen in Studienregistern komplettiert. Das IQWiG beurteilte daher die Recherchen als unvollständig und nahm die vorgelegten Studien aus der Literaturrecherche von der Bewertung aus. Darüber hinaus wären diese Studien auch nicht berücksichtigt worden, da sie nach Ansicht des IQWiG methodische Mängel aufwiesen und inadäquate Interventionen eingesetzt wurden (*IQWiG* 2012d).

5.4 Folgen für die Versorgung

Die Ergebnisse der frühen Nutzenbewertung durch den G-BA haben bislang in drei Fällen dazu geführt, dass die Produkte von den Herstellern in Deutschland vom Markt genommen wurden bzw. dies geplant ist. In allen drei Fällen wurde kein Zusatznutzen anerkannt. Der Fall Retigabin ist an dieser Stelle exemplarisch für mögliche Folgen in der Versorgung dargestellt:

Retigabin wurde zugelassen für die Zusatztherapie bei fokaler Epilepsie (*GlaxoSmithKline* 2011a). Als zweckmäßige Vergleichstherapie legte man Lamotrigin und Topiramat fest. Beide Wirkstoffe stehen generisch zur Verfügung und haben eine breitere Zulassung als Retigabin, inklusive der Anwendung als Zusatztherapie bei fokaler Epilepsie (*GlaxoSmithKline* 2011b, *Janssen-Cilag* 2011). Insofern ist die Auswahl als zweckmäßige Vergleichstherapie formal korrekt. Vom Hersteller war als Vergleichstherapie Lacosamid vorgesehen. In einer gemeinsamen Stellungnahme der Deutschen Gesellschaft für Epileptologie e. V. und der Deutschen Gesell-

schaft für Neurologie (*DGfE* und *DGN* 2012) wird die Wahl der zweckmäßigen Vergleichstherapie durch den G-BA kritisiert: Retigabin wird derzeit nur bei einer kleinen Zahl von Patienten (ca. 1.400 in Deutschland) eingesetzt. Diese Patienten erhalten Retigabin, weil die Behandlung mit etablierten Zusatztherapien nicht zu einem befriedigendem Ergebnis geführt hat, d. h. Retigabin wird als Zweit- oder Drittlinien-Zusatztherapie verabreicht. Lamotrigin und Topiramat sind etablierte Therapien. Erst wenn diese Wirkstoffe oder andere etablierte Antiepileptika versagen, werden Antiepileptika wie Retigabin eingesetzt.

Die Marktrücknahme von Retigabin trifft die Patienten, bei denen der Wirkstoff als Mittel der Zweit- oder Drittlinientherapie zu einer Verbesserung der Epilepsiesymptomatik geführt hat. Große Krankenkassen haben inzwischen bekanntgegeben, dass sie die Kosten für Retigabin – das weiterhin in Europa zur Verfügung steht und über Einzelimport auch in Deutschland beziehbar – weiterhin übernehmen werden (*AOK Bundesverband* 2012, *N.N.* 2012b).

5.5 Fazit

Zwischen den Nutzendossiers der Hersteller und den Bewertungen des IQWiG bzw. den Beschlüssen des G-BA gibt es zum Teil deutliche Differenzen – insbesondere im Hinblick auf folgende Punkte:

》 Bewertung des Ausmaßes des Zusatznutzens
》 Wahl der zweckmäßigen Vergleichstherapie und deren Begründung
》 Interpretation der Anwendungsgebiete und Einteilung der Patientengruppen
》 Bewertung von Surrogaten als Zusatznutzennachweis
》 Formale Mängel als Gründe für die Nichtberücksichtigung von Studien
》 Studienauswahl und -bewertung.

Die unterschiedliche Interpretation der Vorgaben hat teilweise gravierende Konsequenzen für die Bewertung einzelner Wirkstoffe. So bestimmt die Definition von Patientengruppen und die Festlegung der zweckmäßigen Vergleichstherapie(n) wesentlich die Nachweiskraft des Dossiers als Ganzes oder in Teilen. Eine Abweichung von den Vorgaben hat zur Folge, dass im Endeffekt kein Zusatznutzen oder ein in seinem Ausmaß verminderter Zusatznutzen nachgewiesen werden kann. Beim derzeitigen Verfahrensstand offenbaren sich hier deutliche Unterschiede zwischen den Sichtweisen der Hersteller und den bewertenden Institutionen. Größter Dissens besteht dabei in der Beurteilung des Zusatznutzens. Dieser resultiert einerseits aus einer anders festgelegten Vergleichstherapie, andererseits aus der Differenzierung von Anwendungsgebieten und Patientengruppen, die in unterschiedlichem Ausmaß von dem Arzneimittel profitieren. Darüber hinaus scheint der Nachweis eines Zusatznutzens oder dessen Quantifizierung über Surrogatendpunkte in bestimmten Fällen erheblich eingeschränkt, da die Anforderungen zu deren Validierung in der Praxis nicht oder nur mit erheblichem Ressourcenaufwand erfüllbar sind. Insbesondere im ersten Halbjahr des Jahres 2012 hat der G-BA an verschiedenen Stellen des Verfahrens Änderungen vorgenommen bzw. solche angekündigt und dabei Kritikpunkte anderer Beteiligter aufgenommen. Insofern bleibt das Verfahren der frühen Nutzenbewertung weiterhin ein „lernendes System".

5.6 Exkurs: Nutzenbewertung in anderen Ländern

In vielen Ländern werden unterschiedliche Arzneimittelbewertungsmethoden praktiziert – je nach dem landesspezifischen Versorgungskontext und der Bewertungsperspektive für neue Arzneimittel nach Marktzulassung, zum Zweck der Kostenerstattung oder Preisbildung. Sie folgen nicht in gleichem Ausmaß dem systematischen, evidenzbasierten und unabhängigen Bewertungsverfahren. Grundsätzlich gilt es, zwei Charakteristika der internationalen Arzneimittelbewertungen zu unterscheiden: Nutzenbewertung und gesundheitsökonomische Bewertung. Eine Übersicht über internationale Arzneimittelbewertungen bietet **Tabelle 5.5**.

Im Folgenden ist die Vorgehensweise in den Bewertungsverfahren für einige Länder beispielhaft illustriert. Die Auswahl der Länder erfolgte exemplarisch im Hinblick auf unterschiedliche Verfahren der Bewertung.

5.6.1 England und Wales

Das *National Institute for Health and Clinical Excellence* (NICE) als untergeordnete Organisation des staatlichen Gesundheitsdienstes (*National Health Service*, NHS) ist verantwortlich für die Arzneimittelbewertung (*Appraisal*) in England und Wales. Besonderes Augenmerk gilt in der britischen Bewertung dem Verhältnis von Kosten und Nutzwert (*Cost-Utility-Analysis*, CUA). Dabei werden die qualitätsadjustierten Lebensjahre der Patienten (*Quality-Adjusted Life Years*, QALYs) und die finanziellen Auswirkungen auf den NHS (*Budget Impact*) beurteilt.

Im Rahmen des Appraisals sind die evidenzbasierte klinische Wirksamkeit und auftretende Nebenwirkungen bei Patientensubgruppen für den bewerteten Wirkstoff und die alternative Therapieoption entscheidende Einflussfaktoren. Hinzu kommen gesundheitsökonomische Modelle der Hersteller und die Perspektive des NHS. Seit 2004 wendet NICE die Methode der inkrementellen Kosten-Wirksamkeits-Relation (*Incremental Cost Effectivness Ratio*, ICER) zur Beurteilung eines Medikaments an. Arzneimittel, deren ICER unterhalb von 20.000 Pfund/QALY liegt, empfiehlt NICE als akzeptierte NHS-Leistun-

Tabelle 5.5: Überblick über die Arzneimittelbewertung im internationalen Vergleich.

Land	Bewertete Arzneimittel	Bewertende Institution	Bewertungs-verfahren	Zweck der Bewertung
Australien	Neu zugelassene Arzneimittel	Pharmaceutical Benefits Advisory Committee (PBAC)	Kosten-Wirksam-keits-Analyse	Erstattungs-fähigkeit
England und Wales	Neu zugelassene Arzneimittel	National Institute for Health and Clinical Excellence (NICE)	Kosten-Nutz-wert-Analyse	Erstattungs-fähigkeit und Therapieemp-fehlung
Deutschland	Neu zugelassene Arzneimittel oder Bestands-arzneimittel	Institut für Qualität und Wirschaftlichkeit im Gesundheitswesen (IQWiG), Gemeinsamer Bundesausschuss (G-BA)	Nutzen- und Zusatznutzen-bewertung	Preisregulation
Frankreich	Neue Arzneimittel in der ambulanten Versorgung	Haute Autorité de Santé (HAS)	Nutzen- und Zusatznutzen-bewertung	Erstattungs-fähigkeit und Preisregulation
Niederlande	Neu zugelassene Arzneimittel	College voor zorgverze-keringen (CVZ)	Kosten-Wirksam-keits-Analyse	Erstattungs-fähigkeit
Österreich	Neu zugelassene Arzneimittel	Heilmittel-Evaluierungs-Kommission (HEK)	Nutzen- und Zusatznutzen-bewertung	Erstattungs-fähigkeit und Preisregulation
Schweden	Neu zugelassene oder Bestands-arzneimittel	Tandvårds- och läkeme-delsförmånsverket (TVL): Pharmaceutical Benefits Board (PBB)	Kosten-Wirksam-keits-Analyse	Erstattungs-fähigkeit
Schottland	Neu zugelassene Arzneimittel	Scottish Medicines Consortium (SMC)	Kosten-Nutz-wert-Analyse	Erstattungs-fähigkeit

Quelle: IGES

gen uneingeschränkt, solche zwischen 20.000 und 30.000 Pfund/QALY eingeschränkt. Das Appraisal von NICE erfährt regelmäßig alle ein bis drei Jahre eine Aktualisierung; die währenddessen veränderte Evidenzlage wird entsprechend berücksichtigt (*Zentner* et al. 2005, *Zentner* et al. 2011).

Im Jahr 2005 führte man für einige Indikationen die Schnellbewertung im Rahmen von *Single Technology Assessments* (STA) ein – und zwar als neues Instrument zur Bewertung neuer medizinischer Technologien, die eine lebensverlängernde Wirkung ha-

ben. Diese Bewertung erfolgt nur durch Überprüfung der Herstellerunterlagen und kommt bisher in erster Linie für onkologische Medikamente zum Einsatz (*Trowman* 2011).

5.6.2 Frankreich

In Frankreich führt die Transparenz-Kommission (*Commission de la Transparence*) der *Haute Autorité de Santé* (HAS) Gutachten zur Arzneimittelbewertung nach Marktzulassung durch. Die Kommission wurde als unabhängiges wissenschaftliches Gremium nach der Gesundheitsreform im Jahr 2004 gegründet (*Meyer* 2009).

Der Fokus der Arzneimittelbewertung liegt auf der klinischen und therapeutischen Nutzenbewertung und wird, basierend auf den von den Herstellern eingereichten Dossiers, alle fünf Jahre verpflichtend erneuert. Das Bewertungsverfahren läuft in zwei Schritten ab: Im ersten Schritt erfahren neue Arzneimittel zum Zweck der Kostenerstattung eine medizinische Nutzenbewertung (*Service Médical Rendu*, SMR): Basierend auf dem Schweregrad der Erkrankung, der klinischen Wirksamkeit des Arzneimittels, der Art der Therapie und der möglichen Effekte auf die Gesundheit der Bevölkerung allgemein werden die Arzneimittel in vier SMR-Kategorien mit bedeutendem, beträchtlichem, mäßigem oder geringfügigem medizinischen Nutzen eingeordnet.

Medikamente, die ihren medizinischen Nutzen belegen können, erscheinen im Erstattungskatalog für die ambulante Versorgung (entsprechend einer Positivliste). Anschließend bestimmt eine zweite Evaluation den Zusatznutzen (*Amélioration du SMR*, ASMR) im Vergleich zu alternativen Therapien für die gleiche Indikation. In Bezug auf einen zusätzlichen medizinischen Nutzen werden die Medikamente in fünf Klassen eingestuft, die als Grundlage für die Preisverhandlung dienen:

>> ASMR I: Wesentlicher therapeutischer Fortschritt
>> ASMR II: Bedeutende Verbesserung in Bezug auf die Wirksamkeit und/oder die Reduktion von Nebenwirkungen
>> ASMR III: Mäßige Verbesserung in Bezug auf die Wirksamkeit und/oder die Reduktion von Nebenwirkungen
>> ASMR IV: Geringfügige Verbesserung in Bezug auf die Wirksamkeit und/oder die Reduktion von Nebenwirkungen
>> ASMR V: Keine Verbesserung.

5.6.3 Österreich

Zur Aufnahme eines neu zugelassenen Medikaments in den österreichischen Erstattungskodex (entsprechend einer Positivliste) ist eine Arzneimittelbewertung durch die Heilmittel-Evaluierungs-Kommission (HEK) seit 2003 verpflichtend. Dabei handelt es sich um ein dreistufiges Bewertungsverfahren:

>> Pharmakologische Bewertung
>> Medizinisch-therapeutische Bewertung
>> Gesundheitsökonomische Bewertung.

Zunächst unterzieht man die neu zugelassenen Arzneimittel einer pharmakologischen Bewertung, um den Innovationsgrad festzulegen und eine Vergleichstherapie auszuwählen. Im Rahmen der medizinisch-therapeutischen Bewertung werden die Arzneimittel entsprechend ihrem Zusatznutzen für verschiedene Patientensubgruppen klassifiziert und anschließend einer gesundheitsökonomischen Bewertung zum Preisvergleich unterzogen. Wirkstoffe mit Zusatznutzen bei großen Patientengruppen und mit einem günstigen Preisverhältnis im Vergleich zu alternativen Therapien ordnet man dem sogenannten „grünen Bereich" des Erstattungskodex als erstattungsfähige Arzneimittel zu. Arzneimittel mit Zusatznutzen, die nach der gesundheitsökonomischen Bewertung einer Mengenkontrolle in der Sozialversicherung unterworfen werden, werden in den „gelben Bereich" des Erstattungskodex (Erstattung mit Mengenkontrolle) eingruppiert. Nichterstattungsfähige Arzneimittel kommen in den sogenannten „roten Bereich" und unterliegen einer Mengenkontrolle durch Sozialversicherungsträger (*Zentner* et al. 2005).

5.6.4 Schweden

Seit 2002 ist das schwedische *Pharmaceutical Benefits Board* (PBB) am *Tandvård- och läkemedelsförmånsverket* (schwedische Zahnpflege- und Arzneimittelvorzugsbehörde, TVL) zuständig für die Arzneimittelbewertung.

Damit Produkte in die Positivliste erstattungsfähiger Wirkstoffe dürfen, müssen Hersteller Studienunterlagen und andere Informationen einreichen und bewerten lassen. Die schwedische Arzneimittelbewertung basiert auf einer Kosten-Wirksamkeits-Analyse und der Bestimmung des Grenznutzens (zusätzlicher Nutzen) im Vergleich zu Therapiealternativen aus gesellschaftlicher Perspektive. Dabei berücksichtigt man die klinisch-therapeutische Wirksamkeit, der Nutzen, Zusatznutzen und das Kosten-Wirksamkeit-Verhältnis im Vergleich zu Alternativen als Schlüsselelemente der Bewertung (*The Pharmaceutical Benefits Board* o. J.).

Literatur

AOK-Bundesverband (2012) Arzneimittelversorgung für Trobalt-Patienten jederzeit sichergestellt. Pressemitteilung vom 1. Juni 2012. http://www.aok-bv.de/presse/pressemitteilungen/2012/index_08370.html (14.06.2012).

DDG (2012). Stellungnahmen. IQWiG-Bericht Nr. 111 Linagliptin – Nutzenbewertung gemäß § 35a SGB V. http://www.deutsche-diabetes-gesellschaft.de/stellungnahmen/stellungnahme-detailansicht/article/stellungnahme-der-ddg-zum-iqwig-bericht-nr-111-linagliptin-nutzenbewertung-gemaess-35a-sgb-v.html?cHash=202e7570a491ecdd868e8fa27774fa5a (02.05.2012).

DGfE und DGN (2012) Epilepsie: Neues Medikament mit innovativem Wirkmechanismus (Retigabin) ohne „Zusatznutzen" eingestuft. Gemeinsame Stellungnahme der Deutschen Gesellschaft für Epileptologie e. V. (DGfE) und der Deutschen Gesellschaft für Neurologie (DGN). Pressemitteilung vom 4. Juni 2012. http://www.dgn.org/pressemitteilungen/stellungnahme-retigabin.html (12.06.2012).

DGHO (2012a) Stellungnahme zur Nutzenbewertung des IQWiG gemäß § 35a SGB V Cabazitaxel. http://www.dgho.de/informationen/nachrichten/Cabazitaxel%20IQWIG%20Bericht_U.pdf (02.05.2012).

DGHO (2012b) Frühjahrstagung 2012: Onkologie in Deutschland: Innovationen zulassen, Expertise erhalten. http://www.dgho.de/informationen/presse/pressemitteilungen/fruehjahrstagung-2012-onkologie-in-deutschland-innovationen-zulassen-expertise-erhalten (02.05.2012).

DNEbM (2012) Grundbegriffe der EbM. Definitionen. http://www.ebm-netzwerk.de/was-ist-ebm/grundbegriffe (14.03.2012).

G-BA (2011a) Zusammenfassende Dokumentation zur Nutzenbewertung Ticagrelor.

G-BA (2011b) 5. Kapitel der Verfahrensordnung des Gemeinsamen Bundesausschusses in der Fassung vom 19. Januar 2011. http://www.g-ba.de/downloads/17-98-3025/2011_Kapitel%205%20VerfO_zweiseitig.pdf (26.04.2012).

G-BA (2012a). G-BA veranlasst Nutzenbewertung von Arzneimitteln aus dem Bestandsmarkt. Pressemitteilung zur Sitzung des G-BA vom 7. Juni 2012. http://www.g-ba.de/institution/presse/pressemitteilungen/439/ (07.06.2012).

G-BA (2012b) Beschluss Nutzenbewertung Boceprevir.

G-BA (2012c) Beschluss Nutzenbewertung Telaprevir.

G-BA (2012d) Beschluss Nutzenbewertung Pirfenidon.

G-BA (2012e) Rainer Hess, mündliche Mitteilung in der Sitzung des G-BA vom 7. Juni 2012.

G-BA (2012f) Beschluss Nutzenbewertung Bromfenac.

G-BA (2012g) Beschluss Nutzenbewertung Retigabin.

G-BA (2012h) Beschluss Nutzenbewertung Apixaban.

G-BA (2012i) Newsletter Nr. 03 – März 2012. http://www.g-ba.de/institution/presse/newsletter/123/#8 (18.04.2012).

G-BA (2012k) Newsletter Nr. 04 – April 2012. http://www.g-ba.de/institution/presse/newsletter/124/ (30.05.2012).

GlaxoSmithKline (2011a) Trobalt Filmtabletten. Fachinformation. http://www.fachinfo.de (14.06.2012).

GlaxoSmithKline (2011b) Lamictal. Fachinformation. http://www.fachinfo.de (14.06.2012).

Häussler B, Höer A, Hempel E (2011). Arzneimittel-Atlas 2011. Urban und Vogel, München.

IQWiG (2011a) Nutzenbewertung Ticagrelor.

IQWiG (2011b) Nutzenbewertung Boceprevir.

IQWiG (2011c) Nutzenbewertung Pirfenidon.

IQWIG (2011d) Aussagekraft von Surrogatendpunkten in der Onkologie. Rapid Report. https://www.iqwig.de/download/A10-05_Rapid_Report_Version_1-1_Surrogatendpunkte_in_der_Onkologie.pdf (26.04.2012).

IQWiG (2012a) Nutzenbewertung Telaprevir.

IQWiG (2012b) Nutzenbewertung Belatacept.

IQWiG (2012c) IQWiG. Evidenzbasierte Medizin (EbM) https://www.iqwig.de/index.939.html (14.03.2012).

IQWiG (2012d) Nutzenbewertung Abirateronacetat.

Janssen-Cilag (2011) Topamax 25 mg/- 50 mg/- 100 mg/- 200 mg Filmtabletten Topamax 25 mg/- 50 mg Hartkapseln. Fachinformation. http://www.fachinfo.de (14.06.2012).

Mangiapane S, Velasco Garrido M (2009) DIMDI (Hrsg.). Schriftenreihe Health Technology Assessment, Bd. 91. Surrogate als Parameter der Nutzenbewertung. http://portal.dimdi.de/de/ hta/hta_berichte/hta250_bericht_de.pdf (04.04.2012).

Meyer F (2009) Orphan Drugs Assessment and Reimbursement. The situation in France. http://www.raredisorders.ca/documents/MeyerED-MONTONorphandrugsmarch09.pdf (27.03.2012).

N.N. (2012a) Ärztezeitung Online. Disput über Vergleichstherapie geht weiter. http://www.aerztezeitung.de/politik_gesellschaft/arzneimittelpolitik/article/800099/disput-vergleichstherapie-geht-weiter.html (02.05.2012).

N.N. (2012b) DAZ online. TK zahlt für Retigabin-Importe. http://www.deutsche-apotheker-zeitung.de/wirtschaft/news/2012/06/13/tk-zahlt-fuer-retigabin-importe/7485.html (14.06.2012).

Schickert J, Schmitz A (2011) Frühe Nutzenbewertung. Bewertung erster Detailfragen zu Anwendungsbereich, Dossierpflicht und Vergleichstherapie. Pharma Recht 33 (6): 217–223.

The Pharmaceutical Benefits Board (o. J.) Areas of responsibility and tasks. http://www.tlv.se/Upload/English/ENG-lfn-responsibility-tasks.pdf (27.03.2012).

Trowman R, Chung H, Longson C, Littlejohns P, Clark P (2011) The National Institute for Health and Clinical Excellence and its role in assessing the value of new cancer treatments in England and Wales. Clin Cancer Res, 17(15): 4930–35.

Zentner A, Velasco-Garrido M, Busse R (2005) Methoden zur vergleichenden Bewertung pharmazeutischer Produkte. Eine internationale Bestandaufnahme. Schriftenreihe Health Technology Assessment, Band 13.

Zentner A, Busse R (2011) Bewertung von Arzneimitteln – wie gehen andere Länder vor? GGW, 11 (1): 25–34.

6   Methodische Erläuterungen

CHRISTOPH DE MILLAS, ELKE HEMPEL, ARIANE HÖER

Es gibt viele verschiedene Einflussfaktoren auf die Entwicklung der Arzneimittelausgaben der GKV. Darunter sind nachfrage- und angebotsseitige Faktoren, die sich aus dem objektiven und subjektiven Bedarf sowie der politischen Steuerung ergeben. Aus der Vielfalt der wirksamen Einflussfaktoren erfolgt im Arzneimittel-Atlas eine Fokussierung auf jene, die auf der Basis von Verordnungsdaten der GKV ermittelt werden können. Grundlage der Analyse bildet daher die Umsatzentwicklung der Apotheken zu Lasten der GKV.

Der Untersuchung liegt die Vorstellung zugrunde, dass der Verbrauch von Arzneimitteln in der Bevölkerung (in diesem Fall der GKV-Versicherten) in erster Linie aus der therapeutischen Versorgung dieser Bevölkerung zu verstehen ist. Aus diesem Grund erfolgt die Analyse strukturiert für insgesamt 96 Gruppen von Arzneimitteln (als „Indikationsgruppen" bezeichnet), die zur Behandlung beschriebener Gesundheitsstörungen eingesetzt werden. Davon wird im Arzneimittel-Atlas 2012 eine Auswahl jener Indikationsgruppen näher dargestellt, die in mindestens einem der Jahre zwischen 2005 und 2011 mehr als 40 Mio. Euro Umsatzsteigerung bzw. -rückgang verzeichneten (siehe unter Abschnitt 2.3). Im Jahr 2011 gab es keine zusätzliche Indikationsgruppe, welche diese Kriterien erfüllte. Die „Mittel zur Behandlung der Hypertonie" umfassen – abweichend von der üblichen Definition von Indikations- und Teil-Indikationsgruppen – mehrere therapeutische Untergruppen der ATC-Klassifikation: Zusammengefasst werden die Teil-Indikationsgruppen „Antihypertonika" (C02), „Diuretika" (C03), „Beta-Adrenozeptor-Antagonisten" (C07), „Calciumkanalblocker" (C08) und „Mittel mit Wirkung auf das Renin-Angiotensin-System" (C09). Über „C02 Antihypertonika", „C03 Diuretika" sowie über „A16 Andere Mittel für das alimentäre System und den Stoffwechsel" wird im Arzneimittel-Atlas berichtet, obwohl sie das Kriterium der 40 Mio. Euro Umsatzsteigerung bzw. -rückgang nicht erfüllen. Im Arzneimittel-Atlas 2012 werden insgesamt 31 Indikationsgruppen ausführlich dargestellt.

Vor dem Hintergrund dieser versorgungsbezogenen Sichtweise wird untersucht, ob epidemiologische, medizinische, regulatorische oder wettbewerbliche Erklärungen für die beobachteten Entwicklungen in den einzelnen Indikationsgruppen erkannt werden können oder ob möglicherweise nichtbekannte bzw. rational nichtbegründbare Faktoren für die Entwicklungen verantwortlich sein könnten. Im Folgenden werden einzelne Elemente der Methodik detailliert erläutert.

6.1   ATC-Klassifikation

Die ATC-Klassifikation ist die anatomisch-therapeutisch-chemische Klassifikation von Arzneimitteln. Es handelt sich um ein international anerkanntes Klassifikationssystem für Arzneimittel, das durch das WHO Collaborating Centre for Drug Statistics Methodology (WHOCC) in Oslo erstellt und jährlich aktualisiert wird (http://www.whocc.no/atcddd/). Die internationale Version der ATC-Klassifikation kann den nationalen Besonderheiten angepasst werden. Die ATC-Klassifikation für Deutschland wird seit 2005

Tabelle 6.1: Ebenen der ATC-Klassifikation und Verwendung im Arzneimittel-Atlas.

Ebene	Bezeichnung	Beispiel für Kode	Bedeutung des Kodes	Verwendung im Arznei-mittel-Atlas
1.	Anatomische Haupt-gruppe	A	Alimentäres System und Stoffwechsel	Wird nicht berücksichtigt
2.	Therapeutische Untergruppe	A10	Antidiabetika	Definiert die Indikations-gruppe
3.	Pharmakologische Untergruppe	A10A	Insuline und Analoga	Definiert ggf. die Teil-Indikationsgruppe
4.	Chemische Unter-gruppe	A10AB	Insuline und Analoga zur Injektion, schnell wirkend	Definiert in der Regel Therapieansätze
5.	Chemische Substanz	A10AB01	Insulin (human)	Definiert Analog-Wirkstoffe/ Wirkstoffe

Quelle: IGES nach *Fricke* et al. 2011a

in einer amtlichen Fassung vom Deutschen Institut für Medizinische Dokumentation und Information (DIMDI) herausgegeben. Die wissenschaftliche Bearbeitung der nationalen ATC-Klassifikaton für Deutschland erfolgt durch das Wissenschaftliche Institut der AOK (WIdO). **Tabelle 6.1** veranschaulicht die fünf Ebenen der ATC-Klassifikation.

Die ATC-Klassifikation gliedert Arzneimittel zunächst in anatomische Hauptgruppen, z. B. „A Alimentäres System und Stoffwechsel" oder „B Blut und blutbildende Organe". Innerhalb der anatomischen Hauptgruppen erfolgt eine Gliederung nach therapeutischen Untergruppen, z. B. „A02 Mittel bei säurebedingten Erkrankungen" oder „A10 Antidiabetika". Die therapeutischen Untergruppen umreißen in der Regel das Indikationsgebiet für die dazugehörigen Arzneimittel, definieren jedoch in einigen Fällen nicht unbedingt ein Indikationsgebiet, sondern Wirkstoffgruppen, wie z. B. die therapeutische Untergruppe „C09 Mittel mit Wirkung auf das Renin-Angiotensin-Sytem" oder „N06 Psychoanaleptika". Innerhalb der therapeutischen Untergruppen erfolgt die Gliederung nach pharmakologischen Untergruppen, die mehr oder weniger detailliert das

Wirkprinzip der klassifizierten Arzneimittel beschreiben. So finden sich in der pharmakologischen Untergruppe „A10B Antidiabetika exkl. Insuline" z. B. die chemischen Untergruppen „A10BA Biguanide" und „A10BB Sulfonylharnstoff-Derivate". Der ATC-Kode der chemischen Substanz definiert einzelne Wirkstoffe bzw. fixe Kombinationen. Wirkstoffe mit unterschiedlichen Indikationsgebieten können mehrere ATC-Kodes haben. Ein Beispiel ist die Acetylsalicylsäure, die als Analgetikum mit dem ATC-Kode N02BA01 und als Mittel zur Hemmung der Thrombozytenaggregation mit dem ATC-Kode B01AC06 bezeichnet wird.

Als international anerkanntes Klassifikationsverfahren liegt die ATC-Klassifikation der Gliederung des Kapitels 3 in diesem Buch zugrunde. Der Arzneimittel-Atlas gliedert die Arzneimittel nach Indikationsgruppen, sodass Mittel, die in medizinischer Hinsicht im Wesentlichen nicht miteinander substituierbar sind, unterschiedlichen Gruppen zugeordnet sind: Ein Mehrverbrauch an Antidiabetika kann z. B. nicht einen Minderverbrauch bei Mitteln gegen säurebedingte Erkrankungen zur Folge haben. Die Indikationsgruppen entsprechen den therapeutischen Untergruppen der ATC-Klassifikation. Da die therapeutischen Untergruppen an einigen Stellen der ATC-Klassifikation zu grob sind, d. h. Wirkstoffgruppen enthalten, die prinzipiell nicht untereinander substituierbar sind, musste man für einige Indikationsgruppen Teil-Indikationsgruppen einführen. Auf diese Weise wurde z. B. bei den Antianämika verfahren, weil Mittel gegen Eisenmangelanämie nicht gegen Mittel austauschbar sind, die bei renaler Anämie eingesetzt werden können. Die Bildung von Teil-Indikationsgruppen folgt in den meisten Fällen den pharmakologischen Untergruppen. So wird die Indikationsgruppe „A10 Antidiabetika" in die Teil-Indikationsgruppen der Insuline (A10A) und der Antidiabetika exkl. Insuline (A10B) geteilt. Wenn auch innerhalb von pharmakologischen Untergruppen keine prinzipielle Substituierbarkeit besteht bzw. keine pharmakologischen Untergruppen definiert sind, werden einzelne chemische Substanzen zu Teil-Indikationsgruppen zusammengefasst. Die chemischen Untergruppen der ATC-Klassifikation definieren in der Regel die Therapieansätze im vorliegenden Arzneimittel-Atlas. Von dieser Vorgehensweise weicht man dann ab, wenn chemische Untergruppen erkennbar mehrere Therapieansätze enthalten (so werden für die chemische Untergruppe „L01XX Andere antineoplastische Mittel" u. a. die Therapieansätze Topoisomerase-Hemmer und Retinoide definiert) oder wenn die Gliederung der chemischen Untergruppen nicht der üblichen klinischen Einteilung entspricht. So wurden die in über zehn chemische Subgruppen gegliederten Antipsychotika (N05A) in die Therapieansätze Atypika, niedrig- und mittelpotente konventionelle Neuroleptika, hochpotente konventionelle Neuroleptika, Lithium und Tiaprid unterteilt. Die Indikationsgruppe der Mittel zur Behandlung der Hypertonie umfasst abweichend von der beschriebenen Gliederung mehrere therapeutische Untergruppen der ATC-Klassifikation.

Die Analysen des Arzneimittel-Atlas beziehen sich jeweils auf das vorangegangene Kalenderjahr. Daher wird prinzipiell die ATC-Klassifikation herangezogen, die in jenem Kalenderjahr Gültigkeit hatte. Der vorliegende Arzneimittel-Atlas 2012 verwendet somit die für das Jahr 2011 gültige Klassifikation (*Fricke* et al. 2011a). In folgenden Ausnahmefällen weicht man davon ab:

» Für neue Wirkstoffe, die vom WIdO 2011 noch nicht klassifiziert wurden, wird geprüft, ob das WHOCC bereits einen ATC-Kode vergeben hat. Ist dies nicht der Fall, wird ein eigener ATC-Kode generiert, der für die Klassifikation im Arzneimittel-Atlas solange Gültigkeit hat, bis in den ATC-Klassifikationen des WIdO bzw. des WHOCC ein entsprechender Kode gefunden wird.

» Regelmäßig kommt es innerhalb der ATC-Klassifikation zu kleineren strukturellen Änderungen. Hat das WHOCC für das Jahr 2012 eine solche Änderung publiziert, deren Anwendung auch schon im Jahr 2011 sinnvoll erscheint, so wird abweichend von der vom WIdO herausgegebenen Klassifikation die Kodierung des WHOCC zugrunde gelegt.

6.2 DDD-Konzept

Die DDD ist die „defined daily dose", also die definierte Tagesdosis oder kurz die Tagesdosis. Die DDD ist die angenommene tägliche Erhaltungsdosis für die Hauptindikation eines Wirkstoffes bei Erwachsenen. Das DDD-Konzept ist eng mit der ATC-Klassifikation verknüpft: Für viele Wirkstoffe werden auf der Ebene der chemischen Substanz der ATC-Klassifikation DDD festgelegt. Die international gültigen DDDs gibt – wie die ATC-Klassifikation – das WHOCC in Oslo bekannt. Auch Änderungen von DDDs publiziert diese Stelle. Genau wie die ATC-Klassifikation kann die DDD-Festlegung nationalen Besonderheiten angepasst werden. Wurde für einen Wirkstoff international bislang keine DDD definiert, kann eine nationale DDD definiert werden. Die Methodik des DDD-Konzepts haben *Fricke* et al. (2011b) beschrieben.

Eine DDD entspricht nicht der tatsächlich erforderlichen individuellen Tagesdosis für einen einzelnen Patienten und sie kann auch nicht als Dosierungsempfehlung verstanden werden. Bei der DDD handelt es sich um eine Mengeneinheit, die in epidemiologischen Studien den Verbrauch von Arzneimitteln auch über längere Zeiträume standardisiert erfassen soll. Prinzipiell erlauben die DDD-Festlegungen auch keine Aussage über die relative Wirksamkeit verschiedener Wirkstoffe.

Trotz dieser Einschränkungen bietet die Verwendung der DDD als Mengeneinheit für die Komponentenanalyse (siehe unter 6.4) den Vorteil, dass die tatsächlich verbrauchten Mengen so viel besser erfasst werden als durch die Anzahl der Verordnungen. Eine Erfassung von Verordnungen kann weder die Packungsgröße noch die verordnete Wirkstärke berücksichtigen. Dies verdeutlicht das Beispiel des Wirkstoffes Diclofenac (ATC-Kode M01AB05), dessen DDD 100 mg beträgt: Wie **Tabelle 6.2** zeigt, kann bei Verwendung der Mengeneinheit „Verordnung" ein

gleichbleibender Verbrauch suggeriert werden, wenn sich die Anzahl der Verordnungen nicht ändert. Tatsächlich wurde jedoch eine größere Menge von Diclofenac verbraucht, weil einerseits mehr größere und weniger kleine Packungen verordnet wurden, andererseits mehr Tabletten höherer Wirkstärke. Derartige Artefakte vermeidet die Anwendung des DDD-Konzepts. Bei Verordnung von größeren Packungen oder Darreichungsformen höherer Wirkstärke sinkt der mittlere Preis je DDD. Nur bei Anwendung des DDD-Konzepts spiegelt sich dieser Umstand auch in einer negativen Packungsgrößenkomponente bzw. in einer negativen Wirkstärkekomponente – also einer Umsatzminderung – wider, wenn der Anteil von größeren Packungen bzw. von Darreichungsformen mit höherer Wirkstärke steigt.

Im Arzneimittel-Atlas ist für jedes durch eine Pharmazentralnummer (PZN) definierte Arzneimittel die Anzahl der DDD je PZN berechnet. Die Berechnung erfolgte prinzipiell nach *Fricke* et al. (2011b) unter Verwendung der vom WIdO (*Fricke* et al. 2011a) publizierten DDD-Festlegung. Dabei wurden nicht die amtlichen DDD-Festlegungen verwendet (*DIMDI* 2011), weil diese dem Kostenvergleich nach § 73 Abs. 8 SGB V dienen. Das WIdO ist durch das WHO Collaborating

Tabelle 6.2: Berechnete Differenz im Verbrauch als Grundlage der Komponentenanalyse am Beispiel von Diclofenac.

Produkt	2010		2011		Berechnete Differenz im Verbrauch	
	VO	DDD	VO	DDD	VO	DDD
Diclofenac 25 mg 50 St.	40	500	20	250	–20	–250
Diclofenac 25 mg 100 St.	10	250	20	500	10	250
Diclofenac 50 mg 100 St.	10	500	20	1.000	10	500
Summe Diclofenac	**60**	**1.250**	**60**	**1.750**	**0**	**500**

VO = Verordnung; 1 DDD entspricht 100 mg
Quelle: IGES

Centre for Drug Statistics Methodology autorisiert, die ATC-Klassifikationen und DDD-Festlegungen für Deutschland anzupassen. Die WHO hat das DDD-System für epidemiologische Zwecke erarbeitet. Danach ist es weniger wichtig, dass die DDD-Festlegungen in einer Wirkstoffgruppe äquieffektive Dosierungen angeben, als dass eine über einen längeren Zeitraum stabile Maßeinheit zur Verfügung steht, um Arzneimittelverbräuche standardisiert zu erfassen.

Bei neuen Wirkstoffen, für die das WIdO bislang noch keine DDD festgelegt hat, kam ggf. die DDD-Festlegung des WHOCC zum Einsatz. Für alle durch eine PZN definierten Arzneimittel, die für ihre arzneilich wirksamen Bestandteile weder seitens WIdO noch seitens WHOCC eine DDD erhalten haben, wurden präparatespezifische DDD berechnet. Dies erfolgte gemäß der vom WIdO herausgegebenen Methodik (*Fricke* et al. 2011b).

Die Methode nach *Fricke* et al. (2011b) diente auch für Präparate, die fixe Kombinationen von Wirkstoffen enthalten. So kam beispielsweise für alle ATC-Kodes, für die vom WHOCC eine DDD-Festlegung publiziert wurde, diese DDD-Festlegung zum Einsatz.

Für Wirkstoffe oder bestimmte Darreichungsformen, die weder in der von *Fricke* et al. (2011b) publizierten Methodik, noch auf der Website des WHOCC zu finden sind, ging man nach den verfügbaren Regeln zur DDD-Berechnung vor. Da diese nicht für jeden Fall eindeutig formuliert sind, existieren wohl bei vielen Präparaten Abweichungen zwischen der von uns berechneten DDD und den vom WIdO berechneten DDD.

Für Produkte, die nach der ATC-Klassifikation zur anatomischen Hauptgruppe V (Varia) gehören, ist eine Berechnung von DDD nicht in jedem Fall möglich bzw. nicht sinnvoll. Auch hier berücksichtigte man soweit wie möglich die Angaben und Prinzipien von *Fricke* et al. (2011b). Wenn die Regeln mangels fehlender Informationen nicht anwendbar waren, verwendeten wir anstelle einer berechneten DDD je PZN die Anzahl von Standardeinheiten je PZN. Dies konnte je nach Produkt die Anzahl von Ampullen, Infusionsflaschen oder Stück sein, ggf. aber auch Volumen- oder Gewichtseinheiten wie Milliliter oder Gramm. Fehlten bei PZN-definierten Arzneimitteln die Angaben zu Standardeinheiten, so wiesen wir der PZN den Mittelwert von DDD je PZN der Indikationsgruppe zu.

Den Analysen für den Arzneimittel-Atlas liegen die Daten von über 130.000 Pharmazentralnummern zugrunde. Die Berechnung der DDD-Menge je PZN unterliegt einer ständigen Qualitätskontrolle. Sowohl durch Anpassungen, die wegen Änderungen von DDD-Festlegungen erforderlich sind, als auch durch sonstige Korrekturen ist es daher möglich, dass sich im Vergleich zu früheren Ausgaben des Arzneimittel-Atlas Abweichungen bezüglich der verbrauchten Mengen von Tagesdosen in Indikationsgruppen oder Teil-Indikationsgruppen oder von Anteilen der Therapieansätze bzw. von Wirkstoffen ergeben.

Um festzustellen, wie häufig die Arzneimittel in den einzelnen Indikationsgruppen verordnet werden, bestimmte man für das Jahr 2011, wieviele DDD im Durchschnitt auf jeden Versicherten der GKV entfielen. Die Häufigkeit wurde entsprechend **Tabelle 6.3** kategorisiert.

6.3 Datenbasis

6.3.1 Datenbasis für den Zeitraum 2003 bis 2011

Die Datenbasis für den Zeitraum 2003 bis 2011 liefert die Nationale VerordnungsInformation (NVI), die vom Marktforschungsinstitut INSIGHT Health zur Verfügung gestellt wurde. Hierbei handelt es sich um Daten aus den Apothekenrechenzentren zur Abrech-

Tabelle 6.3: Kategorien für die Häufigkeit von Verordnungen einer Indikationsgruppe je Versicherten der GKV im Jahr 2011 sowie Anzahl von Indikationsgruppen in der Kategorie.

	Kategorie	DDD pro Versicherten und Jahr	Anzahl von Indikationsgruppen der Kategorie
5	Besonders häufig	20 und mehr	9
4	Sehr häufig	10 bis unter 20	7
3	Häufig	4 bis unter 10	13
2	Selten	0,4 bis unter 4	25
1	Sehr selten	Weniger als 0,4	42

Quelle: IGES-Berechnungen nach NVI (INSIGHT Health) und KM6

nung der zu Lasten der GKV verordneten Fertigarzneimittel. Ausgehend von diesen Apothekenumsätzen wurden für den Atlas 2012 die Ausgaben der Versicherungsgemeinschaft bestimmt (siehe 6.3.4). In dieser Datenquelle sind – im Unterschied zu den Ausgaben nach KV45- bzw. KJ1-Statistik – Impfstoffe unter den „Apothekenumsätzen" enthalten, nicht aber Rezepturen und Zubereitungen. Abrechnungen mit Internetapotheken sind von der NVI zum großen Teil, aber nicht komplett abgedeckt. Ebenso sind in der amtlichen Statistik die Zu- und Auf-

zahlungen, welche von den Patienten getragen werden, bereits abgezogen.

Für das Jahr 2011 weist die NVI-Statistik definitionsgemäß um 157 Mio. Euro höhere Ausgaben (Summe aus Impfstoffen, Rezepturen und Zu- und Aufzahlungen der Patienten, siehe **Tabelle 6.4**) aus als die amtliche Statistik nach KV45/KJ1. Addiert man diesen Wert zu den Ausgaben nach der KV45/KJ1-Statistik, ergibt sich eine Differenz von 549 Mio. Euro zwischen den beiden Statistiken, was einem Unterschied von 2,08 % entspricht. Die beiden Statistiken sind somit sehr ähnlich, doch

Tabelle 6.4: Unterschiede der GKV-Apothekenumsätze im Jahr 2011 in Mio. Euro nach Apothekenverkaufspreisen (AVP) in den Datenquellen KV45 und NVI.

	Arzneimittelausgaben in Apotheken nach		
	KJ1	NVI	Wert in NVI in Mio. Euro
Impfstoffe	–	+	857
Rezepturen etc.	+	–	–2.508
Auf-/Zuzahlungen	–	+	1.807
Apothekenumsätze ausgewiesen	26.183		Definitionsgemäße Umsatzdifferenz NVI/KJ1 157
		26.888	
Apothekenumsätze bereinigt	26.340		Bereinigte Umsatzdifferenz NVI/KJ1 549

Quelle: BMG (KJ 1, KV45 (Stand: 8.3.2012)), NVI (INSIGHT Health), IGES-Berechnungen

Retaxierungen sind nicht enthalten und Abrechnungen im Rahmen des Sprechstundenbedarfs konnten nur bei Impfstoffen berücksichtigt werden. Des Weiteren kann es Unterschiede in der Abgrenzung von Arzneimitteln geben. Der Arzneimittel-Atlas verwendet aufgrund des geringen Unterschieds zwischen den beiden Statistiken die NVI-Daten als Grundlage aller Berechnungen.

In der NVI ist jedes Fertigarzneimittel durch eine Pharmazentralnummer (PZN) definiert, sodass Eigenschaften wie Wirkstoff, ATC-Kode (entsprechend *Fricke* et al. 2011a), Darreichungsform, Wirkstärke usw. eindeutig zuzuordnen sind. Je PZN stehen die Anzahl der Verordnungen sowie der Umsatz in Apothekenverkaufspreisen (AVP) jeweils für die einzelnen Jahre von 2003 bis 2011 zur Verfügung. Darüber hinaus enthält die NVI je PZN Informationen, ob es sich um Parallelimporte, Generika, Biosimilars oder Originalprodukte handelt.

Die Daten der NVI sind Grundlage der Komponentenzerlegung (siehe 6.4). Die Komponentenzerlegung wurde für den Vergleichszeitraum 2011 vs. 2010 durchgeführt. Je Vergleichszeitraum fließen jeweils alle Fertigarzneimittel ein, für die (bezogen auf die PZN) in mindestens einem der Vergleichsjahre Angaben zur Anzahl der Verordnungen sowie zum Umsatz in AVP vorlagen und deren Werte größer als 0 waren. Die Berechnung der Komponentenzerlegung

erfolgt auf Basis der Erstattungspreise (siehe 6.3.4).

Umsätze, Ausgaben sowie der Verbrauch von Fertigarzneimitteln in DDD sind für die Jahre 2003 bis 2011 aus den Angaben der NVI berechnet.

6.3.2 Datenbasis für den Zeitraum 1996 bis 2002

Für den Zeitraum von 1996 bis 2002 ist für ausgewählte Indikationsgruppen der Verbrauch in DDD dargestellt. Die Angaben stammen aus dem AVR (*Schwabe* und *Paffrath* 1997ff): Beginnend mit dem AVR 1997 werden jährlich im Kapitel „Ergänzende statistische Übersicht" die Mengen der pro Jahr verordneten DDD dargestellt (Tabelle „Arzneimittelverbrauch nach ATC-Gruppen" im AVR). Die ATC-Gruppen im AVR entsprechen der therapeutischen Untergruppe der ATC-Klassifikation und damit den Indikationsgruppen im Arzneimittel-Atlas.

6.3.3 Berechnung von mittleren Preisen je DDD

Die mittleren Preise (AVP) z. B. für eine Indikationsgruppe, einen Therapieansatz oder einen Wirkstoff wurden nach der Formel in **Abbildung 6.1** ermittelt.

$$\text{Mittlerer AVP im Jahr X} = \frac{\begin{array}{c}\textbf{Umsatz} \text{ von Indikationsgruppe/} \\ \text{Therapieansatz/} \\ \text{Wirkstoff im Jahr X in AVP}\end{array}}{\begin{array}{c}\textbf{Menge} \text{ der verordneten DDD von Indikationsgruppe/} \\ \text{Therapieansatz/} \\ \text{Wirkstoff im Jahr X}\end{array}}$$

Abbildung 6.1: Formel zur Berechnung der mittleren Apothekenverkaufspreise (AVP)
Quelle: IGES

An dieser Stelle sei ausdrücklich darauf hingewiesen, dass nach den Angaben des WHOCC das ATC/ DDD-System nicht dazu geeignet ist, Bewertungen hinsichtlich Kostenerstattung und Preisbildung zu treffen. Aus diesem Grund kann man aufgrund der mittleren Preise je DDD auch keine validen Aussagen darüber machen, ob ein bestimmter Analog-Wirkstoff oder eine Wirkstoffgruppe möglicherweise kosteneffektiver im Vergleich zu einem anderen Wirkstoff oder einer anderen Gruppe ist. Angaben zu mittleren Preisen je DDD lassen lediglich die deskriptive Aussage zu, dass bei gegebener DDD-Festlegung der mittlere Preis je DDD von Wirkstoff A sich wie angegeben zum mittleren Preis je DDD von Wirkstoff B verhält. Ob bei Bevorzugung des Wirkstoffs mit dem niedrigeren mittleren Preis je DDD auch tatsächlich eine gleichwertige bzw. gleich effektive Therapie möglich ist, die zu geringeren Therapiekosten führt, kann man aus den Angaben nicht ableiten.

6.3.4 Berechnung der mittleren Erstattungspreise je DDD

Im Atlas 2012 bestimmte man wie im Vorjahr die Ausgabenveränderung von 2010 nach 2011 nicht nur auf Basis der Apothekenverkaufspreise, sondern man führte eine alternative Berechnung durch. Wir berücksichtigten, dass von Seiten der Arzneimittelhersteller und Apotheker Rabatte an die GKV geleistet wurden. Eine Berechnung auf Basis des AVP würde dagegen Kosten aufzeigen, die letztlich von der Gemeinschaft aus Krankenkassen und Patienten nicht getragen werden.

Die Bestimmung des Erstattungspreises der Versicherungsgemeinschaft (EP) erfolgt monatsgenau auf Ebene der einzelnen Krankenkassen. Vom AVP der jeweiligen PZN wurden die relevanten Rabatte und Abschläge abgezogen (**Tabelle 6.5**).

Im Falle von Impfstoffen wurde berücksichtigt, dass diese vornehmlich im Rahmen des Sprechstundenbedarfs abgegeben werden und sich damit die Erstattungspreise nach den Arzneimittel-Lieferverträgen zwischen Krankenkassen und Apothekenverbänden auf regionaler Ebene ergeben (*IGES Institut* et al. 2010).

Die Rabatte für Impfstoffe nach § 130a Abs. 2 basieren auf europäischen Referenzpreisen. Bis August 2011 mussten die Hersteller die Preisinformationen an den GKV-Spitzenverband übermitteln und seit September 2011 sind die Rabatte in der Apothekensoftware ausgewiesen. Die Rabatte galten rückwirkend für das gesamte Jahr 2011. Dies ist bei der Berechnung der Erstattungspreise be-

Tabelle 6.5: Berücksichtigte Rabatte und Abschläge zur Bestimmung des Erstattungspreises der Versicherungsgemeinschaft (EP).

Regelung	Gesetzliche Grundlage (SGB V)	Datenquelle
Apothekenabschlag	§ 130	ABDA/IGES-Berechnung
Herstellerrabatt	§ 130a Abs. 1 & 1a	ABDA
Impfstoffrabatt	§ 130a Abs. 2	ABDA
Preismoratorium	§ 130a Abs. 3a	ABDA
Generikarabatt	§ 130a Abs. 3b	ABDA
Individualrabatte	§ 130a Abs. 8	ABDA/ KV45/ IGES

Quelle: IGES

rücksichtigt. Einschränkend ist zu bemerken, dass für eine einzelne Verordnung keine Information zur Verfügung stand, ob es sich um eine Impfung nach § 20d Abs. 1 SGB V handelt oder nicht (Impfungen nach dem Infektionsschutzgesetz, jedoch nicht Impfungen im Rahmen von Satzungsleistungen der Kassen). Nur auf Impfungen nach § 20d Abs. 1 SGB V ist der Rabatt zu gewähren. Diese Unsicherheit ist bei Betrachtung der EP für Impfstoffe zu beachten.

Bezüglich der Individualrabatte nach § 130a Abs. 8 SGB V haben wir einen einheitlichen Rabatt abhängig von der Kassenart für die jeweilige Krankenkasse angenommen.

Nicht berücksichtigt ist, dass ggf. eine individuelle Rabattvereinbarung nach § 130a Abs. 8 SGB V einen gesetzlichen Rabatt nach § 130a Abs. 1 oder 1a ablösen kann.

Die berechneten Preise stellen somit die Ausgaben dar, welche von den Krankenkassen (Erstattung) und Patienten (Zuzahlung) getragen werden müssen. Eine weitergehende Differenzierung der Ausgaben nach den erstatteten Kosten der Krankenkassen und den Zuzahlungen der Patienten ist nicht möglich, da für eine einzelne Verordnung keine Informationen zu einer evtl. erlassenen Zuzahlung wegen Überschreitung der Belastungsgrenze nach § 62 SGB V vorliegt.

6.4 Statistische Komponentenzerlegung/Indexanalyse

Die Entwicklung des Umsatzes von bestimmten Warenmärkten in einem bestimmten Zeitraum – so auch des GKV-Arzneimittelmarktes – ist generell dadurch gekennzeichnet, dass sich mehrere Faktoren gleichzeitig ändern können. Relativ einfach zu ermitteln sind die Veränderungen der Menge und der Preise der betrachteten Mengeneinheiten (beispielsweise Stück, Verordnung, DDD), die entsprechend durch eine Mengen- und Preis-Komponente dargestellt werden. Parallel dazu kann die Umsatzänderung bzw. Ausgabenveränderung durch strukturelle Änderungen beeinflusst werden, beispielsweise durch Verschiebungen der Anteile von Wirkstoffen, Packungsgrößen und Generika. Strukturelle Änderungen innerhalb eines Marktes können selbst dann zu Umsatzänderungen führen, wenn die Verbrauchs- und Preiskomponente keine Änderungen gegenüber dem Vergleichszeitraum anzeigen, etwa wenn der Anteil von höherpreisigen Arzneimitteln zu- oder abnimmt.

Der Einfluss derartiger Verschiebungen wird mit Hilfe von Strukturkomponenten untersucht. Die Berechnung von Strukturkomponenten geht auf das klassische wirtschaftswissenschaftliche Konzept der Indextheorie zurück. Mit der Berechnung eines Index verbindet sich die Erwartung, den jeweiligen Einzeleffekt mehrerer voneinander verschiedener Einflussfaktoren isoliert beschreiben zu können, welche sich auf den Gesamtwert eines Warenkorbes mit einer Vielzahl an Waren auswirken. Dieses Konzept wird seit Beginn der 1980er Jahre auch auf die Ermittlung der Einflussfaktoren auf die Entwicklung der Arzneimittelumsätze der GKV angewendet und im AVR publiziert. Grundlage der dort veröffentlichten Ergebnisse sind die von *Reichelt* (1988) beschriebenen Methoden. Auch die für den Arzneimittel-Atlas durchgeführte Komponentenzerlegung basiert auf den von Reichelt beschriebenen Formeltypen.

Die Zerlegung in Komponenten erfolgt durch die Berechnung eines Index für jede Komponente entsprechend den Formeln für Mengen-, Struktur- und Preiskomponenten wie von *Reichelt* (1988) beschrieben. Die errechneten Indexwerte selbst sind Steigerungs- und Wachstumsraten und deshalb nicht summierbar. Die Bewertung mit Absolutbeträgen in Euro erfolgt ebenfalls entsprechend *Reichelt* (1988). Die Summe der Eurobeträge aller elf Komponenten ist identisch mit der Ausgabenänderung des Jahres 2011 im Vergleich zum Jahr 2010.

Als Mengeneinheit wird für die Berechnungen die Anzahl der DDD je Verordnung herangezogen. Für Verordnungen, die nach der ATC-Klassifikation zur anatomischen Hauptgruppe V (Varia) gehören, dient als Mengeneinheit die Anzahl von Standardeinheiten je Verordnung (siehe unter 6.2).

Die Spezifikation der betrachteten Einflussfaktoren einer Verordnung erfolgt anhand der PZN. Die Wirkstoffe werden entsprechend der ATC-Klassifikation (siehe unter 6.1) auf der Ebene der chemischen Substanz kodiert. Zur Definition von Therapieansätzen siehe ebenfalls unter Abschnitt 6.1.

Die Komponentenzerlegung erfolgt nicht für den Gesamtmarkt, sondern auch für Teilmärkte, die jeweils therapeutische Ansätze bzw. Wirkstoffe umfassen und prinzipiell substituierbar sind. Jeder Teilmarkt wird als Indikationsgruppe bezeichnet, die durch die therapeutische Untergruppe der ATC-Klassifikation beschrieben wird (siehe unter 6.1). Nicht immer beschreiben die Indikationsgruppen auch tatsächlich Therapieansätze bzw. Wirkstoffe, die prinzipiell substituierbar sind. In solchen Fällen werden die Indikationsgruppen in Teil-Indikationsgruppen gegliedert, z. B. die Indikationsgruppe „A10 Antidiabetika" in die Teil-Indikationsgruppen „Insulinpflichtiger Diabetes mellitus" und „Nicht insulinpflichtiger Diabetes mellitus". Die für jede Teil-Indikationsgruppe ermittelten Eurobeträge je Komponente werden abschließend zu den jeweiligen Beträgen der Indikationsgruppe aufsummiert. Die Komponenteneffekte in Euro je Indikationsgruppe können wiederum für den Gesamtmarkt summiert werden.

Der Indexwert der Verbrauchskomponente basiert auf den abgesetzten Mengen an DDD in den betrachteten Indikationsgruppen bzw. Teil-Indikationsgruppen für das Berichts- und Vorjahr, wobei die Menge des Berichtsjahres durch die Menge des Basisjahres dividiert wird.

Die Strukturkomponenten sind inhaltlich Indizes der mengenmäßigen Marktanteile bzw. ihrer Veränderungen. Die Strukturkomponenten sind hierarchisch gegliedert (**Tabelle 6.6**), d. h. der Einfluss des Therapieansatzes wird vor dem Einfluss des Analog-Wettbewerbs betrachtet. Um den Effekt einer Strukturkomponente tatsächlich nur einmal zu betrachten, wird der Effekt der jeweils zuvor betrachteten Strukturkomponente aus der nachfolgenden herausgerechnet, indem der zunächst berechnete Indexwert (als „Rechenwert" bezeichnet) der betrachteten Komponente durch den „Rechenwert" der vorhergehenden Strukturkomponente dividiert wird. Der so berechnete Wert ist der dargestellte Indexwert. Durch diese Methode wird erreicht, dass jeweils nur die Anteilsverschiebungen der gerade analysierten Strukturkomponente betrachtet werden und die Effekte der Verschiebungen auf der jeweils höheren Ebene rechnerisch entfernt werden.

Der Indexwert der Preiskomponente ergibt sich als Preisindex vom Typ Laspeyres aus den Preisen der einzelnen Präparate im Berichtsjahr geteilt durch die Preise im Vorjahr, jeweils gewichtet mit den Mengen des Basis- oder Vorjahres.

6.4.1 Die Komponenten des Arzneimittel-Atlas

Eine Übersicht der untersuchten Komponenten und ihre Beschreibung zeigt **Tabelle 6.6**. Bei den insgesamt elf Komponenten (inkl. Restkomponente) beschreibt die Verbrauchskomponente als Mengenkomponente die Ausgabenänderung durch Verbrauchsänderungen von Arzneimitteln und die Preiskomponente entsprechend preisbedingte Änderungen. Mittels der neun Strukturkomponenten (inkl. Restkomponente) berechnet man den Einfluss von Anteilen der jeweils untersuchten Faktoren (Therapieansatz, Analog-Wirkstoffe usw.). Die Restkomponente beschreibt die Auswirkungen der Änderung von Produkteigenschaften, die durch

Tabelle 6.6: Übersicht über die Komponenten der Umsatzentwicklung im Arzneimittel-Atlas.

Name der Komponente	Kurzform	Art der Komponente
Epidemiologische und medizinische Entwicklungen		
1. Entwicklung des Verbrauchs	Verbrauch	Mengenkomponente
2. Verschiebungen zwischen Therapieansätzen	Therapieansatz	Strukturkomponente
3. Verschiebungen zwischen Analog-Wirkstoffen	Analog-Wettbewerb	Strukturkomponente
Überwiegend wirtschaftlich motivierte Veränderungen des Verbrauchs		
4. Verschiebungen zwischen Darreichungsformen	Darreichungsform	Strukturkomponente
5. Verschiebungen zwischen Wirkstärken	Wirkstärke	Strukturkomponente
6. Verschiebungen zwischen Packungsgrößen	Packungsgröße	Strukturkomponente
7. Substitution durch Parallelimporte	Parallelimport	Strukturkomponente
8. Substitution durch Generika	Generika	Strukturkomponente
9. Substitution von Präparaten unterschiedlicher Hersteller (in der Regel Generikahersteller)	Hersteller	Strukturkomponente
Restkomponente	Rest	Strukturkomponente
Preisänderungen		
10. Preisänderungen	Preis	Preiskomponente

Quelle: IGES

die übrigen Komponenten nicht erfasst werden. Ursache für das Entstehen von Restkomponenten kann beispielsweise sein, dass mehrere Produkte mit identischen Eigenschaften am Markt sind, die sich lediglich durch ihre Pharmazentralnummer (PZN) und den Preis unterscheiden. Bezüglich der Inhaltsstoffe unterschiedlich zusammengesetzte Phytopharmaka-Kombinationen, die nur durch einen ATC-Kode definiert werden, ergeben ein weiteres Beispiel: Der ATC-Kode definiert hier nicht wie erwartet einen einzelnen Wirkstoff oder eine bestimmte Wirkstoffkombination, sondern unter Umständen mehrere Varianten, sodass Verschiebungen der Anteile dieser Varianten erst durch die Restkomponente erfasst werden können.

Für folgende Faktoren-Komplexe ermittelt man den jeweiligen Einfluss auf die jährliche Veränderung der Arzneimittelumsätze der GKV:

1. Epidemiologische und medizinische Entwicklungen
2. Überwiegend wirtschaftlich motivierte Veränderungen der Inanspruchnahme
3. Preisänderungen.

6.4.1.1 Epidemiologische und medizinische Entwicklungen

Entwicklung des Verbrauchs
Die Entwicklung des Verbrauchs wird gemessen als Veränderung der Menge der in den einzelnen Indikationsgruppen verbrauchten Tagesdosen (DDD). Zur Ermittlung der Aus-

gabenwirkung von Verbrauchsveränderungen wird ein Mengenindex gebildet, bei dem die Tagesdosen in beiden Jahren mit den Erstattungspreisen des Berichtsjahrs bewertet werden.

Die Beurteilung der Mengenentwicklung im Berichtsjahr gegenüber dem Vorjahr erfolgt vor dem Hintergrund einer zehnjährigen Zeitreihe, die für die jeweilige Indikationsgruppe zusammengestellt wurde. Die Zeitreihe ermöglicht es, die Veränderungen im Berichtsjahr einzuordnen und zu entscheiden, ob die beobachtete Entwicklung im Rahmen einer langjährigen Tendenz liegt oder ob es sich um eine Sonderentwicklung handelt. Zur Ermittlung saisonaler Besonderheiten (z. B. Grippewelle, Vorzieh- und Nachholeffekte) kann man auch auf monatliche Verbrauchszahlen zurückgreifen.

Therapeutische Ansätze und Analog-Wirkstoffe

Eine weitere Annahme des Arzneimittel-Atlas besteht darin, dass die Entwicklung neuer Therapieoptionen bzw. die Wiederentdeckung bereits bekannter Ansätze die Struktur der Arzneimittelversorgung verändern und damit auch Umfang und Struktur der Ausgaben beeinflussen kann. Der Arzneimittel-Atlas bildet diese in zweierlei Hinsicht ab:

» Verschiebungen zwischen therapeutischen Ansätzen

» Verschiebungen zwischen Analog-Wirkstoffen.

Unter „therapeutischen Ansätzen" versteht man in der Regel unterschiedliche Wirkstoffgruppen, die meist nacheinander entwickelt werden, auf verschiedenen Wirkprinzipien und -profilen basieren und daher zum Teil unterschiedliche therapeutische Vorgehensweisen ermöglichen. Wirkstoffgruppen aus verschiedenen Indikationsgruppen sind in Bezug auf die zu behandelnden Erkrankungen in gewissen Grenzen untereinander substituierbar, wenn auch mit oftmals sehr unterschiedlicher Wirkung: So wurden in der Indikations-

gruppe der „Mittel bei säurebedingten Erkrankungen" zunächst die Antazida entwickelt, dann Muskarinrezeptor-Antagonisten, später die H_2-Rezeptorenblocker und letztlich die Protonenpumpen-Inhibitoren. Alle Wirkstoffgruppen sind zur Behandlung säurebedingter Erkrankungen geeignet, jedoch in unterschiedlicher Wirksamkeit und bei teilweise unterschiedlicher Indikationsstellung.

Analog-Wirkstoffe sind dagegen Substanzen *innerhalb* einer Wirkstoffgruppe und sind meist in zentralen Indikationen gegeneinander substituierbar. In der Praxis kommt es vor, dass ältere gegen neuere Wirkstoffe ersetzt werden, wenn diese in der Wahrnehmung von Ärzten und Patienten zumindest für Teile der zu behandelnden Patienten über günstigere Eigenschaften verfügen. Umgekehrt können neuere Wirkstoffe gegen ältere ersetzt werden, wenn deren Patentschutz abgelaufen ist, diese dann zu geringeren Preisen verfügbar sind und eine Substitution in den Augen von Ärzten und Patienten gerechtfertigt erscheint.

Ausgabenveränderungen, die auf Verschiebungen zwischen therapeutischen Ansätzen oder Analog-Wirkstoffen zurückzuführen sind, werden innerhalb einer Indikationsgruppe bzw. innerhalb eines therapeutischen Ansatzes in der Art einer Strukturkomponente ermittelt. Die zugrunde liegende Indexberechnung setzt bei den strukturellen Verschiebungen des Verbrauchs an Tagesdosen zwischen dem Berichtsjahr und dem Vorjahr an und bewertet diese mit den Preisen des Berichtsjahres. Vor allem die „Analogkomponente" ist von hohem gesundheitspolitischen Interesse, da die Ansicht – wie oben bereits dargestellt – weit verbreitet ist, dass ein großer Teil des jährlichen Ausgabenanstiegs auf die Verschiebung zu teuren Analog-Arzneimitteln zurückzuführen ist, die mehr oder weniger pauschal als „Scheininnovationen" bezeichnet werden. Dies zu überprüfen, ist eine wesentliche Aufgabe des Arzneimittel-Atlas.

6.4.1.2 Wirtschaftlich motivierte Strukturveränderungen

Patienten, Ärzte und Apotheker können die Inanspruchnahme von Arzneimitteln innerhalb gewisser Grenzen zur Erzielung von Einsparungen beeinflussen. Hierfür kommen nicht nur Strategien in Frage, die sich auf die unterschiedliche Konfektionierung von Fertigarzneimitteln beziehen, sondern auch solche, die sich auf die Wahl des Importeurs oder – im Falle von Generika – des Herstellers beziehen. Im Einzelnen handelt es sich um folgende Strategien:

》 Verschiebungen zwischen Darreichungsformen
》 Verschiebungen zwischen Wirkstärken
》 Verschiebungen zwischen Packungsgrößen
》 Substitution durch Parallelimporte
》 Substitution durch Generika
》 Substitution von Präparaten unterschiedlicher Hersteller (in der Regel Generikahersteller).

Im vorliegenden Arzneimittel-Atlas werden Ausgabenveränderungen ebenfalls auf der Basis von Tagesdosen als Indexwerte vom Typ einer Strukturkomponente ermittelt und monetär bewertet. Dieses Vorgehen ermöglicht es, dass Verschiebungen auf größere (und in Bezug auf die Tagesdosis zumeist preisgünstigere) Packungen als negative Veränderungen und damit als Einsparungen erfasst werden.

6.4.1.3 Preisänderungen

Auf dem Arzneimittelmarkt kommt es laufend zu Veränderungen der Preise, die sich möglicherweise in unterschiedlichen Preisniveaus zwischen zwei Jahren ausdrücken. Dies können reguläre Erhöhungen der Listenpreise sein, wenn sie nicht durch entsprechende Regulierungen unterbunden werden. Es kann sich auch um Preissenkungen handeln, wenn diese durch staatliche Eingriffe (wie z. B. durch Festbeträge oder Preisabschläge) oder durch den Wettbewerb erzwun-

gen werden, was sowohl bei patentgeschützten als auch bei generischen Arzneimitteln der Fall sein kann.

Preisänderungen können Ausgabenänderungen nach sich ziehen, die im Arzneimittel-Atlas als Preisindex ermittelt und auf die Ausgabenentwicklung umgerechnet werden.

6.5 Epidemiologie, Bedarf und Angemessenheit der Versorgung

Ein Ansatz zur Beurteilung des Verbrauchs ist die Umrechnung von Verbrauchszahlen in eine Anzahl von Patienten, die mit der verbrauchten Gesamtmenge entsprechend den Leitlinien unter Berücksichtigung von Parametern zur Versorgungsrealität versorgt werden können (behandelbare Patienten). Diese Angaben vergleicht man mit Schätzungen zur Prävalenz der jeweiligen Gesundheitsstörung, die aus epidemiologischen Quellen stammen. Die Vorgehensweise ermöglicht eine Abschätzung, inwieweit die derzeitige Versorgung bedarfsgerecht ist oder ob sich Anzeichen von Über- oder Unterversorgung zeigen. Vor diesem Hintergrund sind die Verbrauchs- und Ausgabenveränderungen im Berichtsjahr einzuordnen. Dieses methodische Vorgehen ist im Folgenden detailliert beschrieben.

6.5.1 Zusammenhang zwischen Verbrauch und Indikation

Die Ermittlung der Bedarfsgerechtigkeit der Versorgung hat zur Voraussetzung, dass zwischen dem Verbrauch der jeweils in Frage stehenden Indikationsgruppe und einer geringen Anzahl von Indikationen ein enger Zusammenhang hergestellt werden kann. Das ist z. B. der Fall zwischen der Indikationsgruppe „A10 Antidiabetika" und der Indikation „Diabetes mellitus", weil Antidiabetika nur gegen diese Erkrankung eingesetzt werden. Nicht möglich ist eine solche Zuordnung, wenn in einer Indikationsgruppe Wirkstoffe gegen eine größere Zahl von Indikationen zusammengefasst sind, wie z. B. bei der Indikationsgruppe „L01 Antineoplastische Mittel", oder wenn Wirkstoffe in einer Indikationsgruppe gegen eine Vielzahl von Erkrankungen wirksam sind, wie dies z. B. in der Indikationsgruppe „J01 Antibiotika zur systemischen Anwendung" der Fall ist. Daher kann man Aussagen über die Bedarfsgerechtigkeit nicht für alle Indikationsgruppen treffen.

Wir haben versucht, den Zusammenhang zwischen Verbrauch und Prävalenz auf der Ebene der gesamten Indikationsgruppe herzustellen, weil hierfür aus dem AVR die längsten Zeitreihen zur Verfügung stehen. In einzelnen Fällen musste die Betrachtung auf Teil-Indikationsgruppen beschränkt werden. In diesen Fällen erfolgte die Betrachtung nur über die Jahre 2003 bis 2011, weil nur für diese Jahre Daten aus der NVI zur Verfügung stehen.

6.5.2 Ermittlung der Prävalenz

Eine weitere Voraussetzung für die Ermittlung der Bedarfsgerechtigkeit der Versorgung liegt darin, dass Daten zur Prävalenz der jeweiligen Indikation(en) verfügbar sind. Hierzu bieten sich im Wesentlichen zwei Quellen an: Daten aus Surveys oder Registern sowie Daten aus epidemiologischen Studien. Vorrang haben Daten, die sich direkt auf die deutsche Bevölkerung beziehen. In einzelnen Fällen wird auch auf Daten aus anderen Ländern zurückgegriffen, bevorzugt aus Nordwest- oder Westeuropa, ggf. USA oder Kanada, nicht dagegen aus Asien oder Afrika.

6.5.3 Ermittlung der Behandlungsbedürftigkeit

Bei den meisten Erkrankungen ist nicht jeder prävalente Fall gleichzusetzen mit einem Fall, der mit einem Arzneimittel aus der betreffenden Indikationsgruppe behandelt werden muss. So gibt es Patienten, die an Diabetes mellitus vom Typ 2 erkrankt sind, jedoch mit Diät behandelt werden können und weder orale Antidiabetika noch Insuline benötigen.

Um den Anteil der behandlungsbedürftigen Patienten zu bestimmen, zieht man in jeder Indikations- oder Teilindikationsgruppe nach Möglichkeit medizinische Leitlinien heran. Die darin formulierten Behandlungsvorschriften werden nach Möglichkeit auf epidemiologische Kenngrößen bezogen; somit sind die Anteile der behandlungsbedürftigen Patienten schätzbar.

Für jede Indikationsgruppe rücken nur solche Behandlungsindikationen in den Fokus, die typischerweise ambulant behandelt werden. Zudem finden nur die häufigsten Indikationen Berücksichtigung, die auch in ihrem Ausmaß von Bedeutung für die ambulante Versorgung mit Arzneimitteln sind.

6.5.4 Ermittlung der Zahl der behandelbaren Patienten

Die Zahl der theoretisch behandelbaren Patienten ergibt sich aus dem Jahresverbrauch der Arzneimittel in den entsprechenden Indikationsgruppen. In der Regel gilt dabei die Annahme, dass pro Tag eine Tagesdosis (DDD) verbraucht wird. Abweichungen gibt es z. B. bei der Annahme, dass zur Behandlung der Hypertonie im Durchschnitt nicht eine, sondern 1,8 Tagesdosen an Mitteln zur Behandlung der Hypertonie erforderlich sind.

Die Annahme, dass an jedem Tag des Jahres mindestens eine DDD zur Verfügung steht, entspricht vermutlich nicht immer der realen Behandlungssituation. Einerseits kann bei einem individuellen Patienten die täglich notwendige Dosis von der DDD erheblich abweichen. Andererseits muss man – vor allem bei der Dauerbehandlung chronischer Erkrankungen – davon ausgehen, dass nicht an jedem Tag eine Tagesdosis eingenommen wird – insbesondere bei Erkrankungen, bei denen die Einnahme der Medikamente die Krankheitssymptomatik für den Patienten nicht spürbar beeinflusst (z. B. bei Bluthochdruck, Fettstoffwechselstörungen oder Osteoporose). Es ist auch sehr wahrscheinlich, dass die Wirkungen verschiedener Arzneimittel in der Dauerbehandlung nicht entscheidend nachlassen, wenn der Patient nicht jeden Tag eine Tagesdosis einnimmt. Für die Therapie der Osteoporose mit Bisphosphonaten wird es beispielsweise als ausreichend angesehen, wenn der Anteil der mit Medikation versorgten Tage mindestens 80 % beträgt (*Bartl* et al. 2006, *Huybrechts* et al. 2006, *Siris* et al. 2006). Diese Beobachtung darf man allerdings nicht als Empfehlung interpretieren, tatsächlich nur für 80 % der Tage eines Jahres auch je eine Tagesdosis zur Verfügung zu stellen.

Ferner wird die Anzahl von Behandlungsepisoden bestimmt, die bei einem Patienten pro Jahr anfallen, sowie die Anzahl von Tagen, die eine Behandlungsepisode dauert. Bei chronischen Erkrankungen setzt man jeweils eine Behandlungsepisode mit einer Dauer von 365 Tagen an.

Prävalenz und Behandlungsbedarf werden jeweils für die Population der GKV hochgerechnet. Die Hochrechnungen basieren auf den Angaben der Statistik KM6 (*BMG* 2011).[1]

Da sich der Behandlungsbedarf abhängig von den verschiedensten Faktoren im Laufe der Zeit ändern kann, wird in den graphischen Darstellungen jeweils der angenommene Behandlungsbedarf nur für den Zeitraum

von 2009 bis 2011 angegeben. Ableitungen für den künftigen Bedarf sind aus den Darstellungen nicht möglich.

6.6 Entwicklung der Indikationsgruppen

Die Darstellungen in Kapitel 3 zur Entwicklung der Indikationsgruppen basieren auf Recherchen zur historischen Entwicklung der Indikationsgruppen, wobei die Entwicklung der jeweiligen Wirkstoffe und nicht die Entwicklung der Therapie in der betrachteten Indikation im Vordergrund steht. Da es vor allem darum ging, einen Überblick über die wichtigsten Entwicklungen zu geben, und weniger um die Vollständigkeit der Darstellung, führten wir kein systematisches Review durch, sondern – neben entsprechenden Artikeln aus wissenschaftlichen Periodika – zogen wir wenige ausgewählte Quellen heran, die ggf. durch Literatur- und Internetrecherchen ergänzt wurden:

» Arzneimittelbrief, Westkreuz-Verlag, Berlin, Bonn.

» Arznei-telegramm, herausgegeben durch A.T.I. Arzneimittelinformation Berlin GmbH.

» Forth W, Henschler D et al. (Hrsg.) (2001) Allgemeine und spezielle Pharmakologie und Toxikologie. Für Studenten der Medizin, Veterinärmedizin, Pharmazie, Chemie und Biologie sowie für Ärzte, Tierärzte und Apotheker. Urban und Fischer Verlag, München, Jena.

» Fricke U, Klaus W (1982) Kritische Wertung der neuen Arzneistoffe. Offizinpharmazie 4: 6–47.

» Fricke U, Klaus W (1983) Die neuen Arzneimittel. Wirkungsweise und therapeutischer Stellenwert. Eine Übersicht von April 1981 – Dezember 1982. Offizinpharmazie 7: 6–62.

» Fricke U, Klaus W (1985) Die neuen Arzneimittel. Wirkungsweise und therapeu-

---

1 Wenn die Anzahl der GKV-Versicherten je Jahrgang für die Hochrechnung erforderlich ist (z. B. für die Indikationsgruppe „J07 Impfstoffe"), wird zusätzlich die Satzart 40 – adjustiert an KM6 – herangezogen.

tischer Stellenwert. Eine Übersicht von Januar 1983 – Juni 1984. Offizinpharmazie 10: 1–71.

» Fricke U, Klaus W (1986) Die neuen Arzneimittel. Wirkungsweise und therapeutischer Stellenwert. Eine Übersicht von Juli 1984 – März 1985. Die Offizin 1: 1–35.

» Gothe H, Höer A, Häussler B, Hagenmeyer EG (2002) Die Bedeutung von innovativen Arzneimitteln für die Gesundheit der Bevölkerung in Deutschland. Schriftenreihe Strukturforschung im Gesundheitswesen, Sonderband 1. Berlin.

» Hardman JG, Limbird LE (Hrsg.) (2001) Goodmans & Gilman's The pharmacological basis of therapeutics. 10. Auflage, McGraw-Hill, New York.

» Brunton LL, Lazo JS, Parker KL (Hrsg.) (2005) Goodmans & Gilman's The pharmacological basis of therapeutics. 11. Auflage, McGraw-Hill, New York.

» Müller-Jahncke WD, Friedrich C, Meyer U (2005) Arzneimittelgeschichte. Wissenschaftliche Verlagsgesellschaft mbH Stuttgart.

» Schwabe U, Paffrath D (Hrsg.) (1987 ff.) Arzneiverordnungs-Report 1987 ff. Springer, Stuttgart, New York.

» WHO (2003) The History of Vaccination. http://www.who.int/vaccines-diseases/history/history.shtml (11.08. 2006).

In den Abschnitten „Entwicklung der Indikationsgruppe" jeweils genannten Indikationen geht es um die wichtigsten Indikationen – vor allem solche, die in der ambulanten Versorgung mit Arzneimitteln eine Rolle spielen. Die Angaben erheben keinen Anspruch auf Vollständigkeit. Gleiches gilt für die jeweils genannten Wirkstoffe im historischen Verlauf: Auch hier liegt der Schwerpunkt auf den Wirkstoffen, die in der ambulanten Versorgung die wichtigste Rolle spielen.

Für die detailliert dargestellten Indikationsgruppen zeigt eine Tabelle jeweils die innerhalb der letzten fünf Jahre in Deutschland eingeführten neuen Wirkstoffe. Die Einführung neuer Fixkombinationen bereits auf dem Markt befindlicher Wirkstoffe zählt hier nicht als neuer Wirkstoff; ebenso wenig die Wiedereinführung von Wirkstoffen oder Indikationserweiterungen. Darüber wird ggf. ergänzend berichtet, wenn sie von besonderer Relevanz für die ambulante Versorgung in der GKV erscheinen. Auch neu eingeführte Biosimilars erscheinen nicht in den Tabellen der neuen Wirkstoffe, sondern ergänzend im Text.

6.7 Aufteilung des Arzneimittelmarktes in Versorgungssegmente

Die Aufteilung des GKV-Arzneimittelmarktes in Versorgungssegmente beruht auf der gleichen Datenbasis (NVI), wie sie im gesamten Arzneimittel-Atlas verwendet wurde (siehe unter 6.3.1). Nach der Komponentenzerlegung fasst man die Einzelkomponenten im Sinne einer einfacheren Darstellung zusammen in die drei Hauptkomponenten

» Verbrauch
» Innovationen
  › Therapieansatz
  › Analog-Wettbewerb
» Einsparungen
  › Darreichungsform
  › Wirkstärke
  › Packungsgröße
  › Parallelimport
  › Generika
  › Hersteller
  › Preis.

Die Versorgungssegmente sind folgendermaßen definiert:

» Die *Grundversorgung* wird im Wesentlichen von hausärztlich tätigen Ärzten und häufig vertretenen Fachärzten getragen.

» Die *Spezialversorgung* wird von hoch spezialisierten Fachärzten durchgeführt. Die Spezialversorgung greift häufig auf kostenintensive Arzneimitteltherapien zurück. In diesem Segment spielt die Verlagerung von Versorgungsanteilen vom Krankenhaus auf die ambulante Versorgung eine wichtige Rolle.

» Die *Supportivversorgung* kommt ebenfalls bei schweren Erkrankungen zum Einsatz (Opioid-Analgetika, Antiemetika etc.). Solche Arzneimittel werden nicht nur von Spezialisten verordnet. Sie werden aber häufig im Kontext einer das Krankenhaus ersetzenden ambulanten Behandlung eingesetzt.

» Die *HIV-Versorgung* wird von spezialisierten Ärzten durchgeführt und betrifft nur eine relativ geringe Zahl von Patienten.

Die Zuordnung der Fertigarzneimittel zu den Versorgungssegmenten erfolgt anhand des ATC-Kodes, der PZN-spezifisch zugeordnet wird (siehe 6.1), sodass es keine Überschneidungen zwischen den Versorgungssegmenten gibt.

6.8 Regionale Arzneimittelanalysen

Die regionalen Arzneimittelanalysen in den Kapiteln 3 und 4 beruhen auf der gleichen Datenbasis (NVI), wie sie im Arzneimittel-Atlas auf gesamtdeutscher Ebene verwendet wurde (siehe unter 6.3.1). Jede Verordnung ist einer KV-Region zugeordnet. Dies erfolgt in den Apothekenrechenzentren auf Basis der KV-Nummer des Arztes, der das Rezept ausgestellt hat. Zur Vergleichbarkeit der regionalen Daten rechnet man die Ausgaben bzw. den Verbrauch auf Werte je GKV-Versicherten um. Grundlage ist die Zahl der GKV-Versicherten pro KV beruhend auf der Mitgliederstatistik KM6 (Statistik über Versicherte, gegliedert nach Status, Alter, Wohnort, Kassenart) des BMG. Stichtag ist jeweils der 1. Juli des Berichtsjahres.

Für jede Indikationsgruppe präsentiert der Arzneimittel-Atlas den mittleren Verbrauch je GKV-Versicherten und KV-Region in Form einer Landkarte. Die Einfärbung der Regionen richtet sich nach dem Grad der Abweichung vom Bundesdurchschnitt. Um eine Vergleichbarkeit der Abweichung zwischen den verschiedenen Indikationsgruppen herzustellen, werden die Verbräuche pro Kopf (X) in jeder Indikationsgruppe durch eine z-Transformation standardisiert ($Z = \frac{X - \mu}{\sigma}$). Für die Transformation ist der Mittelwert μ der Bundesdurchschnitt für den Verbrauch je Kopf in der jeweiligen Indikationsgruppe. Die Standardabweichung σ ergibt sich aus der bevölkerungsgewichteten Varianz über die KV-Regionen. Je dunkler eine Region gefärbt ist, desto höher ist die Abweichung vom Bundesdurchschnitt und umgekehrt.

6.8.1 Einflussfaktoren auf regionale Unterschiede

Der Arzneimittel-Atlas untersucht Erklärungsansätze für die regionalen Unterschiede in Ausgaben und Verbrauch je Kopf. Dazu werden verschiedene Einflussfaktoren in einem univariaten Modell auf Signifikanz überprüft. Dabei betrachtet man indikationsübergreifende Faktoren; für einzelne Indikationen werden auch spezifische Faktoren herangezogen.

Allgemeine Einflussfaktoren:

» Die demographische Variable „Alter" (ausgedrückt als Anteil der GKV-Bevölkerung > 55 Jahre).

» Die morbiditätsbeschreibenden Variablen „Anteil BMI > 30" und „Tabakkonsum". Die Variable „Anteil BMI > 30" drückt den Anteil der Bevölkerung in einer KV-Region mit einem Body-Mass-Index (BMI) von > 30 („Fettsucht") aus. Der Tabakkonsum wird über den Anteil an Rauchern (regelmäßig und gelegentlich) in der Bevölkerung bestimmt. Dabei gilt es zu beachten, dass beide Werte altersstandardisiert wurden, sodass keine Beeinflussung durch die Altersstruktur anzunehmen ist.

» Variablen, welche die Versorgungsstruktur beschreiben. Hierzu gehören Angaben zur Hausarzt-, Facharzt- und Krankenhaus-Bettendichte je 100.000 Einwohner.

» Variablen, welche die wirtschaftliche Lage der Region beschreiben. Hier flossen die regionale Arbeitslosenquote sowie das Bruttoinlandprodukt je Einwohner ein.

Indikationsspezifische Einflussfaktoren:

» Spezifische demographische Variablen, wie der Anteil von Kindern (GKV-Bevölkerung < 15 Jahre) bei Antibiotika zur systemischen Anwendung (J01) und der Anteil von Frauen über 55 Jahre bei Mitteln zur Behandlung von Knochenkrankheiten (M05).

» In einzelnen Indikationsgebieten besteht eine eindeutige Wechselbeziehung zwischen der ambulanten und der stationären Versorgung. Aus den Fallzahlen im Krankenhaus differenziert nach der Internationalen Klassifikation der Krankheiten (ICD10) leitet sich somit ein medikamentöser Behandlungsbedarf im ambulanten Bereich ab.

» Die Variable „Prävalenz von Erkrankungen" kann als Erklärungsfaktor beitragen, wenn sich Wirkstoffgruppen spezifisch ausgewählten Erkrankungen zuordnen lassen.

Auf Ebene des Gesamtmarktes werden die Ergebnisse der univariaten Modelle genutzt, um durch eine schrittweise multivariate Regression das Modell mit dem höchsten Erklärungsgrad zu erhalten. Auf Ebene der einzelnen Indikationsgebiete erfolgen allein eine oder mehrere univariate Regressionen.

Folgende Quellen wurden für die entsprechenden Analysen herangezogen:

» GKV-Versicherte: Mitgliederstatistik KM6 (Statistik über Versicherte, gegliedert nach Status, Alter, Wohnort, Kassenart) des BMG. Stichtag ist jeweils der 1. Juli des Berichtsjahres.

» BMI: Statistisches Bundesamt, Ergebnisse des Mikrozensus 2009, starkes Übergewicht (BMI über 30) im Jahr 2009, nach Ländern, standardisiert auf den Altersaufbau der Bevölkerung 1987 in Deutschland.

» Arbeitslosenquote: Statistische Ämter des Bundes und der Länder, Erwerbstätigkeit – Arbeitsmarkt, Stand: Dezember 2011.

» BIP: Statistische Ämter des Bundes und der Länder, Volkswirtschaftliche Gesamtrechnung der Länder, Bruttoinlandsprodukt – in jeweiligen Preisen – je Einwohner 2011 (Stichtag 30.6.2011).

» Arztdichte: Daten der KBV „Statistische Informationen aus dem Bundesarztregister, Bundesgebiet insgesamt, Tabelle 4 mit Stand 31.12.2011." Unter Hausärzten sind hier Allgemeinärzte/Praktische Ärzte, Internisten mit Hausarztentscheidung und Kinderärzte zusammengefasst. Die Fachärzte umfassen die Internisten ohne Hausarztentscheidung und die übrigen Gebietsärzte.

» Tabakkonsum: Statistisches Bundesamt, Ergebnisse des Mikrozensus 2009, Raucher (regelmäßig und gelegentlich) 2009, nach Ländern, standardisiert auf den Altersaufbau der Bevölkerung 1987 in Deutschland.

» Bettenzahlen: Statistisches Bundesamt Fachserie 12, Reihe 6.1.1 Grunddaten der Krankenhäuser.

» Fallzahlen im Krankenhaus: Statistisches Bundesamt, Krankenhausstatistik – Diagnosedaten der Patienten und Patientinnen in Krankenhäusern 2010.

» Prävalenz:

› GEDA, Gesundheit in Deutschland aktuell – Telefonischer Gesundheitssurvey (GEDA) 2008/2009.

› Robert Koch-Institut HIV/AIDS-Eckdaten in Deutschland und den Bundesländern. 2011.

› Frei U, Schober-Halstenberg HJ (2008). Nierenersatztherapie in Deutschland. Bericht über Dialysebehandlung und

Nierentransplantation in Deutschland. 2006/2007. Berlin: QuaSi-Niere.

» Regionalisierte Angaben für Arzneimittel-Umsätze: Nationale VerordnungsInformation (NVI, INSIGHT Health).

6.9 Rabatte in der gesetzlichen Krankenversicherung

6.9.1 Datenlage über die Höhe der Einsparungen

In der GKV gibt es seit 2011 drei Formen von Rabatten, welche den Krankenkassen gewährt werden. Die gesetzlichen Rabatte (§ 130 Abs. 1, § 130a Abs. 1, 1a, 2, 3a und 3b) sind obligatorisch und in ihrer Höhe gesetzlich vorgegeben. Die Individualrabatte (§ 130a Abs. 8 und § 130c) sind freiwillig, sowohl in ihrer Umsetzung als auch in ihrer vertraglichen Ausgestaltung. Die Rabattvereinbarungen nach § 130b in Folge der frühen Nutzenbewertung nach § 35a sind eine Mischform. Sie sind obligatorisch für die gesamte GKV, doch die Verhandlung erfolgt auf individueller Ebene zwischen dem GKV-Spitzenverband und dem betroffenen Hersteller.

Während die gesetzlichen Rabatte in ihrer Höhe je PZN bekannt sind, gilt dies für die Individualrabatte nicht. Für letztere ist in der offiziellen Statistik nur die Gesamtsumme ausgewiesen. Das Bundesministerium für Gesundheit (BMG) veröffentlicht über die Finanzergebnisse der gesetzlichen Krankenversicherung ein vorläufiges (KV45) und ein

Tabelle 6.7: Gesetzliche Rabatte nach SGB V im Jahr 2011.

Form des Rabatts	Gesetzliche Grundlage (SGB V)	Arzneimittel-Atlas 2012 in Mio. Euro	GamSi in Mio. Euro	KJ1 in Mio. Euro
2,05 Euro Apothekenabschlag	§ 130 Abs. 1	1.252,0		976,1
6 %/ 16 % Rabatt auf Arzneimittel ohne Festbetrag	§ 130a Abs. 1 & Abs. 1a	1.951,0		
Impfstoffrabatte	§ 130a Abs. 2	99,8		1.567,6
Preismoratorium	§ 130a Abs. 3a	194,8		
Max. 10 % Rabatt auf patentfreie Arzneimittel	§ 130a Abs. 3b	199,5		
Summe der gesetzlichen Rabatte		3.697,1	**3.503,2**	3.740,2
Mehrrabatt gegenüber Vorjahr		*1.062,2*	*661,2*	*1.196,6*
Individualrabatt	§ 130a Abs. 8	1.578,6*		1.583,6
Mehrrabatt gegenüber Vorjahr		*447,0*		*274,7*
Summe aller Rabatte		**5.275,8**		**5.323,9**
Mehrrabatt gegenüber Vorjahr		*1.509,3*		*1.471,3*

Quelle: IGES (nach NVI), GamSi (GKV-Arzneimittel-Schnellinformation), BMG

* Die Berechnung der Abschläge im Rahmen der Rabattverträge erfolgte auf Basis der KV45 (1.583,6 Mio. Euro, Stand 8.3.2012). Die Differenz zwischen Berechnung nach IGES und KV45 ergibt sich hauptsächlich aus Unschärfen der Zuordnung von Rabattverträgen in Folge von Kassenfusionen.

endgültiges (KJ1) Rechnungsergebnis. Nach den Vorgaben zur amtlichen Statistik des BMG werden die gesetzlichen und individuellen Rabatte in der KV45 und KJ1 getrennt ausgewiesen. Zum besseren Verständnis über die möglichen Einsparungen stellt **Tabelle 6.7** die Ergebnisse nach IGES (Berechnung nach NVI), die Angaben der Krankenkassen nach GAmSi (GKV-Arzneimittel-Schnellinformation) und die amtlichen Angaben des BMG (KV45, Stand 8.3.2012) gegenüber. Rabatte nach § 130b oder § 130c sind in der Tabelle nicht enthalten, da auf deren Grundlage in 2011 keine Rabatte geleistet wurden.

6.9.2 Arzneimittel mit Individualrabatten

Die Ausführungen in Kapitel 2 beziehen sich auf die freiwilligen Rabatte, welche die Arzneimittelhersteller den Krankenkassen bzw. Krankenkassenverbänden auf Basis des § 130a Abs. 8 SGB V gewähren und die an die Apotheken gemeldet werden. Datenbasis zur Schätzung der Rabatthöhe war ebenfalls die NVI, welche von INSIGHT Health zur Verfügung gestellt wurde (siehe unter 6.3.1). Ergänzend zu den bereits beschriebenen Analysen des Arzneimittel-Atlas wurden Daten zu monatlichen Umsätzen der Fertigarzneimittel (spezifiziert durch die PZN) – differenziert nach Kostenträgern (Kassenart) – sowie der Rabattstatus der Fertigarzneimittel – ebenfalls differenziert nach Kostenträgern – herangezogen.

Literatur

Bartl R, Götte S, Hadji P, Hammerschmidt T (2006) Adhärenz mit täglichen und wöchentlichen oralen Bisphosphonaten in der Osteoporosetherapie. Dtsch Med Wochenschr 131: 1257–1262.

BMG (2011) Mitgliederstatistik KM6. Statistik der Anzahl von Mitgliedern und Familienangehörigen der gesetzlichen Krankenversicherung für den Stichtag 1. Juli 2011.

DIMDI (Hrsg.) (2011) Anatomisch-therapeutisch-chemische Klassifikation mit Tagesdosen. Amtliche Fassung des ATC-Index mit DDD-Angaben für Deutschland im Jahr 2011.

Fricke U, Günther J, Zawinell A (2011a) Anatomisch-therapeutisch-chemische Klassifikation mit Tagesdosen für den deutschen Arzneimittelmarkt. ATC-Index mit DDD-Angaben. Hrsg. vom Wissenschaftlichen Institut der AOK (WIdO), Berlin.

Fricke U, Günther J, Zawinell A (2011b) Anatomisch-therapeutisch-chemische Klassifikation mit Tagesdosen für den deutschen Arzneimittelmarkt. Methodik der ATC-Klassifikation und DDD-Festlegung. Hrsg. vom Wissenschaftlichen Institut der AOK (WIdO), Berlin.

Huybrechts KF, Ishak KJ, Caro JJ (2006) Assessment of compliance with osteoporosis treatment and its consequences in a managed care population. Bone 38: 922–928.

IGES Institut, Lehrstuhl für Medizinmanagement an der Universität Duisburg-Essen, Office of Health Economics (England), Institute of Public Health, Medical Decision Making and HTA (University for Health Sciences, Medical Informatics and Technology) (2010) Gutachten zur Verbesserung der Wirtschaftlichkeit von Impfstoffen in Deutschland. Berlin: Bundesministerium für Gesundheit (BMG).

Reichelt H (1988) Eine Methode der statistischen Komponentenzerlegung – Konzept einer erweiterten Index-Analyse volkswirtschaftlicher Änderungsraten. WIdO-Materialien, Band 31, Bonn.

Schwabe U, Paffrath D (Hrsg.) (1997 ff) Arzneiverordnungs-Report 1997 ff. Stuttgart, New York: Springer.

Siris ES, Harris ST, Rosen CJ et al. (2006) Adherence to bisphosphonate therapy and fracture rates in osteoporotic women: relationship to vertebral and nonvertebral fractures from 2 US claims databases. Mayo Clin Proc 81: 1013–1022.

7 Tabellarische Informationen

Tabelle 7.1: Ausgaben in den Jahren 2010 und 2011 sowie Rang und Änderung der Ausgaben im Jahr 2011 nach Indikationsgruppen.

Rang 2011	ATC-Kode	Indikationsgruppe	Ausgaben (Mio. Euro) 2010	Ausgaben (Mio. Euro) 2011	Ausgaben-änderung (Mio. Euro) 2010 vs. 2011	Prozentuale Veränderung 2010 vs. 2011
65	A01	Stomatologika	27,23	25,83	−1,40	−5,2%
15	A02	Mittel bei säurebedingten Erkrankungen	793,89	647,78	−146,12	−18,4%
46	A03	Mittel bei funktionellen gastrointestinalen Störungen	90,04	87,07	−2,96	−3,3%
54	A04	Antiemetika und Mittel gegen Übelkeit	67,23	66,48	−0,75	−1,1%
63	A05	Gallen- und Lebertherapie	32,11	32,58	0,47	1,5%
60	A06	Laxanzien	49,18	51,45	2,26	4,6%
37	A07	Antidiarrhoika und intestinale Antiphlogistika/Antiinfektiva	174,88	176,05	1,18	0,7%
93	A08	Abmagerungsmittel, exkl. Diätetika	0,02	0,02	−0,01	-35,4%
56	A09	Digestiva, inkl. Enzyme	57,64	58,96	1,33	2,3%
3	A10	Antidiabetika	1.638,72	1.604,92	−33,81	−2,1%
59	A11	Vitamine	55,01	53,93	−1,08	−2,0%
55	A12	Mineralstoffe	66,18	63,34	−2,85	−4,3%
92	A13	Tonika	0,02	0,02	0,00	−11,1%
94	A14	Anabolika zur systemischen Anwendung	0,00	0,00	0,00	
95	A15	Appetitstimulierende Mittel	0,00	0,00	0,00	
36	A16	Andere Mittel für das alimentäre System und den Stoffwechsel	171,50	197,49	25,99	15,2%

Tabelle 7.1: Ausgaben in den Jahren 2010 und 2011 sowie Rang und Änderung der Ausgaben im Jahr 2011 nach Indikationsgruppen (Fortsetzung).

Rang 2011	ATC-Kode	Indikationsgruppe	Ausgaben (Mio. Euro) 2010	Ausgaben (Mio. Euro) 2011	Ausgaben-änderung (Mio. Euro) 2010 vs. 2011	Prozentuale Veränderung 2010 vs. 2011
13	B01	Antithrombotische Mittel	830,85	788,15	−42,70	−5,1%
38	B02	Antihämorrhagika	128,89	174,88	45,99	35,7%
32	B03	Antianämika	279,85	250,78	−29,06	−10,4%
34	B05	Blutersatzmittel und Perfusionslösungen	219,05	219,29	0,23	0,1%
85	B06	Andere Hämatologika	2,61	2,34	−0,26	−10,1%
30	C01	Herztherapie	253,44	258,04	4,59	1,8%
29	C02	Antihypertonika	267,25	260,47	−6,78	−2,5%
28	C03	Diuretika	304,43	292,51	−11,92	−3,9%
64	C04	Periphere Vasodilatatoren	32,54	26,17	−6,37	−19,6%
66	C05	Vasoprotektoren	26,89	23,76	−3,13	−11,6%
88	C06	Andere Herz- und Kreislauf-mittel	2,51	1,78	−0,74	−29,3%
19	C07	Beta-Adrenorezeptor-Antagonisten	523,15	492,82	−30,33	−5,8%
33	C08	Calciumkanalblocker	240,70	221,57	−19,13	−7,9%
1	C09	Mittel mit Wirkung auf das Renin-Angiotensin-System	1.911,40	1.866,69	−44,71	−2,3%
17	C10	Lipidsenkende Mittel	594,51	548,70	−45,81	−7,7%
49	D01	Antimykotika zur dermato-logischen Anwendung	81,55	77,94	−3,60	−4,4%
78	D02	Emollientia und Haut-schutzmittel	7,89	7,25	−0,65	−8,2%
80	D03	Zubereitungen zur Behand-lung von Wunden und Geschwüren	6,18	5,30	−0,87	−14,1%
82	D04	Antipruriginosa, inkl. Anti-histaminika, Anästhetika etc.	4,22	3,79	−0,43	−10,1%
50	D05	Antipsoriatika	75,62	77,24	1,62	2,1%
61	D06	Antibiotika und Chemo-therapeutika zur dermato-logischen Anwendung	46,04	44,42	−1,63	−3,5%

Tabelle 7.1: Ausgaben in den Jahren 2010 und 2011 sowie Rang und Änderung der Ausgaben im Jahr 2011 nach Indikationsgruppen (Fortsetzung).

Rang 2011	ATC-Kode	Indikationsgruppe	Ausgaben (Mio. Euro) 2010	Ausgaben (Mio. Euro) 2011	Ausgaben-änderung (Mio. Euro) 2010 vs. 2011	Prozentuale Veränderung 2010 vs. 2011
40	D07	Corticosteroide, dermatologische Zubereitungen	144,41	136,80	−7,61	−5,3%
70	D08	Antiseptika und Desinfektionsmittel	14,66	14,49	−0,17	−1,2%
81	D09	Medizinische Verbände	4,63	4,73	0,10	2,1%
62	D10	Aknemittel	38,78	35,65	−3,12	−8,1%
58	D11	Andere Dermatika	54,76	56,48	1,71	3,1%
68	G01	Gynäkologische Antiinfektiva und Antiseptika	17,20	15,73	−1,47	−8,5%
72	G02	Andere Gynäkologika	12,93	11,81	−1,12	−8,6%
23	G03	Sexualhormone und Modulatoren des Genitalsystems	362,31	327,25	−35,06	−9,7%
26	G04	Urologika	316,13	309,85	−6,27	−2,0%
24	H01	Hypophysen- und Hypothalamushormone und Analoga	347,43	321,37	−26,06	−7,5%
39	H02	Corticosteroide zur systemischen Anwendung	169,89	162,17	−7,72	−4,5%
31	H03	Schilddrüsentherapie	262,04	256,36	−5,68	−2,2%
86	H04	Pankreashormone	2,36	2,24	−0,12	−5,1%
48	H05	Calciumhomöostase	80,78	78,91	−1,86	−2,3%
16	J01	Antibiotika zur systemischen Anwendung	652,47	611,33	−41,14	−6,3%
53	J02	Antimykotika zur systemischen Anwendung	71,51	69,42	−2,09	−2,9%
79	J04	Mittel gegen Mykobakterien	6,93	7,02	0,09	1,2%
12	J05	Antivirale Mittel zur systemischen Anwendung	787,53	813,23	25,69	3,3%
35	J06	Immunsera und Immunglobuline	192,64	201,59	8,95	4,6%
11	J07	Impfstoffe	1.006,53	857,16	−149,36	−14,8%
10	L01	Antineoplastische Mittel	889,58	864,94	−24,64	−2,8%
20	L02	Endokrine Therapie	566,44	468,33	−98,11	−17,3%

Tabelle 7.1: Ausgaben in den Jahren 2010 und 2011 sowie Rang und Änderung der Ausgaben im Jahr 2011 nach Indikationsgruppen (Fortsetzung).

Rang 2011	ATC-Kode	Indikationsgruppe	Ausgaben (Mio. Euro) 2010	Ausgaben (Mio. Euro) 2011	Ausgaben-änderung (Mio. Euro) 2010 vs. 2011	Prozentuale Veränderung 2010 vs. 2011
6	L03	Immunstimulanzien	1.182,10	1.135,36	−46,74	−4,0%
2	L04	Immunsuppressiva	1.697,13	1.779,72	82,59	4,9%
18	M01	Antiphlogistika und Anti-rheumatika	549,55	537,68	−11,86	−2,2%
74	M02	Topische Mittel gegen Ge-lenk- und Muskelschmerzen	13,42	9,85	−3,57	−26,6%
42	M03	Muskelrelaxanzien	126,23	118,98	−7,25	−5,7%
52	M04	Gichtmittel	67,44	70,80	3,36	5,0%
25	M05	Mittel zur Behandlung von Knochenerkrankungen	357,77	315,50	−42,27	−11,8%
89	M09	Andere Mittel gegen Störungen des Muskel- und Skelettsystems	1,48	1,21	−0,28	−18,7%
51	N01	Anästhetika	73,67	73,18	−0,49	−0,7%
5	N02	Analgetika	1.383,16	1.349,34	−33,82	−2,4%
14	N03	Antiepileptika	707,74	714,54	6,81	1,0%
21	N04	Antiparkinsonmittel	540,45	459,40	−81,05	−15,0%
7	N05	Psycholeptika	1.174,74	1.118,10	−56,63	−4,8%
8	N06	Psychoanaleptika	1.087,78	1.023,08	−64,69	−5,9%
45	N07	Andere Mittel für das Nervensystem	103,25	107,65	4,40	4,3%
71	P01	Mittel gegen Protozoen-Erkrankungen	14,03	14,09	0,06	0,4%
77	P02	Anthelmintika	7,52	7,58	0,06	0,8%
75	P03	Mittel gegen Ektoparasiten, inkl. Antiscabiosa, Insek-tizide und Repellenzien	10,80	9,84	−0,96	−8,9%
47	R01	Rhinologika	82,87	80,56	−2,31	−2,8%
87	R02	Hals- und Rachenthera-peutika	2,27	2,17	−0,09	−4,2%
4	R03	Mittel bei obstruktiven Atemwegserkrankungen	1.522,89	1.455,16	−67,73	−4,4%

Tabelle 7.1: Ausgaben in den Jahren 2010 und 2011 sowie Rang und Änderung der Ausgaben im Jahr 2011 nach Indikationsgruppen (Fortsetzung).

Rang 2011	ATC-Kode	Indikationsgruppe	Ausgaben (Mio. Euro) 2010	Ausgaben (Mio. Euro) 2011	Ausgaben-änderung (Mio. Euro) 2010 vs. 2011	Prozentuale Veränderung 2010 vs. 2011
83	R04	Brusteinreibungen und andere Inhalate	2,68	2,93	0,25	9,3%
41	R05	Husten- und Erkältungspräparate	140,20	129,01	-11,18	-8,0%
57	R06	Antihistaminika zur systemischen Anwendung	60,24	57,51	-2,73	-4,5%
91	R07	Andere Mittel für den Respirationstrakt	0,12	0,11	-0,01	-8,9%
22	S01	Ophthalmika	433,37	440,56	7,19	1,7%
69	S02	Otologika	17,33	14,74	-2,59	-14,9%
76	S03	Ophthalmologische und otologische Zubereitungen	7,98	7,76	-0,22	-2,8%
27	V01	Allergene	321,83	297,19	-24,63	-7,7%
44	V03	Alle übrigen therapeutischen Mittel	121,59	113,79	-7,80	-6,4%
9	V04	Diagnostika	951,24	958,91	7,67	0,8%
84	V06	Allgemeine Diätetika	3,55	2,92	-0,63	-17,8%
43	V07	Alle übrigen nichttherapeutischen Mittel	126,21	115,59	-10,62	-8,4%
73	V08	Kontrastmittel	9,70	11,32	1,61	16,6%
90	V10	Radiotherapeutika	0,51	0,29	-0,22	-43,3%
67	V60	Homöopathika und Anthroposophika	17,16	15,96	-1,19	-7,0%
		Gesamt	**27.985,16**	**26.889,04**	**-1.096,12**	**-3,9%**

Quelle: IGES-Berechnungen nach NVI (INSIGHT Health)

Tabelle 7.2: Verbrauch in den Jahren 2010 und 2011, Rang und Änderung des Verbrauchs im Jahr 2011 sowie Häufigkeit der Verordnung von Wirkstoffen je GKV-Versicherten nach Indikationsgruppen.

Rang 2011	ATC-Kode	Indikationsgruppe	DDD (Mio.) 2010	DDD (Mio.) 2011	Änderung DDD (Mio.) 2010 vs. 2011	Prozentuale Veränderung 2010 vs. 2011	DDD pro GKV-Versicherten	Häufigkeits-kategorie (nach Tabelle 6.3)
14	A01	Stomatologika	1.022,94	1.030,21	7,27	0,7%	15	4
2	A02	Mittel bei säurebedingten Erkrankungen	2.385,56	2.708,46	322,89	13,5%	39	5
40	A03	Mittel bei funktionellen gastrointestinalen Störungen	93,23	93,45	0,22	0,2%	1	2
74	A04	Antiemetika und Mittel gegen Übelkeit	6,06	6,07	0,01	0,1%	0	1
58	A05	Gallen- und Lebertherapie	19,85	20,84	0,99	5,0%	0	1
45	A06	Laxanzien	71,03	73,66	2,62	3,7%	1	2
42	A07	Antidiarrhoika und intestinale Antiphlogistika/Antiinfektiva	82,38	84,85	2,48	3,0%	1	2
92	A08	Abmagerungsmittel, exkl. Diätetika	0,02	0,01	0,00	-20,1%	0	1
66	A09	Digestiva, inkl. Enzyme	14,24	14,53	0,30	2,1%	0	1
4	A10	Antidiabetika	2.058,75	2.094,42	35,67	1,7%	30	5
27	A11	Vitamine	309,49	316,71	7,21	2,3%	5	3
33	A12	Mineralstoffe	157,78	152,38	-5,39	-3,4%	2	2
91	A13	Tonika	0,03	0,03	0,00	-1,0%	0	1
95	A14	Anabolika zur systemischen Anwendung	0,00	0,00	0,00		0	1
94	A15	Appetitstimulierende Mittel	0,00	0,00	0,00		0	1
84	A16	Andere Mittel für das alimentäre System und den Stoffwechsel	0,99	1,03	0,04	4,1%	0	1

Tabelle 7.2: Verbrauch in den Jahren 2010 und 2011, Rang und Änderung des Verbrauchs im Jahr 2011 sowie Häufigkeit der Verordnung von Wirkstoffen je GKV-Versicherten nach Indikationsgruppen (Fortsetzung).

Rang 2011	ATC-Kode	Indikationsgruppe	DDD (Mio.) 2010	DDD (Mio.) 2011	Änderung DDD (Mio.) 2010 vs. 2011	Prozentuale Veränderung 2010 vs. 2011	DDD pro GKV-Versicherten	Häufigkeitskategorie (nach Tabelle 6.3)
10	B01	Antithrombotische Mittel	1.293,75	1.373,43	79,68	6,2%	20	4
73	B02	Antihämorrhagika	6,70	6,52	−0,17	−2,6%	0	1
31	B03	Antianämika	206,46	217,44	10,98	5,3%	3	2
51	B05	Blutersatzmittel und Perfusionslösungen	40,63	40,01	−0,61	−1,5%	1	2
86	B06	Andere Hämatologika	0,82	0,75	−0,07	−8,3%	0	1
18	C01	Herztherapie	658,14	608,87	−49,27	−7,5%	9	3
25	C02	Antihypertonika	336,00	333,04	−2,95	−0,9%	5	3
6	C03	Diuretika	1.956,29	1.941,07	−15,21	−0,8%	28	5
65	C04	Periphere Vasodilatatoren	20,78	14,57	−6,21	−29,9%	0	1
56	C05	Vasoprotektoren	25,68	23,05	−2,63	−10,2%	0	1
78	C06	Andere Herz- und Kreislaufmittel	5,45	4,29	−1,16	−21,2%	0	1
3	C07	Beta-Adrenorezeptor-Antagonisten	2.255,32	2.265,24	9,92	0,4%	33	5
5	C08	Calciumkanalblocker	1.961,03	1.979,00	17,97	0,9%	28	5
1	C09	Mittel mit Wirkung auf das Renin-Angiotensin-System	7.221,19	7.542,45	321,26	4,4%	108	5
7	C10	Lipidsenkende Mittel	1.647,16	1.718,22	71,06	4,3%	25	5
43	D01	Antimykotika zur dermatologischen Anwendung	81,61	81,98	0,38	0,5%	1	2

Tabelle 7.2: Verbrauch in den Jahren 2010 und 2011, Rang und Änderung des Verbrauchs im Jahr 2011 sowie Häufigkeit der Verordnung von Wirkstoffen je GKV-Versicherten nach Indikationsgruppen (Fortsetzung).

Rang 2011	ATC-Kode	Indikationsgruppe	DDD (Mio.) 2010	DDD (Mio.) 2011	Änderung DDD (Mio.) 2010 vs. 2011	Prozentuale Veränderung 2010 vs. 2011	DDD pro GKV-Versicherten	Häufigkeitskategorie (nach Tabelle 6.3)
59	D02	Emollientia und Hautschutzmittel	22,39	20,66	-1,72	-7,7%	0	1
62	D03	Zubereitungen zur Behandlung von Wunden und Geschwüren	16,72	15,31	-1,41	-8,5%	0	1
72	D04	Antipruriginosa, inkl. Antihistaminika, Anästhetika etc.	7,87	6,67	-1,20	-15,2%	0	1
47	D05	Antipsoriatika	47,20	50,20	3,00	6,4%	1	2
50	D06	Antibiotika und Chemotherapeutika zur dermatologischen Anwendung	41,51	41,26	-0,26	-0,6%	1	2
29	D07	Corticosteroide, dermatologische Zubereitungen	276,75	278,86	2,11	0,8%	4	3
44	D08	Antiseptika und Desinfektionsmittel	77,26	73,75	-3,51	-4,5%	1	2
81	D09	Medizinische Verbände	2,39	2,30	-0,09	-3,7%	0	1
49	D10	Aknemittel	42,32	41,81	-0,50	-1,2%	1	2
48	D11	Andere Dermatika	48,74	49,86	1,12	2,3%	1	2
71	G01	Gynäkologische Antiinfektiva und Antiseptika	8,52	7,96	-0,56	-6,6%	0	1
67	G02	Andere Gynäkologika	12,69	11,76	-0,93	-7,4%	0	1
15	G03	Sexualhormone und Modulatoren des Genitalsystems	1.023,25	981,28	-41,97	-4,1%	14	4
20	G04	Urologika	540,16	565,70	25,54	4,7%	8	3

Tabelle 7.2: Verbrauch in den Jahren 2010 und 2011, Rang und Änderung des Verbrauchs im Jahr 2011 sowie Häufigkeit der Verordnung von Wirkstoffen je GKV-Versicherten nach Indikationsgruppen (Fortsetzung).

Rang 2011	ATC-Kode	Indikationsgruppe	DDD (Mio.) 2010	DDD (Mio.) 2011	Änderung DDD (Mio.) 2010 vs. 2011	Prozentuale Veränderung 2010 vs. 2011	DDD pro GKV-Versicherten	Häufigkeitskategorie (nach Tabelle 6.3)
63	H01	Hypophysen- und Hypothalamushormone und Analoga	15,01	14,75	-0,26	-1,7%	0	1
21	H02	Corticosteroide zur systemischen Anwendung	526,69	535,80	9,11	1,7%	8	3
8	H03	Schilddrüsentherapie	1.497,88	1.545,45	47,56	3,2%	22	5
90	H04	Pankreashormone	0,08	0,08	0,00	-0,1%	0	1
75	H05	Calciumhomöostase	5,39	5,62	0,22	4,2%	0	1
22	J01	Antibiotika zur systemischen Anwendung	390,84	389,98	-0,86	-0,2%	6	3
76	J02	Antimykotika zur systemischen Anwendung	5,31	5,35	0,04	0,8%	0	1
77	J04	Mittel gegen Mykobakterien	5,10	5,32	0,22	4,4%	0	1
53	J05	Antivirale Mittel zur systemischen Anwendung	36,73	38,70	1,97	5,4%	1	2
80	J06	Immunsera und Immunglobuline	2,38	2,60	0,21	8,8%	0	1
54	J07	Impfstoffe	35,28	34,52	-0,75	-2,1%	0	2
60	L01	Antineoplastische Mittel	19,44	19,18	-0,26	-1,4%	0	1
36	L02	Endokrine Therapie	142,75	141,61	-1,15	-0,8%	2	2
55	L03	Immunstimulanzien	27,36	27,45	0,10	0,4%	0	2

Tabelle 7.2: Verbrauch in den Jahren 2010 und 2011, Rang und Änderung des Verbrauchs im Jahr 2011 sowie Häufigkeit der Verordnung von Wirkstoffen je GKV-Versicherten nach Indikationsgruppen (Fortsetzung).

Rang 2011	ATC-Kode	Indikationsgruppe	DDD (Mio.) 2010	DDD (Mio.) 2011	Änderung DDD (Mio.) 2010 vs. 2011	Prozentuale Veränderung 2010 vs. 2011	DDD pro GKV-Versicherten	Häufigkeitskategorie (nach Tabelle 6.3)
37	L04	Immunsuppressiva	108,80	114,15	5,35	4,9%	2	2
13	M01	Antiphlogistika und Antirheumatika	1.089,86	1.112,19	22,33	2,0%	16	4
61	M02	Topische Mittel gegen Gelenk- und Muskelschmerzen	18,97	15,38	-3,59	-18,9%	0	1
38	M03	Muskelrelaxanzien	102,58	101,00	-1,58	-1,5%	1	2
23	M04	Gichtmittel	359,62	362,69	3,07	0,9%	5	3
30	M05	Mittel zur Behandlung von Knochenerkrankungen	224,20	225,81	1,61	0,7%	3	2
87	M09	Andere Mittel gegen Störungen des Muskel- und Skelettsystems	0,79	0,64	-0,15	-19,1%	0	1
52	N01	Anästhetika	40,34	38,85	-1,49	-3,7%	1	2
17	N02	Analgetika	599,87	616,31	16,44	2,7%	9	3
24	N03	Antiepileptika	325,72	340,61	14,89	4,6%	5	3
35	N04	Antiparkinsonmittel	146,97	148,60	1,62	1,1%	2	2
19	N05	Psycholeptika	592,92	590,29	-2,63	-0,4%	8	3
9	N06	Psychoanaleptika	1.359,19	1.444,70	85,51	6,3%	21	5
41	N07	Andere Mittel für das Nervensystem	83,37	85,81	2,44	2,9%	1	2
68	P01	Mittel gegen Protozoen-Erkrankungen	8,00	8,45	0,45	5,6%	0	1
85	P02	Anthelmintika	0,89	0,93	0,04	4,7%	0	1

Tabelle 7.2: Verbrauch in den Jahren 2010 und 2011, Rang und Änderung des Verbrauchs im Jahr 2011 sowie Häufigkeit der Verordnung von Wirkstoffen je GKV-Versicherten nach Indikationsgruppen (Fortsetzung).

Rang 2011	ATC-Kode	Indikationsgruppe	DDD (Mio.) 2010	DDD (Mio.) 2011	Änderung DDD (Mio.) 2010 vs. 2011	Prozentuale Veränderung 2010 vs. 2011	DDD pro GKV-Versicherten	Häufigkeitskategorie (nach Tabelle 6.3)
79	P03	Mittel gegen Ektoparasiten, inkl. Anti-scabiosa, Insektizide und Repellenzien	3,64	3,50	–0,14	–3,9%	0	1
28	R01	Rhinologika	284,08	284,33	0,25	0,1%	4	3
82	R02	Hals- und Rachentherapeutika	2,16	2,10	–0,06	–2,6%	0	1
11	R03	Mittel bei obstruktiven Atemwegserkrankungen	1.247,16	1.273,01	25,85	2,1%	18	4
69	R04	Brusteinreibungen und andere Inhalate	8,96	8,38	–0,58	–6,5%	0	1
32	R05	Husten- und Erkältungspräparate	175,01	163,00	–12,01	–6,9%	2	2
39	R06	Antihistaminika zur systemischen Anwendung	95,51	99,13	3,62	3,8%	1	2
88	R07	Andere Mittel für den Respirationstrakt	0,42	0,40	–0,03	–6,1%	0	1
16	S01	Ophthalmika	734,00	738,46	4,46	0,6%	11	4
64	S02	Otologika	17,03	14,66	–2,37	–13,9%	0	1
70	S03	Ophthalmologische und otologische Zubereitungen	7,94	8,30	0,36	4,6%	0	1
34	V01	Allergene	154,63	149,21	–5,42	–3,5%	2	2
57	V03*	Alle übrigen therapeutischen Mittel	21,01	21,17	0,16	0,8%	0	1
12	V04*	Diagnostika	1.236,12	1.250,91	14,79	1,2%	18	4
83	V06*	Allgemeine Diätetika	1,10	1,67	0,57	51,8%	0	1

Tabelle 7.2: Verbrauch in den Jahren 2010 und 2011, Rang und Änderung des Verbrauchs im Jahr 2011 sowie Häufigkeit der Verordnung von Wirkstoffen je GKV-Versicherten nach Indikationsgruppen (Fortsetzung).

Rang 2011	ATC-Kode	Indikationsgruppe	DDD (Mio.) 2010	DDD (Mio.) 2011	Änderung DDD (Mio.) 2010 vs. 2011	Prozentuale Veränderung 2010 vs. 2011	DDD pro GKV-Versicherten	Häufigkeitskategorie (nach Tabelle 6.3)
26	V07*	Alle übrigen nichttherapeutischen Mittel	343,11	331,46	–11,65	–3,4%	5	3
89	V08*	Kontrastmittel	0,19	0,22	0,02	12,9%	0	1
93	V10	Radiotherapeutika	0,00	0,00			0	1
46	V60*	Homöopathika und Anthroposophika	55,64	51,03	–4,60	–8,3%	1	2

* Angaben für diese Indikationsgruppen in Stück

Quelle: IGES-Berechnungen nach NVI und KM6 (2011)

Glossar

ABDA: Bundesvereinigung Deutscher Apothekerverbände.

AMNOG: Arzneimittelmarktneuordnungsgesetz.

ATC-Kode: Kodierung entsprechend der ATC-Klassifikation. In der Regel ist die ATC-Kodierung für einen Wirkstoff gemeint, also die Kodierung auf Ebene der chemischen Substanz der ATC-Klassifikation.

Androgendeprivation, auch Androgenentzug: Die Androgendeprivation kann prinzipiell chirurgisch als Kastration durchgeführt werden und ist dann eine endgültige Maßnahme. Daher wird heute in der Regel die reversible „chemische Kastration" bevorzugt, bei der es nach Gabe von GnRH-Analoga oder GnRH-Antagonisten zu einer Suppression der Testosteronproduktion kommt (L02).

ApU: Abgabepreis des pharmazeutischen Unternehmers.

AVP: Apothekenverkaufspreis.

AVR: Arzneiverordnungs-Report. Seit 1982 jährlich erscheinender Bericht zu den Ergebnissen des GKV-Arzneimittelindex. Der AVR gibt jährlich eine Übersicht zu Arzneimittelverordnungen im GKV-Arzneimittelmarkt und Veränderungen im Vergleich zum Vorjahr. Die Darstellung von Wirkstoffgruppen folgt inhaltlich den Indikationsgruppen der Roten Liste.

AVWG: Arzneimittelversorgungs-Wirtschaftlichkeitsgesetz.

Biological oder Biologikum: Wirkstoff, der sich von Proteinen ableitet, die prinzipiell auch im menschlichen Organismus vorkommen. Diese Wirkstoffe sind identisch mit einem körpereigenen Protein bzw. ähneln diesem sehr stark, wie z. B. Erythropoetine oder Insulin. Zu den Biologicals gehören auch monoklonale Antikörper, die teilweise oder komplett den Proteinen anderer Spezies entsprechen können (häufig Mäusen). Als weitere Gruppe sind Fusionsproteine zu nennen, bei denen Bestandteile verschiedener natürlicherweise vorkommender Proteine mithilfe gentechnischer Methoden neu zusammengefügt werden (z. B. Abatacept, Etanercept). Biologicals werden in der Regel als rekombinante Proteine hergestellt.

Biosimilar: Arzneimittel, das einem bestimmten Biological (Referenzprodukt) ähnlich ist und nach Patentablauf dieses Biologicals auf den Markt gebracht werden kann.

BMI: Body-Mass-Index. Der Index berechnet sich nach der Formel: Körpergewicht in Kilogramm dividiert durch das Quadrat der Körpergröße in Meter. Als normal gilt bei Erwachsenen ein BMI zwischen 20 und 25. Ein BMI zwischen 25 und 30 gilt als Übergewicht, ein BMI ab 30 als Adipositas (krankhaftes Übergewicht).

DEGS: Studie zur Gesundheit Erwachsener in Deutschland des Robert Koch-Instituts.

DDD: „Defined daily dose" = Tagesdosis. Die DDD ist die angenommene tägliche Erhaltungsdosis für die Hauptindikation eines Wirkstoffes bei Erwachsenen. Zur Methodik siehe: *Fricke U, Günther J, Zawinell A (2010b) Anatomisch-therapeutisch-chemische Klassifikation mit Tagesdosen für den deutschen Arzneimittelmarkt. Methodik der ATC-Klassifikation und DDD-Festlegung. Hrsg. vom Wissenschaftlichen Institut der AOK (WIdO), Berlin.*

DIMDI: Deutsches Institut für Medizinische Dokumentation und Information.

DMP: Disease-Management-Programm. Ziel ist die verbesserte und strukturierte Versorgung chronisch kranker Menschen, die in der GKV versichert sind.

EMA: Bis 2009 EMEA. European Medicines Agency. Europäische Arzneimittelagentur.

G-BA: Gemeinsamer Bundesausschuss. Oberstes Beschlussgremium der gemeinsamen Selbstverwaltung der Ärzte, Zahnärzte, Psychotherapeuten, Krankenhäuser und Krankenkassen in Deutschland.

GEDA: Gesundheit in Deutschland aktuell. Studie des Robert Koch-Instituts.

GKV: Gesetzliche Krankenversicherung.

GKV-WSG: Gesetz zur Stärkung des Wettbewerbs in der gesetzlichen Krankenversicherung.

Indikationsgruppe: Gruppe von Wirkstoffen, die durch die therapeutische Subgruppe der ATC-Klassifikation definiert ist.

KBV: Kassenärztliche Bundesvereinigung.

KJ1: Amtliche Statistik KJ1. Endgültige Rechenergebnisse der gesetzlichen Krankenkassen, herausgegeben vom Bundesgesundheits-

ministerium. Stichtag ist jährlich der 31. Dezember.

KM6: Amtliche Statistik KM6, die einmal jährlich mit dem Stichtag 1. Juli die Zahl der Versicherten in der GKV nach Alter, Geschlecht und Wohnort erfasst. Herausgeber ist das Bundesgesundheitsministerium.

KV45: Amtliche Statistik KV45. Rechenergebnisse der gesetzlichen Krankenkassen, quartalsweise herausgegeben vom Bundesgesundheitsministerium.

NVI: Nationale VerordnungsInformation. Enthält Daten aus den Apothekenrechenzentren zur Abrechnung der zu Lasten der GKV verordneten Fertigarzneimittel und wurde von der Firma INSIGHT Health zur Verfügung gestellt.

Orphan Drug: Arzneimittel gegen seltene Erkrankungen (weniger als 5 Erkrankte je 10.000 Einwohner).

OTC: „Over the counter": Gemeint sind Arzneimittel, die nicht verschreibungspflichtig sind. Einige OTCs sind im Einzelhandel frei verkäuflich, also von der Apothekenpflicht ausgenommen.

PZN: Pharmazentralnummer. Siebenstelliger, bundeseinheitlicher Identifikationsschlüssel für Arzneimittel, der jedes Arzneimittel nach Wirkstoff, Wirkstärke, Packungsgröße und Darreichungsform klassifiziert.

Rekombinante Proteine: Proteine, die mithilfe von gentechnisch veränderten Organismen hergestellt werden.

RSA: Risikostrukturausgleich. Krankenkassenarten-übergreifender Ausgleich der Versichertenstruktur mit dem Ziel, die Wettbewerbschancen der Kassen anzugleichen.

Therapieansatz: Gruppe von Wirkstoffen mit ähnlichem oder identischem Wirkprinzip, die in der Regel durch die chemische Untergruppe der ATC-Klassifikation definiert wird.

Transgen: Als transgen werden Organismen bezeichnet, bei denen mithilfe gentechnischer Methoden das Gen einer anderen Spezies in die Erbsubstanz integriert wurde. Mithilfe transgener Tiere lassen sich bestimmte Biologicals einfacher herstellen als unter Verwendung von Zellkulturen.

WHOCC: WHO Collaborating Centre for Drug Statistics Methodology in Oslo.

WIdO: Wissenschaftliches Institut der AOK.

Register

Printed in the United States
By Bookmasters